2025国家执业药师职业资格考试2000题

药学综合知识与技能

主 编 张万金

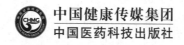

中国健康传媒集团

中国医药科技出版社

内 容 提 要

　　本书由具有丰富考前培训经验的专家老师根据新版执业药师职业资格考试大纲及考试指南的内容要求精心编写而成。书中习题按新版考试指南章节编排，题量丰富，出题角度多样，题目难度恰当，题型与真题要求完全一致，并逐题配有答案和详尽解析。随书附赠配套数字化资源，包括历年真题、考生手册、思维导图、高频考点、飞升上岸修炼计划等；赠线上模拟试卷，方便考生系统复习后自查备考。考生可通过做题加深对所学知识点的理解、运用和记忆，提升应试能力。本书是参加2025年国家执业药师职业资格考试考生的辅导用书。

图书在版编目（CIP）数据

　　药学综合知识与技能 / 张万金主编. -- 北京：中国医药科技出版社，2025. 4. -- （2025 国家执业药师职业资格考试 2000 题）. -- ISBN 978-7-5214-5045-3

　　I. R9-44

　　中国国家版本馆 CIP 数据核字第 2025HL1707 号

美术编辑　陈君杞
责任编辑　高一鹭
版式设计　友全图文

出版　**中国健康传媒集团** | 中国医药科技出版社
地址　北京市海淀区文慧园北路甲 22 号
邮编　100082
电话　发行：010 - 62227427　邮购：010 - 62236938
网址　www.cmstp.com
规格　889 × 1194mm ¹⁄₁₆
印张　19
字数　652 千字
版次　2025 年 4 月第 1 版
印次　2025 年 4 月第 1 次印刷
印刷　大厂回族自治县彩虹印刷有限公司
经销　全国各地新华书店
书号　ISBN 978 - 7 - 5214 - 5045 - 3
定价　**69.00 元**

获取新书信息、投稿、为图书纠错，请扫码联系我们。

出版说明

  执业药师职业资格制度的核心是保障职业准入人员具备良好的职业素质和能力。国家执业药师职业资格考试以执业药师岗位职责和实践内容为出发点，以培养在药品质量管理和药学服务方面具有综合性职业能力、具备自主学习和终生学习的态度和意识、能较好地服务公众健康的人才为目标。

  为了更好地服务于考生，帮助考生顺利通过考试，我们组织国内工作在教学一线、有着丰富考前培训经验的专家编写了这套丛书。本丛书依据新版考试大纲和考试指南，在对近几年考试真题的考点分布及题型比例、出题难度进行深入研究的基础上编写而成，力求语言规范化、试题原创性和考点全覆盖。本丛书具有以下特点：

  1. 紧扣新版考纲。新版考试大纲从考试内容、重点要求、出题方向、考题类型等多方面，更加强调实践应用，要求药学服务从业人员系统地掌握"三基"，即基本理论、基本知识和基本技能，并要具备将这些知识在实践中领会、运用、综合、分析等方面的能力。本丛书题目的设计紧紧围绕"以用定考、以考促学、学以致用"这一中心原则。

  2. 精选通关试题。本丛书所设题型与历年真题完全一致，包括最佳选择题（只有1个最符合题意）、配伍选择题（备选项可重复选用，也可不选用）、综合分析选择题（每组题基于同一个案例，只有1个最符合题意）和多项选择题（有2个或2个以上符合题意），并根据近年执业药师考试真题中各章节所占分值比重，对各章节试题总量和题型比例做了合理配置。对重要考点多角度出题，帮助考生举一反三，利用联想记忆、对比记忆和分类记忆等方法掌握相关考点内容。

  3. 逐题精准解析。为方便考生及时补充知识缺漏，书中对每道试题均设有解析。针对难点和重点题目做了详细解析，旨在开拓考生解题思路。

  4. 合理安排题量。本丛书各分册均设计试题2000余道，题量丰富，旨在使考生通过反复做题，从不同角度熟悉考点，提高复习效率和应试能力。

  5. 附赠配套资源。为令本丛书更加立体化，使考前复习更加高效、便捷，随书附赠配套数字化资源，包括历年真题、考生手册、思维导图、高频考点、飞升上岸修炼计划等，并赠线上模拟试卷，便于考生熟悉题型，模拟考场，自查备考。获取步骤详见图书封底。

  本丛书适合参加2025年国家执业药师职业资格考试的考生使用。在使用中，如果您有任何意见和建议，欢迎扫描版权页的二维码与我们联系，我们将在今后的工作中不断修订完善。

中国医药科技出版社

2025 年 4 月

目 录

上篇 通关试题

下篇 试题答案与解析

上篇
通关试题

第一章　药学服务与药品管理

第一节　药学服务与执业药师

一、最佳选择题

1. 关于药学服务，说法错误的是
   - A. 指导医护人员制定和实施药物治疗方案
   - B. 指导、帮助患者合理用药
   - C. 参与疾病的预防、治疗和保健
   - D. 定期对药物的使用和管理进行科学评价
   - E. 保障药品供应和审核调剂处方

2. 药学服务包含与患者用药相关的全部需求，下列工作中不属于药学服务范畴的是
   - A. 药学查房和用药监护
   - B. 用药咨询和用药教育
   - C. 静脉药物配置和制剂生产
   - D. 药品管理和药品检验
   - E. 诊断疾病和开具处方

3. 比较患者目前所用药物与医嘱药物是否一致，存在不适当用药方案时与医疗团队沟通并调整，这种药学服务属于
   - A. 处方点评
   - B. 药物警戒
   - C. 临床评价
   - D. 药物重整
   - E. 循证药学

4. 在患者药物治疗的每一个不同阶段，尤其是患者入院、转科或转院、出院时，药师必须对患者提供的药学服务是
   - A. 用药监护
   - B. 药学会诊
   - C. 药物重整
   - D. 药学查房
   - E. 静脉药物配置

5. 药物治疗管理是一项范围广泛的药学专业活动。关于药物治疗管理，说法错误的是
   - A. 监测药物治疗的安全性、有效性
   - B. 核查并提高患者的用药依从性
   - C. 评估药物治疗的经济性
   - D. 为患者开具处方、审核处方
   - E. 为患者制定治疗计划，选择或调整综合治疗方案

6. 对药物在更广泛的人群、更复杂的用药条件、更长期的用药时间、更多样的用药方案进行评价，包括对"老药"和"新药"的评价，这种药学评价属于
   - A. Ⅰ期临床试验
   - B. Ⅱ期临床试验
   - C. Ⅲ期临床试验
   - D. Ⅳ期临床试验
   - E. 上市后再评价

7. 将2种或多种药物治疗方案进行成本分析对比，从而为患者制定适宜的药物治疗方案，这种药学服务称为
   - A. 药物临床综合评价
   - B. 临床前评价
   - C. 药物经济学评价
   - D. 上市后再评价
   - E. Ⅳ期临床评价

8. 关于药学会诊，说法正确的是
   - A. 对病区患者开展查房过程
   - B. 在门诊对患者提供用药评估、随访指导
   - C. 参与制定药物治疗方案优化和药学监护
   - D. 为居家药物治疗患者提供用药教育，进行家庭药箱管理
   - E. 通过健康科普对公众进行药学知识指导

9. 利用药动学方法，监测患者血药浓度，并根据血药浓度调整给药剂量或频次，从而提高治疗的有效性、减轻不良反应，这种药学服务属于
   - A. 药物重整
   - B. 个体化药物治疗
   - C. 药物治疗管理
   - D. 不良反应监测
   - E. 药物上市后再评价

二、配伍选择题

【1~2】
   - A. 循证药学
   - B. 药物重整
   - C. 药物警戒
   - D. 临床前评价
   - E. 个体化药物治疗

1. 利用药物基因组学技术，研究患者代谢酶的活性、基因突变，根据基因及靶点特异性选择治疗药物，

这种药学服务属于

2. 对现有的药物相关证据信息进行收集、归类、分析，并形成一个系统的评价结果，为医疗决策提供最佳科学研究证据，这种药学服务属于

【3~5】

　　A. 药物滥用　　　　B. 药物不良反应

　　C. 用药错误　　　　D. 超适应证用药

　　E. 药品质量缺陷

3. 合格药品在正常用法、用量下出现的与用药目的无关的有害反应属于

4. 合格药品在临床使用全过程中出现的、任何可以防范的用药不当属于

5. 药品质量不符合国家药品标准的属于

【6~7】

　　A. 药物警戒　　　　B. 用药监护

　　C. 药学门诊　　　　D. 药学会诊

　　E. 药物评价

6. 对患者治疗的有效性监护、不良反应识别与上报、药物相互作用识别，必要时进行药物重整，这种药学服务属于

7. 主动收集药物不良反应、用药错误、药品质量缺陷信息，必要时填写并上报《药物不良反应/事件报告表》，这种药学服务属于

三、多项选择题

1. 药物重整是药学服务中的一项重要工作，关于药物重整的正确说法有

　　A. 收集患者目前和既往使用过的药物信息，并与医嘱药物复核是否一致

　　B. 发现患者目前用药存在不适宜情况时，药师可自行重新制定给药方案

　　C. 患者出院前药师应对出院医嘱进行用药指导

　　D. 药师对患者出院后需要停用的药物应告知停用

时间

　　E. 在医疗团队发生改变时必须进行药物重整，可避免用药差错

2. 关于药物临床评价的正确说法有

　　A. 药物临床综合评价不仅评价药物的安全性、有效性和经济性，也评价创新性、适宜性和可及性等

　　B. 新药上市前应通过Ⅳ期临床试验

　　C. 广义的上市后再评价贯穿于药物的整个生命过程

　　D. 临床评价的关键因素是药品的安全性和经济性

　　E. 开展Ⅳ期临床试验的药品既包括"老药"，也包括临床试验完成的"新药"

3. 药学服务的主要实施内容包括

　　A. 指导疾病的预防、治疗和保健

　　B. 开展静脉药物配置和临床药学工作

　　C. 定期对药物的使用和管理进行评价

　　D. 开展药品检验和质量监督工作

　　E. 从事药品管理和药事管理工作

4. 药师在药学服务中所承担的具体工作有

　　A. 药物重整　　　　B. 药学干预

　　C. 药品供应　　　　D. 新药研发

　　E. 药学教育

5. 关于药物警戒工作的正确说法有

　　A. 药师应主动收集药物不良反应信息

　　B. 获知或发现可能与用药有关的不良反应后填写《药物不良反应/事件报告表》

　　C. 发现用药错误时应填写《药物不良反应/事件报告表》

　　D. 发现药品质量缺陷时应填写《药物不良反应/事件报告表》

　　E. 了解不良反应监测机构定期发布的安全性更新报告

第二节　药品管理

一、最佳选择题

1. 关于质量管理体系运行方式 PDCA 循环的说法，错误的是

　　A. PDCA 方法的核心是计划（P）

　　B. 当总体质量体系计划（P）完毕并形成管理文

件后则进入检查（C）阶段

　　C. 检查（C）是推动 PDCA 方法不断向前转动的重要环节

　　D. 处理（A）是 PDCA 方法的最后一环，也是启动下一轮 PDCA 转动的一环

　　E. 药品经营企业应按循序渐进的原则推进实施执

行（D）

2. 药品经营企业负责组织制定并监督实施质量方针的人员或部门是
   A. 最高管理者　　　　　B. 质量受权人
   C. 质量负责人　　　　　D. 质量管理部
   E. 质量检验部

3. 关于质量管理体系关键要素，错误的说法是
   A. 完善的组织机构是质量管理体系的关键要素之一
   B. 各岗位人员应具备一定的专业知识和质量意识
   C. 质量管理体系文件要经过一定的批准程序，正式颁布实施
   D. 设施设备是实现药品经营活动的基础硬件
   E. 计算机管理系统并非药品质量管理体系的关键要素

4. 药品的不稳定性包括物理不稳定性、化学不稳定性、生物不稳定性，属于化学不稳定性的是
   A. 乳剂分层　　　　　　B. 糖衣脱色
   C. 杂质增加　　　　　　D. 胶囊碎裂
   E. 药液腐败

5. 影响药品质量的环境因素不包括
   A. 日光　　　　　　　　B. 温度
   C. 时间　　　　　　　　D. 微生物
   E. 药物结构

6. 关于药品质量影响因素，说法错误的是
   A. 紫外线对易氧化药物具有催化氧化作用
   B. 空气可使易氧化药物发生氧化反应
   C. 贮存环境的湿度越低越好
   D. 温度过低可引起液体药品冻结或析出沉淀
   E. 温度过高可加速药物的氧化、水解

7. 下列药物中易发生水解反应，贮存时应避免潮湿的是
   A. 头孢氨苄　　　　　　B. 肾上腺素
   C. 盐酸氯丙嗪　　　　　D. 氨基比林
   E. 磺胺嘧啶钠

8. 下列药物中易发生氧化反应，应遮光贮存的是
   A. 红霉素　　　　　　　B. 青霉素钠
   C. 维生素 C　　　　　　D. 头孢哌酮
   E. 亚胺培南

9. 除常规检查外，还应特别注意有无虫蛀、霉变、粘连、色斑、裂缝的药物剂型是

   A. 糖浆剂　　　　　　　B. 散剂
   C. 栓剂　　　　　　　　D. 丸剂
   E. 软膏剂

10. 除常规检查外，还应特别注意检查有无融化征象的药品是
    A. 布洛芬混悬剂　　　　B. 托烷司琼注射液
    C. 尿激酶冻干粉　　　　D. 吲哚美辛胶囊
    E. 黄连上清丸

11. 可以冷冻贮存的药品是
    A. 克霉唑栓
    B. 人血白蛋白
    C. 前列地尔脂微球载体注射液
    D. 注射用门冬酰胺酶
    E. 注射用人免疫球蛋白

12. 为保证药品质量，应在凉暗处贮存的药品是
    A. 胰岛素注射剂
    B. 丙酸倍氯米松吸入气雾剂
    C. 双歧杆菌三联活菌制剂
    D. 阿基仑赛注射液
    E. 人血白蛋白

13. 水溶液不稳定，易受光线影响产生有毒物质，需要遮光给药的是
    A. 阿托品　　　　　　　B. 阿法骨化醇
    C. 头孢他啶　　　　　　D. 阿基仑赛
    E. 硝普钠

14. 关于药品贮存条件，说法错误的是
    A. 气雾剂应阴凉处贮存
    B. 维生素 B_6 应遮光贮存
    C. 头孢他啶应密封、凉暗处贮存
    D. 头孢地尼应遮光、阴凉处贮存
    E. 栓剂应阴凉处贮存

15. 不属于药品质量缺陷的情形是
    A. 药品包装破损
    B. 药品标签脱落
    C. 中药饮片生虫
    D. 临近有效期药品
    E. 药品购进渠道不符合国家规定

16. 根据中国药学会医院药学专业委员会发布的现行版《中国高警示药品推荐目录》，下列药品中不属于高警示药品的是
    A. 氨茶碱片　　　　　　B. 20% 葡萄糖注射液

C. 胺碘酮注射液　　　D. 二甲双胍片

E. 注射用硝普钠

17. 根据中国药学会医院药学专业委员会发布的现行版《中国高警示药品推荐目录》，下列药品中不属于高警示药品的是
　　A. 100ml 灭菌注射用水
　　B. 甲氨蝶呤片
　　C. 高锰酸钾外用制剂
　　D. 硫酸镁颗粒剂
　　E. 去甲肾上腺素注射剂

18. 根据中国药学会医院药学专业委员会发布的现行版《中国高警示药品推荐目录》，下列药品中属于高警示药品的是
　　A. 美托洛尔缓释片　　B. 生理盐水
　　C. 胰岛素注射液　　　D. 氯吡格雷片
　　E. 氯丙嗪片

19. 关于看似听似（LASA）药品管理，说法错误的是
　　A. 尽可能在空间上分开存放，并在相应包装或货位处给予辅助警示或标识提醒
　　B. 药师补充药品时应仔细核对药品的全称、商品名、规格、剂型和包装
　　C. 调配及发药时应严格执行"四查十对"、双人核对
　　D. 应特别关注外形包装极其相似的高警示药品
　　E. 尽可能减少自动化设备的介入，降低差错风险

二、配伍选择题

【1～3】
　　A. GLP　　　　　　　B. GUP
　　C. GSP　　　　　　　D. GMP
　　E. GPP

1. 保证药品生产工作质量的管理规范是
2. 保证药品经营工作质量的管理规范是
3. 保证新药研究工作质量的管理规范是

【4～5】
　　A. 肾上腺素　　　　　B. 磺胺嘧啶钠
　　C. 盐酸氯丙嗪　　　　D. 哌拉西林
　　E. 克拉霉素

4. 含有酚羟基，容易发生氧化反应，贮存时应遮光的药物是
5. 含有β-内酰胺环，容易发生水解反应，贮存时应避免潮湿的药物是

【6～8】
　　A. 散剂　　　　　　　B. 生物制剂
　　C. 糖浆剂　　　　　　D. 软膏剂
　　E. 栓剂

6. 除常规检查外，还应特别注意有无异臭、酸败、干缩、油层析出的药物剂型是
7. 除常规检查外，还应特别注意有无异臭、酸败、霉变、结晶析出的药物剂型是
8. 除常规检查外，还应特别注意有无异臭、酸败、膨胀、变形的药物剂型是

【9～11】
　　A. 运动员慎用　　　　B. 产地
　　C. 功能主治　　　　　D. 规格
　　E. 批准文号

9. 中药饮片的标签和说明书特有的标识是
10. 中药的标签和说明书特有的标识是
11. 蛋白同化激素的标签和说明书特有的标识是

【12～13】
　　A. 头孢地尼片
　　B. 注射用头孢他啶
　　C. 前列地尔脂微球载体注射液
　　D. 阿基仑赛注射液
　　E. 丙酸倍氯米松吸入气雾剂

12. 应在液氮气相中（低于-150℃）条件下储运的药品是
13. 应在0℃～5℃环境下贮存的药品是

【14～15】
　　A. 注射用人促红细胞生成素
　　B. 双歧杆菌三联活菌胶囊
　　C. 阿法骨化醇软胶囊
　　D. 注射用硝普钠
　　E. 维生素 B_2 注射液

14. 需冷链运输，在搬运和运输过程中应采取有效措施避免振荡的药品是
15. 要求在凉暗处贮存的药品是

【16～18】
　　A. 室温　　　　　　　B. 阴凉处
　　C. 凉暗处　　　　　　D. 冷处
　　E. 常温

16. 贮存处温度不超过20℃是指
17. 贮存处避光且温度不超过20℃是指
18. 贮存处温度为2℃～10℃是指

【19~21】

    A. 红色　　　　　　　　B. 蓝色

    C. 紫色　　　　　　　　D. 黄色

    E. 绿色

    高警示药品应使用统一的警示与存放标识。

19. A级高警示药品存放标识的底色是

20. C级高警示药品存放标识的底色是

21. 高警示药品警示标识的背景颜色是

【22~23】

    A. 浓氯化钾注射液

    B. 异维A酸片

    C. 5%葡萄糖注射液

    D. 阿片酊

    E. 普萘洛尔注射液

22. 不属于高警示药品的是

23. 因对育龄人群有生殖毒性而被列为高警示药品的是

【24~26】

    A. 两性霉素B　　　　　B. 胺碘酮

    C. 芬太尼　　　　　　　D. 丙泊酚

    E. 琥珀酰胆碱

24. 传统剂型和脂质体制剂均被列为高警示药品的是

25. 静脉注射、经皮给药和口服给药均被列为高警示药品的是

26. 普通、吸入和静脉给药均被列为高警示药品的是

三、综合分析选择题

【1~3】

    患者，女，59岁，近半年来自觉乏力、纳差，偶有反酸、嗳气，伴全身关节酸痛、尿量减少，2天前因上述症状加重就诊。查体：贫血貌、双足背及腰骶部轻度可凹陷性水肿，右膝关节疼痛、活动受限。血常规：白细胞10×10^9/L，红细胞2.5×10^{12}/L，血红蛋白55g/L，血小板200×10^9/L。肾功能检查：肌酐清除率18ml/min。诊断结论：慢性肾功能不全CKD 4期、肾性贫血。治疗方案：使用碳酸氢钠纠正代谢性酸中毒，使用人促红细胞生成素、右旋糖酐铁纠正贫血。

1. 搬运和使用人促红细胞生成素时切勿振摇，否则可能引起的严重不良反应是

    A. 单纯红细胞再生障碍性贫血

    B. 缺铁性贫血

    C. 巨幼细胞贫血

    D. 溶血性贫血

    E. 地中海贫血

2. 人促红细胞生成素振摇后可引起上述不良反应的可能原因是

    A. 药物结构改变后可抑制葡萄糖-6-磷酸脱氢酶活性

    B. 药物结构改变后可引起脾功能亢进

    C. 药物结构改变后可刺激机体产生抗体

    D. 药物结构改变后可耗竭叶酸和维生素B_{12}

    E. 药物结构改变后可导致珠蛋白生成障碍

3. 关于人促红细胞生成素的正确贮存或用法是

    A. 应贮存在0℃以下环境中

    B. 应贮存在2℃~8℃环境中

    C. 未开封的药品应贮存在10℃~30℃环境中

    D. 宜肌内注射给药

    E. 不宜皮下注射给药

四、多项选择题

1. 药品经营企业对所生产的药品应进行质量管理，在参照ISO质量管理体系提出的七项质量管理原则基础上，还应坚持的管理原则有

    A. 经营合规原则

    B. 药品质量安全原则

    C. 质量检测部门独立把控原则

    D. 风险防控原则

    E. 持续改进原则

2. 容易发生氧化反应的药物结构特点包括

    A. 酚类　　　　　　　　B. 酯类

    C. 烯醇类　　　　　　　D. 酰胺类

    E. 噻嗪类

3. 容易发生氧化反应的药物有

    A. 青霉素　　　　　　　B. 水杨酸钠

    C. 吗啡　　　　　　　　D. 盐酸异丙嗪

    E. 克拉霉素

4. 进行药品质量验收时，应对标签和说明书进行检查。关于药品标签和说明书内容的说法，正确的有

    A. 标签至少应标明药品通用名称、规格、产品批号、有效期等内容

    B. 中药蜜丸蜡壳至少应标明药品通用名称

    C. 处方药和非处方药的标签和说明书上应标明相应的警示语或忠告语

D. 蛋白同化制剂、肽类制剂及其他含兴奋剂类成分的药品标签和说明书应标有"运动员慎用"标识

E. 中药饮片的标签和中药材的包装须注明产地

5. 下列药品宜在2℃～8℃环境中贮存的有
   A. 阿基仑赛注射液
   B. 人血白蛋白
   C. 静注人免疫球蛋白
   D. 双歧杆菌三联活菌制剂
   E. 门冬酰胺酶

6. 下列药品中，不宜振摇的药品有
   A. 阿替利珠单抗注射液
   B. 贝伐珠单抗注射液
   C. 注射用人促红素
   D. 浓氨溶液
   E. 乙醚溶液

7. 根据中国药学会医院药学专业委员会发布的现行版《中国高警示药品推荐目录》，下列药品中属于高警示药品的有
   A. 环磷酰胺片　　　B. 利多卡因凝胶剂
   C. 阿卡波糖片　　　D. 咪达唑仑注射剂

E. 阿司匹林肠溶片

8. 根据中国药学会医院药学专业委员会发布的现行版《中国高警示药品推荐目录》，下列药品中属于高警示药品的有
   A. 肾上腺素（皮下注射）
   B. 注射用三氧化二砷
   C. 注射用尿激酶
   D. 注射用脂肪乳剂
   E. 注射用地塞米松

9. 属于高警示药品种类或高警示药品品种的有
   A. 阿托品注射液（规格0.5mg/支）
   B. 造影剂（静脉注射）
   C. 硬膜外或鞘内注射药
   D. 加压素（静脉注射或骨髓腔内注射）
   E. 凝血酶冻干粉

10. 贮存时应避免受潮的药品有
    A. 氨苄西林粉针剂
    B. 氯化钾片
    C. 甘油栓
    D. 蒙脱石散
    E. 替硝唑注射液

第二章　处方审核与调剂

一、最佳选择题

1. 关于处方审核流程，说法错误的是
   A. 应审核处方的合法性、规范性和适宜性
   B. 判定为合理处方的，药师在纸质处方上手写签名，电子处方无需签名
   C. 判定为不合理处方的，应联系医师确认或重新开具处方，并再次进入审方流程
   D. 对于医师不同意修改的不合理处方，药师应让处方医生再次签字确认或审核不通过
   E. 处方审核系统判定为不合理处方的，应由药师进行人工审核或复核

2. 含有下列药品的处方，无需对医师进行相应处方权资质审核的是
   A. 终止妊娠药品
   B. 放射性药品
   C. 抗感染药品
   D. 心血管系统药品
   E. 医疗用毒性药品

3. 审核处方时，药师应审核处方医师是否具有相应处方权资质的情形是
   A. 麻醉药、第一类精神药品
   B. 降糖药
   C. 消化系统药品
   D. 保胎药品
   E. 第二类精神药品

4. 不应出现在处方正文部分的内容是
   A. 药品名称
   B. 药品数量
   C. 药品剂型、规格
   D. 药品用法、用量
   E. 药品金额

5. 下列处方缩写词与中文含义不符的是
   A. 皮下注射给药（i. h.）
   B. 静脉滴注给药（iv gtt）
   C. 口服给药（sos.）
   D. 下午给药（pm.）
   E. 上午给药（Am）

6. 眼科处方中经常出现左眼、右眼、双眼的外文缩写词，下列选项中外文缩写词与中文含义不符的是
   A. 左眼（OS.）
   B. 左眼（OL）
   C. 右眼（OD.）
   D. 双眼（OU.）
   E. 右眼（OS.）

7. 药师调配"对乙酰氨基酚 Liq."处方时应调配的正确剂型是
   A. 片剂
   B. 胶囊剂
   C. 注射剂
   D. 溶液剂
   E. 颗粒剂

8. 药师在审核处方时，应判定为规范处方的是
   A. 门诊处方超过 7 日用量
   B. 急诊处方超过 3 日用量
   C. 化学药、中成药分行书写在一张处方纸上
   D. 门诊一张处方超过 5 种药品
   E. 使用药品商品名开具处方

9. 下列用药方案中，属于"慎用"情形，但不绝对禁用的是
   A. 伴有支气管哮喘患者使用吗啡注射液
   B. 伴有活动性消化道溃疡患者使用阿司匹林肠溶片
   C. 伴有高脂血症患者使用脂肪乳剂
   D. 伴有流感患者使用阿莫西林片
   E. 伴有过敏性鼻炎患者使用糖皮质激素

10. 根据现行版《中华人民共和国药典临床用药须知》，用药前无需做皮肤敏感试验的药品是
    A. 抗蛇毒血清注射剂
    B. 肉毒抗毒素注射剂
    C. 青霉素 V 钾片
    D. 降纤酶注射剂
    E. 右旋糖酐铁注射剂

11. 根据现行版《中华人民共和国药典临床用药须知》，用药前必须做皮肤敏感试验的药品是
    A. 青霉胺
    B. 头孢氨苄
    C. 亚胺培南
    D. 氨曲南
    E. 拉氧头孢

12. 根据现行版《中华人民共和国药典临床用药须知》，用药前无需做皮肤敏感试验的药品是
    A. 白喉抗毒素

B. A 群链球菌

C. 鱼肝油酸钠注射剂

D. 阿莫西林 – 克拉维酸钾

E. 地塞米松磷酸钠

13. 根据现行版《中华人民共和国药典临床用药须知》，可采用皮内、划痕方法进行过敏试验的药物是

A. 碘 [^{131}I] 美妥昔单抗

B. 细胞色素 C

C. 盐酸普鲁卡因

D. 破伤风抗毒素

E. 白喉抗毒素

14. 患者，男，21 岁，诊断为急性细菌性扁桃体炎，拟注射青霉素钠治疗。有关患者皮试，说法错误的是

A. 青霉素药液浓度 500U/ml，皮内注射 0.1ml

B. 皮试后观察 15 ~ 20 分钟

C. 结果阳性时应进行二次皮试

D. 如果既往有药品过敏史，皮试后应观察 30 分钟

E. 结果未明确时应拒绝调配药品

15. 药师审核处方时应注意是否存在重复用药情形，下列处方中存在重复用药的是

A. 为高血压患者同时开具珍菊降压片、依那普利片

B. 为流感患者同时开具维 C 银翘片和对乙酰氨基酚片

C. 为消化道溃疡患者同时开具复方陈香胃片、艾司奥美拉唑肠溶片

D. 为缺铁性贫血患者同时开具健脾生血片和维生素 C 片

E. 为支气管哮喘患者同时开具丙酸氟替卡松吸入气雾剂和海珠喘息定片

16. 患者女，23 岁，因感冒购买复方感冒灵颗粒，药师可推荐患者联合使用的药物是

A. 对乙酰氨基酚片

B. 马来酸氯苯那敏片

C. 麦角胺咖啡因片

D. 葡萄糖酸锌口服液

E. 氯雷他定片

17. 可抑制伐地那非代谢，增加其血药浓度易而导致不良反应，应避免两者合用的药物是

A. 苯妥英钠　　　　　B. 利福平

C. 卡马西平　　　　　D. 圣约翰草提取物

E. 氟康唑

18. 可加快口服避孕药代谢，与口服避孕药合用时易导致避孕失败的药物是

A. 葡萄柚汁　　　　　B. 克拉霉素

C. 西咪替丁　　　　　D. 卡马西平

E. 地尔硫草

19. 对肝药酶 CYP3A 产生抑制作用，对 CYP1A2、CYP2B6、CYP2C9、CYP2C19 则产生诱导作用的药物是

A. 利托那韦　　　　　B. 米托坦

C. 帕罗西汀　　　　　D. 环丙沙星

E. 环孢素

20. 下列药物中属于 P - 糖蛋白诱导剂的是

A. 维拉帕米　　　　　B. 环孢素

C. 苯巴比妥　　　　　D. 克拉霉素

E. 奎尼丁

21. 下列化学药与中药之间存在不良相互作用，应规避联合使用的是

A. 维生素 B$_{12}$—陈皮

B. 呋喃唑酮—甘草

C. 氯氮平—石麦汤

D. 对乙酰氨基酚—人参酒

E. 链霉素—大蒜素

22. 中药舒筋活络酒与氯苯那敏合用易导致的风险是

A. 血压升高　　　　　B. 心脏骤停

C. 中枢抑制　　　　　D. 变态反应

E. 肝功受损

23. 与中成药舒肝丸合用，可降低解痉、镇痛作用的药物是

A. 甲氧氯普胺　　　　B. 哌替啶

C. 奎尼丁　　　　　　D. 复方利血平

E. 氢氧化铝

24. 有关药物相互作用的说法，正确的是

A. 过程发生在体外

B. 涉及光、热等因素

C. 导致药物理化性质变化

D. 涉及代谢酶、转运蛋白或基因多态性

E. 无机体因素参与

25. 溶媒的选择要兼顾治疗需要和药物稳定性，《中

国药典》对大容量注射液的 pH 范围有明确的规定。关于常用大容量注射液 pH 范围的说法，错误的是

A. 葡萄糖氯化钠注射液的 pH 范围是 3.5～5.5
B. 灭菌注射用水的 pH 范围是 3.6～6.5
C. 复方氯化钠注射液的 pH 范围是 4.5～7.5
D. 0.9%氯化钠注射液的 pH 范围是 4.5～7.0
E. 5%葡萄糖注射液的 pH 范围是 3.2～5.5

26. 患者，男，52 岁，诊断为社区获得性肺炎。关于治疗方案，说法正确的是

A. 阿莫西林 500mg qd
B. 头孢克洛 500mg qd
C. 头孢曲松 1g qd
D. 莫西沙星 400mg q8h
E. 阿奇霉素 500mg q8h

27. 药师审核处方时，应判定为合格处方的是

A. 联合应用克林霉素、甲硝唑治疗厌氧菌感染
B. 联合应用他克莫司和伏立康唑时，增加他克莫司用量
C. 静滴卡泊芬净选择生理盐水做溶媒
D. 应用破伤风抗毒素前未进行皮试
E. 厄他培南每日给药 3 次

28. 关于超说明书用药说法，错误的是

A. 是指临床实际使用超出了药品说明书的适应证
B. 是指临床实际使用超出了药品说明书的给药途径或剂量
C. 是指临床实际使用超出了药品说明书的用药人群
D. 在尚无有效或者更好治疗手段等特殊情况下，可以考虑超说明书用药
E. 超说明书用药尚无循证医学证据，完全依靠医师个人经验使用

29. 药师审核处方时，应判定为用药不适宜处方的是

A. 为高血压患者开具硝苯地平控释片、赖诺普利片
B. 为社区获得性肺炎患者开具阿莫西林注射液，未标注皮试结果
C. 化学药、中成药、中药饮片开在一张处方用纸
D. 为 1 型糖尿病患者开具胰岛素，用法用量标注"遵医嘱"
E. 为肿瘤患者开具吗啡注射剂，医师不具有相应处方权资质

30. 药师审核处方时，应判定为超常处方的是

A. 存在给药途径和剂型不适宜
B. 存在超剂量给药，未标注原因
C. 化学药与中成药未分行书写
D. 存在不合理联合用药
E. 药品剂量、规格书写不规范

31. 药师审核处方时，应判定为合理处方的是

A. 为盆腔感染（以厌氧菌感染为主）患者同时开具克林霉素和甲硝唑
B. 为高血压患者同时开具氢氯噻嗪片、珍菊降压片
C. 为便秘患者开具硫酸镁注射剂
D. 静脉滴注头孢曲松钠使用复方乳酸钠林格葡萄糖注射液作为溶媒
E. 为 2 型糖尿病患者开具 14 日用量二甲双胍片，并注明理由

32. 药师审核处方时，应判定为用药不适宜处方的是

A. 用法用量书写不规范
B. 存在禁忌证用药
C. 门诊处方超过 7 日用量
D. 麻醉药处方用纸颜色不符合要求
E. 使用商品名开具处方

33. 药师审核处方时，应判定为不规范处方的是

A. 处方用药与诊断不相符
B. 用法用量不适宜
C. 存在配伍禁忌问题
D. 处方给药途径不适宜
E. 单张急诊处方超过 5 种药品

34. 关于处方调配，说法错误的是

A. 对处方所列药品无法提供时药师不可自行决定使用同类药物代替
B. 药品配齐后与处方逐条核对药名、剂型、规格、数量和用法，完成调配任务
C. 调配完成后的药品应由另一名药师核查并签名，执行双签名制度
D. 发药时宜采用两种方式核对患者身份
E. 对处方中所列药品应登记账卡

35. 关于药品名称，说法错误的是

A. 中国药品通用名称由国家药典委员会编写
B. 药品名称有通用名、商品名，也曾有别名、商标名
C. 开具处方可使用通用名，也可使用商品名

D. 商品名有利于企业保护自己的产品和创立品牌，也有利于消费者选择不同厂家的药品

E. 别名是由于一定历史原因造成的某一药品在一段时间内使用过的药品名称

36. 患者，男，29岁，诊断为消化不良，处方用药多潘立酮片（规格10mg/片），10mg q8h. Ac。药师书写用药标签时，正确的写法是

　　A. 每日1次，每次10mg，餐前给药

　　B. 每日3次，每次10mg，餐后给药

　　C. 每日2次，每次1片，餐前给药

　　D. 每日3次，每次1片，餐前给药

　　E. 每晚1次，每次1片，临睡前给药

37. 患者，女，29岁，诊断为急性膀胱炎。处方：左氧氟沙星片，500mg qd。药房提供的左氧氟沙星片规格为0.1g/片。药师应告知患者每日应服用1次，每次服用的数量是

　　A. 1/2片　　　　　　　B. 1片

　　C. 3片　　　　　　　　D. 5片

　　E. 2片

38. 患者，男，72岁，因铜绿假单胞菌肺炎使用氨曲南 2g q8h 静脉滴注治疗。已知注射用氨曲南说明书要求稀释后用于输注的浓度不得超过2%，氨曲南粉针剂规格为500mg/瓶，溶媒为0.9%氯化钠注射液。关于配制输液，说法正确的是

　　A. 将2瓶氨曲南粉针剂用0.9%氯化钠50ml溶解

　　B. 将3瓶氨曲南粉针剂用0.9%氯化钠50ml溶解

　　C. 将4瓶氨曲南粉针剂用0.9%氯化钠50ml溶解

　　D. 将4瓶氨曲南粉针剂用0.9%氯化钠100ml溶解

　　E. 将2瓶氨曲南粉针剂用0.9%氯化钠100ml溶解

39. 已知葡萄糖酸钙的摩尔质量约为430g/mol，每个葡萄糖酸钙分子含有1个钙原子（钙的原子量是40）。服用规格为0.5g/片的葡萄糖酸钙1片相当于摄入的钙元素量约是

　　A. 15mg　　　　　　　B. 30mg

　　C. 45mg　　　　　　　D. 90mg

　　E. 180mg

40. 关于不同糖皮质激素药物之间的等效剂量换算，正确的是

　　A. 3mg地塞米松相当于16mg强的松（泼尼松）

　　B. 3mg地塞米松相当于80mg氢化可的松

C. 20mg强的松（泼尼松）相当于16mg氢化可的松

D. 20mg强的松（泼尼松）相当于3mg甲泼尼龙

E. 16mg甲泼尼龙相当于3mg氢化可的松

41. 患者，男，54岁，体重60kg，应用贝伐珠单抗治疗转移性结肠癌，采用0.9%氯化钠注射液作为溶媒静脉滴注。已知给药剂量为5mg/kg，贝伐珠单抗注射液每瓶的规格为400mg/16ml，配制输液时每次应量取的贝伐珠单抗注射液体积是

　　A. 4ml　　　　　　　　B. 8ml

　　C. 12ml　　　　　　　D. 16ml

　　E. 20ml

42. 患儿，男，2岁，因患巨幼细胞贫血肌注维生素 B_{12} 治疗，已知制剂规格为1ml：0.5mg，每次肌注剂量为100μg，则每次应给予的药品数量为

　　A. 1/5支　　　　　　　B. 1/2支

　　C. 1支　　　　　　　　D. 3支

　　E. 5支

43. 临床使用95%乙醇稀释配制浓度为70%乙醇500ml，配制时需取用的95%乙醇溶液体积是

　　A. 350ml　　　　　　　B. 268ml

　　C. 368ml　　　　　　　D. 250ml

　　E. 400ml

44. 患儿，男，2岁，医生建议患儿每日补充维生素D 400U预防佝偻病，已知每粒维生素D滴剂含有维生素D 10μg，该患儿每日应服用的粒数是

　　A. 1/2　　　　　　　　B. 1

　　C. 1.5　　　　　　　　D. 2

　　E. 3

45. 患者，女，64岁，诊断为骨质疏松症，处方骨化三醇胶丸、碳酸钙片、阿仑膦酸钠肠溶片（规格70mg/片）。关于阿仑膦酸钠肠溶片的用药注意事项，说法错误的是

　　A. 每日1次

　　B. 服药当天第一次进餐前至少30分钟服用

　　C. 用200ml白开水送服

　　D. 服药后半小时内避免躺卧

　　E. 服药前、后短时间内不宜饮用矿泉水、牛奶

46. 药师指导患者用药时，应告知患者服药时可以将药片置于舌上，用唾液润湿并以舌轻压，崩解后随唾液吞服的是

A. 兰索拉唑口崩片　　B. 维生素 C 泡腾片

C. 硝酸甘油舌下片　　D. 红霉素肠溶片

E. 硝苯地平控释片

二、配伍选择题

【1~2】

A. 临床诊断　　　　B. 药品通用名

C. 药品数量　　　　D. 药品用法用量

E. 医师签名

1. 出现在处方前记的内容是

2. 出现在处方后记的内容是

【3~5】

A. Ac　　　　　　B. pc.

C. hs.　　　　　　D. prn.

E. sos.

3. 处方中"临睡前给药"的外文缩写是

4. 处方中"餐前给药"的外文缩写是

5. 处方中"餐后给药"的外文缩写是

【6~8】

A. po.　　　　　　B. i. h.

C. im.　　　　　　D. iv.

E. iv gtt

6. 处方中"静脉注射给药"的外文缩写是

7. 处方中"口服给药"的外文缩写是

8. 处方中"肌内注射给药"的外文缩写是

【9~11】

A. 每日 1 次　　　B. 每日 2 次

C. 每日 3 次　　　D. 每晚 1 次

E. 隔日 1 次

9. 处方中"qd."代表的给药频次是

10. 处方中"qod."代表的给药频次是

11. 处方中"bid."代表的给药频次是

【12~13】

A. Cap.　　　　　B. sos.

C. Liq.　　　　　D. prn.

E. OTC

12. 处方中"必要时（长期备用）"的外文缩写词是

13. 处方中"必要时（临时备用）"的外文缩写词是

【14~16】

A. 滴剂　　　　　B. 每日 4 次

C. 注射剂　　　　D. 每 4 小时 1 次

E. 生理盐水

14. 处方中"qid."代表的是

15. 处方中"gtt."代表的是

16. 处方中"q4h"代表的是

【17~19】

A. 静脉注射　　　　B. 动脉注射

C. 皮下注射　　　　D. 外用湿敷

E. 口服

17. 硫酸镁用于导泻时，应选用的给药途径是

18. 硫酸镁用于治疗先兆子痫时，应选用的给药途径是

19. 硫酸镁用于消肿时，应选用的给药途径是

【20~22】

A. 氯苯那敏　　　　B. 碳酸钙

C. 氢氯噻嗪　　　　D. 格列本脲

E. 咖啡因

很多中成药中含有化学药，使用前应仔细确认，避免重复用药。

20. 中成药消渴丸中含有

21. 中成药妇科十味片中含有

22. 中成药珍菊降压片中含有

【23~25】

A. 脉络通片　　　　B. 新癀片

C. 珍菊降压片　　　D. 龙牡壮骨颗粒

E. 复方感冒灵片

23. 含有吲哚美辛化学药成分的中成药是

24. 含有维生素 D_2 和葡萄糖酸钙化学药成分的中成药是

25. 含有维生素 C 和碳酸氢钠化学药成分的中成药是

【26~28】

A. 阿托品　　　　　B. 甲氧苄啶

C. 维生素 C　　　　D. 苄丝肼

E. 舒巴坦

26. 属于外周脱羧酶抑制剂，与左旋多巴联合使用可协同增效的药物是

27. 属于 β-内酰胺酶抑制剂，与头孢哌酮联合使用可协同增效的药物是

28. 属于二氢叶酸还原酶抑制剂，与磺胺甲噁唑联合使用可协同增效的药物是

【29~30】

A. 黄连　　　　　　B. 丹参

C. 金银花　　　　　D. 陈皮

E. 大黄

29. 与磺胺甲噁唑合用治疗痢疾、细菌性腹泻有协同作用的是

30. 与青霉素合用对耐药性金黄色葡萄球菌有增强杀菌作用的是

【31~32】

A. 消化道出血　　　　B. 心脏骤停

C. 中枢抑制　　　　　D. 呼吸抑制

E. 肝毒性

31. 中药人参酒与对乙酰氨基酚合用可致的风险是

32. 中药人参酒与阿司匹林合用可致的风险是

【33~34】

A. 异烟肼　　　　　　B. 哌替啶

C. 奎尼丁　　　　　　D. 复方利血平

E. 氢氧化铝

33. 与中药蛇胆川贝液合用可存在呼吸抑制风险的药物是

34. 与中药麝香保心丸合用可存在心脏骤停风险的药物是

【35~36】

A. 大黄　　　　　　　B. 雄黄

C. 五味子　　　　　　D. 麻黄

E. 昆布

35. 可氧化异烟肼使其失去抗菌作用，应避免与其合用的中药是

36. 不能与硫酸盐、亚硝酸盐、亚铁盐等无机盐类化学药合用，否则可存在砷中毒风险的中药是

【37~38】

A. 芦丁　　　　　　　B. 陈皮

C. 黄连　　　　　　　D. 砂仁

E. 甘草

37. 不宜与乳酶生合用，否则可导致药效降低的是

38. 与氢化可的松合用在抗炎、抗变态反应方面有协同作用的是

【39~40】

A. 1　　　　　　　　B. 1.5

C. 2　　　　　　　　D. 3

E. 4

供临床使用的氯化钾注射剂规格为 10ml：1g，静脉滴注时事先溶于 5% 葡萄糖注射液中。

39. 给予腹泻患者 0.3% 氯化钾输液 500ml 进行补钾治疗，需要的氯化钾注射剂支数是

40. 给予心律失常患者 0.6% 氯化钾输液 500ml 进行抗心律失常治疗，需要的氯化钾注射剂支数是

【41~43】

A. 氯苯那敏片

B. 盐酸洛美沙星片

C. 双歧杆菌乳杆菌三联活菌片

D. 胰岛素注射液

E. 阿仑膦酸钠片

41. 应向患者特别交代用药后避免过度暴露于阳光下的药品是

42. 应向患者特别交代用药后可引起嗜睡，应避免驾车或从事高空作业的药品是

43. 应向患者特别交代未开封前应 2℃~8℃ 贮存，启用后应室温保存的药品是

三、综合分析选择题

【1~4】

患者，女，68岁，因高热、咳嗽、咳痰就诊，胸部 X 线片显示有浸润性阴影，诊断为社区获得性肺炎，既往有慢性阻塞性肺疾病。处方：阿莫西林/克拉维酸钾，1.2g iv gtt bid；左氧氟沙星 500mg iv gtt qd；NS 100ml×1 袋；氨茶碱片 0.1g po tid；布地奈德/福莫特罗干粉吸入剂 2 吸/次 bid；氨溴索片 30mg po tid。

1. 进行阿莫西林皮肤敏感试验时，正确的是

A. 浓度 500U/ml，皮内注射 0.1ml

B. 浓度 500U/ml，皮下注射 0.1ml

C. 浓度 500U/ml，肌内注射 0.1ml

D. 浓度 5000U/ml，皮内注射 0.1ml

E. 浓度 5000U/ml，皮下注射 0.1ml

2. 阿莫西林与克拉维酸钾制成复方制剂的主要原因是

A. 克拉维酸钾和阿莫西林从不同途径抑制黏肽转肽酶，协同增效

B. 克拉维酸钾可延长阿莫西林的抗菌作用时间

C. 克拉维酸钾可减轻阿莫西林的过敏反应

D. 克拉维酸钾可抑制 β-内酰胺酶，减少阿莫西林分解失效

E. 克拉维酸钾可抑制黏肽转肽酶，减少阿莫西林分解失效

3. 对处方中标记"NS"的药品，药师进行处方调配时应给予的是

A. 5% 葡萄糖注射液

B. 10% 葡萄糖注射液

C. 0.9%氯化钠注射液

D. 葡萄糖氯化钠注射液

E. 乳酸钠林格注射液

4. 处方中应"每日给药1次"的药品是

A. 阿莫西林/克拉维酸钾

B. 左氧氟沙星

C. 氨茶碱片

D. 布地奈德/福莫特罗干粉吸入剂

E. 氨溴索片

【5~7】

患儿,男,3岁,诊断为消化不良性腹泻,处方用药:蒙脱石散,规格3g/袋,每次3g,倒入50ml温水中搅匀后服用,tid.,Ac;双歧杆菌三联活菌散,规格1g/袋,每次1g,用温热牛奶或温开水冲服,bid.。

5. 药师书写蒙脱石散服药标签时,适宜的写法是

A. 餐前空腹给药,每日3次,每次1袋

B. 餐后给药,每日2次,每次3g

C. 餐前空腹给药,tid,每次3g

D. 餐后给药,每日3次,每次1袋

E. 餐前空腹给药,每日2次,每次1袋

6. 进行用药指导时,药师应强调双歧杆菌三联活菌散的贮存环境要求是

A. 10℃~30℃　　　　B. 阴凉处

C. 凉暗处　　　　　　D. 2℃~8℃

E. 0℃以下

7. 患儿用药期间应避免与双歧杆菌三联活菌散同服的药物是

A. 金银花露　　　　　B. 布洛芬

C. 维生素D　　　　　D. 维生素B_1

E. 口服补液盐

四、多项选择题

1. 关于处方审核,说法正确的有

A. 审核的处方包括纸质处方、电子处方、病区用药医嘱单等

B. 互联网处方审核处方的合法性、规范性,对用药适宜性无需审核

C. 医师是处方审核工作的第一责任人

D. 审方药师应取得药师及以上药学专业技术职务任职资格

E. 审方药师应具备1年及以上门诊、急诊或病区处方调剂工作经验

2. 根据现行版《中华人民共和国药典临床用药须知》,用药前须做皮肤敏感试验的药品有

A. 玻璃酸酶　　　　　B. 抗炭疽血清

C. 紫杉醇　　　　　　D. 门冬酰胺酶

E. 碘[131I]美妥昔单抗

3. 根据现行版《中华人民共和国药典临床用药须知》,用药前须做皮肤敏感试验的药品有

A. 糜蛋白酶

B. 抗狂犬病病毒血清

C. 多价气性坏疽抗毒素

D. 盐酸普鲁卡因

E. 抗蝮蛇/五步蛇/眼镜蛇/银环蛇毒血清

4. 下列用药情形中,存在重复用药的有

A. 二甲双胍联合阿卡波糖治疗2型糖尿病

B. 感冒清片联合马来酸氯苯那敏治疗感冒

C. 复方田七胃痛片联合碳酸氢钠治疗胃溃疡

D. 鼻炎康片联合马来酸氯苯那敏治疗过敏性鼻炎

E. 对乙酰氨基酚片联合布洛芬治疗流感

5. 下列中成药中,含有化学药成分的有

A. 健脾生血片　　　　B. 麝香保心丸

C. 消渴丸　　　　　　D. 妇科十味片

E. 黄连上清丸

6. 下列药物联合使用时可产生相加或协同作用的有

A. 吗啡-阿托品

B. 氧氟沙星-硫酸亚铁

C. 阿莫西林-克拉维酸钾

D. 洛伐他汀-利福平

E. 硫酸亚铁-多西环素

7. 属于肝药酶诱导剂的药物有

A. 利福平　　　　　　B. 氟伏沙明

C. 圣约翰草提取物　　D. 恩杂鲁胺

E. 米托坦

8. 常见的肝药酶抑制剂有

A. 帕罗西汀　　　　　B. 胺碘酮

C. 伊曲康唑　　　　　D. 苯巴比妥

E. 维拉帕米

9. 属于P-糖蛋白抑制剂的药物有

A. 维拉帕米　　　　　B. 红霉素

C. 扑米酮　　　　　　D. 利托那韦

E. 普罗帕酮

10. 查询药物相互作用，主要使用的信息资源有
    A. 药品说明书
    B. 《Stockley 药物相互作用》
    C. Micromedex 数据库
    D. Lexicomp 数据库
    E. 中国药典

11. 不宜与乳酶生等活菌制剂联合使用的中药有
    A. 黄连
    B. 鱼腥草
    C. 金银花
    D. 连翘
    E. 黄芩

12. 下列化学药与中药（中成药）联合使用存在适宜性用药情形的有
    A. 碳酸氢钠 – 山楂丸
    B. 多酶片 – 大黄
    C. 苯巴比妥 – 人参酒
    D. 氢化可的松 – 甘草
    E. 青霉素 – 金银花

13. 可出现重复用药现象，不能与马来酸氯苯那敏片同服的中成药有
    A. 感冒清片
    B. 消渴丸
    C. 鼻炎康片
    D. 妇科十味片
    E. 维 C 银翘片

14. 关于药物配伍相容性的说法，正确的有
    A. 配伍禁忌是理论上无法避免的一类用药错误
    B. 影响配伍禁忌的因素包括温度、浓度、溶媒、混合时间等
    C. 颜色变化、浑浊或沉淀、气体产生等属于物理相容性，也属于物理变化
    D. 化学稳定性变化常见于易被氧化 – 还原、水解的药物
    E. 配伍禁忌主要涉及体内过程

第三章　用药咨询与药物治疗管理

第一节　药学信息咨询服务

一、最佳选择题

1. 药学信息的种类很多，属于全文数据库类型的是
    A. 国家药品监督管理局网站
    B. 中国药学会网站
    C. 万方医学网
    D. 医学论坛网
    E. 临床实践和医药咨询网站

2. 下列药学信息资源中属于一级信息资源的是
    A. 《临床用药指南》
    B. 文摘数据库
    C. 《治疗学的药理学基础》
    D. 全文数据库
    E. 《中国医院药学杂志》

3. 属于原创性论著，含有研究目的、方法、结果与结论等研究具体细节的信息属于
    A. 一级信息
    B. 二级信息
    C. 三级信息
    D. 四级信息
    E. 五级信息

4. 二级信息的特点是
    A. 方便对三级信息进行检索
    B. 方便对一级信息进行筛选
    C. 含有研究的具体细节
    D. 含有基础知识
    E. 论述全面细致

5. 不属于三级信息资源的是
    A. 《注射药物手册》
    B. 《中国药学期刊》
    C. 药品说明书
    D. 《临床诊疗指南》
    E. 《中国国家处方集》

6. 三级信息的特点是
    A. 内容和结论为作者原创
    B. 论述全面细致
    C. 含有研究具体细节
    D. 内容是该领域最新的
    E. 是对一级信息整理、评估的结果

7. 药师想查询某一药物是否要求必须进行皮肤敏感试验，适宜优先查阅
    A. 《新编药物学》
    B. 《中国国家处方集》
    C. 《中华人民共和国药典临床用药须知》
    D. 《临床诊疗指南》
    E. 《药品不良反应》

8. 下列向药师咨询的问题中，患者通常咨询的是
    A. 注射剂使用何种溶媒
    B. 所购药品是否纳入医保目录
    C. 最新药物进展
    D. 注射剂的配伍禁忌
    E. 新药的药动学相关内容

9. 治疗窗窄，临床给药时宜监测血药浓度，并根据血药浓度调整给药方案的是
    A. 加替沙星
    B. 洛伐他汀
    C. 帕罗西汀
    D. 地高辛
    E. 万古霉素

10. 长期大剂量使用拉氧头孢应重点监测的事项是
    A. 凝血功能
    B. 横纹肌功能
    C. 肝功能
    D. 肾功能
    E. 心脏功能

11. 长期大量使用亚胺培南时，应避免联合使用的药物是
    A. 维生素K
    B. 维生素B
    C. 华法林
    D. 叶酸
    E. 雌激素

12. 患者，男，49岁，新诊断为高胆固醇血症，医师建议服用阿托伐他汀片治疗。有关患者用药注意事项，说法错误的是

A. 用药期间应定期监测 AST、ALT

B. 用药期间应定期监测 CK

C. 用药期间应避免合用克拉霉素

D. 用药期间应避免合用烟酸

E. 用药期间应避免合用多烯磷脂酰胆碱

13. 患者，男，22 岁，服用帕罗西汀治疗抑郁症 2 个月后，效果欠佳，拟改用司来吉兰治疗。药师告知患者两个药物替代治疗应至少间隔

A. 3 天　　　　　　B. 5 天

C. 7 天　　　　　　D. 14 天

E. 28 天

14. 注射给药时应选择适宜的溶媒，下列药物与溶媒之间不存在配伍禁忌的是

A. 红霉素－0.9%氯化钠注射液

B. 青霉素钠－0.9%氯化钠注射液

C. 头孢曲松－乳酸钠林格注射液

D. 瑞替普酶－5%葡萄糖注射液

E. 多烯磷脂酰胆碱－0.9%氯化钠注射液

15. 与头孢曲松钠配伍可析出白色细微浑浊或沉淀，禁止作为头孢曲松溶媒的是

A. 氯化钠注射液

B. 葡萄糖注射液

C. 复方氯化钠注射液

D. 葡萄糖氯化钠注射液

E. 右旋糖酐注射液

16. 静脉滴注万古霉素（≤1g）时最小输注时间为 1 小时，滴速过快可导致的不良反应是

A. Reye's 综合征　　B. 红人综合征

C. 5－羟色胺综合征　D. 代谢综合征

E. X 综合征

17. 关于 10%氯化钾注射液的使用方法，正确的是

A. 直接静脉注射给药

B. 稀释后静脉推注给药

C. 稀释后静脉滴注给药

D. 直接肌内注射给药

E. 鞘内注射给药

18. 静脉滴注给药时滴注时间应控制在 0.5～1 小时内的药物是

A. 万古霉素　　　　B. 青霉素钠

C. 环丙沙星　　　　D. 卡泊芬净

E. 林可霉素

19. 患者，女，72 岁，因急性心力衰竭给予酚妥拉明注射液、呋塞米注射液、多巴胺注射液治疗。有关药物配伍禁忌，说法正确的是

A. 呋塞米注射液显碱性，可促进多巴胺氧化为黑色聚合物

B. 酚妥拉明注射液显酸性，可促进呋塞米氧化为黑色聚合物

C. 多巴胺注射液显碱性，可促进酚妥拉明氧化为黑色聚合物

D. 呋塞米注射液显碱性，可促进酚妥拉明氧化为黑色聚合物

E. 酚妥拉明注射液显酸性，可促进多巴胺氧化为黑色聚合物

20. 下列药师与患者的沟通对话比较适宜的是

A. 可以使用减鼻充血药缓解您的鼻塞症状

B. 最好选用 OTC 药物治疗您的感冒症状

C. "精二"类药物对您的睡眠有一定帮助

D. 您在服药后不要饮酒，可引起双硫仑样反应

E. 这个药您每日应服用 2 次，每次 1 片

21. 关于药师与患者的沟通技巧，说法正确的是

A. 为保证严谨性，应尽量使用专业词汇

B. 开始交流时应尽可能多用"针对性提问"

C. 对慢性病患者应尽可能重复指导

D. 对老年患者应避免反复交代药品的用法、用量和注意事项

E. 对老年患者可配备分剂量药盒，或在药品包装上贴附提示标签

22. 药师与患者沟通时，属于开放性问题的是

A. 您吃药后都有哪些症状？

B. 您是每天早餐前吃药吗？

C. 您每次吃几片药？

D. 您什么时候停用这个药的？

E. 您有青霉素过敏史吗？

23. 患者，男，53 岁，患有高血压。今日因感冒购买复方抗感冒药。患者应尽量避免使用的复方抗感冒药是

A. 含有氯苯那敏成分的复方抗感冒药

B. 含有对乙酰氨基酚成分的复方抗感冒药

C. 含有阿司匹林成分的复方抗感冒药

D. 含有伪麻黄碱成分的复方抗感冒药

E. 含有右美沙芬成分的复方抗感冒药

24. 有关高血压患者的用药指导，说法正确的是

A. 杓型高血压患者宜睡前服用降压药

B. 非杓型高血压患者宜清晨 7 时服用降压药

C. 血压控制在 130/80mmHg 后可停止服用降压药

D. 苯磺酸氨氯地平片应每日服用 2 次

E. 宜选用每日服用 1 次的长效降压药

二、配伍选择题

【1 ~ 2】

A. 《药学学报》

B. 《临床实践指南》

C. 《中国药物与临床杂志》

D. 文摘数据库

E. 《中国生化药物杂志》

1. 可提供摘要、引文、索引及目录的信息资源是

2. 从原创性研究中提取出被广泛接受的数据信息，对之进行评估后发表的信息资源是

【3 ~ 4】

A. 信息简明扼要

B. 含有基础知识

C. 内容原创、内容更新

D. 内容广泛、使用方便

E. 提供引文、书目

3. 一级信息的特点是

4. 二级信息的特点是

【5 ~ 6】

A. 《中国药典》

B. 全文数据库

C. 综述型文章

D. 《妊娠期和哺乳期用药》

E. 《中国新药杂志》

5. 属于一级信息资源的是

6. 属于二级信息资源的是

【7 ~ 8】

A. 环孢素　　　　　B. 氟西汀

C. 阿托伐他汀　　　D. 硝普钠

E. 头孢唑林

7. 治疗窗窄，临床宜定期监测血药浓度的药物是

8. 稳定性差，静脉滴注给药时应采取遮光措施的药物是

【9 ~ 11】

A. 急性肾衰竭

B. 致畸胎和溶血性贫血

C. 血小板减少症

D. 血糖紊乱

E. 横纹肌溶解

9. 抗病毒药阿昔洛韦可导致的主要不良反应是

10. 抗病毒药利巴韦林可导致的主要不良反应是

11. 抗细菌感染药加替沙星可导致的主要不良反应是

【12 ~ 13】

A. 拉氧头孢　　　　B. 人促红素

C. 华法林　　　　　D. 肝素

E. 阿司匹林

12. 用药不当可引起单纯红细胞再生障碍性贫血的药物是

13. 用药不当可引起血小板减少症，甚至进一步引起血栓栓塞性并发症的药物是

【14 ~ 15】

A. 万古霉素　　　　B. 辛伐他汀

C. 艾司唑仑　　　　D. 帕罗西汀

E. 加替沙星

14. 与单胺氧化酶抑制剂合用可致 5 - 羟色胺综合征风险的药物是

15. 与 CYP3A4 抑制剂合用可致横纹肌溶解综合征风险的药物是

【16 ~ 17】

A. Reye's 综合征

B. 红人综合征

C. 横纹肌溶解综合征

D. 5 - 羟色胺综合征

E. 灰婴综合征

16. 联合使用氟西汀和吗氯贝胺可增加的毒性风险是

17. 联合使用洛伐他汀和伊曲康唑可增加的毒性风险是

【18 ~ 19】

A. 苯妥英钠　　　　B. 万古霉素

C. 头孢曲松　　　　D. 两性霉素 B

E. 雷尼替丁

18. 应避免使用氯化钠注射液溶解，否则可析出沉淀的药物是

19. 应避免使用 5% 葡萄糖注射液溶解，否则可析出沉淀的药物是

【20 ~ 21】

A. 多烯磷脂酰胆碱　B. 阿昔洛韦

C. 青霉素　　　　　D. 氟罗沙星

E. 两性霉素 B

20. 不宜使用 5% 葡萄糖注射液作为溶媒，否则可析出沉淀的药物是

21. 不宜使用 5% 葡萄糖注射液作为溶媒，否则可裂环失效的药物是

【22～23】

　　A. 奥沙利铂　　　　　B. 奈达铂
　　C. 头孢曲松　　　　　D. 利妥昔单抗
　　E. 万古霉素

22. 静脉滴注时应禁止使用氯化钠注射液作为溶媒的药物是

23. 静脉滴注时应禁止使用 5% 葡萄糖注射液作为溶媒的药物是

【24～26】

　　A. 氯化钾注射液　　　B. 呋塞米注射液
　　C. 氯化钠注射液　　　D. 5% 葡萄糖注射液
　　E. 紫杉醇注射液

24. 禁止使用 PVC（聚氯乙烯）输液瓶和输液管给药，否则可降低药效的药物是

25. 禁止直接静脉推注，否则可导致心脏停搏的药物是

26. 禁止与多巴胺注射液配伍，否则可产生黑色聚合物的药物是

三、综合分析选择题

【1～2】

　　患者，女，57 岁，诊断为耐甲氧西林金黄色葡萄球菌感染性心内膜炎，临床应用万古霉素静脉滴注 0.5g q6h 治疗。

1. 万古霉素滴注速度过快可导致红人综合征，原因是
　　A. IgE 介导的速发型过敏反应
　　B. 组胺释放引起的非免疫性剂量相关反应
　　C. T 细胞介导的迟发型过敏反应
　　D. 5-羟色胺综合征的表现
　　E. 药物诱导血小板减少所致的微血栓表现

2. 将 0.5g 万古霉素用灭菌注射用水 10ml 溶解、0.9% 氯化钠注射液 100ml 稀释，已知每 1ml 药液为 15 滴，每分钟最多可滴注的滴数约为
　　A. 10　　　　　　　　B. 15
　　C. 20　　　　　　　　D. 25
　　E. 30

【3～5】

　　患者，男，75 岁，因肺部感染入院，伴痰多且有恶臭等肺脓肿症状，给予头孢哌酮/舒巴坦钠 3.0g、每日 2 次，甲硝唑注射液 500mg/100ml、每日 2 次，氨溴索注射液 15mg、每日 2 次；既往因高血压服用苯磺酸氨氯地平片 10mg、每日 1 次，依那普利片 10mg、每日 1 次。用药后第 8 天患者出现血尿，尿中检出红细胞，疑似治疗药物引起，遂停用疑似药物，并使用相应治疗药物 3 天后血尿症状消失。

3. 最有可能引起血尿的疑似药物是
　　A. 头孢哌酮/舒巴坦钠
　　B. 甲硝唑
　　C. 氨溴索
　　D. 苯磺酸氨氯地平
　　E. 依那普利

4. 疑似药物引起血尿的主要原因是
　　A. 抑制谷氨酸-γ-羧化酶活性和肠道微生态菌群产生维生素 K
　　B. 激活纤溶系统，限制血栓增大和溶解血栓
　　C. 阻断花生四烯酸转化为 PGG_2 和 PGH_2，从而使血小板 TXA_2 合成减少
　　D. 激活血小板中腺苷酸环化酶，升高血小板内 cAMP 水平
　　E. 阻断 TXA_2 受体，促进 PGI_2 生成

5. 停用疑似药物并使用相应治疗药物 3 天后患者血尿症状消失，相应治疗药物应该包括
　　A. 维生素 A、维生素 D
　　B. 维生素 B、维生素 C
　　C. 维生素 B、维生素 K
　　D. 维生素 E、烟酸
　　E. 维生素 B、叶酸

四、多项选择题

1. 三级信息的特点包括
　　A. 信息简明扼要
　　B. 含有研究的具体细节
　　C. 内容广泛、使用方便
　　D. 含有基础知识
　　E. 论述不够全面细致

2. 属于三级信息资源的有
　　A. 文摘数据库　　　　B. 工具书、教科书
　　C. 手册、指南　　　　D. 全文数据库
　　E. 期刊、杂志

3. 部分药物由于个体差异大、安全范围小、易引起毒

性反应等原因，临床用药时宜进行血药浓度监测。下列药物中宜监测血药浓度的有

A. 苯妥英钠
B. 丙戊酸钠
C. 他克莫司
D. 对乙酰氨基酚
E. 链霉素

4. 患者，男，55岁，因冠状动脉粥样硬化性心脏病服用辛伐他汀片降脂治疗。应告知患者尽可能避免合用，否则可致肌病风险增加的药物有

A. 异烟肼
B. 吉非罗齐
C. 伊曲康唑
D. 环孢素
E. 阿莫西林

5. 应避免与氟西汀等选择性5–羟色胺再摄取抑制剂合用，否则可引起高热、癫痫、肌震颤、高血压危象等风险的药物有

A. 呋喃唑酮
B. 异烟肼
C. 司来吉兰
D. 利福平
E. 帕吉林

6. 临床静脉滴注给药时，不宜使用氯化钠注射液作为溶媒，否则可析出沉淀或降低药效的药物有

A. 奈达铂
B. 多烯磷脂酰胆碱
C. 苯妥英钠
D. 红霉素
E. 氟罗沙星

7. 临床静脉滴注给药时，不宜使用5%葡萄糖注射液作为溶媒，否则可析出沉淀或降低药效的药物有

A. 阿昔洛韦
B. 瑞替普酶
C. 依托泊苷
D. 头孢曲松
E. 万古霉素

8. 临床使用头孢曲松钠静脉滴注给药时，禁止使用的注射溶媒有

A. 葡萄糖酸钙注射液
B. 复方氯化钠注射液
C. 5%葡萄糖注射液
D. 乳酸钠林格注射液
E. 右旋糖酐注射液

9. 遇光易变色，贮存和静脉滴注给药时必须遮光的药物有

A. 对氨基水杨酸钠
B. 万古霉素
C. 长春新碱
D. α–硫辛酸
E. 放线菌素D

10. 关于注射给药，说法正确的有

A. 静脉注射雷尼替丁速度过快可引起心动过速
B. 静脉注射罂粟碱速度过快可引起呼吸抑制和室颤
C. 静脉注射维生素K速度过快可引起面部潮红和低血压
D. 维生素K不宜肌内注射给药
E. 左氧氟沙星静脉滴注时间应控制在1小时以内

11. 药师与患者沟通时，属于针对性问题的是

A. 您以前吃过这个药吗？
B. 您漏服过药物吗？
C. 这个药您是怎样服用的？
D. 您这个药吃多久了？
E. 换了这个药后您感觉如何？

第二节　疾病管理与健康宣教

一、最佳选择题

1. 关于疾病预防与保健，说法错误的是

A. 饮食不规律者可适当补充复合维生素
B. 绝经后女性和骨质疏松患者可适当补充钙剂和维生素D
C. 华法林与当归、丹参联合应用可提高抗凝效果，并减少出血风险
D. 钙剂与左甲状腺素合用可降低药物吸收
E. 便秘患者可适当补充富含纤维素的新鲜蔬菜

2. 关于戒烟管理，说法错误的是

A. "5A"戒烟干预法切实可行且效果较好
B. 有出血倾向的烟民不建议使用一线戒烟药安非他酮
C. 电子烟作为烟草的替代品安全有效，被推举为一线戒烟方案
D. 针刺结合耳穴、推拿按摩、放血疗法等中医戒烟方法能发挥较好作用
E. 建议初始戒烟者选用一线戒烟药尼古丁替代药物

3. 由政府免费向儿童提供，属于NIP第一类疫苗的是

A. 脊髓灰质炎灭活疫苗
B. 水痘减毒活疫苗
C. 口服轮状病毒疫苗

D. 肺炎链球菌疫苗

E. 狂犬病疫苗

4. 不适于接种流感疫苗的人群是

　A. 妊娠期女性　　　B. <6 个月婴儿

　C. 60 岁以上人群　　D. 罹患慢性病人群

　E. 哺乳期女性

5. 重组带状疱疹疫苗的适用接种人群是

　A. 免疫功能低下人群

　B. 50 岁以下人群

　C. 50 岁以上且免疫功能正常人群

　D. 9~45 岁女性人群

　E. 新生儿

6. 关于姑息治疗、安宁疗护，说法错误的是

　A. 姑息治疗在疾病的早期即可进行，贯穿疾病治疗的全程

　B. 安宁疗护是姑息治疗的终末期重要组成部分，不刻意改变患者的生存时间

　C. 姑息治疗的目的是减轻患者痛苦并适当延长患者的生存时间

　D. 姑息治疗和安宁疗护采取多学科团队协作（MDT）模式

　E. 姑息治疗的主要目的是治愈疾病

7. 患者，男，67 岁，已进入结肠癌终末期，在征得患者及家属同意的前提下，拟对其开展安宁疗护。关于对患者的安宁疗护，说法错误的是

　A. 伴有严重疼痛时可给予芬太尼透皮贴剂

　B. 伴有发热（>38.5℃）时可给予对乙酰氨基酚片或地塞米松片

　C. 伴有瘙痒时可给予氯苯那敏片

　D. 伴有呼吸困难时可给予吗啡缓释片

　E. 伴有恶心、呕吐时可给予甲氧氯普胺或昂丹司琼

8. 患者，女，72 岁，10 年前诊断为肾衰竭。近日患者出现皮肤干燥、全身性瘙痒，夜间加重。患者应选择的止痒药是

　A. 对乙酰氨基酚片　　B. 加巴喷丁胶囊

　C. 吗啡缓释片　　　　D. 螺内酯片

　E. 丁溴东莨菪碱胶囊

9. 患者，男，82 岁，诊断为右肺鳞状细胞癌Ⅳ期（晚期）、胸椎骨转移，因乏力 3 天寻求药物治疗，适宜患者的治疗方案是

　A. 甲氧氯普胺 10mg，口服，4 次/日，连续 2 周

　B. 甲羟孕酮 8mg，口服，3 次/日，不超过 2 周

　C. 洛哌丁胺，首次 4mg，每日不超过 16mg，连续 2 周

　D. 地塞米松 4mg，口服，2 次/日，不超过 2 周

　E. 反复输血治疗

10. 关于家庭药箱管理和家庭医疗器械使用的说法，错误的是

　A. 硝酸甘油应避光保存

　B. 使用雾化吸入器每次雾化时间不宜超过 20 分钟

　C. 眼药膏、滴眼液开启后使用期最多不超过 4 周

　D. 指血血糖仪应配合同一品牌的试纸使用

　E. 使用指夹式血氧仪应指甲向下

11. 长期应用可产生成瘾性，会出现欣快感、高度兴奋、感觉异常、幻视等症状，被列为第二类精神药品的是

　A. 美沙酮　　　　　B. 吗啡

　C. 右美沙芬　　　　D. 哌替啶

　E. 地塞米松

12. 可引起神经精神毒性，导致药物滥用，应避免长期使用的药物是

　A. 含有麻黄碱、可待因的镇咳药

　B. 含有对乙酰氨基酚、氯苯那敏的抗感冒药

　C. 含有阿莫西林、克拉维酸钾的抗菌药

　D. 含有左旋多巴、苄丝肼的抗帕金森病药

　E. 含有氢氧化铝、阿托品的慢性胃炎治疗药

13. 患者，女，65 岁，新诊断为睡眠障碍，无其他基础疾病。在调整生活方式基础上仍无法改善失眠症状，患者应首选的治疗方案是

　A. 按需使用地西泮　　B. 按时使用地西泮

　C. 按需使用唑吡坦　　D. 按时使用唑吡坦

　E. 按需使用艾司唑仑

二、配伍选择题

【1~2】

　A. 尼古丁替代药物　　B. 可乐定

　C. 麻黄碱　　　　　　D. 可待因

　E. 纳洛酮

1. 属于一线戒烟药物，临床有多种剂型可供患者选择的是

2. 属于二线戒烟药物，有口干、嗜睡等不良反应的是

【3~4】

　A. 霍乱　　　　　　B. 新型冠状病毒肺炎

C. 病毒性肝炎　　　　D. 肺结核

E. 流行性感冒

3. 根据《中华人民共和国传染病防治法》，属于甲类传染病的是

4. 根据《中华人民共和国传染病防治法》，属于丙类传染病的是

【5～7】

A. 吗啡　　　　　　　B. 洛哌丁胺

C. 昂丹司琼　　　　　D. 毛果芸香碱

E. 呋塞米

5. 心力衰竭终末期患者出现水肿时，应选用的治疗药是

6. 肿瘤终末期患者出现严重口干时，应选用的治疗药是

7. 肿瘤终末期患者出现非感染性腹泻时，应选用的治疗药是

【8～10】

A. 劳拉西泮　　　　　B. 万古霉素

C. 复方地芬诺酯　　　D. 地塞米松

E. 丁溴东莨菪碱

对终末期患者开展安宁疗护应对症用药。

8. 因呼吸道分泌物过多出现临终咽喉哮鸣时，应给予的治疗药是

9. 出现无明显诱因的腹泻时，应给予的治疗药是

10. 出现抗菌药导致的艰难梭菌相关腹泻时，应给予的治疗药是

【11～13】

A. 氟康唑　　　　　　B. 米氮平

C. 考来烯胺　　　　　D. 昂丹司琼

E. 多磺酸粘多糖

11. 终末期患者出现胆汁淤积性瘙痒时，可选用的治疗药物是

12. 老年患者出现皮肤瘙痒时，可选用的治疗药物是

13. 终末期患者出现口腔念珠菌感染时，可选用的治疗药物是

【14～16】

A. 甲地孕酮　　　　　B. 甲氧氯普胺

C. 复方地芬诺酯　　　D. 毛果芸香碱

E. 昂丹司琼

14. 有诱发血栓形成风险的药物是

15. 慢性阻塞性肺疾病、哮喘、心动过缓患者原则上不宜选用的药物是

16. 具有中枢神经抑制作用，不宜与阿片类药物合用的是

三、多项选择题

1. 可提高老年患者用药依从性的方法包括

A. 简化用药方案，使用半衰期短的药物

B. 建议使用分时药盒或电子药盒

C. 优先使用起效快的注射剂

D. 使用缓、控释制剂，实现每日 1 次给药

E. 对起效慢的药品应告知坚持服用

2. 属于一线戒烟药的有

A. 去甲替林　　　　　B. 安非他酮

C. 伐尼克兰　　　　　D. 可乐定

E. 尼古丁替代药物

3. 关于姑息治疗，说法正确的有

A. 提供多学科团队协作（MDT）模式对患者进行综合治理

B. 用药通常以完全消除患者的躯体症状和（或）精神心理症状，提高患者生活质量为主

C. 安宁疗护需要考虑延长患者的生存时间

D. 患者自主决定需要优先治疗的症状顺序

E. 医疗团队应充分尊重患者和家庭成员的意愿

4. 关于终末期患者的针对性治疗说法，正确的有

A. 肿瘤患者出现骨转移疼痛时可使用阿片类药物止痛

B. 发热患者使用非甾体抗炎药效果欠佳时可考虑地塞米松治疗

C. 肿瘤相关性瘙痒可使用地塞米松治疗，肾衰竭相关性瘙痒可使用舍曲林治疗

D. 出现乏力、厌食时可使用地塞米松治疗

E. 出现焦虑、失眠时可使用劳拉西泮缓解

第三节　药物治疗管理

一、最佳选择题

1. 关于药物治疗管理（MTM）说法，错误的是

A. 常于药学门诊时由药师提供，可提高患者用药依从性和预防用药错误

B. 将收集到的信息进行综合评估分析，发现已存

在或潜在的药物治疗相关问题

C. 从适应证、有效性、安全性、依从性四个维度开展药物治疗评估

D. 根据发现的药物治疗相关问题制定相应的以患者为中心的干预计划

E. 干预方案中包含未明确诊断的疾病、药物治疗方案的变更时，由药师负责完成

2. 关于中成药剂型特点，说法正确的是

   A. 含毒性饮片或刺激性饮片以及需要延缓药效的方药适宜制备成散剂

   B. 含毒性饮片或刺激性饮片适宜制备成滴丸

   C. 散剂吸收慢，可维持长效，口腔科、耳鼻喉科、伤科和外科多有应用

   D. 膏药为油润固体，切忌烘软，常贴于患处或经络穴位

   E. 橡胶贴膏全身治疗主要起通络止痛、祛风散寒作用，多用于跌打损伤、风湿痹痛

3. 关于中成药药物治疗原则，说法错误的是

   A. 应坚持辨证用药、辨病用药或二者结合的用药原则

   B. 妊娠期女性应尽量采取口服途径给药

   C. 妊娠期女性应慎用牛黄解毒丸、小活络丸、苏合香丸

   D. 应根据患者肝、肾功能选择适宜的制剂

   E. 妊娠期女性应禁用大黄䗪虫丸、七厘散、九分散

4. 不属于孕妇禁用，但应慎用的中成药是

   A. 安宫牛黄丸   B. 小金丸

   C. 七厘散   D. 当归龙荟丸

   E. 木香槟榔丸

5. 根据中成药分类，属于和解少阳剂，适用于邪在少阳证的是

   A. 舒肝健胃丸   B. 六味地黄丸

   C. 上清丸   D. 小柴胡颗粒

   E. 玉屏风颗粒

6. 常见不良反应为血压改变、心脏不适的中成药是

   A. 马应龙麝香痔疮膏   B. 复方芦荟胶囊

   C. 妇洁舒洗液   D. 甘露消毒丸

   E. 脉络通颗粒

7. 下列不属于"十八反"的药物是

   A. 甘草反甘遂   B. 藜芦反人参

C. 藜芦反半夏   D. 甘草反芫花

E. 乌头反瓜蒌

8. 不属于《神农本草经》记载的反乌头的中药是

   A. 半夏   B. 栝楼

   C. 贝母   D. 白蔹

   E. 白及

9. "十八反"中，白芍与下列何种药物相反

   A. 甘草   B. 乌头

   C. 藜芦   D. 甘遂

   E. 芫花

10. 不属于中药"十九畏"内容的是

    A. 人参与五灵脂

    B. 生姜与生天南星

    C. 丁香与郁金

    D. 官桂与赤石脂

    E. 川乌与犀角

11. 有关抗菌药物应用说法，错误的是

    A. 单纯下尿路感染时通常使用小剂量抗菌药物治疗

    B. 肌内注射给药剂量小，不适于重症感染者

    C. 合并需氧菌和厌氧菌感染时可联合抗菌药物治疗

    D. 眼部、耳部感染适宜局部应用抗菌药物治疗

    E. 一般用至体温正常、症状消退后24小时

12. 有关围手术期抗菌药物的预防性应用原则说法，错误的是

    A. 给药途径多选择静脉输注

    B. 应在皮肤、黏膜切开前0.5～1小时给药

    C. 经皮肤的手术通常选择第三代头孢菌素类作为预防性用药

    D. 尽可能选择单一抗菌药物预防用药

    E. 预防耐甲氧西林金黄色葡萄球菌感染时可选用万古霉素

13. 患者，女，33岁，拟进行人工心脏瓣膜植入术，既往有头孢菌素类过敏史。关于患者预防性应用抗菌药物的说法，正确的是

    A. 术前预防性使用克林霉素

    B. 术前预防性使用氨曲南

    C. 术前预防性使用左氧氟沙星

    D. 术前预防性使用阿米卡星

    E. 术前无需预防性使用抗菌药物

14. 患者, 女, 40 岁, 诊断为甲状腺结节, 拟切除治疗。关于患者预防性应用抗菌药物的说法正确的是
    A. 术前预防性使用头孢曲松
    B. 术前预防性使用环丙沙星
    C. 术前预防性使用万古霉素
    D. 术前预防性使用甲硝唑
    E. 术前无需预防性使用抗菌药物

15. 患者, 男, 58 岁, 因颅内肿瘤导致颅内压增高行脑脊液分流术。关于患者预防性应用抗菌药物的说法, 正确的是
    A. 术前预防性使用头孢呋辛
    B. 术前预防性使用头孢他啶
    C. 术前预防性使用左氧氟沙星
    D. 术前预防性使用阿米卡星
    E. 术前无需预防性使用抗菌药物

16. 关于术前预防性使用抗菌药物的说法, 错误的是
    A. 脊髓手术在术前预防性使用头孢唑林
    B. 骨内固定术在术前预防性使用头孢呋辛
    C. 安装永久性心脏起搏器在术前预防性使用氨曲南
    D. 乳房重建术在术前预防性使用头孢唑林
    E. 眼科手术 (白内障、青光眼) 在术前局部使用妥布霉素或左氧氟沙星

17. 关于肾功能减退患者应用抗菌药物的原则, 说法错误的是
    A. 使用经肝、肾双通道排泄的抗菌药时可维持原治疗剂量或剂量略减
    B. 使用主要经肝胆排泄的抗菌药一般无需调整给药剂量
    C. 使用主要经肾排泄的抗菌药应调整给药剂量及方法
    D. 尽量避免使用肾毒性大的药物, 必须使用时宜监测血药浓度
    E. 使用主要经肾排泄但无肾毒性的抗菌药时无需调整给药方案

18. 患者, 男, 43 岁, 诊断为社区获得性肺炎, 既往有慢性肾功能不全 (肾小球滤过率 25ml/min)。对患者无需调整给药剂量的抗菌药是
    A. 莫西沙星
    B. 左氧氟沙星
    C. 诺氟沙星
    D. 头孢他啶
    E. 头孢唑林

19. 关于肝功能减退患者应用抗菌药物的原则, 说法错误的是
    A. 避免使用主要经肝代谢、清除的药物
    B. 使用主要经肝清除但肝毒性小的药物时应慎重, 必要时减量
    C. 肝、肾功能同时减退患者需减量给药
    D. 选择主要经肾排泄的药物时一般无需调整剂量
    E. 选择主要经肝代谢的药物时无需减量

20. 患者, 女, 69 岁, 有肝功能减退, 肾功能正常。该患者应用抗菌药物时无需减量的是
    A. 青霉素 G
    B. 阿奇霉素
    C. 多西环素
    D. 头孢曲松
    E. 伏立康唑

21. 患者, 女, 27 岁, 妊娠 9 周, 诊断为急性膀胱炎。该患者适宜选择的治疗药物是
    A. 环丙沙星
    B. 磺胺甲噁唑
    C. 阿米卡星
    D. 头孢呋辛酯
    E. 阿奇霉素

22. 有明确致畸毒性, 妊娠期女性禁止使用的药物是
    A. 阿莫西林
    B. 利巴韦林
    C. 红霉素
    D. 碳酸钙
    E. 胰岛素

二、配伍选择题

【1~3】
    A. 蜜丸
    B. 洗剂
    C. 膏药
    D. 酒剂
    E. 气雾剂

1. 具有速效和定位作用的中成药剂型是

2. 具有散寒行血通络作用的中成药剂型是

3. 具有滋补、润燥作用的中成药剂型是

【4~5】
    A. 木瓜丸
    B. 舒肝和胃丸
    C. 玉真散
    D. 鸡血藤膏
    E. 大黄䗪虫丸

4. 不属于妊娠期禁用, 但应忌用的中成药是

5. 不属于妊娠期禁用, 但应慎用的中成药是

【6~8】
    A. 参苓白术散
    B. 感冒清热颗粒
    C. 玉屏风颗粒
    D. 银翘解毒丸
    E. 养血安神丸

6. 适用于外感风寒表证、风湿表证的辛温解表剂类中成药是

7. 适用于外感风热表证的辛凉解表剂类中成药是

8. 适用于正气虚弱复感外邪而致表证的扶正解表剂类中成药是

【9～10】

    A. 清暑益气丸   B. 六一散

    C. 藿香正气水   D. 清热银花糖浆

    E. 暑热感冒颗粒

9. 适用于暑气内伏，兼外感风寒证的中成药是

10. 适用于暑热伤气，津液受灼证的中成药是

【11～13】

    A. 理气剂   B. 温里剂

    C. 开窍剂   D. 固涩剂

    E. 理血剂

11. 安宫牛黄丸属于

12. 丹七片属于

13. 胃苏颗粒属于

【14～16】

    A. 含水银成分的中成药

    B. 含藜芦成分的中成药

    C. 含乌头成分的中成药

    D. 含肉桂成分的中成药

    E. 含草乌成分的中成药

    药师在审核中成药处方时，应注意配伍禁忌。

14. 不宜与含犀角的中成药同用的是

15. 不宜与含赤石脂的中成药同用的是

16. 不宜与含砒霜的中成药同用的是

【17～18】

    A. 含甘遂的中成药   B. 含芫花的中成药

    C. 含贝母的中成药   D. 含京大戟的中成药

    E. 含细辛的中成药

17. 禁止与含乌头的中成药同服的是

18. 禁止与含藜芦的中成药同服的是

【19～20】

    A. 术前预防性使用左氧氟沙星

    B. 术前预防性使用万古霉素

    C. 术前预防性使用头孢唑林

    D. 术前预防性使用头孢曲松

    E. 术前无需预防性使用抗菌药物

19. 患者，女，56 岁，拟行髋关节置换术。关于该患者围手术期预防性使用抗菌药物的说法，正确的是

20. 患者，男，50 岁，既往体健，因胸闷、胸痛 1 天就诊，心电图显示非 ST 段抬高型心肌梗死可能，入院后拟行经皮冠状动脉介入治疗。关于该患者围手术期预防性使用抗菌药物的说法，正确的是

【21～22】

    A. 阿米卡星   B. 环丙沙星

    C. 万古霉素   D. 利福平

    E. 青霉素

    根据美国 FDA 妊娠与哺乳期标示规则（PLLR）：

21. 属于妊娠风险分级（旧）B 级，哺乳期用药安全，需要监测新生儿胃肠道反应的药物是

22. 属于妊娠风险分级（旧）D 级，哺乳期用药可能安全，需要监测新生儿胃肠道反应的药物是

【23～24】

    A. 左氧氟沙星   B. 克林霉素

    C. 多西环素   D. 红霉素

    E. 庆大霉素

    根据美国 FDA 妊娠与哺乳期标示规则（PLLR）：

23. 属于妊娠风险分级（旧）B 级，哺乳期用药安全的药物是

24. 属于妊娠风险分级（旧）D 级，哺乳期短程使用安全，需要监测新生儿胃肠道反应的药物是

【25～26】

    A. 曲妥珠单抗   B. 吉非替尼

    C. 阿来替尼   D. 厄洛替尼

    E. 奥希替尼

25. 药师审核靶向抗肿瘤药处方时，应核对是否做过 ALK 基因检测的药物是

26. 药师审核靶向抗肿瘤药处方时，应核对是否做过 HER2 基因检测的药物是

【27～28】

    A. 心脏毒性   B. 子宫内膜癌

    C. 间质性肺炎   D. 血小板减少

    E. 骨质疏松

    抗肿瘤药物的不良反应众多，一些药物常引起典型的不良反应。

27. 德曲妥珠单抗的常见或典型不良反应是

28. 恩美曲妥珠单抗的常见或典型不良反应是

三、综合分析选择题

【1~3】

患者，男，66岁，患有骨性关节炎10余年，药物治疗欠佳，现关节已坏死，需植入人工关节恢复功能。

1. 患者应优先考虑使用的预防性抗感染药是

    A. 头孢唑林　　　　　　B. 头孢噻肟

    C. 卡那霉素　　　　　　D. 头孢哌酮

    E. 多西环素

2. 根据上一题正确答案，患者对其皮肤敏感试验呈阳性，此时应选用的替代药物是

    A. 氨曲南　　　　　　　B. 万古霉素

    C. 甲硝唑　　　　　　　D. 磷霉素

    E. 克拉霉素

3. 根据上一题的正确答案，患者的用药时机应为

    A. 应在皮肤、黏膜切开前15~30分钟内静脉滴注

    B. 应在皮肤、黏膜切开前0.5~1小时内静脉滴注

    C. 应在皮肤、黏膜切开前1~2小时内静脉滴注

    D. 应在皮肤、黏膜切开前3~4小时内静脉滴注

    E. 应在皮肤、黏膜切开前4~6小时内静脉滴注

四、多项选择题

1. 关于药物治疗管理（MTM），说法正确的有

    A. 服务内容包括为患者选择、启动或管理药物治疗方案

    B. 为患者制定具有可实现性的药物治疗干预计划

    C. 干预方案超出药师执业范围时应将患者转诊给执业医师

    D. 定期随访，评估干预方案的实施情况，必要时对干预方案进行调整

    E. 用药档案常采用SOAP格式记录，至少包括主观信息、客观信息、评估和计划

2. 关于中成药剂型特点，说法正确的有

    A. 水丸易吸收，起效快，尤其适用于中药解表和消导制剂

    B. 滴丸生物利用度高，适用于难溶性药物的制备

    C. 煎膏剂多用于治疗风寒感冒、食积停滞、泻痢等疾病

    D. 传统茶剂多以滋补为主，兼有缓和的治疗作用

    E. 胶剂多有滋补强壮作用，皮胶类滋阴、活血祛风，角胶类补血，甲胶类温阳

3. 药师审核中成药处方时应检查配伍禁忌，下列药物之间存在配伍禁忌的有

    A. 甘草－京大戟　　　　B. 芒硝－硫黄

    C. 狼毒－密陀僧　　　　D. 巴豆－牵牛子

    E. 乌头－白及

4. 肾功能减退患者应用抗菌药物时，无需减量给药的有

    A. 头孢曲松　　　　　　B. 利奈唑胺

    C. 多西环素　　　　　　D. 阿米卡星

    E. 伏立康唑

5. 肝功能减退患者应用抗菌药时无需减量给药的有

    A. 链霉素　　　　　　　B. 万古霉素

    C. 头孢哌酮　　　　　　D. 利奈唑胺

    E. 左氧氟沙星

6. 关于抗菌药物临床应用分级管理，说法正确的有

    A. 感染病情严重者可考虑越级应用特殊使用级抗菌药物，但使用时间限定在24小时内

    B. 经培训并考核合格后，具有中级专业技术职务任职资格的医师可授予特殊使用级抗菌药物处方权

    C. 越级使用之后需要补办审批手续并由具有处方权限的医师完善处方手续

    D. 经培训并考核合格后，具有初级专业技术职务任职资格的医师可授予限制使用级抗菌药物处方权

    E. 特殊使用级抗菌药物不得在门诊使用

第四节　常用医学检查

一、最佳选择题

1. 患者，女，49岁，患有支气管哮喘，最可能出现在患者身上的血常规变化是

    A. 嗜酸性粒细胞增多　　B. 中性粒细胞增多

    C. 嗜酸性粒细胞减少　　D. 淋巴细胞增多

    E. 单核细胞增多

2. 下列人群中常见红细胞计数增多的是

    A. 消化道溃疡

    B. 脾功能亢进症

C. 再生障碍性贫血

D. 葡萄糖 - 6 - 磷酸脱氢酶缺乏症

E. 肺气肿

3. 患者，女，33 岁，血常规检查结果示红细胞计数 $2.0 \times 10^{12}/L$，血红蛋白含量 55g/L，最可能出现这种检查结果的疾病是

A. 类风湿关节炎　　　B. 血管神经性水肿

C. 骨髓病性贫血　　　D. 活动性肺结核

E. 流行性腮腺炎

4. 患者，男，39 岁，血常规检查发现白细胞计数 $17.5 \times 10^9/L$，中性粒细胞占比 90%，引起这种血常规变化的疾病最可能是

A. 流行性感冒　　　B. 风疹

C. 伤寒　　　D. 肺炎链球菌肺炎

E. 疟疾

5. 患者，女，55 岁，血常规检查发现血小板计数 $35 \times 10^9/L$，最可能引起这一变化的疾病是

A. 缺铁性贫血　　　B. 再生障碍性贫血

C. 湿疹　　　D. 牛皮癣

E. 乙型肝炎

6. 常见淋巴细胞增多的疾病是

A. 结核病　　　B. 过敏性休克

C. 牛皮癣　　　D. 脾功能亢进症

E. 再生障碍性贫血

7. 长期应用头孢拉定可引起的血常规变化主要是

A. 嗜酸性粒细胞减少　　　B. 嗜碱性粒细胞增多

C. 嗜酸性粒细胞增多　　　D. 嗜碱性粒细胞减少

E. 淋巴细胞增多

8. 长期应用最易引起嗜酸性粒细胞减少的药物是

A. 头孢氨苄　　　B. 磺胺嘧啶

C. 吲哚美辛　　　D. 烟酸

E. 利奈唑胺

9. 长期应用糖皮质激素可引起的血常规变化是

A. 红细胞减少　　　B. 血小板减少

C. 中性粒细胞减少　　　D. 嗜碱性粒细胞减少

E. 淋巴细胞增多

10. 人体正常随机尿 pH 为 4.5 ~ 8.0，可使尿液 pH 升高的疾病或药物是

A. 维生素 C

B. 氯化铵

C. 代谢性或呼吸性酸中毒

D. 痛风

E. 肾小管性酸中毒

11. 患者，女，21 岁，确诊为单纯膀胱炎，尿蛋白阳性，患者出现的蛋白尿类型属于

A. 肾小球性蛋白尿　　　B. 肾小管性蛋白尿

C. 假性蛋白尿　　　D. 功能性蛋白尿

E. 组织性蛋白尿

12. 有关药物对粪常规检查的影响说法，错误的是

A. 口服药用炭可使粪便呈灰黑色

B. 口服番泻叶可使粪便呈黄色

C. 口服铋剂可使粪便呈白陶土色

D. 口服华法林引起出血者可使粪便呈红色

E. 口服利福平可使粪便呈橘红色

13. 患者，女，55 岁，粪便中检出大量真菌，引起这一问题的可能原因是

A. 细菌性痢疾

B. 溃疡性结肠炎

C. 急性肠炎

D. 梗阻性黄疸

E. 长期服用大量广谱抗生素

14. 患者，女，63 岁，服用辛伐他汀治疗高脂血症。1 天前患者复查结果提示 AST 150U/L，ALT 120U/L，CK 80U/L。根据该报告可判断出的正确结论是

A. 患者肝功能、肾功能均正常

B. 患者肝功能正常，肌功能受损

C. 患者肌功能正常，肝功能受损

D. 患者肝功能、肌功能均受损

E. 患者肝功能、肾功能均受损

15. 可用于判断有无黄疸、严重程度以及黄疸类型的生化指标是

A. AST　　　B. ALT

C. ALP　　　D. A/G 比值

E. Bil

16. 对肝胆疾病、骨疾病诊断具有辅助作用的生化指标是

A. 血清尿素氮（BUN）

B. 碱性磷酸酶（ALP）

C. 肌酸激酶（CK）

D. 总胆固醇（TC）

E. 凝血酶原时间（PT）

17. 患者，女，69岁，体检发现血清尿素氮升高、血肌酐升高，其他生化指标正常。该患者最可能患有
    A. 心脏疾病　　　　　B. 肝脏疾病
    C. 肾脏疾病　　　　　D. 血液疾病
    E. 甲状腺疾病

18. 可用于诊断心肌梗死以及判断微小心肌缺血性损伤的生化指标是
    A. cTnI　　　　　　　B. SCr
    C. CK　　　　　　　　D. AMY
    E. AST

19. 患者，男，58岁，患有慢性肾衰竭，可用来预测患者心血管不良事件发生率的生化指标是
    A. 丙氨酸氨基转移酶
    B. 天门冬氨酸氨基转移酶
    C. 心肌肌钙蛋白 T
    D. 国际标准化比值
    E. 凝血酶原时间

20. 能客观反映测定前3个月内的平均血糖水平，可用于糖尿病诊断、药物治疗效果评估和药物监测的生化指标是
    A. 空腹血糖
    B. 餐后2小时血糖
    C. 随机血糖
    D. 葡萄糖负荷后2小时血糖
    E. 糖化血红蛋白 HbA1c

21. 与动脉粥样硬化和冠心病的发生和发展呈负相关的生化指标是
    A. HDL－C　　　　　　B. LDL－C
    C. VLDL－C　　　　　D. TG
    E. TC

22. 长期应用可升高胆固醇水平的药物不包括
    A. 泼尼松　　　　　　B. 阿司匹林
    C. 口服避孕药　　　　D. 辛伐他汀
    E. 环孢素

23. 用药期间应定期监测国际标准化比值（INR），并将 INR 值控制在 2.0～3.0 范围内的药物是
    A. 华法林　　　　　　B. 阿司匹林
    C. 氯吡格雷　　　　　D. 噻氯匹定
    E. 卡马西平

24. 用药期间应监测凝血酶原时间（PT）的是

A. 非布司他　　　　　B. 左旋多巴
C. 肝素钠　　　　　　D. 法莫替丁
E. 西替利嗪

25. 患者，女，62岁，因房颤拟使用华法林抗凝治疗。有关用药事项，说法错误的是
    A. 给药前应监测 INR 基线值
    B. 初始给药剂量可经验性给予3mg/d
    C. 用药第1天、第2天无需监测 INR
    D. 应控制 INR 在 0.82～1.15 范围内
    E. 用药第3天必须监测 INR，并根据 INR 决定是否调整剂量

26. 可用于初步鉴别全身性细菌感染与病毒感染，辅助评估抗生素治疗效果的临床医学检查指标是
    A. AST　　　　　　　B. INR
    C. PCT　　　　　　　D. CK
    E. cTnT

27. 患者，女，55岁，今日因病就诊，检查结果提示：降钙素原（PCT）60.5ng/ml，WBC 14.5 × 10^9/L，C－反应蛋白（CRP）298mg/L。最有可能出现上述检查结果的疾病是
    A. 全身性细菌感染　　B. 全身性病毒感染
    C. 类风湿关节炎　　　D. 局部细菌感染
    E. 局部病毒感染

28. 患者，男，27岁，近1个月出现四肢麻木、刺痛，严重时手足抽搐。检查结果提示血清总钙 1.75mmol/L，血磷 1.92mmol/L，TSH、FT_3、FT_4 在正常参考范围内。患者最有可能得的疾病是
    A. 甲状旁腺功能亢进症
    B. 甲状旁腺功能减退症
    C. 甲状腺功能亢进症
    D. 甲状腺功能减退症
    E. 原发性醛固酮增多症

29. 患者，男，25岁，既往体健，接种乙肝疫苗3个月后血生化检查可见的结果应该是
    A. HBsAg 阳性　　　　B. HBsAb 阳性
    C. HBeAg 阳性　　　　D. HBeAb 阳性
    E. HBcAb 阳性

30. 乙型肝炎血清免疫学检查项目中，俗称"澳抗"的是
    A. HBsAg　　　　　　B. HBsAb
    C. HBeAg　　　　　　D. HBeAb

E. HBcAb

31. 患者，男，29岁，体检结果提示患有乙肝"小三阳"。"小三阳"是指
    A. 表面抗原、e 抗原、核心抗体阳性
    B. 表面抗原、e 抗体、核心抗体阳性
    C. 表面抗体、e 抗体、核心抗体阳性
    D. 表面抗体、e 抗原、核心抗体阳性
    E. 表面抗原、e 抗原、核心抗原阳性

32. 下列甲状腺功能检查项中，反映甲状腺功能最敏感、最具价值的客观指标是
    A. TSH   B. FT_3
    C. FT_4 D. TT_3
    E. TT_4

33. 患者，女，32岁，因怕冷、体重增加、表情淡漠等症状就诊。甲功五项检查结果：TSH、TT_3、TT_4、FT_3、FT_4 均低于正常值下限。应首先考虑患者的疾病是
    A. 甲状腺功能亢进症   B. 原发性甲减
    C. 继发性甲减   D. 急性甲状腺炎
    E. 亚急性甲状腺炎

34. 关于药敏试验，说法正确的是
    A. 采用琼脂稀释法时可通过读取药物的抑菌圈直径作为敏感性判断依据
    B. 采用纸片扩散法时可通过读取药物的最小抑菌浓度作为敏感性判断依据
    C. 当药敏试验结果为"耐药"时，可通过增加给药剂量提高治疗效果
    D. 药敏试验结果为"敏感"药物的临床治疗效果也是最佳
    E. 药敏试验报告仅作为一种参考，不能完全依附报告结果选择治疗药物

35. 患者，男，28岁，诊断为急性扁桃体炎。细菌培养试验和药敏试验结果：β 溶血性链球菌，对指示药青霉素敏感。可预测对该患者治疗有效的药物是
    A. 左氧氟沙星   B. 阿奇霉素
    C. 替考拉宁   D. 阿莫西林
    E. 米诺环素

二、配伍选择题

【1~3】
    A. 血红蛋白减少   B. 中性粒细胞增多

    C. 嗜酸性粒细胞增多   D. 血小板增多
    E. 淋巴细胞增多

1. 贫血患者常出现的血常规变化是
2. 水痘患者常出现的血常规变化是
3. 荨麻疹患者常出现的血常规变化是

【4~6】
    A. 嗜酸性粒细胞增多   B. 淋巴细胞增多
    C. 红细胞增多   D. 中性粒细胞减少
    E. 血小板减少

4. 湿疹患者常出现
5. 弥散性血管内凝血常出现
6. 移植排斥反应常出现

【7~9】
    A. 痔疮   B. 高原病
    C. 流行性感冒   D. 甲状腺功能减退症
    E. 过敏性肺炎

7. 常见中性粒细胞计数降低的疾病是
8. 常见红细胞计数降低的疾病是
9. 常见嗜酸性粒细胞计数增高的疾病是

【10~11】
    A. 嗜酸性粒细胞增多
    B. 嗜碱性粒细胞增多
    C. 淋巴细胞减少
    D. 红细胞减少
    E. 中性粒细胞减少

10. 长期应用糖皮质激素易引起
11. 长期应用抗甲状腺药易引起

【12~14】
    A. 牛皮癣   B. 消化性溃疡
    C. 缺铁性贫血   D. 感染性心内膜炎
    E. 高原病

12. 常见嗜酸性粒细胞增多的疾病是
13. 常见单核细胞增多的疾病是
14. 常见红细胞增多的疾病是

【15~17】
    A. 中性粒细胞增多
    B. 红细胞增多
    C. 嗜酸性粒细胞增多
    D. 嗜碱性粒细胞增多
    E. 淋巴细胞增多

15. 慢性肺心病患者常见的血常规变化是
16. 血管神经性水肿患者常见的血常规变化是

17. 结核病患者常见的血常规变化是

【18～19】

    A. 中性粒细胞增多

    B. 中性粒细胞减少

    C. 嗜酸性粒细胞增多

    D. 淋巴细胞减少

    E. 单核细胞减少

18. 细菌感染患者（急性细菌性扁桃体炎）常引起

19. 病毒感染患者（乙型肝炎）常引起

【20～21】

    A. 血红蛋白   B. 中性粒细胞

    C. 血小板   D. 单核细胞

    E. 红细胞

20. 能更好地反映贫血程度的血常规检查项目是

21. 评估止血和凝血功能最重要的血常规检查项目是

【22～23】

    A. 叶酸   B. 维生素 C

    C. 碳酸氢钠   D. 烟酸

    E. 氢氧化钠

22. 可使尿液呈酸性，临床可用于酸化尿液的药物是

23. 可使尿液呈碱性，临床可用于碱化尿液的药物是

【24～26】

    A. 尿草酸钙结晶   B. 尿胆红素结晶

    C. 尿尿酸盐结晶   D. 尿磷酸钙结晶

    E. 尿药物结晶

24. 黄疸患者通常可见

25. 痛风患者通常可见

26. 服用磺胺类药物患者通常可见

【27～28】

    A. 痔疮   B. 胃溃疡

    C. 梗阻性黄疸   D. 过敏性肠炎

    E. 急性胃肠炎

27. 患者，男，23 岁，排鲜血样便，应首先考虑患者的疾病是

28. 患者，女，32 岁，排柏油样便，应首先考虑患者的疾病是

【29～31】

    A. ALT   B. BUN

    C. AMY   D. CK

    E. cTnT

29. 可评估肝细胞损伤程度的生化指标是

30. 可评估肾小球滤过功能的生化指标是

31. 可评估心肌缺血性损伤程度的生化指标是

【32～33】

    A. 淀粉酶升高

    B. 淀粉酶降低

    C. 肌酸激酶升高

    D. 肌酸激酶降低

    E. 糖化血红蛋白升高

32. 急性胰腺炎患者血生化检查可见

33. 进行性肌营养不良患者血生化检查可见

【34～36】

    A. ＜5.2   B. 0.56～1.70

    C. ≤3.4   D. 2.0～2.5

    E. 3.9～6.1

    医学检查指标为诊断疾病的重要依据，也是疾病治疗中需要监控的指标。

34. 低密度脂蛋白胆固醇的正常参考范围（单位mmol/L）是

35. 成人空腹血糖的正常参考范围（单位 mmol/L）是

36. 国际标准化比值的正常参考范围是

【37～38】

    A. 氟伐他汀   B. 吡嗪酰胺

    C. 异烟肼   D. 格列喹酮

    E. 泼尼松

37. 长期应用可导致尿酸升高的药物是

38. 长期应用可导致血糖升高的药物是

【39～40】

    A. 口服避孕药   B. 地塞米松

    C. 依他尼酸   D. 洛伐他汀

    E. 红霉素

39. 长期应用可引起凝血酶原时间缩短的药物是

40. 长期应用可引起血尿酸水平降低的药物是

【41～42】

    A. ALT   B. BUN

    C. CRP   D. INR

    E. PCT

41. 水平升高多提示全身性细菌感染的生化指标是

42. 水平升高可见于炎症反应（包括感染性炎症和非感染性炎症），还可用于预测心血管病风险的生化指标是

【43～45】

    A. 3.5～5.5mmol/L   B. 135～145mmol/L

C. 2.25～2.58mmol/L　D. 0.97～1.61mmol/L

E. 0.75～1.25mmol/L

43. 血钠的正常参考范围是

44. 血钾的正常参考范围是

45. 血清总钙的正常参考范围是

【46～48】

A. 高钙血症　B. 高钾血症

C. 高磷血症　D. 高钠血症

E. 高镁血症

46. 长期服用螺内酯可引起的是

47. 原发性甲状旁腺功能亢进症可引起的是

48. 原发性醛固酮增多症可引起的是

【49～51】

A. 低钾血症　B. 低钠血症

C. 低钙血症　D. 低磷血症

E. 低镁血症

49. 长期应用呋塞米、噻嗪类利尿剂可引起

50. 小儿佝偻病可引起

51. 原发性甲状旁腺功能亢进症可引起

【52～54】

A. 高钠血症　B. 高钙血症

C. 低磷血症　D. 高钾血症

E. 低镁血症

52. 肾上腺皮质功能亢进时可引起

53. 长期服用强心苷类药物可引起

54. 维生素 D 摄入不足可引起

【55～56】

A. FT_4升高、TSH 升高

B. FT_4升高、TSH 降低

C. FT_4降低、TSH 升高

D. FT_4降低、TSH 降低

E. TT_3升高、TSH 升高

55. 患者，女，28 岁，临床诊断为甲状腺功能亢进症，其实验室检查指标可见

56. 患者，女，19 岁，诊断为原发性甲减，其实验室检查指标可见

【57～58】

A. 敏感　B. 中介

C. 耐药　D. 剂量依赖性敏感

E. 非剂量依赖性敏感

57. 如果抗菌药的 MIC 与血液和组织中可达到的浓度接近，但分离株的临床应答率低于敏感株，该药敏试验结果应判读为

58. 如果常规推荐剂量的抗菌药物治疗时，患者感染部位的药物浓度无法抑制菌株生长，该药敏试验结果应判读为

【59～61】

A. 多西环素　B. 克拉霉素

C. 替考拉宁　D. 哌拉西林

E. 莫西沙星

59. 进行药敏试验时，当致病菌对指示药四环素敏感时，可预测其也敏感的是

60. 进行药敏试验时，当致病菌对指示药左氧氟沙星敏感时，可预测其也敏感的是

61. 进行药敏试验时，当致病菌对指示药万古霉素敏感时，可预测其也敏感的是

三、综合分析选择题

【1～3】

患者，女，57 岁，患有高血压、冠心病、2 型糖尿病 10 余年，用药清单包括：①苯磺酸氨氯地平片；②琥珀酸美托洛尔缓释片；③阿司匹林肠溶片；④瑞舒伐他汀片；⑤二甲双胍缓释片；⑥达格列净片。体检结果部分摘要：总胆固醇 8.4mmol/L、低密度脂蛋白胆固醇 4.0mmol/L、高密度脂蛋白胆固醇 1.1mmol/L、空腹血糖 9.0mmol/L、糖化血红蛋白 HbA1c 7.5%、肌酸激酶 260U/L、AST 50U/L、ALT 60U/L、血清尿素氮 9.0mmol/L、血肌酐 80μmol/L，心率 52 次/分、血压 130/80mmHg，粪便中检测出红细胞。

1. 最有可能引起患者肌酸激酶升高的药物是

A. 苯磺酸氨氯地平片

B. 瑞舒伐他汀片

C. 二甲双胍缓释片

D. 达格列净片

E. 琥珀酸美托洛尔缓释片

2. 如果患者用药剂量均未超过说明书用量上限，可建议患者适当增加使用剂量的是

A. 瑞舒伐他汀片

B. 二甲双胍缓释片

C. 琥珀酸美托洛尔缓释片

D. 阿司匹林肠溶片

E. 苯磺酸氨氯地平片

3. 患者的治疗药物中通常不能嚼服的是

A. ②③   B. ①③⑤

C. ②③⑤   D. ①②④⑤

E. ③④⑤⑥

四、多项选择题

1. 常见红细胞、血红蛋白计数降低的疾病有

  A. 消化性溃疡

  B. 骨髓功能亢进

  C. 慢性肺心病

  D. 缺铁性贫血

  E. 葡萄糖-6-磷酸脱氢酶缺乏症

2. 常见中性粒细胞计数降低的疾病有

  A. 风疹   B. 结核病

  C. 疟疾   D. 湿疹

  E. 伤寒

3. 常见引起血小板减少的药物有

  A. 氯霉素   B. 阿司匹林

  C. 利奈唑胺   D. 肝素钠

  E. 红霉素

4. 长期应用可引起嗜酸性粒细胞减少的药物有

  A. 左甲状腺素   B. 烟酸

  C. 头孢哌酮   D. 阿司匹林

  E. 地塞米松

5. 长期应用可升高尿酸水平,痛风患者应避免使用的药物有

  A. 贝诺酯   B. 氢氯噻嗪

  C. 别嘌醇   D. 地塞米松

  E. 乙胺丁醇

6. 可升高血糖,糖尿病患者应尽可能避免使用的药物有

  A. 格列喹酮   B. 泼尼松

  C. 左甲状腺素   D. 呋塞米

  E. 加替沙星

7. 患者,男,33岁,被临床确诊为乙肝"大三阳","大三阳"包括

  A. HBsAg 阳性   B. HBsAb 阳性

  C. HBeAg 阳性   D. HBeAb 阳性

  E. HBcAb 阳性

第四章 用药安全

第一节 药物警戒与药品不良反应

一、最佳选择题

1. 关于药物警戒的说法，错误的是
   A. 是对药品不良反应及其他与用药有关的有害反应进行监测、识别、评估和控制的药学活动
   B. 贯穿从药物研发到使用的全生命周期，保障患者和公众安全
   C. 医务人员发现疑似药品不良反应时，应填写用药错误报告表，并交药物警戒工作组进行评价
   D. 对发生非预期严重药物不良反应/事件的药品，医疗机构必要时可暂时停止该药物的使用
   E. 医务人员发现用药错误时，应填写用药错误报告表，经本机构药物警戒工作组审核后报告至安全用药监测网

2. 关于医疗机构开展药物警戒工作的说法，错误的是
   A. 建立药源性疾病报告机制，医疗机构应通过监测、报告、评价及防范等环节，发现药源性疾病的信号
   B. 综合制定药品遴选与引进原则和相关制度，报药事会审批
   C. 应考虑将含有精神活性物质的复方制剂纳入药物滥用监测品种目录
   D. 应制定本医疗机构的药物滥用监测品种目录和监测工作流程
   E. 各科室负责人应将国家药品监督管理局、药物警戒相关网站上关于药品说明书修改情况、药品安全事件等信息提请药事会关注和处置

3. 关于药品不良反应及监测的说法，错误的是
   A. 药品不良反应是指合格药品在超剂量使用时出现的与用药目的无关的有害反应
   B. 了解患者的过敏史和药品不良反应史可有效预防药品不良反应的发生
   C. 定期监测以及慎重使用新药可有效预防药品不良反应的发生
   D. 药品不良反应的风险来自于药物本身和患者机体因素
   E. 可采用自愿呈报制度、处方事件监测、医院集中监测系统、药物流行病学研究、计算机监测等方法监测药品不良反应

4. 药师监测到药品不良反应时，应当被认为是"新的不良反应"的不包括
   A. 不良反应的性质、严重程度与说明书中的术语或描述不符
   B. 不良反应的特性、结果与说明书中的术语或描述不符
   C. 不能确定不良反应是新的或已知的
   D. 说明书中已描述具有同类药品的类反应
   E. 说明书中描述尚未发现同类药品的类反应

5. 下列情形中，属于严重药品不良反应的是
   A. 患者服用阿奇霉素后出现恶心、呕吐
   B. 患者长期注射胰岛素后出现皮下脂肪萎缩
   C. 患者注射链霉素后出现永久性耳聋
   D. 患者服用地西泮后出现嗜睡
   E. 患者服用氢氯噻嗪后出现尿频

6. 患儿，男，2岁，因社区获得性肺炎拟给予青霉素注射治疗，既往无青霉素用药史。患儿在皮试10分钟后出现皮肤红疹、瘙痒，无特殊治疗，后症状逐渐好转，临床改用其他药物治疗。该患儿出现的不良反应与青霉素之间的因果关系评价为
   A. 肯定   B. 很可能
   C. 可能   D. 待评价
   E. 无法评价

7. 患者，男，72岁，主诉昨晚用药后出现心动过速，疑似与药物有关，但患者无法说清服用过哪些药物，药师对患者该不良反应与药物之间的因果关系应判定为
   A. 肯定   B. 可能
   C. 可能无关   D. 待评价
   E. 无法评价

8. 患者，男，57 岁，因高脂血症服用辛伐他汀，用药前肝功能检查提示 AST 30U/L、ALT 25U/L。1 个月后复查肝功能，结果提示 AST 60U/L、ALT 55U/L。患者肝功能受损与辛伐他汀的因果关系应判定为

 A. 肯定　　　　　　　B. 很可能

 C. 可能　　　　　　　D. 可能无关

 E. 无法评价

9. 可用于药品不良反应因果关系定量评估的方法是

 A. Naranjo 评分法

 B. $CHA_2DS_2 - VASc - 60$ 评分法

 C. Centor 评分法

 D. HAS – BLED 评分法

 E. CTP 评分法

10. 药师在监测不良反应时，无需填写《药物不良反应/不良事件报告表》的是

 A. 新药监测期内国产药品的所有可疑不良反应

 B. 上市 5 年以上药品引起的严重不良反应

 C. 上市 5 年以上药品引起的新发不良反应

 D. 上市 5 年以内进口药品引起的所有不良反应

 E. 上市 5 年以上药品引起的常见不良反应

11. 药师在监测不良反应时，无需填写《药物不良反应/不良事件报告表》的是

 A. 高血压患者掰碎服用硝苯地平控释片后出现低血压症状

 B. 患者服用上市 3 年的新药出现迟发性腹泻

 C. 肺结核患者服用异烟肼后出现超敏反应

 D. 患者头孢曲松皮试阴性，但静滴 30 分钟后出现休克

 E. 儿童注射乙肝疫苗后出现血小板减少性紫癜

二、配伍选择题

【1 ~ 3】

 A. 肯定　　　　　　　B. 很可能

 C. 可能　　　　　　　D. 可能无关

 E. 无法评价

1. 患者，男，21 岁，因细菌性扁桃体炎口服阿莫西林胶囊，出现全身皮疹、瘙痒。立即停药，无特殊治疗，患者症状逐渐好转，未再给予阿莫西林胶囊治疗。该 ADR 的因果关系评价结果是

2. 患者，男，39 岁，因慢性乙型肝炎给予干扰素治疗，治疗 1 个月后，患者出现脱发，停用干扰素

后，脱发症状好转；再次给予干扰素治疗，患者再次出现脱发。该 ADR 的因果关系评价结果是

3. 患者，男，32 岁，因社区获得性肺炎入院，入院时 6 月 12 日查血常规提示：血小板（PLT）88 × 10^9/L，6 月 13 日开始给予左氧氟沙星抗感染治疗 1 周后肺炎治愈，6 月 20 日查血常规提示：血小板（PLT）90 × 10^9/L，6 月 25 日查血常规提示：血小板（PLT）92 × 10^9/L。患者既往血常规情况不详。该患者血小板减少与左氧氟沙星应用的因果关系评价结果是

三、多项选择题

1. 关于医疗机构开展药物警戒的说法，正确的有

 A. 药学部门应建立超说明书用药备案申请流程，对临床申请的超说明书用药进行准入讨论、审核和备案

 B. 药学部门应关注抗菌药物、重点监控药品的滥用/过度使用问题

 C. 对严重的药品质量问题及风险或由此引发的伤害，应直接向药品上市许可持有人报告

 D. 使用附条件批准和应急特批药品时，一旦发现疑似药品不良反应，应及时上报至药监部门，并通知药品上市许可持有人

 E. 可建立本医疗机构的高警示药品目录，建议按风险等级划分为 A、B、C 三级管理

2. 医疗机构开展药物警戒工作应重点关注的内容包括

 A. 疑似药品的不良反应

 B. 超说明书用药

 C. 药源性疾病

 D. 新药临床前研究

 E. 药品遴选与引进

3. 常用的药品不良反应监测方法包括

 A. 自愿呈报制度　　　B. 病例对照研究

 C. 计算机监测　　　　D. 队列研究

 E. 随机对照试验

4. 属于药品严重不良反应的情形有

 A. 导致耐药性或耐受性

 B. 导致先天性异常或出生缺陷

 C. 导致用药依从性下降

 D. 导致住院或住院时间延长

 E. 导致永久或显著的残疾或功能丧失

5. 以下情形中，应该填写《药物不良反应/不良事件

报告表》的有

A. 小儿误服成人降糖药后出现低血糖

B. 上市 5 年以内的新药，患者服用后出现皮疹、血管神经性水肿

C. 嚼碎琥珀酸美托洛尔缓释片，出现心动过缓

D. 使用外用贴剂后出现剥脱性皮炎，入院治疗

E. 漏服抗高血压药后，血压控制不佳

第二节 药源性疾病

一、最佳选择题

1. 按照病因分类，属于 B 型药源性疾病的是

A. 阿司匹林引起消化道溃疡

B. 青霉素引起速发型过敏反应

C. 突然停用比索洛尔导致血压反跳

D. 鲑鱼降钙素增加癌症风险

E. 沙利度胺引起胎儿"海豹肢"

2. 由药物本身药理作用的增强或持续发展引起，与剂量相关且可预测的药源性疾病属于

A. E 型药源性疾病　　B. B 型药源性疾病

C. D 型药源性疾病　　D. A 型药源性疾病

E. C 型药源性疾病

3. 儿童长期应用四环素可导致的药源性疾病是

A. 牙龈增生　　　　B. 牙齿釉质发育不全

C. 永久性耳聋　　　D. 再生障碍性贫血

E. 软骨症

4. 患者，男，55 岁，因高血压服药治疗 2 个月后出现牙龈增生，患者最有可能服用的降压药是

A. 福辛普利　　　　B. 缬沙坦

C. 比索洛尔　　　　D. 氢氯噻嗪

E. 氨氯地平

5. 用药期间应警惕天疱疮样皮炎的药物是

A. 对乙酰氨基酚　　B. 格列本脲

C. 氟哌啶醇　　　　D. D－青霉胺

E. 地西泮

6. 按照发生率分类，偶见不良反应的发生率为

A. ≥10% 且 <20%　　B. ≥1% 且 <10%

C. ≥0.1% 且 <1%　　D. ≥0.01% 且 <0.1%

E. <0.01%

二、配伍选择题

【1～3】

A. A 型药源性疾病　　B. B 型药源性疾病

C. C 型药源性疾病　　D. D 型药源性疾病

E. E 型药源性疾病

1. 患者，男，57 岁，长期服用美托洛尔缓释片控制高血压，昨日出差忘记随身携带药品，3 小时前出现明显的血压升高。按照病因分类，患者的药源性疾病属于

2. 患者，女，62 岁，2 个月前开始服用别嘌醇片治疗痛风，1 天前患者出现剥脱性皮炎。按照病因分类，患者的药源性疾病属于

3. 患者，女，53 岁，因心肌梗死服用阿司匹林肠溶片，用药 3 个月后出现消化道溃疡。按照病因分类，患者的药源性疾病属于

【4～6】

A. A 型药源性疾病　　B. B 型药源性疾病

C. C 型药源性疾病　　D. D 型药源性疾病

E. E 型药源性疾病

4. 变态反应和特异质反应引起的药源性疾病属于

5. 停药反应引起的药源性疾病属于

6. 致癌、致畸、致突变作用引起的药源性疾病属于

【7～9】

A. 牙齿釉质发育不全　B. 牙龈增生

C. 剥脱性皮炎　　　　D. 脂肪萎缩

E. 永久性耳聋

7. 长期在同一部位注射胰岛素可导致的药源性疾病是

8. 别嘌醇每日剂量大于 100mg 时可能导致的药源性疾病是

9. 儿童长期服用苯妥英钠可能导致的药源性疾病是

【10～12】

A. 地塞米松　　　　　B. 炔雌醚

C. 环磷酰胺　　　　　D. D－青霉胺

E. 链霉素

10. 妊娠期女性应用后可能引起新生儿先天性耳聋的药物是

11. 妊娠期女性应用后可能引起新生儿生殖器官发育畸形的药物是

12. 长期注射给药后可引起皮肤萎缩性变化、表皮变

薄、乳突消失的药物是

三、多项选择题

1. 患者，女，28 岁，妊娠 8 周，咨询用药安全事项。关于妊娠期女性用药后可导致的药源性疾病说法，正确的有
   A. 性激素可引起胎儿生殖器或子宫畸形
   B. 糖皮质激素类药物可引起腭裂
   C. 甲氨蝶呤可引起无脑儿、腭裂
   D. 氨基糖苷类药物可引起再生障碍性贫血
   E. 环磷酰胺可引起肢体、外耳畸形

2. 关于药源性疾病的风险与防治说法，正确的有

A. 药源性疾病的发生与患者个体差异、不良生活方式无关
B. 药源性疾病的发生与制剂、药物相互作用无关
C. 加强上市后的安全性研究与再评价
D. 探究影响合理用药的因素，有针对性地寻求解决办法
E. 严格设计并评估新药上市前研究

3. 影响药源性疾病的风险因素中，属于患者因素的有
   A. 服药时间　　　　　B. 个体差异
   C. 遗传因素　　　　　D. 药物滥用
   E. 病理状态

第三节　用药错误

一、最佳选择题

1. 下列案例中不属于用药错误情形的是
   A. 社区获得性肺炎患者正常用法用量下服用罗红霉素出现恶心、呕吐
   B. 稳定型心绞痛患者自行停用普萘洛尔导致心绞痛发作
   C. 高血压患者嚼服硝苯地平控释片导致低血压
   D. 药师发错包装相似的药品导致患者用药后出现不适
   E. 患者自行加用复方制剂导致重复用药

2. 根据用药错误分级，导致患者入院治疗的用药错误属于
   A. A 级　　　　　　B. C 级
   C. F 级　　　　　　D. G 级
   E. I 级

3. 患儿，男，11 岁，诊断为急性细菌性扁桃体炎，医师处方青霉素 G 肌注给药 7 日。治疗后患儿出现药源性耳聋，溯源后发现药师将青霉素 G 看成了链霉素，护士也未做核对。该患儿的用药错误属于
   A. B 级　　　　　　B. D 级
   C. F 级　　　　　　D. G 级
   E. E 级

4. 根据用药错误分类，属于 B 级用药错误的是
   A. 形似音似的药品放在同一柜架上，且摆乱无序
   B. 药师调剂注射用阿糖腺苷时误取了注射用阿糖胞苷，在发给患者前经另一药师检查后发现错

误，并及时返还回柜架
C. 药师给患儿调剂维生素 C 泡腾片时误发给维生素 D 滴剂，患儿已服用 1 粒
D. 护士给患者注射未稀释的氯化钾造成患者死亡
E. 患者嚼服二甲双胍缓释片后出现低血糖，饮用葡萄糖口服液后血糖恢复正常

5. 根据用药错误分级，已发生错误但未造成患者伤害的是
   A. A 级用药错误　　　B. C 级用药错误
   C. I 级用药错误　　　D. E 级用药错误
   E. G 级用药错误

6. 同种药物的不同规格容易导致的用药错误类型主要是
   A. 处方传递错误　　　B. 患者身份识别错误
   C. 给药顺序错误　　　D. 用药指导错误
   E. 药品摆放错误

7. 可有效防范用药错误的措施不包括
   A. 执行双药师签名制度
   B. 对形似或声似的药品粘贴醒目标识
   C. 使用单剂量自动分包机
   D. 采用 2 种不同的方法确认患者身份和药品
   E. 使用专业性词汇进行用药指导

二、配伍选择题

【1～3】
　　A. E 级　　　　　　B. C 级

C. H级　　　　　　　D. B级

E. F级

1. 根据用药错误分级，导致患者生命垂危，需采取维持生命措施的用药错误属于

2. 根据用药错误分级，患者已使用，但未造成伤害的用药错误属于

3. 根据用药错误分级，错误造成患者暂时性伤害，需要采取处置措施的用药错误属于

【4~6】

A. 存在错误安全隐患

B. 导致患者死亡

C. 导致患者暂时性伤害，需住院或延长住院

时间

D. 导致患者永久性伤害

E. 需要监测对患者造成的后果

4. 根据用药错误分级，属于A级的是

5. 根据用药错误分级，属于D级的是

6. 根据用药错误分级，属于I级的是

三、多项选择题

当两个药品名称相似时，可能出现的用药错误有

A. 处方错误　　　　　　B. 调剂错误

C. 给药错误　　　　　　D. 依从性错误

E. 转抄错误

第四节　特殊人群用药

一、最佳选择题

1. 有关妊娠期女性用药特点的说法，错误的是

A. 胃酸分泌减少和胃肠道活动减弱可导致口服药物生物利用度下降

B. 血浆白蛋白合成增多和表观分布容积增大，最终可导致游离型药物浓度降低

C. 肾血流量和肌酐清除率增加可导致主要经肾排泄的药物血药浓度降低

D. 大多数药物可通过被动扩散方式透过胎盘

E. 弱碱性药物易在胎儿体内解离，导致胎儿血药浓度高于母体

2. 易透过胎盘的药物特点是

A. 脂溶性高　　　　　　B. 分子量大

C. 解离程度高　　　　　D. 蛋白结合率高

E. 离子型药物

3. 妊娠期使用某些药物可导致胎儿发育异常，其中最容易受到药物影响，可能产生胎儿形态或者功能异常而造成胎儿畸形的敏感期是

A. 妊娠0~18天　　　　B. 妊娠3~12周

C. 妊娠13~27周　　　D. 妊娠28~32周

E. 妊娠33~40周

4. 妊娠期用药后可引起胚胎死亡、流产或发育成正常胎儿，但不会引起胎儿畸形的阶段是

A. 妊娠1~2周　　　　B. 妊娠3~12周

C. 妊娠13~27周　　　D. 妊娠28~32周

E. 妊娠33~40周

5. 有关妊娠期药物致畸毒性，说法错误的是

A. 妊娠期使用大环内酯类药物可引起胎儿牙齿、骨骼发育异常

B. 妊娠期使用沙利度胺可引起胎儿肢体、耳、内脏畸形

C. 妊娠期使用雌激素、孕激素、雄激素可引起胎儿性发育异常

D. 妊娠期长期应用第一代抗组胺药可引起胎儿大脑发育异常

E. 妊娠期长期服用阿司匹林可引起胎儿凝血功能障碍

6. 患者，女，28岁，妊娠10周，患者应避免服用，否则可导致胎儿叶酸缺乏、神经发育异常，存在颅面部畸形风险的药物是

A. 多西环素　　　　　　B. 左氧氟沙星

C. 华法林　　　　　　　D. 甲氨蝶呤

E. 地西泮

7. 胎儿肝脏中CYP酶活性最强的是

A. CYP2A6　　　　　　B. CYP1A2

C. CYP2C　　　　　　D. CYP3A4

E. CYP3A7

8. 关于胎儿药动学特点说法，错误的是

A. 胎儿肾小球滤过面积和肾小球容积都相对不足，许多药物在胎儿体内排泄缓慢

B. 水溶性维生素、钙离子、免疫球蛋白通过被动转运透过胎盘

C. 胎盘血流量和生物膜厚度影响药物的转运速度

D. 孕初 3 个月和妊娠末期 3 个月药物经胎盘转运的速度较快

E. 妊娠第 8 周起胎盘便能参与药物代谢

9. 关于哺乳期女性用药特点的说法，正确的是

A. 地西泮脂溶性强，不易分泌至乳汁中

B. 青霉素呈弱酸性，易分泌至乳汁中

C. 华法林蛋白结合率低，易分泌至乳汁中

D. 红霉素呈弱碱性，不易分泌至乳汁中

E. 阿奇霉素脂溶性强，易分泌至乳汁中

10. 可分泌至乳汁中，对乳儿产生危害，哺乳期女性应避免使用的药物是

A. 二甲双胍　　　　　B. 维生素 B_{12}

C. 万古霉素　　　　　D. 氯霉素

E. 胰岛素

11. 患者，女，28 岁，患有 2 型糖尿病，因哺乳担心用药安全问题。应推荐该患者首选的治疗药是

A. 格列吡嗪　　　　　B. 二甲双胍

C. 瑞格列奈　　　　　D. 阿卡波糖

E. 吡格列酮

12. 哺乳期女性不宜选用的抗感染药物是

A. 利巴韦林　　　　　B. 青霉素

C. 头孢克洛　　　　　D. 克拉霉素

E. 头孢地尼

13. 关于哺乳期女性用药事项说法，正确的是

A. 哺乳母亲应用胰岛素对乳儿无明显影响

B. 哺乳母亲应用肝素对乳儿无明显影响

C. 哺乳母亲应用溴隐亭可增加乳汁分泌

D. 哺乳母亲应用口服避孕药可减少乳汁分泌

E. 哺乳母亲应用减充血剂可减少乳汁分泌

14. 关于新生儿用药特点的叙述，正确的是

A. 主要在胃内吸收的药物吸收减少，主要在十二指肠吸收的药物吸收较完全

B. 皮下、肌内注射吸收完全且规律，宜作为新生儿首选临床给药途径

C. 血浆蛋白结合率高，易导致结合型药物增多，游离型药物减少

D. 药物代谢酶 P450 酶系活性弱，对多数药物的代谢能力差

E. 肾小管分泌、肾小球滤过率能力较差，易导致主要经肾排泄的药物作用时间延长

15. 新生儿使用氯霉素可导致灰婴综合征，主要原因是

A. 催化与葡萄糖醛酸和甘氨酸结合的酶活性较低

B. 竞争胆红素与血浆蛋白结合，导致游离胆红素升高

C. 相对体表面积大，对药物吸收快且多

D. 被细胞外液稀释后浓度降低，排出也减慢

E. 肾小球滤过率低，易导致药物排泄减慢

16. 有关新生儿用药特点，说法错误的是

A. 口服氨苄西林吸收完全、迅速，易穿透血 - 脑屏障

B. 大面积涂抹糖皮质激素易引起全身性水肿

C. 对水溶性药物的排出减慢，血药浓度升高

D. 对酸性药物经肾排泄加快，对碱性药物经肾排泄减慢

E. 易出现酸碱代谢紊乱和电解质失衡

17. 关于儿童用药特点，说法错误的是

A. 儿童对主要在胃内吸收的药物吸收比较完全，而对主要在十二指肠吸收的药物吸收减少

B. 儿童对弱酸性药物的口服吸收增加，对弱碱性药物、酸不稳定药物的口服吸收减少

C. 儿童血 - 脑屏障发育不全，可导致很多药物进入中枢，引起中枢毒性

D. 儿童肝药酶发育完全，加之肝相对重量大，因此对药物代谢速率快

E. 儿童期肾排泄功能接近成人甚至更强，可导致药物作用时间缩短

18. 关于儿童用药安全的说法，错误的是

A. 使用氨茶碱可引起大脑兴奋甚至惊厥

B. 使用左氧氟沙星可引起关节软骨病

C. 使用米诺环素可引起牙齿染黄、骨骼发育异常

D. 使用人参、蜂王浆可影响垂体分泌

E. 使用苯妥英钠可引起高钙血症

19. 计算儿童给药剂量时最准确的计算方法是

A. 按年龄计算　　　　B. 按体重计算

C. 按成人剂量折算　　D. 根据血药浓度计算

E. 按体表面积计算

20. 关于儿童用药方案的叙述，错误的是

A. 儿童皮肤吸收好，透皮给药方便痛苦小

B. 服药时要注意避免牛奶、果汁等食物的影响

C. 灌肠法在小儿应用较少

D. 禁止肌内注射含有苯甲醇的药物

E. 儿童肌内注射应首选臀大肌外上方

21. 关于老年人药动学特点，说法正确的是
    A. 对需要主动转运吸收的药物，口服生物利用度提高
    B. 脂肪成分增加导致脂溶性药物的分布容积减少，半衰期缩短
    C. 血浆蛋白浓度降低导致结合型药物增多，游离型药物减少
    D. 药物代谢加快，半衰期缩短
    E. 肾血流量减少，应用以肾排泄为主的药物可根据肾小球滤过率调整给药剂量

22. 患者，男，72 岁，患有 2 型糖尿病，昨日用药后出现尿失禁症状，疑似与用药有关，最疑似的药物是
    A. 二甲双胍缓释片　　　B. 格列美脲片
    C. 吡格列酮片　　　　　D. 艾塞那肽注射液
    E. 胰岛素注射剂

23. 容易引起老年人便秘的药物不包括
    A. 氢氯噻嗪　　　　　　B. 阿托品
    C. 左旋多巴　　　　　　D. 吗啡
    E. 乳果糖

24. 患者，女，64 岁，因社区获得性肺炎使用抗菌药物治疗，第三日出现谵妄等精神症状。疑似与用药有关，患者最有可能使用的治疗药物是
    A. 莫西沙星　　　　　　B. 阿莫西林
    C. 头孢克肟　　　　　　D. 阿奇霉素
    E. 多西环素

25. 容易引起老年患者出现谵妄的药物通常不包括
    A. 抗胆碱药（阿托品）
    B. 益生菌（双歧三联活菌制剂）
    C. 阿片类镇痛药（吗啡）
    D. 碳青霉烯类抗菌药（亚胺培南）
    E. 抗组胺药（苯海拉明）

26. 可引起睡眠障碍的药物不包括
    A. 镇静催眠药
    B. 利尿剂
    C. 选择性 5 - 羟色胺再摄取抑制剂
    D. 支气管舒张剂
    E. 水溶性维生素

27. 有关药物相互作用，说法错误的是
    A. 联合使用普萘洛尔和沙丁胺醇可导致两者药效均降低

    B. 联合使用肝素和阿司匹林可增加出血风险
    C. 联合使用钙剂和左甲状腺素可导致两者吸收均增加
    D. 联合使用红霉素和辛伐他汀可增加横纹肌溶解风险
    E. 联合使用布洛芬和甲氨蝶呤可增加后者毒性

28. 评价老年人潜在不适当用药的标准是
    A. 罗马 IV 标准　　　　B. 鹿特丹标准
    C. Levi 分级标准　　　　D. AES 标准
    E. Beers 标准

29. 关于肝功能障碍患者用药特点，说法正确的是
    A. 对首过效应明显的药物，可导致生物利用度降低
    B. 对主要经肝代谢、清除的药物，可导致生物利用度降低
    C. 对蛋白结合率高的药物，可导致结合型药物增多、游离型药物减少
    D. 胆汁酸、胆红素升高可导致游离型药物减少
    E. 对需经肝代谢后才具有活性的前药，可导致药效减弱

30. 关于肝功能不全患者药效学特点，说法错误的是
    A. 服用奥沙西泮比地西泮的不良反应相对减少
    B. 吗啡可加重肝病患者的昏迷
    C. 可延长琥珀胆碱的肌松作用
    D. 可减弱筒箭毒碱的肌松作用
    E. 可降低华法林的药效和不良反应

31. 有关肝功能不全患者调整给药方案说法，错误的是
    A. 对经肾排泄且肝毒性明显的药物应减量给药
    B. 对经肾排泄且无明显肝毒性的药物一般无需减量
    C. 对经肝、肾两种途径清除的药物无需减量
    D. 尽量避免服用肝毒性明显的药物
    E. 对经肝清除且无明显肝毒性的药物应慎用，必要时减量

32. 患者，男，46 岁，因患类风湿关节炎长期使用免疫抑制剂，近日因出现发热、咳嗽，咳痰入院，经病原学检查，诊断为侵袭性肺曲霉菌病，临床欲使用伏立康唑治疗。患者同时合并肝功能不全，Child - Turcotte - Pugh（CTP）评分为 13 分（CTP C 级）。根据 CTP 评分结果，药师的用药建议是
    A. 该患者重度肝功能不全，不建议使用伏立康唑

B. 该患者轻度肝功能不全，伏立康唑维持剂量不变

C. 该患者轻度肝功能不全，伏立康唑维持剂量减少25%

D. 该患者中度肝功能不全，伏立康唑维持剂量减少50%

E. 该患者中度肝功能不全，伏立康唑维持剂量减少75%

33. 有关肾功能不全患者用药特点说法，错误的是

A. 可使大多数药物表观分布容积增加

B. 可导致酸性药物血浆蛋白结合率下降，游离型药物增多

C. 可导致经肾代谢的药物生物转化障碍

D. 可导致药物经肾小球滤过减少，排泄减慢

E. 可导致弱酸性药物重吸收减少，排泄加快

34. 有关肾功能不全患者补充维生素 D_3 的说法，正确的是

A. 肾功能不全可导致维生素 D_3 羟化不足

B. 肾功能不全患者应直接补充维生素 D_3

C. 肾功能不全患者不宜补充骨化三醇

D. 肾功能不全患者不宜补充阿法骨化醇

E. 肾功能不全患者宜午餐后 1 小时补充维生素 D_3

35. 有关肾功能不全患者调整给药方案的说法，错误的是

A. 可根据患者肌酐清除率评价肾功能，并根据肾功能水平调整给药剂量

B. 使用肾毒性大的药物时宜进行血药浓度监测

C. 采用减量法给药可避免血药浓度波动过大

D. 延长给药时间间隔、减少给药次数可造成血药浓度波动大

E. 选用主要经肝清除且肝毒性明显的药物时，一般无需调整剂量

36. 患者，女，68岁，体重50kg，拟口服头孢羟氨苄治疗泌尿道感染。根据说明书要求，常规剂量为一日 1~2g，分 1~2 次给药；肾功能减退者首剂 1g，之后 0.5g，肌酐清除率（CCr）25~50ml/min 者，每12 小时 1 次；CCr 为 10~25ml/min 者，每 24 小时 1 次；CCr 为 0~10ml/min 者，每 36 小时 1 次。已知患者血肌酐 SCr 值 2.5mg/dl，根据题干信息，患者的用药方案应为

A. 每 12 小时 1 次，每次 1g

B. 每 24 小时 1 次，每次 2g

C. 首剂 1g，之后每次 0.5g，每 12 小时 1 次

D. 首剂 1g，之后每次 0.5g，每 24 小时 1 次

E. 首剂 1g，之后每次 0.5g，每 36 小时 1 次

37. 有关透析患者用药事项说法，错误的是

A. 伴有高磷血症时应餐中服用碳酸钙片

B. 补充维生素 D_3 宜选择睡前给予阿法骨化醇

C. 若同时补充铁剂与钙剂，铁剂宜选择两餐间服用

D. 伴有便秘时可使用开塞露或乳果糖

E. 伴有肾性贫血时可口服硫酸亚铁片

38. 有关免疫抑制剂与其他药物相互作用的说法，正确的是

A. 红霉素可降低环孢素血药浓度

B. 抑酸剂可升高吗替麦考酚酯血药浓度

C. 卡马西平可降低西罗莫司血药浓度

D. 他克莫司可降低吗替麦考酚酯血药浓度

E. 圣约翰草提取物可升高他克莫司血药浓度

39. 药师进行用药指导时，应告知驾驶员慎重使用的药物不包括

A. 艾司唑仑　　　　B. 氯苯那敏

C. 右美沙芬　　　　D. 氟桂利嗪

E. 阿莫西林

40. 对驾驶员安全驾驶没有影响的药物是

A. 地西泮　　　　　B. 沙丁胺醇

C. 右美沙芬　　　　D. 氟桂利嗪

E. 双氯芬酸

41. 不影响驾驶员安全驾驶的药物是

A. 硝酸甘油　　　　B. 呋塞米

C. 奥美拉唑　　　　D. 丙磺舒

E. 阿托品

42. 根据世界反兴奋剂机构公布的兴奋剂目录，现役运动员比赛期间可以使用的药物是

A. 蛋白同化制剂　　B. 麻醉剂

C. β 受体拮抗剂　　D. β_2 受体激动剂

E. 助消化药

43. 指导现役运动员用药时，须告知被列为兴奋剂，应慎重使用的药物不包括

A. 亮丙瑞林　　　　B. 氯米芬

C. 阿卡波糖　　　　D. 肾上腺素

E. 布美他尼

44. 可减慢心率、减少心肌耗氧、增加人体平衡功能，从而消除运动员赛前紧张心理的兴奋剂是

　　A. 十一酸睾酮　　　　　B. 比玛卢单抗

　　C. 呋塞米　　　　　　　D. 地塞米松

　　E. 比索洛尔

45. 可被长跑运动员滥用，以减轻肌肉酸痛的兴奋剂是

　　A. 丙磺舒　　　　　　　B. 芬太尼

　　C. 美托洛尔　　　　　　D. 甘露醇

　　E. 人生长激素

46. 对现役运动员使用不受限制的药物是

　　A. 亮丙瑞林　　　　　　B. 沙美特罗

　　C. 依西美坦　　　　　　D. 奥司他韦

　　E. 泼尼松

二、配伍选择题

【1～3】

　　A. 牙齿、骨骼异常　　　B. 性发育异常

　　C. 颅面部畸形　　　　　D. 灰婴综合征

　　E. 溶血性贫血

1. 妊娠中、晚期使用四环素可引起的妊娠毒性是

2. 分娩前应用氯霉素可引起的妊娠毒性是

3. 临产期使用伯氨喹可引起的妊娠毒性是

【4～5】

　　A. 胰岛素　　　　　　　B. 左氧氟沙星

　　C. 阿米卡星　　　　　　D. 环磷酰胺

　　E. 炔雌醇

　　根据安全性与危险性对哺乳期用药进行分级，可分为5级。

4. 用药安全，被列为L1级的药物是

5. 哺乳期禁用，被列为L5级的药物是

【6～7】

　　A. 磺胺甲噁唑　　　　　B. 胰岛素

　　C. 万古霉素　　　　　　D. 左氧氟沙星

　　E. 呋塞米

6. 长期或大剂量使用，可导致新生儿出现酸碱代谢紊乱及电解质失衡的药物是

7. 可与胆红素竞争血浆蛋白，导致游离胆红素增高，易诱发新生儿胆红素脑病（核黄疸）的药物是

【8～10】

　　A. 体重　　　　　　　　B. 药物半衰期

　　C. 稳态血药浓度　　　　D. 体表面积

　　E. 矫正胎龄

　　新生儿的药动学和药效学与成人有较大区别，给药剂量应慎重计算。

8. 给予新生儿尤其是早产儿万古霉素时，计算给药剂量应根据

9. 决定新生儿给药时间间隔（或给药次数）应根据

10. 静脉滴注给药时，滴定速度的计算应根据

【11～13】

　　A. 再生障碍性贫血　　　B. 关节软骨病

　　C. 性早熟　　　　　　　D. 颅内压增高

　　E. 昏迷

11. 儿童使用氯霉素不当可引起的严重不良反应是

12. 儿童使用维生素A不当可引起的严重不良反应是

13. 儿童使用氯苯那敏不当可引起的严重不良反应是

【14～16】

　　A. 普萘洛尔　　　　　　B. 华法林

　　C. 碳酸钙　　　　　　　D. 红霉素

　　E. 苯妥英钠

14. 与阿司匹林合用可增加出血风险的药物是

15. 与左甲状腺素合用可降低吸收的药物是

16. 与辛伐他汀合用可增强肌毒性的药物是

【17～19】

　　A. 荨麻疹　　　　　　　B. 肌毒性

　　C. 骨髓抑制　　　　　　D. 心律失常

　　E. 出血

17. 辛伐他汀与红霉素联合使用易导致的不良反应是

18. 阿司匹林与华法林联合使用易导致的不良反应是

19. 布洛芬与甲氨蝶呤联合使用易导致的不良反应是

【20～22】

　　A. 青霉素钠　　　　　　B. 阿米卡星

　　C. 卡泊芬净　　　　　　D. 阿莫西林

　　E. 头孢他啶

20. 对于肾功能正常、肝功能异常的患者，应避免使用的药物是

21. 对于肾功能正常、肝功能异常的患者，应减量给药的药物是

22. 对于肝功能正常、肾功能异常的患者，应避免使用的药物是

【23～24】

　　A. 环孢素　　　　　　　B. 他克莫司

　　C. 来氟米特　　　　　　D. 西罗莫司

E. 泼尼松

23. 高脂饮食可升高药物血药浓度的是

24. 高脂饮食可降低药物血药浓度的是

【25~26】

    A. 环孢素   B. 他克莫司

    C. 吗替麦考酚酯   D. 西罗莫司

    E. 泼尼松

25. 肾移植术后抗排斥治疗时，无需监测血药浓度的药物是

26. 肾移植术后抗排斥治疗时，仅在调整剂量前、后及开始或停用合用药物时需要监测血药浓度的药物是

【27~28】

    A. 环孢素   B. 他克莫司

    C. 硫唑嘌呤   D. 西罗莫司

    E. 泼尼松

27. 建议空腹服用，用药时间间隔应保持一致的药物是

28. 建议与食物同服，以减轻胃肠道不适症状的药物是

【29~31】

    A. 来氟米特   B. 他克莫司

    C. 吗替麦考酚酯   D. 西罗莫司

    E. 硫唑嘌呤

29. 经肠-肝循环后转化为活性代谢物，应避免同服考来烯胺的免疫抑制剂是

30. 仅适用于器官移植术后排斥反应的预防性治疗的免疫抑制剂是

31. 因耐受性差，一般不作为临床首选的免疫抑制剂是

【32~34】

    A. 150~300ng/ml   B. 80~120ng/ml

    C. 8~12ng/ml   D. 4~10ng/ml

    E. 6~10ng/ml

    肾移植术后使用免疫抑制剂时，部分药物应定期监测血药浓度。

32. 肾移植第一个月内环孢素的谷浓度应控制在

33. 肾移植第一个月内他克莫司的谷浓度应控制在

34. 肾移植第一个月内西罗莫司（与糖皮质激素、环孢素合用）的谷浓度应控制在

【35~36】

    A. 艾司唑仑   B. 格列本脲

    C. 法莫替丁   D. 卡马西平

    E. 氯苯那敏

35. 可引起幻觉、定向力障碍，驾驶员应慎重使用的药物是

36. 可引起低血糖，出现头晕、心慌症状，驾驶员应慎重使用的药物是

【37~38】

    A. 丙戊酸钠   B. 阿托品

    C. 氟桂利嗪   D. 右美沙芬

    E. 螺内酯

37. 可引起尿频、尿急，驾驶员应慎用的药物是

38. 可引起瞳孔扩大，出现视物模糊，驾驶员应慎用的药物是

【39~41】

    A. 司坦唑醇   B. 人促红细胞生成素

    C. 哌替啶   D. 麻黄碱

    E. 呋塞米

39. 可帮助运动员在短时间内急速降低体重和促进其他兴奋剂排泄，易被滥用的兴奋剂是

40. 可提高运动员的精神和体力，提高攻击力，易被滥用的兴奋剂是

41. 可促进运动员肌肉发达，强健体格，易被滥用的兴奋剂是

【42~44】

    A. 人生长激素   B. 大麻酚

    C. 人促红细胞生成素 D. 呋塞米

    E. 美托洛尔

42. 可刺激骨骼、肌肉、组织生长发育，滥用后可导致手、足、内部器官不正常发育的兴奋剂是

43. 可促进红细胞生成和提高血液携带氧能力的兴奋剂是

44. 可缓解运动员紧张情绪，滥用后可导致支气管哮喘的兴奋剂是

【45~47】

    A. 亮丙瑞林   B. 沙丁胺醇

    C. 曲美他嗪   D. 布美他尼

    E. 去氨加压素

45. 可舒张血管、增加兴奋性，大剂量具有蛋白同化作用的兴奋剂是

46. 可干扰其他兴奋剂检测的兴奋剂是

47. 可改善代谢的兴奋剂是

【48~50】

    A. 同仁大活络丸   B. 连花清瘟胶囊

    C. 通宣理肺丸   D. 湿润烧伤膏

E. 华佗再造丸

48. 可检出吗啡、可待因成分，运动员比赛期间应禁止使用的中成药是

49. 可检出士的宁成分，运动员比赛期间应禁止使用的中成药是

50. 可检出麝香成分，运动员应禁止使用的中成药是

【51~52】
A. 十一酸睾酮　　　B. 艾司洛尔
C. 甲泼尼龙　　　　D. 静脉输入白蛋白
E. 沙美特罗

51. 兴奋剂按禁用时间分类，特殊项目禁用的兴奋剂是

52. 兴奋剂按禁用时间分类，赛内禁用（比赛前一天午夜前 23:59 开始至比赛后样本采集结束）的兴奋剂是

三、综合分析选择题

【1~2】
患者，女，29 岁，妊娠 19 周，诊断为尿路感染。患者担心药物治疗会导致胎儿发育异常，有一定的抵触情绪。

1. 影响药物通过胎盘的因素不包括
A. 脂溶性　　　　　B. 分子量
C. 解离程度　　　　D. 血浆蛋白结合率
E. 胎儿性别

2. 适宜患者选用的抗菌治疗药是
A. 阿莫西林　　　　B. 左氧氟沙星
C. 甲硝唑　　　　　D. 阿奇霉素
E. 多西环素

【3~6】
患者，男，42 岁，15 年前诊断为 2 型糖尿病，未规律服药治疗。3 年前患者出现恶心、呕吐等消化道症状，皮肤瘙痒、四肢抽搐等电解质与酸碱失衡症状。诊断为尿毒症晚期，开始规律血液透析治疗。

3. 如果患者出现高磷血症，应采取的治疗方案是
A. 三餐前 1 小时服用碳酸钙片
B. 随餐服用司维拉姆片
C. 餐后 2 小时服用碳酸镧片
D. 餐后 2 小时嚼服氢氧化铝片
E. 睡前嚼服碳酸钙片

4. 透析过程中如果患者出现关节疼痛，止痛治疗时应避免使用的药物是

A. 对乙酰氨基酚片　　B. 双氯芬酸乳膏
C. 双氯芬酸透皮贴剂　D. 阿司匹林肠溶片
E. 对乙酰氨基酚栓

5. 6 个月前患者匹配到合适的肾源，进行肾移植手术，术后服用泼尼松片、环孢素软胶囊、吗替麦考酚钠肠溶片抗排斥治疗。有关患者用药指导，说法错误的是
A. 环孢素软胶囊应整粒吞服，每 12 小时 1 次
B. 吗替麦考酚钠肠溶片建议餐后即刻服用，每 12 小时 1 次
C. 泼尼松片建议早 8 点左右服用，每日 1 次
D. 环孢素软胶囊可选择餐前或餐后服用，但用药时间应一致
E. 泼尼松片可选择餐前或餐后服用，但用药时间应一致

6. 关于环孢素血药浓度监测的说法，正确的是
A. 肾移植第 1 个月血药谷浓度应控制在 80~120ng/ml
B. 肾移植第 2~3 个月血药谷浓度应控制在 8~12ng/ml
C. 肾移植第 4~12 个月血药谷浓度应控制在 6~10ng/ml
D. 肾移植 12 个月后血药谷浓度应控制在 80~120ng/ml
E. 无需监测血药浓度

四、多项选择题

1. 可引起溶血性贫血，伴有葡萄糖-6-磷酸脱氢酶缺乏症人群应避免使用的药物有
A. 氨苄西林　　　　B. 磺胺嘧啶
C. 呋喃妥因　　　　D. 氨基比林
E. 阿司匹林

2. 容易穿透生物膜分泌至乳汁中的药物特点是
A. 脂溶性高　　　　B. 弱酸性
C. 弱碱性　　　　　D. 蛋白结合率低
E. 水溶性高

3. 关于新生儿药动学和药效学特点，正确的说法有
A. 胃酸分泌量多，胃内酸度过高导致主要在胃内吸收的药物吸收比较完全
B. 相对体表面积比成人大，其皮肤角化层薄，皮肤给药吸收快且多
C. 调节酸碱平衡的能力较成人弱，大剂量使用利

尿剂较易出现酸碱代谢紊乱和电解质失衡

D. 尿液偏碱性，有助于碱性药物在肾小管的重吸收，酸性药物的排出增多

E. 相对总体液量比成人高，水溶性药物的浓度降低，排出也较慢，血药峰浓度较高

4. 有关儿童用药特点，说法正确的有
   A. 儿童使用抗组胺药更易出现中枢神经抑制副作用
   B. 儿童对泻下药、利尿剂不敏感
   C. 儿童长期使用糖皮质激素可引起免疫力低下、发育迟缓
   D. 儿童使用对氨基水杨酸可导致甲状腺功能亢进
   E. 儿童使用氨基糖苷类药物可引起第Ⅷ对脑神经损伤

5. 关于老年患者共病管理和药物治疗需遵循的原则有
   A. 对处于安宁疗护阶段的患者以一级预防和对因治疗为主
   B. 选择最优化的方案进行个体化治疗
   C. 通常应小剂量起始、缓慢滴定增量给药
   D. 应定期进行药物核查和药物重整
   E. 在药物治疗前首先考虑非药物治疗方案

6. 可引起老年患者出现尿失禁的药物有
   A. α受体拮抗剂   B. 钙通道阻滞剂
   C. 麻醉类镇痛药   D. 苯二氮䓬类镇静催眠药
   E. 袢利尿剂

7. 患者，女，67岁，患有骨质疏松症。因可增加跌倒风险，该患者应避免使用的药物有
   A. 亚胺培南   B. 地西泮
   C. 帕罗西汀   D. 氯丙嗪
   E. 呋塞米

8. 有关肝功能障碍患者用药特点，说法正确的有
   A. 药物代谢的改变与肝脏疾病的严重程度呈正相关
   B. 应减少口服药物剂量和（或）延长给药时间间隔
   C. 结合型药物增多，游离型药物减少
   D. 服用前药可导致药效减弱或失效
   E. 肝功能不全而肾功能正常者宜选用对肝毒性小且主要经肾排泄的药物

9. 患者，男，58岁，既往有乙肝病史，肝功能中度不全。患者使用下列药物可导致药效降低的有
   A. 吗啡   B. 可待因
   C. 普萘洛尔   D. 环磷酰胺

E. 依那普利

10. 患者，男，33岁，肾移植术后服用环孢素、他克莫司进行抗排斥治疗。药师告知患者治疗期间应避免服用的药物或食物有
    A. 脂肪餐   B. 利福平
    C. 葡萄柚汁   D. 伊曲康唑
    E. 头孢呋辛酯

11. 有关器官移植术后使用免疫抑制剂进行抗排斥治疗的用药事项，说法正确的有
    A. 西罗莫司片不得压碎、咀嚼或掰开服用
    B. 肝移植术后患者应避免使用甲泼尼龙片
    C. 建议吗替麦考酚酯空腹服药
    D. 免疫抑制剂尽可能单一用药，避免联合给药方案
    E. 应避免服用肝药酶抑制剂或诱导剂

12. 药师进行用药指导时，应告知驾驶员可影响安全驾驶、需要慎重使用的药物有
    A. 镇静催眠药   B. 降脂药
    C. 散瞳药   D. 抗组胺药
    E. 抗感染药

13. 根据世界反兴奋剂机构公布的兴奋剂目录，应按照兴奋剂管理的药物有
    A. 达那唑   B. 可待因
    C. 布洛芬   D. 大麻（酚）
    E. 哌甲酯

14. 根据世界反兴奋剂机构公布的兴奋剂目录，应按照兴奋剂管理的药物有
    A. 糖皮质激素
    B. 利尿剂和掩蔽剂
    C. 激素和代谢调节剂
    D. 肽类激素和生长激素
    E. 镇静催眠药

15. 含有麻黄碱成分，可提高运动员兴奋性、攻击力和减轻疼痛，运动员应慎用的中成药有
    A. 连花清瘟胶囊   B. 麝香壮骨膏
    C. 感冒软胶囊   D. 苏黄止咳胶囊
    E. 通宣理肺丸

16. 含有麝香成分，可促进蛋白质合成，运动员禁用的中成药有
    A. 湿润烧伤膏   B. 感冒软胶囊
    C. 小金胶囊   D. 麝香壮骨膏
    E. 华佗再造丸

第五章　急救、中毒解救及职业防护

第一节　急救的意义、原则和常见急症及处置

一、最佳选择题

1. 关于急救的处理原则及一般方法，说法错误的是
    A. 对于仅有濒死样呼吸的患者，应即刻采用胸外按压法启动心肺复苏
    B. 对于脊柱损伤者应采取正确的担架搬运法，保持脊柱的稳定性，防止额外损伤
    C. 对于出血者可采用直接压迫法、止血带绑扎法止血
    D. 对于气道异物梗阻患者可运用自动体外除颤仪快速排除异物
    E. 对于骨折或疑似骨折部位可利用夹板、树枝或衣物进行有效固定

2. 关于进行心肺复苏的操作说法，错误的是
    A. 胸外按压应两手掌根重叠，十指相扣，掌心翘起
    B. 按压患者胸骨中上 1/3 交界处
    C. 按压深度至少 5cm（成人）
    D. 按压频率 100～120 次/分，确保每次按压后胸壁充分回弹
    E. 按压和人工呼吸的比例为 30∶2

3. 关于出血患者的药物治疗和患者教育说法，错误的是
    A. 头皮出血可使用浸有止血剂的敷料直接压迫，至少 3 分钟
    B. 较深的伤口可用纱布或凝血酶、明胶等外用止血剂填塞
    C. 消化道出血者口服云南白药、氨甲环酸或凝血酶无效
    D. 对伤口使用碘伏清创及消毒
    E. 伴有凝血功能异常者可对症输注血浆、血小板、凝血酶原复合物等血制品

4. 患儿，男，3 岁，在小区花园玩耍时被狗咬伤头部，紧急送医处理。关于该患儿的狗咬伤处理措施，错误的说法是

A. 积极用肥皂和清水清洁伤口 15～20 分钟
B. 注射狂犬病免疫球蛋白和狂犬病疫苗
C. 注射破伤风抗毒素或破伤风人免疫球蛋白，无需皮试
D. 给予磺胺甲噁唑和甲硝唑抗感染治疗
E. 皮下浸润注射利多卡因注射液止痛

5. 关于擦伤、割伤和咬伤的处置与药物治疗，说法错误的是
    A. 预防性使用注射用破伤风抗毒素前应做皮试
    B. 抗感染预防疗程一般为 7～14 日
    C. 擦伤、割伤的伤口感染首选口服阿莫西林 - 克拉维酸钾片
    D. 兔咬伤患者除使用阿莫西林外，还应联合左氧氟沙星或多西环素
    E. 感染症状和体征缓解后应继续使用抗生素不少于 1～2 日

6. 患儿，男，6 岁，在小区玩耍时小腿和脚面被不明昆虫叮咬后出现瘙痒和刺痛感。有关患儿的治疗，说法错误的是
    A. 可局部涂抹炉甘石洗剂止痒
    B. 可局部涂抹普莫卡因乳膏止痒
    C. 必要时可口服西替利嗪片抗过敏
    D. 必要时可口服氯雷他定片抗过敏
    E. 在患处使用创可贴预防感染

7. 有关烫伤救治，说法错误的是
    A. 迅速除去衣物并用冷水或冰水湿敷、浸泡烫伤区域
    B. 用纱布、清洁被单、中单对患者简单包扎，禁止用塑料布包扎或覆盖创面
    C. 创面涂抹汞溴红或甲紫消毒后就医
    D. 轻至中度烫伤可口服烧伤饮料或含盐饮料
    E. 烫伤处出现水疱或异物时，可交替使用碘伏和过氧化氢小心冲洗

8. 食用坚果出现气道异物梗阻现象常见，海姆立克急救法简单有效。关于海姆立克急救法操作，说法错

误的是

A. 对于站立位的患者，操作者将两臂环绕患者的腰，一手握拳，置于患者脐上方，另一只手紧握该拳，给予患者同时向内、向下的冲击

B. 对于仰卧位的患者，操作者可面对患者尝试向上、向内的冲击

C. 对于 1 岁以下婴儿，可让孩子趴在施救者手臂上，该侧手部握住孩子的两侧颌骨，另一只手的掌根部在孩子的两侧肩胛骨之间用力击打 1~5 次

D. 对于 1 岁以下婴儿，可让孩子仰卧于施救者手臂上，该侧手部握住孩子的后颈部，另一只手的示指或中指按压孩子的胸骨下端

E. 成人自救时，患者可利用椅背等水平光滑且固定等物体进行腹部冲击

9. 患者，男，17 岁，因在酷热天气跑步后核心温度 >40℃、呼吸急促、意识障碍 1 小时入院，既往体健，无不良嗜好，初步诊断为劳力性热射病。关于劳力性热射病的治疗与患者教育，叙述错误的是

A. 积极使用对乙酰氨基酚或布洛芬退热治疗

B. 积极补液和纠正电解质紊乱

C. 出现抽搐时可肌注或静脉注射地西泮 5mg

D. 发病 30 分钟内尽快降温，如冷敷体表、冷盐水灌肠等措施

E. 对患者降温直至直肠温度约为 38.3℃ 或者出现寒战

10. 关于中暑的预防和处置办法，叙述错误的是

A. 宜饮用含酒精或咖啡的饮料，刺激中枢

B. 尽量避免在炎热的中午锻炼

C. 应适当补充运动饮料或电解质饮料

D. 不要长时间待在车内高温环境中

E. 有先兆中暑时，可口服藿香正气水

二、多项选择题

1. 关于擦伤、割伤和咬伤的处置与药物治疗，叙述正确的有

A. 轻微者除去肉眼可见的异物后，可使用碘酒或酒精对创口消毒处理

B. 扩大伤口取出异物时，可使用过氧化氢和碘伏交替多次冲洗

C. 创口可涂抹莫匹罗星或多黏菌素 B 软膏，并以创可贴或无菌纱布覆盖

D. 创面出血时可使用无菌纱布垫直接压迫至少 1 小时

E. 可用生理盐水或流动的清水冲洗伤口

2. 有关烫伤患者的药物治疗说法，正确的有

A. 对局部小面积轻度烫伤，可涂抹京万红软膏，居家治疗

B. 轻伤员可口服止痛片或肌注哌替啶、吗啡

C. 伴有脑外伤的患者禁止使用地西泮

D. 急性感染期应防止感染，应注射破伤风抗毒素和使用抗生素预防感染

E. 体液渗出期的关键是防止休克，重症患者应静脉补充血浆、等渗盐水

3. 关于骨折与扭伤的治疗说法，叙述正确的有

A. 充分镇痛是急性骨折的重要处理措施，可口服或外用非甾体抗炎药

B. 患肢尽量不要承重或改变姿势，尽可能多休息

C. 非开放性骨折有发生骨髓炎的风险，可预防性使用抗生素和破伤风疫苗

D. 可采取夹板、石膏等固定方法治疗骨折，必要时进行手术治疗

E. 扭伤患者需要热敷、压迫和抬高患处减轻肿胀

4. 关于抢救溺水者的处置方法，叙述正确的有

A. 进行胸外按压时应将患者平卧于硬质的表面，面部朝上，保持身体平直无扭曲

B. 进行人工呼吸时每次吹气时间 5~8 秒，直至患者胸廓抬起

C. 胸外按压和人工呼吸的比例是 30:2，5 个心肺复苏循环后评估 5~10 秒

D. 使用自动体外除颤器（AED）时，无需脱掉患者的湿衣服

E. 对于核心温度低于 33℃ 的低体温患者应尝试复温

第二节　中毒解救和细胞毒性药物的职业防护

一、最佳选择题

1. 有关经皮肤和黏膜吸收中毒的解救措施，说法错误

的是

A. 溶于水的毒物可用大量温水清洗被污染部位

B. 温水清洗时需特别注意清除毛发中的毒物

C. 毒物经伤口进入时应行局部引流排毒，严禁用止血带结扎

D. 腐蚀性毒物可用大量清水冲洗，并用适当的中和液或解毒液冲洗

E. 眼部被毒物污染时，应立即用清水清洗，并滴入相应的中和剂

2. 有关经消化道吸收中毒的解救措施，说法错误的是
   A. 皮下注射阿扑吗啡，多数患者可在 3～5 分钟后呕吐
   B. 患者呕吐时应将其头部放低或转向一侧
   C. 尽量将胃内容物抽出后再给予洗胃液
   D. 清醒患者每次使用洗胃液 500～600ml
   E. 多数毒物在进入体内 6 小时后洗胃意义不大

3. 有关经消化道吸收中毒患者使用洗胃液的说法，正确的是
   A. 对硫磷中毒可使用 1:（5000～10000）高锰酸钾溶液洗胃
   B. 氰化物中毒时可使用 2% 活性炭混悬液洗胃
   C. 硫酸铜中毒时使用牛乳溶液洗胃无效
   D. 砷、汞中毒时应禁止使用鸡蛋清洗胃
   E. 不明物质中毒时可使用 1%～2% 氯化钠溶液或生理盐水洗胃

4. 用于氰化物中毒，小剂量可治疗高铁血红蛋白血症和亚硝酸盐中毒的解毒剂是
   A. 亚硝酸钠   B. 亚甲蓝
   C. 青霉胺   D. 乙酰胺
   E. 乙酰半胱氨酸

5. 患者，女，19 岁，服用大量苯巴比妥后出现中毒，可用于患者中毒后碱化尿液、加速苯巴比妥排泄的药物是
   A. 碳酸氢钠   B. 维生素 C
   C. 氯化铵   D. 氢氧化钠
   E. 亚硫酸氢钠

6. 患儿，男，3 岁，误服艾司唑仑片后出现中毒症状，临床应给予的特异性解毒剂是
   A. 乙酰胺   B. 维生素 K_1
   C. 氟马西尼   D. 青霉胺
   E. 谷胱甘肽

7. 患儿，男，2 岁，因误服复方樟脑酊 20ml 后出现神志不清和呼吸时而暂停症状，瞳孔呈针尖样，对该患儿应给予的特异性解毒剂是

A. 乙酰半胱氨酸   B. 纳洛酮
C. 阿扑吗啡   D. 艾司洛尔
E. 毛果芸香碱

8. 患者，女，54 岁，因胃痛服用过量健胃止痛片（含有曼陀罗浸膏）后出现中毒症状，可用于解救患者中毒的药物是
   A. 毛果芸香碱   B. 阿托品
   C. 维生素 K_1 D. 纳洛酮
   E. 乙酰胺

9. 下列物质中毒后可通过注射维生素 C 酸化尿液，促进毒物经尿液排泄的是
   A. 苯巴比妥   B. 甲基苯丙胺
   C. 氰化物   D. 金属铅
   E. 有机磷

10. 患儿，男，3 岁，误服香豆素类杀鼠药后出现鼻出血、齿龈出血和尿血症状，应给予的特异性解毒剂是
    A. 乙酰胺   B. 乙酰半胱氨酸
    C. 维生素 K_4 D. 维生素 K_3
    E. 维生素 K_1

11. 患者，女，55 岁，在给棉花田喷洒氟乙酰胺时出现中毒症状，可供临床使用的特异性解毒剂是
    A. 亚硝酸钠   B. 依地酸钙钠
    C. 乙酰胺   D. 碘解磷定
    E. 盐酸戊乙奎醚

12. 有关单纯性酒精中毒的救治措施，说法错误的是
    A. 单纯急性轻度酒精中毒不需治疗，居家观察，嘱其保暖
    B. 睡眠时应采取侧卧位以防呕吐物误吸入气管引起并发症
    C. 催吐、洗胃和药用炭适用于单纯酒精中毒患者
    D. 严重者可静脉注射补充葡萄糖
    E. 静脉滴注美他多辛可促进乙醇代谢

13. 可用于驱汞治疗，但伴有花生或花生制品过敏者不可应用的解毒剂是
    A. 二巯丙磺钠   B. 青霉胺
    C. 二巯丁二钠   D. 二巯丙醇
    E. 硫代硫酸钠

14. 患者，男，57 岁，在冶金厂工作期间出现铅中毒，可用于驱铅治疗的药物是
    A. 烯丙吗啡   B. 氟马西尼

C. 依地酸钙钠　　　　　D. 亚甲蓝

E. 亚硝酸钠

15. 患者，女，54岁，因服用过量阿托品出现中毒症状，可使用的拮抗治疗药是
    A. 毛果芸香碱　　　　　B. 碘解磷定
    C. 谷胱甘肽　　　　　　D. 亚甲蓝
    E. 依地酸钙钠

16. 关于静脉配置细胞毒性药品时药师应注意的操作事项，说法错误的是
    A. 掰开安瓿前轻弹瓶颈部，使附着的药粉或药液降至瓶底
    B. 溶媒应沿瓶壁缓慢注入，以防溢出
    C. 用注射器抽药不超过容器1/2，防止针筒滑落
    D. 抽药注射器排气时，垫无菌纱布或带针帽操作，以免药液外流
    E. 尖锐器物放置于生物安全柜的一次性锐器桶中

二、配伍选择题

【1~2】
    A. 1∶5000高锰酸钾溶液
    B. 鸡蛋清
    C. 牛乳
    D. 5%淀粉溶液
    E. 3%鞣酸溶液

1. 患儿，男，2岁，误服碘伏皮肤消毒液后出现中毒症状，应给予的洗胃液是

2. 患者，女，71岁，过量口服地高辛后出现中毒症状，应给予的洗胃液是

【3~5】
    A. 阿扑吗啡　　　　　　B. 高锰酸钾溶液
    C. 肥皂水　　　　　　　D. 硫酸镁溶液
    E. 鞣酸溶液

3. 经消化道吸收中毒的患者，可使用的导泻药是

4. 经消化道吸收中毒的患者，可使用的灌肠液是

5. 经消化道吸收中毒的患者，可使用的催吐药是

【6~8】
    A. 硫酸铜中毒使用牛乳洗胃
    B. 有机磷农药中毒使用阿托品抢救
    C. 使用呋塞米利尿排泄毒物
    D. 使用二巯丙醇驱汞治疗
    E. 使用肥皂水灌肠排泄毒物

6. 上述解毒方法中，属于物理性拮抗的是

7. 上述解毒方法中，属于化学性拮抗的是

8. 上述解毒方法中，属于生理性拮抗的是

【9~10】
    A. 牛乳　　　　　　　　B. 鸡蛋清
    C. 米汤或面糊　　　　　D. 浓茶
    E. 生理盐水

9. 碘中毒时，如果临床不能提供淀粉溶液，可替代使用的洗胃液是

10. 生物碱中毒时，如果临床不能提供鞣酸溶液，可替代使用的洗胃液是

【11~13】
    A. 乙酰半胱氨酸　　　　B. 纳洛酮
    C. 氟马西尼　　　　　　D. 依地酸钙钠
    E. 亚甲蓝

11. 可用于氰化物中毒的特异性解毒剂是

12. 可用于阿片类药物中毒的特异性解毒剂是

13. 可用于苯二氮䓬类药物中毒的特异性解毒剂是

【14~16】
    A. 汞、铜　　　　　　　B. 氯丙嗪
    C. 地西泮　　　　　　　D. 吗啡
    E. 苯丙胺

14. 中毒后可用青霉胺解救的药物是

15. 中毒后可用纳洛酮解救的药物是

16. 中毒后可用氟马西尼解救的药物是

【17~19】
    A. 锥体外系反应
    B. 皮肤黏膜呈樱桃红色
    C. 广泛性出血
    D. 针尖样瞳孔
    E. 呕吐物有蒜臭味

17. 服用香豆素类杀鼠药常见的中毒表现是

18. 服用吩噻嗪类抗精神病药常见的中毒表现是

19. 吸入高浓度氰化氢气体常见的中毒表现是

【20~22】
    A. 维生素B₁　　　　　　B. 纳洛酮
    C. 吗啡　　　　　　　　D. 烟酸
    E. 美他多辛

    患者，男，38岁，聚餐后出现单纯急性酒精中毒，陷入昏迷状态。

20. 可激活乙醛脱氢酶，加快患者乙醇代谢的药物是

21. 可拮抗阿片受体，缩短患者昏迷时间的药物是

22. 可激动阿片受体，加重呼吸抑制，患者应避免使

用的药物是

【23～24】

    A. 毒扁豆碱　　　　　B. 阿托品

    C. 氟马西尼　　　　　D. 乙酰半胱氨酸

    E. 硫代硫酸钠

23. 治疗有机磷农药中毒时，除使用碘解磷定外，还应联合使用

24. 治疗氰化物中毒时，除使用亚硝酸钠外，还应联合使用

【25～27】

    A. 巯乙胺　　　　　　B. 羟钴胺

    C. 去铁胺　　　　　　D. 贝那替秦

    E. 亚叶酸钙

25. 可提供活性叶酸，用于甲氨蝶呤、甲氧苄啶中毒的解毒剂是

26. 可与氰离子直接结合，用于氰化物中毒的解毒剂是

27. 可与金属离子结合，用于四乙基铅中毒的解毒剂是

【28～29】

    A. 毛果芸香碱　　　　B. 毒扁豆碱

    C. 贝那替秦　　　　　D. 乙酰半胱氨酸

    E. 阿托品

28. 可用于有机磷农药中毒，缓解 M 样症状的药物是

29. 可用于有机磷农药中毒，缓解 N 样症状的药物是

三、综合分析选择题

【1～3】

    患者，男，52 岁，平素嗜好饮酒，每日摄入乙醇量约 150ml。昨日患者因感冒自行购买并服用对乙酰氨基酚片，每日 4 次，每次 2 片（规格 0.3g/片），晚餐照常饮酒。餐后 1 小时患者出现皮肤瘙痒、呕吐、腹胀等症状，未引起重视。2 日后一度出现昏迷，诊断为对乙酰氨基酚中毒所致肝功能衰竭。

1. 对乙酰氨基酚引起肝毒性的机制是

    A. 对乙酰氨基酚干扰胆汁的形成与排泄，导致排泄减慢

    B. 对乙酰氨基酚与内源性谷胱甘肽结合，并直接损伤肝细胞

    C. 代谢物 N -乙酰 -对苯醌亚胺与内源性谷胱甘肽结合，并直接损伤肝细胞

    D. 对乙酰氨基酚肝 -肠循环明显，导致血药浓度

增高后出现蓄积中毒

    E. 代谢物 N -乙酰 -对苯醌亚胺与葡萄糖醛酸结合，间接导致肝细胞坏死

2. 对患者治疗宜选用的中毒解救药物是

    A. 氟马西尼　　　　　B. 乙酰半胱氨酸

    C. 纳洛酮　　　　　　D. 美托洛尔

    E. 阿托品

3. 有关预防对乙酰氨基酚药源性肝损伤的说法，错误的是

    A. 成人用于退热时，一日安全剂量不宜超过 2g

    B. 成人用于骨关节病止痛时，一日安全剂量不宜超过 6g

    C. 用药期间应避免饮酒和摄入含酒精药品

    D. 治疗感冒时应了解抗感冒药复方制剂成分，避免重复用药

    E. 成人用于退热时，每 4 小时给药 1 次，或每 24 小时 4 次

【4～6】

    患者，男，59 岁，非小细胞肺癌晚期，1 个月前开始居家服用吗啡缓释片止痛治疗。1 天前患者出现吞咽困难后，家属将吗啡缓释片碾碎后溶于水中给患者送服，患者于当晚出现呼吸浅慢、皮肤苍白，家属将其紧急送医。就医时患者已出现昏迷和呼吸抑制症状，初步诊断为吗啡中毒。

4. 吗啡重度中毒时可出现三联征，除昏迷、呼吸抑制外，还包括

    A. 快速型心律失常　　B. 全身广泛性出血

    C. 皮肤呈樱桃红色　　D. 呼气有苦杏仁气味

    E. 针尖样瞳孔

5. 吗啡中毒的特效解救药是

    A. 阿扑吗啡　　　　　B. 烯丙吗啡

    C. 二氢埃托啡　　　　D. 亚硝酸钠

    E. 谷胱甘肽

6. 给予患者上述特效解救药治疗时，极可能引发的问题是

    A. 首剂效应　　　　　B. 过敏反应

    C. 戒断症状　　　　　D. 后遗效应

    E. 依赖性

四、多项选择题

1. 有关经消化道吸收中毒的解救措施，说法正确的有

A. 洗胃应越早越好，毒物进入体内 2~3 小时后就不再具备洗胃指征

B. 活性炭具有吸附作用，可加入灌肠液中加速毒物吸附后排出

C. 常用的灌肠液有 1% 微温盐水、1% 肥皂水或清水

D. 经肾排泄的毒物可使用强利尿剂加速毒物排泄

E. 可使用硫酸钠或硫酸镁进行导泻，加速毒物经肠道排出

2. 患者，男，45 岁，在丙酮氰醇生产车间对堵塞的管道进行切割时，不慎吸入氰化氢气体，出现急性氢氰酸中毒。可用于抢救氰化物中毒的特异性解毒剂有

A. 依地酸钙钠   B. 亚甲蓝

C. 硫代硫酸钠   D. 羟钴胺

E. 亚硝酸钠

3. 患者，男，55 岁，因带状疱疹后神经痛口服阿米替林过量导致中毒。关于三环类抗抑郁药阿米替林中毒的对症治疗，说法正确的有

A. 发生心律失常时可静脉滴注普鲁卡因胺

B. 发生心力衰竭时可静脉滴注毛花苷丙

C. 发生低血压时可扩充血容量，必要时注射去甲肾上腺素

D. 发生癫痫时首选地西泮静脉注射

E. 发生抗胆碱症状时应积极使用毒扁豆碱治疗

4. 关于单纯性急性乙醇中毒的救治措施，正确的有

A. 肌注维生素 B_1、维生素 B_6 及烟酸各 100mg 促进乙醇氧化代谢

B. 适当补充维生素 C 促进乙醇氧化代谢

C. 伴有兴奋症状者可皮下注射吗啡缓解

D. 伴有昏迷症状者可肌注或静脉注射纳洛酮缓解

E. 静脉滴注美他多辛促进乙醇代谢

5. 患者，女，48 岁，因家庭琐事服用大量有机磷农药出现中毒，被紧急送医。有机磷中毒应使用的特异性解毒剂有

A. 碘解磷定   B. 乙酰胺

C. 二巯丁二钠   D. 阿托品

E. 毛果芸香碱

6. 下列物质中毒后，禁用 2% 碳酸氢钠溶液洗胃的有

A. 香豆素类杀鼠药   B. 敌百虫

C. 对硫磷   D. 乙醇

E. 苯巴比妥

7. 关于细胞毒性药物暴露的紧急处理措施，说法正确的有

A. 一旦发生溢出污染，药师应佩戴帽子、口罩、双层手套、隔离衣和护目镜进行处理

B. 使用纱布或棉垫覆盖污染区域，之后擦干或小心除去溢出物

C. 完全除去溢出物后，先后用清水、消毒清洁剂、75% 乙醇清洗、擦拭

D. 被污染的物料和废弃物应使用双层密封的医疗垃圾袋，贴上"细胞毒性废弃物"标识

E. 废弃物应 1000℃ 高温焚烧处理或机械压缩处理

第六章　常见病症的健康管理

第一节　发热与疼痛

一、最佳选择题

1. 患儿，男，3岁，体温39.2℃，原因不明。可引起 Reye's 综合征，避免用于儿童退热的药物是
   - A. 布洛芬
   - B. 对乙酰氨基酚
   - C. 阿司匹林
   - D. 双氯芬酸
   - E. 萘普生

2. 患儿，男，7月龄，因发热、呕吐、腹泻就诊，体温39.8℃。在病因尚未查明前，适宜患儿应用的退热药物是
   - A. 布洛芬混悬液
   - B. 对乙酰氨基酚滴剂
   - C. 布洛芬片
   - D. 双氯芬酸钠贴
   - E. 对乙酰氨基酚栓剂

3. 关于解热镇痛药用于退热的说法，错误的是
   - A. 不得自行长期服用，一般不得超过3日
   - B. 对乙酰氨基酚解热作用强且胃肠道刺激性小，是首选的退热药
   - C. 对于儿童通常推荐体温 > 38.5℃ 开始使用退热药
   - D. 宜2种解热镇痛药联合应用或交替使用
   - E. 肠溶制剂应空腹或餐后2小时服用

4. 患儿，女，15个月，感冒后出现发热症状，直肠温度39.0℃。该患儿宜选用的退热药是
   - A. 布洛芬片
   - B. 对乙酰氨基酚滴剂
   - C. 塞来昔布胶囊
   - D. 阿司匹林肠溶片
   - E. 双氯芬酸钠缓释片

5. 患儿，女，3岁，体重15kg，体温39.2℃，在病因未查明前给予布洛芬混悬剂退热治疗。有关患儿的用药指导及患者教育说法，正确的是
   - A. 每4小时给药1次，每日最多6次，直至体温恢复正常
   - B. 按体重给药，每次15mg/kg
   - C. 高热持续不退时可联合对乙酰氨基酚栓1粒/次治疗

   - D. 布洛芬混悬剂应餐后半小时内给药
   - E. 退热效果不明显时可交替使用对乙酰氨基酚滴剂和布洛芬混悬剂

6. 有关发热患者的用药指导和患者教育，说法错误的是
   - A. 对阿司匹林过敏患者可选用布洛芬退热治疗
   - B. 有活动性消化道溃疡或出血者禁用布洛芬退热治疗
   - C. 老年患者、肝肾功能不全者应减量使用非甾体抗炎药
   - D. 治疗期间应适当补充能量、蛋白质、电解质
   - E. 对高热者可用温水擦拭四肢、胸背、头颈部帮助退热

7. 患者，女，62岁，诊断为类风湿性关节痛，既往有消化道溃疡病史。该患者宜选用的止痛药物是
   - A. 双氯芬酸钠缓释片
   - B. 吗啡缓释片
   - C. 颠茄浸膏片
   - D. 塞来昔布胶囊
   - E. 苯妥英钠片

8. 患者，男，27岁，因牙龈松动、肿痛就诊，诊断为牙周炎，除使用甲硝唑抗菌治疗外，为减轻患者疼痛还可建议加用的止痛药是
   - A. 布洛芬缓释片
   - B. 芬太尼缓释片
   - C. 阿托品片
   - D. 硫酸氨基葡萄糖胶囊
   - E. 双氯芬酸二乙胺乳胶剂

9. 有关疼痛的药物治疗，说法错误的是
   - A. 抗胆碱药可松弛内脏平滑肌，缓解内脏痉挛性疼痛
   - B. 氨基葡萄糖可阻断骨关节炎的病理进展，缓解关节疼痛
   - C. 非甾体抗炎药对创伤性剧痛和内脏平滑肌痉挛痛有效
   - D. 阿片类镇痛药可用于癌症晚期患者以及创伤性

剧痛患者

E. 肌肉、关节、软组织等部位的轻至中度疼痛适宜选用非甾体抗炎药止痛

10. 有关止痛药物的用药注意事项，说法正确的是
    A. 自行服用非甾体抗炎药止痛时，连续用药不宜超过 10 日
    B. 骨关节炎患者使用硫酸氨基葡萄糖治疗时宜空腹服药
    C. 伴有心律失常的内脏平滑肌痉挛痛患者禁止服用山莨菪碱
    D. 对阿司匹林有严重过敏的患者可慎重使用对乙酰氨基酚
    E. 规律服用非甾体抗炎药止痛效果不佳时可长期按时加服氨酚羟考酮

11. 患者，女，57 岁，3 年前诊断为癫痫，目前服用抗癫痫药控制，但效果欠佳。今日患者因牙髓炎出现牙痛，该患者应禁止服用的止痛药是
    A. 依托考昔片
    B. 布洛芬混悬剂
    C. 对乙酰氨基酚片
    D. 布洛芬缓释片
    E. 曲马多片

12. 患者，男，36 岁，1 天前出现左侧头部阵发性、搏动性疼痛，今日疼痛加重，发作数次，初步诊断为急性偏头痛。适宜患者服用的止痛药是
    A. 佐米曲普坦
    B. 拉莫三嗪
    C. 阿托品
    D. 普瑞巴林
    E. 巴氯芬

二、配伍选择题

【1~2】
    A. 70~140mg/次
    B. 100~150mg/次
    C. 200~400mg/次
    D. 300~600mg/次
    E. 500~1000mg/次

1. 患儿，男，2 岁，体重 10kg，因发热服用对乙酰氨基酚滴剂，药师计算出的正确给药剂量是
2. 患儿，女，3 岁，体重 14kg，因发热服用布洛芬混悬剂，药师计算出的正确给药剂量是

【3~5】
    A. 双氯芬酸钠
    B. 山莨菪碱
    C. 芬太尼
    D. 卡马西平
    E. 地西泮

3. 患者，男，39 岁，因内脏平滑肌痉挛痛就诊，适宜患者的止痛药是

4. 患者，女，55 岁，因骨关节炎就诊，适宜患者的止痛药是
5. 患者，男，67 岁，带状疱疹治愈后出现后遗神经痛，适宜患者的止痛药是

【6~8】
    A. 吗啡缓释片
    B. 颠茄浸膏片
    C. 加巴喷丁片
    D. 对乙酰氨基酚片
    E. 硫酸氨基葡萄糖胶囊

6. 患者，男，23 岁，出现发热、头痛、全身无力症状，诊断为流感，应选用的止痛药是
7. 患者，女，45 岁，刷牙后出现一侧面部撕裂样疼痛，持续数秒，诊断为三叉神经痛，应选用的止痛药是
8. 患者，男，48 岁，因受凉出现胃部平滑肌痉挛性疼痛，应选用的止痛药是

【9~11】
    A. 硫酸氨基葡萄糖胶囊
    B. 山莨菪碱片
    C. 氨酚待因片
    D. 卡马西平片
    E. 双氯芬酸二乙胺乳胶剂

9. 可引起口干、皮肤潮红、便秘等不良反应的止痛药物是
10. 适于缓解肌肉拉伤的止痛药物是
11. 应短期按需使用，避免出现成瘾性的药物是

【12~14】
    A. 对乙酰氨基酚
    B. 羟考酮
    C. 利多卡因
    D. 硫酸氨基葡萄糖
    E. 山莨菪碱

12. 超剂量服用易引起不可逆性肝损伤的药物是
13. 使用超过数周而不再需要治疗时应平稳递减剂量至停药的是
14. 可加重胃食管反流，反流性食管炎患者应慎用的药物是

【15~16】
    A. 芬太尼
    B. 替扎尼定
    C. 颠茄浸膏
    D. 曲安奈德
    E. 洛索洛芬

15. 患者，男，66 岁，长期服用依托考昔治疗慢性疼痛，近 1 个月出现肌肉紧张、僵硬，可建议患者酌情联合应用的药物是

16. 患者，女，58 岁，长期服用双氯芬酸钠肠溶片治

疗类风湿关节炎，近 3 个月来关节活动受限制明显加重，可建议患者酌情联合应用的药物是

酰氨基酚

D. 妊娠早期、晚期使用布洛芬安全有效，妊娠中期应禁用

E. 高血压、心力衰竭患者禁止使用布洛芬

三、多项选择题

1. 有关发热患者的用药指导，说法正确的有
   A. 成人应用对乙酰氨基酚退热时，每次用量0.3～0.6g，每日最多6次
   B. 成人应用布洛芬退热时，每次用量0.2～0.4g，每日最多4次
   C. 妊娠期女性发热时可短期使用正常剂量的对乙

2. 长期应用可引起成瘾性和耐受性，被列为第一类或第二类精神药品，用于止痛治疗时应充分评估并权衡获益和风险的药物有
   A. 加巴喷丁　　　　　B. 氨酚曲马多
   C. 氨酚羟考酮　　　　D. 舒马曲普坦
   E. 曲马多

第二节　呼吸系统问题

一、最佳选择题

1. 患者，女，57 岁，出现干咳，疑似与用药有关。最有可能引起患者咳嗽的疑似药物是
   A. 右美沙芬　　　　　B. 卡托普利
   C. 坎地沙坦　　　　　D. 苯丙哌林
   E. 氨溴索

2. 患者，女，52 岁，绝经 1 年。6 个月前患者上呼吸道感染后出现反复咳嗽伴咽痒、咽喉不适，尤以夜间为重，遇风、冷、刺激性气味后加重，曾先后服用右美沙芬、苯丙哌林均无明显疗效，诊断为咳嗽超敏反应。该患者可尝试的治疗药物是
   A. 加巴喷丁　　　　　B. 乙酰半胱氨酸
   C. 洛哌丁胺　　　　　D. 复方左旋多巴
   E. 氟替卡松

3. 患者，女，63 岁，2 天前出现流鼻涕、打喷嚏、咳嗽少痰等感冒症状，尤以夜间咳嗽为主，睡眠质量也随之下降，药师应建议患者选用的镇咳药是
   A. 羧甲司坦　　　　　B. 氨溴索
   C. 愈创木酚甘油醚　　D. 乙酰半胱氨酸
   E. 右美沙芬

4. 患者，男，59 岁，患有慢性支气管炎，近 3 天来患者咳嗽频繁，咳大量黏痰，应建议患者及时服用的药物是
   A. 氨溴索片　　　　　B. 可待因片
   C. 右美沙芬片　　　　D. 沙丁胺醇片
   E. 喷托维林片

5. 有关镇咳药可待因的用药注意事项，说法错误的是
   A. 长期应用可引起依赖性

B. 分娩期妇女用药可能引起新生儿呼吸抑制
   C. 药物可自乳汁分泌，哺乳期妇女应慎用
   D. 婴幼儿应禁用
   E. 适于痰多的患者使用

6. 患者，女，53 岁，1 周前出现胃灼热、干咳，疑似胃食管反流病。关于患者教育，说法错误的是
   A. 避免过饱和睡前进食
   B. 避免进食酸性、辛辣和油腻食物
   C. 避免饮用咖啡和酸性饮料
   D. 卧床时应将床头放平
   E. 可服用兰索拉唑 30mg bid 或等效药物，疗程 4 周

7. 患者，女，37 岁，身高160cm，体重68kg。3 年前诊断为压力性尿失禁，在咳嗽、打喷嚏时易出现不自主的漏尿。关于患者缓解咳嗽和压力性尿失禁的注意事项不包括
   A. 避免强负重体力劳动，例如提举和搬动重物
   B. 调节膀胱功能，定时排尿，逐渐延长排尿间隔时间
   C. 减轻体重，可有效减少压力性尿失禁症状
   D. 加强盆底肌训练，增加控尿能力
   E. 必要时服用抗胆碱药进行药物治疗

8. 有关普通感冒的药物治疗和患者教育说法，正确的是
   A. 无并发症的普通感冒通常呈自限性，但须使用抗菌药预防感染
   B. 普通感冒可使用具有特效的抗病毒药治疗
   C. 抗菌药对成人和儿童的普通感冒无效，不宜使用

D. 普通感冒以对因治疗为主，同时可联合对症治疗

E. 普通感冒尚无有效的疫苗，但可使用流感疫苗预防普通感冒

9. 患者，男，48岁，2天前开始出现鼻塞、流清水样鼻涕、打喷嚏症状，继而出现咽痛、干咳、全身乏力、酸痛、发热、畏寒，诊断为普通感冒。不应出现在患者用药清单上的药物是

A. 对乙酰氨基酚　　　　B. 伪麻黄碱

C. 氯苯那敏　　　　　　D. 氨溴索

E. 锌含片

10. 有关成人普通感冒的药物治疗，说法错误的是

A. 妊娠期女性出现高热时，在物理降温、充足补水基础上，可选择对乙酰氨基酚退热治疗

B. 心血管疾病患者可使用对乙酰氨基酚退热，不建议使用麻黄碱缓解鼻塞

C. 既往有消化道溃疡病史的患者建议选择对乙酰氨基酚退热治疗

D. 对阿司匹林过敏患者可选择布洛芬退热治疗

E. 妊娠3个月内女性禁用愈创木酚甘油醚和右美沙芬

11. 患儿，女，1岁6个月，诊断为普通感冒，口腔温度39.0℃，伴有鼻塞、流涕、咳嗽症状。有关该患儿的治疗方案说法，正确的是

A. 建议交替应用对乙酰氨基酚滴剂、布洛芬混悬剂退热治疗

B. 建议联合应用对乙酰氨基酚滴剂、布洛芬混悬剂退热治疗

C. 建议应用含有氯苯那敏和伪麻黄碱的复方制剂缓解鼻塞、流涕

D. 建议应用右美沙芬或含有右美沙芬的复方抗感冒药缓解咳嗽

E. 建议每天6次生理盐水清洗鼻腔和睡前口服蜂蜜

12. 关于儿童普通感冒的对症治疗和一般治疗，说法错误的是

A. ≥2月龄不足6月龄的患儿推荐使用对乙酰氨基酚制剂退热

B. ≥6月龄的患儿推荐使用对乙酰氨基酚或布洛芬制剂退热

C. 阿司匹林及其衍生物推荐作为退热药在儿童中使用

D. <2月龄婴儿发热建议采用物理降温

E. 伴有腹泻、呕吐或高热导致脱水时，应静脉补充电解质和水

13. 患者，男，57岁，既往体健。昨日出现普通感冒症状，不建议出现在患者用药清单上的药品是

A. 维生素C片

B. 利巴韦林（雾化给药）

C. 对乙酰氨基酚片

D. 右美沙芬片

E. 锌含片

14. 患者，男，27岁，1天前出现发热、头痛、全身不适，诊断为流感，患者应选择的治疗药是

A. 奥司他韦　　　　　　B. 伐昔洛韦

C. 阿莫西林　　　　　　D. 恩替卡韦

E. 阿德福韦

15. 有关流感疫苗接种事项，说法错误的是

A. 接种减毒流感活疫苗2周内不应服用磷酸奥司他韦

B. 服用奥司他韦后48小时内不应接种减毒流感活疫苗

C. 灭活流感疫苗可在服用奥司他韦前、后的任何时间接种

D. 对于≥6月龄且无禁忌证的人群均可接种流感疫苗

E. 妊娠期、哺乳期女性不宜接种流感疫苗

16. 应避免与乳制品及其他钙强化饮料、含金属药物同服的抗病毒药是

A. 奥司他韦　　　　　　B. 玛巴洛沙韦

C. 扎那米韦　　　　　　D. 法维拉韦

E. 帕拉米韦

17. 患者，女，19岁，诊断为急性细菌性扁桃体炎，在无用药禁忌证前提下患者应首选的治疗药物是

A. 阿莫西林片　　　　　B. 左氧氟沙星胶囊

C. 米诺环素片　　　　　D. 阿奇霉素片

E. 克林霉素片

18. 有关成人急性细菌性扁桃体炎的药物治疗方案，错误的是

A. 青霉素V钾片500mg bid po，疗程3日

B. 头孢氨苄颗粒500mg bid po，疗程5～7日

C. 注射用苄星青霉素120万单位，肌注一次

D. 克林霉素片300mg tid po，疗程5～7日

E. 阿莫西林片 500mg bid po，疗程 10 日

19. 关于急性扁桃体炎的病因、临床表现和检测方法，说法错误的是
    A. 多由细菌感染所致，少数为病毒感染
    B. 常出现发热、扁桃体渗出、咽喉痛和颈前淋巴结肿大症状
    C. 改良的 Centor 评分法主要依据症状和年龄进行评分
    D. 抗原快速检测、DNA 探针可在几分钟内测出咽拭子中的链球菌
    E. 咽拭子培养用于确证性检测及监测化脓性链球菌的耐药性

20. 患者，男，33 岁，因普通感冒引起急性病毒性鼻窦炎，伴鼻塞、鼻腔滴漏、头痛症状。对患者治疗无效的药物是
    A. 氯苯那敏　　　　　B. 伪麻黄碱
    C. 对乙酰氨基酚　　　D. 异丙托溴铵
    E. 多西环素

21. 患者，男，55 岁，因慢性鼻窦炎使用布地奈德鼻喷剂（64μg×120 喷））治疗。关于患者用药指导说法，错误的是
    A. 轻微擤鼻，鼻喷剂摇晃均匀，移开喷嘴套
    B. 头部向前轻微倾斜，将喷嘴轻轻置入鼻腔，喷嘴的方向应远离鼻中隔
    C. 闭塞未用药的一侧鼻孔，用右手行左侧鼻孔喷雾，反之亦然
    D. 将喷嘴取出后经口呼气，清洁喷嘴并更换喷嘴套
    E. 每天使用 1 次，每侧鼻腔喷 2 次，持续用药不少于 12 周

22. 关于鼻窦炎患者药物治疗，说法正确的是
    A. 急性细菌性鼻窦炎首选口服青霉素 V 钾片，疗程 10 日
    B. 急性病毒感染后鼻窦炎可口服对乙酰氨基酚片缓解鼻塞和流涕
    C. 慢性鼻窦炎的主要治疗手段是鼻用糖皮质激素和生理盐水
    D. 使用鼻用糖皮质激素治疗慢性鼻窦炎，每天使用 1～2 次，每侧鼻腔喷不少于 100μg，持续用药不少于 2 周
    E. 天竺葵滴剂、桃金娘油胶囊对急性病毒感染后鼻窦炎治疗无效

23. 患者，男，17 岁，2 年前出现阵发性打喷嚏、流清水样鼻涕、鼻塞、鼻痒症状，常年发作，每次发作持续时间不超过 2 周，诊断为间歇性过敏性鼻炎，患者应首选的一线治疗方案是
    A. 苯海拉明片，每次 25mg、每日 3 次
    B. 泼尼松片，每次 10mg、每日 1 次
    C. 西替利嗪片，每次 10mg、每日 1 次
    D. 曲尼司特胶囊，每次 100mg、每日 3 次
    E. 羟甲唑啉鼻喷剂，每侧每次 2 喷、每日 2 次

24. 关于过敏性鼻炎患者的治疗方案，说法错误的是
    A. 免疫治疗是一线治疗方案
    B. 口服第二代抗组胺药是一线治疗药物
    C. 持续性过敏性鼻炎患者在鼻用糖皮质激素治疗欠佳时，可联合鼻用抗组胺药
    D. 症状严重难以控制的患者可考虑短期口服糖皮质激素，睡前顿服，疗程 14～21 日
    E. 对于中至度鼻塞患者，可加服伪麻黄碱或鼻用减充血剂

25. 患者，男，28 岁，10 天前出现阵发性剧咳，咳嗽时胸部有牵涉痛，无发热、咳痰、气促、胸闷，诊断为急性支气管炎。该患者宜选用的治疗方案是
    A. 马来酸氯苯那敏片，4mg tid
    B. 氨溴索片，30mg tid
    C. 右美沙芬片，30mg tid
    D. 阿莫西林胶囊，500mg tid
    E. 布洛芬缓释片，300mg bid

26. 关于急性气管－支气管炎的病因、临床表现的说法，正确的是
    A. 单纯急性支气管炎多为细菌感染，少数患者可由呼吸道合胞病毒、流感病毒引起
    B. 急性支气管炎通常表现为高热，伴有上呼吸道感染的前驱症状
    C. 当患者出现脓痰症状时，可明确为细菌感染所致，应积极使用抗菌药物治疗
    D. 急性支气管炎患者咳嗽是主要症状，通常持续超过 3 周
    E. 过敏原、水蒸气、烟雾以及肺炎链球菌可引起急性支气管炎

27. 患者，女，47 岁，自述 3 天前因天气骤凉出现咳嗽、声音嘶哑、流鼻涕，伴胸痛 3 天，咳淡黄色痰，有喘憋和胸闷感，自查体温一直在 38.0℃左

右。入院后查胸部 CT：双侧支气管炎性改变。实验室检查：白细胞计数 13.5×10^9/L、C 反应蛋白阳性、降钙素原 0.25μg/L。该患者治疗药物中不应包含的是

A. 左氧氟沙星注射液

B. N – 乙酰半胱氨酸片

C. 多索茶碱注射液

D. 甲硝唑片

E. 美敏伪麻溶液

28. 患者，男，38 岁，5 日前淋雨受凉后出现打喷嚏、流鼻涕，未行特殊处理。3 日前患者出现畏寒、发热，体温最高达 $39℃$，伴咳嗽、咯黄色脓痰。经实验室和 X 线胸片检查，临床诊断为社区获得性肺炎。患者既往体健，无其他基础疾病。有关该患者的经验性药物治疗方案，不建议推荐的是

A. 阿莫西林 1g po tid

B. 米诺环素 100mg po q12h

C. 多西环素 100mg po q12h

D. 阿奇霉素 500mg po qd

E. 头孢克洛 500mg po tid

29. 患儿，男，5 岁，4 天前无明显诱因出现持续性咳嗽、发热，体温最高时达 $39.2℃$，就诊后给予头孢呋辛酯片、对乙酰氨基酚口服液治疗。1 天前患者出现喘息症状，体温持续在 $38.5℃ \sim 39℃$，咳嗽加剧，再次入院就诊。胸部 CT 显示双肺有网状结节状阴影，血白细胞计数 8.0×10^9/L，高度疑似肺炎支原体肺炎。在病原学检查未出结果前，经验治疗用药应首选

A. 米诺环素

B. 阿奇霉素

C. 左氧氟沙星

D. 阿莫西林 – 克拉维酸钾

E. 克林霉素

30. 患者，女，43 岁，2 天前出现发热、咳嗽、咳痰症状，就诊查体：口腔温度 $38.6℃$，听诊可闻及湿性啰音，X 线胸片示肺部有浸润性阴影，血常规检查示白细胞计数 17.2×10^9/L，中性粒细胞占比 90%，诊断为社区获得性肺炎。患者既往有 QT 间期延长史、低钾血症病史。下列用药方案中适宜该患者的是

A. 阿莫西林/克拉维酸钾 + 多西环素

B. 左氧氟沙星 + 头孢曲松

C. 阿奇霉素 + 阿莫西林

D. 克拉霉素 + 莫西沙星

E. 阿奇霉素 + 米诺环素

31. 有关社区获得性肺炎的抗感染治疗说法，正确的是

A. 应在初始治疗 24 小时对治疗效果进行评估，根据评估结果决定是否调整抗菌药

B. 应以肺部 X 线阴影吸收程度作为停用抗菌药物的指征

C. 轻至中度患者抗菌治疗的疗程通常为 14 ~ 21 天

D. 铜绿假单胞菌感染者的抗菌药物疗程一般为 5 ~ 7 天

E. 抗菌药可在患者热退 2 ~ 3 天且主要呼吸道症状明显改善后停用

32. 患儿，男，3 岁，1 天前出现咳嗽、咳痰、发热症状。经血常规检查、X 线胸片确诊为社区获得性肺炎。该患儿经验治疗应首选的药物是

A. 环丙沙星　　　　B. 米诺环素

C. 阿莫西林　　　　D. 阿米卡星

E. 甲硝唑

33. 患者，男，72 岁，1 天前出现咳嗽、咳痰、发热症状，经临床确诊为社区获得性肺炎。有关社区获得性肺炎抗菌经验治疗方案，说法正确的是

A. 阿莫西林 – 克拉维酸钾：每日 1 次，每次 1.2g，疗程 5 ~ 7 天

B. 环丙沙星：每日 1 次，每次 400mg，疗程 5 ~ 7 天

C. 多西环素：每日 3 次，每次 200mg，疗程 5 ~ 7 天

D. 阿奇霉素：每日 1 次，每次 500mg，疗程 3 天

E. 头孢曲松：每日 3 次，每次 2g，疗程 5 ~ 7 天

34. 患者，女，77 岁，患 2 型糖尿病病史 30 余年。3 天前患者出现咳嗽、咳痰、发热症状，临床诊断为社区获得性肺炎，给予阿莫西林 – 克拉维酸钾片每日 2 次，每次 5 片（规格：每片含阿莫西林 200mg、克拉维酸钾 28.5mg）。今日对患者进行评估，临床症状改善不明显，细菌培养试验回报铜绿假单胞菌阳性。关于患者调整治疗方案，下述不适宜的是

A. 改为静脉滴注阿莫西林 – 克拉维酸钾、莫西沙星

B. 改为静脉滴注哌拉西林 – 他唑巴坦、左氧氟

沙星

C. 改为静脉滴注头孢吡肟

D. 改为静脉滴注亚胺培南－西司他丁钠

E. 改为静脉滴注头孢哌酮－舒巴坦、环丙沙星

35. 患者，男，60岁，反复发热4天，伴有咳嗽、咯黄色脓痰症状，自行服用布洛芬，但症状未得到有效缓解。1天前患者出现胸闷、气促，门诊以社区获得性肺炎收治入院。胸部CT示双肺多发阴影。血常规提示白细胞计数 5.2×10^9/L，中性粒细胞占比90%。初步诊断为流感病毒混合细菌感染性肺炎。不应纳入患者治疗方案的是

A. 静脉滴注头孢哌酮－舒巴坦钠 2g tid

B. 雾化吸入沙丁胺醇 2.5mg qid

C. 口服磷酸奥司他韦颗粒 75mg bid

D. 静脉注射氨溴索 30mg tid

E. 口服磷酸可待因片 15mg tid

36. 患者，女，43岁，2个月前感染肾盂肾炎，服用阿莫西林－克拉维酸钾治疗14天后痊愈。昨日患者被诊断为社区获得性肺炎。针对该患者的经验治疗宜选择的用药方案是

A. 阿莫西林＋头孢克洛

B. 头孢克洛＋阿奇霉素

C. 阿奇霉素

D. 氨苄西林－舒巴坦

E. 多西环素

37. 有关肺炎链球菌疫苗接种事项的说法，错误的是

A. 2剂PPV23间至少间隔5年，首次接种年龄≥65岁者亦需复种

B. ≥65岁者应接种1剂PCV13，并在6~12个月后接种1剂PPV23

C. 之前接种过1剂或多剂PPV23且年龄≥65岁者，距最近1剂PPV23接种≥1年后应接种1剂PCV13

D. 65岁之前接种过PPV23的成人，应该在65岁之后且距离上次接种至少1年后接种1剂PCV13

E. ≥65岁以上人群和<65岁但伴有慢性心肺疾病、肾病、糖尿病患者适宜接种PPV23

二、配伍选择题

【1~3】

A. 缬沙坦　　　　　　　　B. 沙丁胺醇

C. 兰索拉唑　　　　　　　D. 尼古丁替代制剂

E. 布地奈德

1. 患者，女，37岁，因反复刺激性干咳1个月入院，既往体健，否认哮喘及哮喘家族史。血常规检查示嗜酸性粒细胞 0.8×10^9/L，呼出气一氧化氮（FeNO）35ppb。诊断为嗜酸性粒细胞支气管炎。该患者镇咳应选用的药物是

2. 患者，男，9岁，因慢性鼻窦炎引起反复咳嗽。该患者镇咳应选用的药物是

3. 患者，女，52岁，因胃食管反流病引起反复咳嗽。该患者镇咳应选用的药物是

【4~6】

A. 右美沙芬　　　　　　　B. 氨溴索

C. 喷托维林　　　　　　　D. 可待因

E. 苯丙哌林

4. 可引起嗜睡，驾车、高空作业或操作机器者应慎用或避免服用的药物是

5. 对口腔黏膜有麻醉作用，服药时需整片吞服，不可嚼碎的药物是

6. 可升高眼内压、加快心跳，青光眼、心功能不全患者应慎用的药物是

【7~8】

A. 右美沙芬　　　　　　　B. 苯丙哌林

C. 喷托维林　　　　　　　D. 可待因

E. 羧甲司坦

7. 对呼吸道有大量黏痰的患者，应及时服用的药物是

8. 禁用于痰多黏稠患者的药物是

【9~11】

A. 布洛芬　　　　　　　　B. 氯苯那敏

C. 右美沙芬　　　　　　　D. 利巴韦林

E. 阿奇霉素

　　患者，女，38岁，诊断为普通感冒，白细胞计数、C反应蛋白正常。

9. 可缓解患者打喷嚏、流涕症状的药物是

10. 能减轻患者头痛、肌肉疼痛的药物是

11. 对治疗患者感冒无效的药物是

【12~13】

A. 氯苯那敏片　　　　　　B. 克拉霉素胶囊

C. 青霉素V钾片　　　　　D. 布地奈德鼻喷剂

E. 对乙酰氨基酚片

12. 患者，男，22岁，受凉后出现右侧鼻塞、流脓涕伴右侧头痛，体温最高达38.5℃，诊断为急性细

菌性鼻窦炎，应首选的治疗药是

13. 患者，女，34 岁，反复右侧鼻塞伴流涕，头痛 2 年余，诊断为慢性鼻窦炎，应首选的治疗药是

【14～15】

    A. 伪麻黄碱   B. 孟鲁司特

    C. 布地奈德   D. 色甘酸钠

    E. 苯海拉明

14. 可引起血压升高、心悸、失眠和躁动的药物是

15. 可引起口干、眼睛干涩、尿潴留的药物是

【16～17】

    A. 布地奈德鼻喷剂   B. 色甘酸钠滴鼻液

    C. 左氧氟沙星滴眼液   D. 西替利嗪片

    E. 孟鲁司特片

16. 可升高眼内压，青光眼和白内障患者慎用的药物是

17. 应警惕可能会增加焦虑、抑郁和噩梦等不良神经精神事件风险的药物是

【18～19】

    A. 口服第一代抗组胺药

    B. 鼻用抗组胺药

    C. 鼻用糖皮质激素

    D. 鼻用减充血剂

    E. 鼻用肥大细胞膜稳定剂

18. 间歇性过敏性鼻炎患者的一线治疗方案是

19. 持续性过敏性鼻炎患者的一线治疗方案是

【20～22】

    A. 可待因   B. 磺胺甲噁唑

    C. 沙丁胺醇   D. 奥司他韦

    E. 对乙酰氨基酚

    患儿，女，4 岁，咳嗽、咳痰 1 周，加重伴发热 2 天余，诊断为小儿支气管炎。

20. 如果病原诊断考虑为流感，应使用的治疗药物是

21. 如果病原诊断考虑为百日咳，应使用的治疗药物是

22. 患儿同时伴有喘息症状，应考虑雾化吸入的治疗药物是

【23～24】

    A. 氯化铵甘草合剂   B. 愈美片

    C. 复方甲氧那明胶囊   D. 美敏伪麻溶液

    E. 阿奇霉素分散片

23. 患者，女，19 岁，因接触花粉出现喘息、气急、胸闷、咳嗽，临床诊断为过敏性支气管炎。适宜

该患者的治疗药物是

24. 患者，男，23 岁，受凉后出现咳嗽、打喷嚏、流鼻涕、鼻塞、咽痛症状。适宜该患者的经验治疗药物是

【25～27】

    A. 阿莫西林   B. 利奈唑胺

    C. 阿奇霉素   D. 头孢他啶

    E. 头孢曲松钠

25. 患者，男，68 岁，外出旅游 2 个月后出现肺炎体征，经影像学和病原学检查后确诊为嗜肺军团菌肺炎，治疗用药应选择

26. 患者，女，62 岁，患有慢性阻塞性肺疾病病史 8 年，$FEV_1 < 30\%$ 预计值，3 天前患者出现肺炎体征，经影像学和病原学检查后确诊为铜绿假单胞菌肺炎，治疗药物应选择

27. 患者，男，87 岁，因心力衰竭住院治疗，4 天前患者出现肺炎体征，经影像学和病原学检查后确诊为耐甲氧西林金黄色葡萄球菌肺炎，治疗药物应选择

【28～29】

    A. 克拉霉素   B. 莫西沙星

    C. 利奈唑胺   D. 头孢他啶

    E. 亚胺培南

28. 患者，女，54 岁，服用雷洛昔芬片 60mg qd、阿法骨化醇软胶囊 0.5μg qn、碳酸钙片 0.3g tid 治疗绝经后骨质疏松症。今日被诊断为社区获得性肺炎，该患者应避免同时使用的抗感染药是

29. 患者，男，57 岁，服用非洛地平缓释片 10mg qd 治疗高血压。今日被诊断为社区获得性肺炎，该患者应避免同时使用的抗感染药是

【30～32】

    A. 左氧氟沙星   B. 阿奇霉素

    C. 阿莫西林   D. 米诺环素

    E. 替考拉宁

30. 妊娠期女性感染社区获得性肺炎时应首选的抗感染药是

31. 明确肺炎衣原体感染的社区获得性肺炎患者应首选的抗感染药是

32. 明确为耐甲氧西林金黄色葡萄球菌感染的肺炎患者应首选的抗感染药是

【33～34】

    A. 青霉素 G   B. 克林霉素

C. 左氧氟沙星　　　　　　D. 美罗培南

E. 头孢他啶

33. 明确肺炎链球菌（青霉素 MIC < 2mg/L）感染的社区获得性肺炎患者应首选的治疗药是

34. 明确嗜肺军团菌感染的社区获得性肺炎患者应首选的治疗药是

【35 ~ 37】

A. 阿莫西林　　　　　　　B. 左氧氟沙星

C. 阿奇霉素　　　　　　　D. 多西环素

E. 克林霉素

35. 患者，男，16 岁，诊断为社区获得性肺炎。因可引起关节软骨病，该患者应避免服用的药物是

36. 患者，女，27 岁，诊断为支原体肺炎。宜首选的治疗药物是

37. 患者，男，21 岁，诊断为社区获得性肺炎。用药前须做皮试的治疗药物是

【38 ~ 39】

A. 利奈唑胺　　　　　　　B. 万古霉素

C. 米诺环素　　　　　　　D. 阿奇霉素

E. 环丙沙星

38. 可引起牙齿染色、骨骼发育异常，8 岁以下儿童不推荐使用的抗感染药是

39. 连续用药可导致药物蓄积，有肝毒性和心脏毒性风险，治疗社区获得性肺炎时连续用药不建议超过 3 ~ 4 天的抗感染药是

三、综合分析选择题

【1 ~ 4】

患者，女，67 岁，既往有慢性阻塞性肺疾病。2 天前患者出现发热、头痛和全身不适症状，1 天前出现咽喉痛、面部潮红、鼻塞、流涕、干咳症状，自测体温最高时达 39.5℃（腋温）。实验室检查：白细胞计数 9.2×10^9/L，C 反应蛋白 0.50mg/L（正常参考范围：< 2.87mg/L）。诊断为流感。

1. 有关患者药物治疗方案，说法错误的是

A. 立即给予抗病毒药，无需等待病毒核酸 PCR 检测结果

B. 患者发病超过 48 小时，无法从抗病毒治疗中获益

C. 给予对乙酰氨基酚或布洛芬解热、镇痛

D. 给予右美沙芬缓解干咳症状

E. 给予氯苯那敏缓解鼻塞、流涕症状

2. 患者目前服用硫酸亚铁治疗缺铁性贫血，如果患者使用抗病毒药，不应选用的是

A. 扎那米韦　　　　　　　B. 帕拉米韦

C. 奥司他韦　　　　　　　D. 法维拉韦

E. 玛巴洛沙韦

3. 治疗第 3 日，患者咳嗽、呼吸困难加重，咳大量脓性痰，疑似合并细菌感染性肺炎。对患者经验治疗方案进行调整，下列说法错误的是

A. 在维持抗病毒治疗方案基础上加用头孢他啶抗感染治疗

B. 在维持抗病毒治疗方案基础上加用阿莫西林 – 克拉维酸钾抗感染治疗

C. 在维持抗病毒治疗方案基础上加用氨溴索祛痰治疗

D. 在维持抗病毒治疗方案基础上加用福莫特罗平喘治疗

E. 停止抗病毒治疗方案，改用头孢哌酮 – 舒巴坦钠抗感染治疗

4. 经过 10 天治疗患者出院，咨询药师接种流感疫苗和肺炎链球菌疫苗事项。药师对患者接种疫苗的建议，说法错误的是

A. 建议患者最好在 10 月底前完成流感疫苗接种

B. 流感疫苗和肺炎链球菌疫苗最好都要接种

C. 建议患者每 5 年接种 1 次流感疫苗

D. 建议患者接种 1 次肺炎链球菌疫苗

E. 通常接种流感疫苗 2 周后可产生具有保护水平的抗体

【5 ~ 8】

患儿，男，6 岁，体重 20kg，2 天前受凉后开始出现咽痛，吞咽时疼痛加剧，全身乏力伴头昏，无鼻塞、流涕、恶心、呕吐、咳嗽、咳痰。查体：颈前淋巴结肿大，有触痛；扁桃体Ⅲ度肿大，有渗出物；腋温 38.5℃。改良 Centor 评分值 4 分。诊断结论：急性细菌性扁桃体炎，青霉素皮试阳性。

5. 引起细菌性扁桃体炎最常见的病原体是

A. 金黄色葡萄球菌

B. 军团菌

C. 大肠埃希菌

D. 铜绿假单胞菌

E. A 组 β 溶血性链球菌（化脓性链球菌）

6. 该患儿宜选用的抗菌治疗药物是

A. 青霉素 V 钾片　　　　　B. 阿奇霉素分散片

C. 注射用苄星青霉素　　　D. 复方磺胺甲噁唑

E. 左氧氟沙星胶囊

7. 根据上一题的正确答案，患者应用抗菌药物的剂量、频次、疗程是
   A. 500mg tid，疗程 3 日
   B. 200mg tid，疗程 7 日
   C. 500mg qd，疗程 10 日
   D. 200mg qd，疗程 3 日
   E. 200mg qd，疗程 10 日

8. 有关急性细菌性扁桃体炎的患者教育，说法错误的是
   A. 增加液体饮食摄入量
   B. 咳嗽、打喷嚏时使用一次性纸巾遮住口鼻
   C. 应保持环境干燥，减少通风
   D. 勤洗手，不要强行发声
   E. 避免环境温度突然变化

【9～11】
   患者，女，28 岁，3 年前开始出现阵发性打喷嚏、流清水样鼻涕、鼻塞、鼻痒症状，常年发作，每周发作不少于 4 天，每次持续时间不少于 4 周，曾被诊断为过敏性鼻炎。

9. 药师应推荐患者首选的治疗药物是
   A. 盐酸麻黄碱滴鼻液
   B. 色甘酸钠鼻喷剂
   C. 异丙嗪片
   D. 布地奈德鼻喷剂
   E. 氢化可的松片

10. 患者经过 4 周治疗后，打喷嚏、流鼻涕、鼻痒症状得到有效改善，但仍未达到满意程度，药师建议患者在原有药物治疗基础上可考虑联合使用的是
   A. 奥洛他定鼻喷雾剂
   B. 盐酸麻黄碱滴鼻液
   C. 麻黄碱片
   D. 酮替芬片
   E. 羟甲唑啉滴鼻液

11. 患者治疗期间应注意可能发生的药物不良反应是
   A. QT 间期延长
   B. 心率加快
   C. 反跳性鼻黏膜充血
   D. 认知功能减退
   E. 眼内压升高

【12～13】
   患者，男，36 岁，10 天前无明显诱因出现干咳，无气促、发热等不适，先后给予沙丁胺醇、阿奇霉素、氨溴索治疗 7 天，咳嗽加重。昨日患者出现发热伴咽喉肿痛，自测体温 38.4℃，遂急诊入院。查体：咽部充血、扁桃体Ⅱ度肿大，可触及颈前淋巴结肿大，伴咳嗽、喘息、声音嘶哑、流鼻涕，口腔温度 38.5℃。既往体健，有 10 余年吸烟史。诊断为急性扁桃体炎合并急性支气管炎。

12. 有关患者的治疗方案，无需应用的药物是
   A. 对乙酰氨基酚片
   B. 右美沙芬片
   C. 氯苯那敏片
   D. 沙丁胺醇气雾剂
   E. 泼尼松片

13. 有关患者的疾病自我管理，错误的说法是
   A. 避免环境温度突然变化
   B. 避免吸烟和接触烟雾环境
   C. 增加液体食物和清淡饮食摄入
   D. 适当锻炼，提高自身免疫力
   E. 保持环境干燥，减少微生物滋生

【14～17】
   患者，男，58 岁，体重 70kg。6 个月前被诊断为肾病综合征，服用泼尼松片 60mg qd、雷公藤多苷片 20mg tid、氢氯噻嗪片 25mg bid、瑞舒伐他汀 10mg qn、氯沙坦钾片 100mg qd 控制病情，其间多次入院治疗，目前症状控制良好。3 天前患者在家出现喘息、咳嗽、咳黄黏痰伴发热。入院检查主要项目结果：体温 39.0℃、白细胞计数 17.5×10^9/L、中性粒细胞占比 90%、尿蛋白（＋＋＋）、24 小时尿蛋白 4.9g/d，血浆白蛋白 25g/L、血清尿素氮 18.2mmol/L、血肌酐 180μmol/L，胸部 CT 示双肺有浸润性阴影。临床诊断：肾病综合征、社区获得性肺炎。

14. 成年男性的肌酐清除率计算公式：CCr =［（140 − 年龄）×体重］/（0.814 × Cr），成年女性的肌酐清除率为男性的 0.85。根据题干信息，该患者的肌酐清除率（ml/min）约为
   A. 50
   B. 40
   C. 30
   D. 25
   E. 15

15. 根据患者的既往病史和用药史，经验治疗应首选的抗感染药物是
   A. 头孢他啶
   B. 头孢曲松
   C. 头孢呋辛
   D. 头孢噻肟
   E. 氨苄西林

16. 为快速控制患者的病情，拟在上述抗感染药基础上联合应用左氧氟沙星。考虑到患者肾功能不全以及用药安全性，查阅左氧氟沙星治疗社区获得性肺炎的相关资料（见下表）。该患者使用左氧氟沙星的给药方案应该为

方案	肌酐清除率 ≥50ml/min	肌酐清除率 20~49ml/min	肌酐清除率 10~19ml/min
5 日方案	每次 750mg，每日 1 次	每 48 小时 750mg	首剂 750mg，随后每 48 小时 500mg
7~14 日方案	每次 500mg，每日 1 次	首剂 500mg，随后每 24 小时 250mg	首剂 500mg，随后每 48 小时 250mg

A. 每 24 小时 750mg

B. 每次 500mg，每日 1 次

C. 首剂 750mg，随后每 48 小时 500mg

D. 首剂 500mg，随后每 48 小时 250mg

E. 首剂 500mg，随后每 24 小时 250mg

17. 有关患者的治疗管理，说法错误的是

A. 药物初始治疗时应同步开展痰培养试验和药敏试验

B. 初始治疗后 72 小时应对患者病情进行评估

C. 同时给予患者祛痰药进行支持治疗

D. 停用泼尼松片避免加重感染症状

E. 雾化吸入沙丁胺醇，必要时可联合注射氨茶碱

四、多项选择题

1. 关于咳嗽的治疗、患者教育说法，正确的有

A. 建议 1 岁以下儿童服用蜂蜜缓解咳嗽，每次服用蜂蜜 10g

B. 过敏原、冷空气、烟雾、油漆是诱发咳嗽的常见因素，应避免接触

C. 即使没有哮喘症状，咳嗽患者也应使用沙丁胺醇气雾剂治疗

D. 吸烟患者应戒烟，并避免被动吸烟

E. 接种流感疫苗、肺炎链球菌疫苗可有效预防感染，减少咳嗽

2. 关于成人普通感冒药物治疗，说法正确的有

A. 生活在寒冷地区且经常参加剧烈运动和体力劳动的人群建议加服维生素 C

B. 免疫功能低下人群或疑似呼吸道合胞病毒感染成人建议雾化吸入利巴韦林

C. 伴有流涕、打喷嚏和鼻塞症状患者可选用含有镇痛药和镇咳药的复方抗感冒药

D. 起病 24 小时内多次含服锌片，每日剂量不少于 100mg

E. 含蜂蜜制剂或右美沙芬可用于伴有咳嗽症状的患者

3. 患儿，女，2 岁 6 个月，口腔温度 38.8℃，伴有干咳、鼻塞症状，诊断为普通感冒。对该患儿的有效治疗方案包括

A. 口服对乙酰氨基酚滴剂

B. 口服氨酚麻敏干混悬剂

C. 口服酚麻美敏混悬液

D. 睡前口服蜂蜜

E. 用生理盐水清洗鼻腔

4. 患者，女，31 岁，妊娠 9 周，1 天前出现发热、头痛、关节酸痛、咽痛伴干咳，腋温最高达 39.3℃，诊断为流感，白细胞计数、C 反应蛋白正常。有关患者的药物治疗，说法正确的有

A. 应在病毒核酸检测结果出炉后再进行抗病毒治疗

B. 可立即服用奥司他韦抗病毒治疗

C. 可服用阿莫西林胶囊抗菌治疗

D. 可服用右美沙芬片止咳治疗

E. 可短期服用对乙酰氨基酚解热镇痛治疗

5. 有关流感的临床表现和预防说法，正确的有

A. 潜伏期一般为 1~7 天，多为 2~4 天

B. 大多为自限性，主要以发热、头痛、肌痛和全身不适起病，体温可达 39℃~40℃

C. 接种流感疫苗是预防流感最有效的手段，最好在 10 月底前完成免疫接种

D. 通常接种流感疫苗 1~2 日后，可产生具有保护水平的抗体，抗体滴度一般在 6~8 个月后开始衰减

E. 可用乙醇、碘伏、碘酊、紫外线消毒灭杀流感病毒

6. 患者，男，11 岁，诊断为急性细菌性扁桃体炎，既往有青霉素过敏史。该患儿应选用的治疗药物有

A. 左氧氟沙星　　　　　B. 苄星青霉素

C. 克林霉素　　　　　　D. 多西环素

E. 阿奇霉素

7. 患者，男，38 岁，因急性病毒性鼻窦炎使用盐酸麻黄碱滴鼻剂缓解鼻塞。关于患者用药指导，说法正确的有

A. 轻微擤鼻，将鼻滴剂摇晃均匀

B. 仰卧位平躺，头部悬于床缘，使下颌成为头部最高点

C. 用手按住一侧鼻翼使鼻孔闭塞，在另一侧鼻孔缓缓滴入药物

D. 给药期间应屏住呼吸

E. 滴入药物后保持姿势2分钟，之后清洁滴管

8. 患者，男，19岁，诊断为急性细菌性鼻窦炎，既往有青霉素过敏史。适用于该患者的常规药物治疗方案是
   A. 青霉素V钾片500mg/次，每日4次，疗程5日
   B. 阿莫西林－克拉维酸钾片，每次500mg/125mg，每日3次，疗程5日
   C. 多西环素片，每日1次，首剂量200mg，之后每次100mg，疗程5日
   D. 克拉霉素片，每次500mg，每日2次，疗程5日
   E. 米诺环素片，每次100mg，每日1次，疗程10日

9. 患者，女，22岁，诊断为间歇性过敏性鼻炎，患者可选用的一线治疗方案有
   A. 羟甲唑啉鼻喷雾剂　　　B. 西替利嗪片
   C. 氮䓬斯汀鼻喷雾剂　　　D. 色甘酸钠鼻喷剂
   E. 氟替卡松鼻喷雾剂

10. 患者，女，45岁，5天前受凉后出现咳嗽、咳痰。早期为阵发性单声咳嗽，咯少许黏痰；逐渐发展为连续多声咳嗽，咯脓性黏痰，痰量增多且不易咳出，以早、晚为甚。无畏寒、发热、气促、鼻塞，诊断为急性支气管炎。治疗该患者宜选用的药物包括
    A. 氯化铵甘草合剂口服液
    B. 沙丁胺醇吸入剂
    C. 氨溴索口服液
    D. 氯苯那敏片
    E. N－乙酰半胱氨酸片

11. 有关急性单纯性支气管炎的病因与治疗，说法正确的有
    A. 第一代抗组胺药可用于因花粉过敏导致的支气管炎的治疗
    B. 伴有呼吸困难的患者，宜首选持续静脉滴注沙丁胺醇对症治疗
    C. 病毒是引起该病的常见病原体，包括呼吸道合胞病毒、甲型和乙型流感病毒
    D. 患者伴有鼻塞症状时可给予含有伪麻黄碱成分的制剂
    E. 流感引起的急性单纯性支气管炎可选用奥司他韦、扎那米韦、玛巴洛沙韦治疗

12. 患者，女，29岁，妊娠27周。2天前淋浴后受凉出现肺部感染症状，表现为咳嗽、咳痰、发热症状。血常规检查白细胞计数16.5×10⁹/L，中性粒细胞占比87%。诊断为社区获得性肺炎。适宜该患者的治疗方案有
    A. 阿莫西林－克拉维酸钾片1.2g bid
    B. 左氧氟沙星胶囊750mg qd
    C. 头孢噻肟注射液1g tid
    D. 米诺环素100mg bid
    E. 亚胺培南1g tid

13. 有关社区获得性肺炎的预防与治疗，说法正确的有
    A. 流感或曲霉菌肺炎患者应在抗菌治疗的同时接受氢化可的松治疗
    B. 金黄色葡萄球菌感染性肺炎的经验治疗疗程一般为5~7天
    C. 必要时应给予患者营养支持、补充电解质和氧疗
    D. 高危人群应接种流感疫苗和肺炎链球菌疫苗
    E. 非典型病原体感染性肺炎的经验治疗疗程一般为10~14天

14. 患者，女，72岁，患有慢性阻塞性肺疾病病史15年，昨日被诊断为社区获得性肺炎，拟给予抗感染治疗，头孢曲松皮试结果阴性。为提高治疗效果，可在静脉滴注头孢曲松基础上联合给予的药物有
    A. 左氧氟沙星注射液
    B. 阿奇霉素胶囊
    C. 氨苄西林－舒巴坦注射液
    D. 米诺环素片
    E. 厄他培南注射液

15. 有关社区获得性肺炎（CAP）的经验治疗说法，正确的有
    A. 抗感染治疗可在患者热退2~3小时后停药
    B. 肺炎支原体CAP患者的疗程通常为10~14天
    C. 肺炎衣原体CAP患者的疗程通常为10~14天
    D. 克雷伯菌属或厌氧菌CAP患者疗程可延长到14~21天
    E. 降钙素原动态监测有助于指导抗菌药物停药

16. 患儿，男，5岁，因社区获得性肺炎入院治疗。该患儿应避免使用的抗感染药有
    A. 阿奇霉素　　　　　　　B. 多西环素
    C. 莫西沙星　　　　　　　D. 头孢呋辛
    E. 米诺环素

第三节　消化系统问题

一、最佳选择题

1. 药师进行用药指导时，应告知患者如果用药方法不当，长期应用可引起口腔溃疡的药物是
   - A. 利多卡因凝胶
   - B. 聚维酮碘含漱液
   - C. 甲硝唑含漱液
   - D. 布地奈德干粉吸入剂
   - E. 珠黄吹喉散

2. 长期应用可引起口腔溃疡的药物不包括
   - A. 阿司匹林
   - B. 尼可地尔
   - C. 比索洛尔
   - D. 柳氮磺吡啶
   - E. 冰硼咽喉散

3. 患者，男，23岁，反复发作口腔溃疡3年余。药师应告知患者不宜长期使用，否则可引起继发性真菌感染的药物是
   - A. 复方硼砂含漱液
   - B. 倍氯米松乳膏
   - C. 西瓜霜粉
   - D. 重组牛碱性成纤维细胞生长因子凝胶
   - E. 西吡氯铵含漱液

4. 关于复发性阿弗他口炎（口腔溃疡）的临床表现和治疗，说法错误的是
   - A. 呈自限性，通常在7~14日内愈合
   - B. 可采用软毛牙刷、含蜡的带式牙线和软头牙龈刺激器轻柔地清除牙菌斑
   - C. 重症患者可给予糖皮质激素在病损局部黏膜下注射
   - D. 重症患者应避免使用糖皮质激素全身治疗
   - E. 可使用具有消毒防腐作用的漱口液清洁口腔

5. 患者，女，49岁，长期消化不良，餐后上腹饱胀明显。有关消化不良的病因和治疗，说法错误的是
   - A. 应以高脂肪、低蛋白饮食为主
   - B. 消化不良与胃肠动力紊乱和内脏敏感性增高有关
   - C. 减少过多膳食纤维摄入
   - D. 少食多餐，进餐时不要摄入过多液体
   - E. 饮食和感染是消化不良的主要诱发因素

6. 有关多潘立酮的用药事项，说法错误的是

   - A. 避免与红霉素、克拉霉素等大环内酯类药物合用
   - B. 避免与氟康唑、伏立康唑等唑类抗真菌药合用
   - C. 禁用于胃肠道穿孔、胃肠道出血者
   - D. 禁用于分泌催乳素的垂体肿瘤患者
   - E. 禁用于伴有恶心、呕吐的消化不良患者

7. 有关消化不良的药物治疗，说法错误的是
   - A. 胰腺分泌不足者可餐中嚼服铝碳酸镁片
   - B. 胃酸分泌过多引起的胃灼烧痛可餐前30~60分钟吞服奥美拉唑肠溶片
   - C. 食欲减退可服用干酵母片或维生素B_1、维生素B_6
   - D. 抗酸剂可在症状出现前30分钟或餐前1小时用药，也可临时服用
   - E. 中成药气滞胃痛颗粒、香砂六君子颗粒可改善餐后饱胀、早饱症状

8. 有关胆石症和胆囊炎的治疗，说法错误的是
   - A. 近1年有胆绞痛发作或胆石直径大于2cm的患者，建议外科手术治疗
   - B. 胆绞痛急性发作时应使用非甾体抗炎药止痛
   - C. 使用阿片类药物镇痛的患者优先选择对Oddi括约肌影响小的吗啡
   - D. 伴有细菌感染指征时应选择第三代头孢菌素类药物联合甲硝唑治疗
   - E. 慢性胆囊炎患者伴有消化不良时，可服用复方阿嗪米特肠溶片治疗

9. 患者，男，44岁，因发热、腹痛、高热、寒战就医，诊断为胆石症合并胆道感染，胆道完全梗阻。肝功能检查结果ALT 70U/L、AST 90U/L。该患者应禁用的治疗药物是
   - A. 熊去氧胆酸
   - B. 匹维溴铵
   - C. 头孢曲松
   - D. 消炎利胆片
   - E. 哌拉西林

10. 有关胆石症和胆囊炎患者的教育说法，错误的是
    - A. 对于无症状的患者可建议等待和观察，应定期监测B超检查
    - B. 应摄入低胆固醇饮食
    - C. 应避免快速减重和不吃早餐
    - D. 应避免膳食纤维的摄入
    - E. 急性胆囊炎恢复期可服用消炎利胆片维持治疗

11. 患者，男，27岁，因轻度胆绞痛服用匹维溴铵片（规格50mg/片）。有关患者用药指导，说法正确的是
 A. 宜餐前服药   B. 宜睡前给药
 C. 宜餐中整片吞服 D. 宜卧位服药
 E. 宜嚼碎或掰碎服用

12. 患者，女，53岁，3天前出现便秘，疑似与自己用药有关。最有可能引起患者便秘的疑似药物是
 A. 聚卡波非钙   B. 复方角菜酸酯制剂
 C. 乳果糖   D. 山莨菪碱
 E. 甘油栓

13. 患者，女，67岁，患有2型糖尿病、肝硬化失代偿期。10天前患者出现便秘，引发肝性脑病。为改善患者的肝性脑病和便秘，宜选用的治疗药物是
 A. 乳果糖   B. 聚乙二醇
 C. 硫酸镁   D. 莫沙必利
 E. 比沙可啶

14. 长期应用可引起结肠黑变病的导泻药是
 A. 乳果糖   B. 比沙可啶
 C. 聚乙二醇4000散 D. 曲美布汀
 E. 甘油栓

15. 药师进行用药指导时，应告知服药前后2小时不能服用牛奶和抗酸剂的导泻药是
 A. 普芦卡必利
 B. 枯草杆菌二联活菌制剂
 C. 乳果糖
 D. 利那洛肽
 E. 比沙可啶

16. 一方面可作为渗透性泻药治疗便秘，同时又作为益生元促进肠道优势菌的生长，通过双重机制治疗便秘的药物是
 A. 乳果糖   B. 蓖麻油
 C. 枯草杆菌   D. 欧车前
 E. 利那洛肽

17. 属于容积性泻药，滞留粪便中的水分，增加含水量和粪便体积的是
 A. 鲁比前列酮   B. 乳果糖
 C. 复方角菜酸酯 D. 欧车前
 E. 比沙可啶

18. 属于渗透性泻药，在肠内形成高渗状态，吸收水分，刺激蠕动的是
 A. 地芬诺酯   B. 乳果糖
 C. 比沙可啶   D. 地奥司明
 E. 甘油

19. 属于刺激性泻药，作用于肠神经系统，增强肠道动力和刺激肠道分泌的是
 A. 洛哌丁胺   B. 聚乙二醇4000散
 C. 聚卡波非钙   D. 欧车前
 E. 比沙可啶

20. 患者，男，19岁，昨夜出现急性腹泻，伴发热和明显腹痛，患者应避免使用的治疗药物是
 A. 左氧氟沙星   B. 蒙脱石散
 C. 口服补液盐Ⅲ D. 洛哌丁胺
 E. 复方磺胺甲噁唑

21. 患者，女，16岁，诊断为急性腹泻，排黏液脓血便，体温38.4℃，经验治疗宜选用的药物是
 A. 左氧氟沙星   B. 复方磺胺甲噁唑
 C. 双歧三联活菌制剂 D. 胰蛋白酶
 E. 洛哌丁胺

22. 有关腹泻的药物治疗说法，错误的是
 A. 轻至中度感染性腹泻患者一般不使用抗感染药物治疗
 B. 发热伴有黏液脓血便的急性腹泻可考虑使用抗感染药治疗
 C. 急性水样泻患者排除霍乱后，应常规使用抗感染药物如小檗碱治疗
 D. 发热伴有明显腹痛等疑似炎性腹泻以及血性腹泻患者应避免使用洛哌丁胺治疗
 E. 胰腺功能不全导致的腹泻可改良脂肪饮食，补充胰酶和抑制胃酸治疗

23. 患者，男，35岁，因溃疡性结肠炎导致腹泻，可选用的治疗药物是
 A. 美沙拉秦   B. 曲美布汀
 C. 洛哌丁胺   D. 阿米替林
 E. 阿洛司琼

24. 关于腹泻药物治疗和饮食控制说法，错误的是
 A. 饮用牛奶后习惯性腹泻患者可使用乳糖酶补充剂治疗
 B. 乳糜泻患者宜食用大麦、小麦、黑麦等为原料的食品
 C. 功能性慢性腹泻可使用曲美布汀、匹维溴铵、

复方枸橼酸阿尔维林治疗

D. 药用炭通过药物表面吸附作用保护肠黏膜而止泻

E. 洛哌丁胺可用于无侵袭性腹泻症状的轻至中度旅行者腹泻

25. 患者，男，24 岁，近 1 个月出现间歇性便后鲜血，经验诊断为痔疮，患者可使用的治疗药是

A. 复方片仔癀软膏
B. 硝酸咪康唑栓
C. 京万红软膏
D. 红霉素软膏
E. 他克莫司软膏

26. 有关痔疮的临床表现、治疗原则和患者教育说法，错误的是

A. 内痔发生于肛门齿状线以上，外痔发生于齿状线以下
B. 软膏剂常用于治疗内痔，栓剂常用于治疗外痔
C. 痔病常见肛周瘙痒、大便带鲜血症状
D. 避免久坐久立，常做提肛运动
E. 定时排便，便后用温水熏洗肛门

二、配伍选择题

【1~2】
A. 甲硝唑含漱液
B. 聚维酮碘含漱液
C. 氢化可的松黏附片
D. 冰硼咽喉散
E. 利多卡因凝胶

1. 治疗口腔溃疡时，取适量涂于患处，用于进食前暂时止痛的药物是

2. 治疗口腔溃疡时，取少量吹敷于患处，给药时不要吸气的药物是

【3~5】
A. 聚维酮碘含漱液
B. 珠黄吹喉散
C. 氯己定含漱液
D. 利多卡因喷剂
E. 曲安奈德口腔糊剂

3. 治疗口腔溃疡时，频繁应用可引起局部组织萎缩和降低口腔免疫力，从而可引起继发性真菌感染的药物是

4. 治疗口腔溃疡时，长期应用可使牙齿着色、舌苔变黑、味觉失调，建议刷牙后使用的药物是

5. 治疗口腔溃疡时，伴有甲状腺功能亢进症患者禁止使用的药物是

【6~8】
A. 苯佐卡因凝胶
B. 聚维酮碘含漱液
C. 丙酸倍氯米松喷雾剂
D. 重组人表皮生长因子凝胶
E. 英夫利西单抗

6. 治疗复发性阿弗他口炎时，具有消毒防腐作用的药物是

7. 治疗复发性阿弗他口炎时，具有局部止痛作用的药物是

8. 治疗复发性阿弗他口炎时，具有促进溃疡愈合作用的药物是

【9~11】
A. 复方阿嗪米特肠溶片
B. 干酵母片
C. 铝碳酸镁咀嚼片
D. 乳酶生片
E. 胰酶肠溶胶囊

9. 患者，男，32 岁，因胆汁反流引起腹痛，患者应选用的治疗药物是

10. 患者，女，44 岁，因胆汁分泌不足出现腹胀、腹泻，患者应选用的治疗药物是

11. 患者，男，52 岁，因进食大量蛋白食物出现胃胀气，患者应选用的治疗药物是

【12~14】
A. 多潘立酮
B. 法莫替丁
C. 奥美拉唑
D. 胰酶
E. 复方阿嗪米特

12. 治疗消化不良时，建议睡前服用的药物是

13. 治疗消化不良时，建议早餐前 1 小时服用的药物是

14. 治疗消化不良时，建议三餐前 30 分钟服用的药物是

【15~17】
A. 甲氧氯普胺片
B. 胰酶片
C. 双歧三联活菌胶囊
D. 艾司奥美拉唑肠溶片
E. 干酵母片

15. 建议餐中嚼服的药物是

16. 不可嚼碎，应整片于进餐中吞服的药物是

17. 与抗菌药必须合用时应至少间隔 2~3 小时服用的药物是

【18~19】

 A. 洛哌丁胺片   B. 泮托拉唑肠溶片

 C. 莫沙必利片   D. 胰酶片

 E. 干酵母片

18. 患者，男，33 岁，因胃酸分泌过多常出现上腹灼烧痛，建议患者选用的药物是

19. 患者，男，19 岁，因食欲减退、纳差逐渐消瘦，建议患者选用的药物是

【20~22】

 A. 胰酶片   B. 米氮平

 C. 兰索拉唑   D. 法莫替丁

 E. 多潘立酮

20. 长期应用可引起骨质疏松、小肠细菌过度生长等不良反应的药物是

21. 可引起 QT 间期延长，有导致心律失常风险的药物是

22. 可引起体重增加的药物是

【23~24】

 A. 西甲硅油   B. 阿米替林

 C. 铝碳酸镁   D. 胰酶片

 E. 曲美布汀

23. 伴有正常进食量餐后恶心、呕吐的功能性消化不良患者宜选用的治疗药是

24. 伴有焦虑、抑郁的功能性消化不良患者宜选用的治疗药是

【25~26】

 A. 防风通圣丸   B. 香砂六君子颗粒

 C. 荜铃胃痛颗粒   D. 金匮肾气丸

 E. 神香苏合丸

25. 患者，男，45 岁，进餐后常出现饱胀、早饱症状，该患者可选用的中成药是

26. 患者，女，39 岁，常出现与进餐相关的上腹痛，该患者可选用的中成药是

【27~28】

 A. 熊去氧胆酸   B. 匹维溴铵

 C. 头孢曲松   D. 头孢哌酮 – 舒巴坦

 E. 亚胺培南 – 西司他丁钠

27. 禁止与钙剂同时使用，否则易形成胆管泥砂的药物是

28. 不宜与考来烯胺、蒙脱石、氢氧化铝合用，必须

合用时应至少间隔 2 小时使用的药物是

【29~31】

 A. 哌拉西林   B. 熊去氧胆酸

 C. 复方阿嗪米特   D. 甲硝唑

 E. 匹维溴铵

 患者，男，39 岁，诊断为胆石症。

29. 属于钙通道阻滞剂，具有解痉作用，可用于缓解患者疼痛症状的药物是

30. 能抑制胆固醇合成，降低胆汁中胆固醇含量，促进结石中胆固醇逐渐溶解的药物是

31. 可改善患者胆源性消化不良、腹胀症状的药物是

【32~33】

 A. 聚乙二醇 4000 散 B. 聚卡波非钙

 C. 比沙可啶   D. 利那洛肽

 E. 普芦卡必利

32. 须整片吞服，不得碾碎或溶解后服用的药物是

33. 溶于水后服用，禁用于果糖不耐受患儿的药物是

【34~36】

 A. 利那洛肽   B. 复方角菜酸酯制剂

 C. 普芦卡必利   D. 乳果糖

 E. 欧车前

34. 至少于餐前 30 分钟服用，主要用于便秘型肠易激综合征，属于促分泌泻药的是

35. 禁用于半乳糖血症，属于渗透性泻药的是

36. 可在一天中任何时间服用，餐前、餐后均可，属于促动力泻药的是

【37~39】

 A. 洛哌丁胺   B. 小檗碱

 C. 胰酶   D. 双歧杆菌三联活菌

 E. 胃蛋白酶

37. 患者，男，28 岁，诊断为急性感染性腹泻，排黏液脓血便，伴体温升高，建议患者使用的治疗药是

38. 患者，女，22 岁，诊断为胰腺功能不全性腹泻，排脂肪泻，建议患者使用的治疗药是

39. 患者，男，55 岁，诊断为动力性腹泻，排水样便伴有粪便颗粒，建议患者使用的治疗药是

【40~42】

 A. 制霉菌素栓   B. 番泻叶颗粒

 C. 地奥司明片   D. 利多卡因凝胶

 E. 甲硝唑栓

40. 痔疮患者可使用的止痛药是

41. 痔疮患者可使用的静脉活性药是

42. 痔疮患者可使用的缓泻药是

三、综合分析选择题

【1~4】

患者，男，45 岁，因右上腹、右肩背部疼痛，寒战、高热就医，体格检查可见右季肋区疼痛、Murphy 征呈阳性，血常规检查中性粒细胞计数 $9.5 \times 10^9/L$，结合 CT 检查后诊断为胆石症合并胆管炎。

1. 胆管炎患者常出现 Charcot 三联征，Charcot 三联征是指
   - A. 腹痛、寒战高热、黄疸
   - B. 头痛、恶心呕吐、视神经乳头水肿
   - C. 心跳加快、血压升高、血糖降低
   - D. 血压升高、心动过缓、呼吸缓慢而不规则
   - E. 发热、中性粒细胞升高、C 反应蛋白阳性

2. 患者使用布洛芬止痛无效后应首选的止痛药是
   - A. 吗啡
   - B. 替诺昔康
   - C. 哌替啶
   - D. 氟比洛芬
   - E. 双氯芬酸

3. 针对患者的感染症状，应首选的治疗方案是
   - A. 阿莫西林注射液
   - B. 头孢曲松钠注射液
   - C. 头孢他啶注射液联合甲硝唑注射液
   - D. 阿奇霉素分散片联合头孢拉定注射液
   - E. 阿莫西林注射液联合米诺环素片

4. 有关患者急性期的治疗事项和患者教育说法，错误的是
   - A. 应卧床休息
   - B. 应禁食
   - C. 必要时做胃肠减压
   - D. 必要时可考虑括约肌切开取石、引流
   - E. 应做有氧运动促进结石下行

【5~7】

患儿，男，11 月龄，2 天前患儿排黄色水样便，每日 6~8 次，带少量黏液，无腥臭味，量多少不定，无脓血便，呕吐胃内容物，进食时呕吐明显，每日 2~4 次；伴发热，体温最高达 38.6℃。血常规检查提示白细胞计数 $12.8 \times 10^9/L$，中性粒细胞占比 62%；粪便常规检查提示轮状病毒抗体阳性，粪潜血阳性；电解质检查提示血清总钙 2.25mmol/L（正常参考范围：2.25~2.58mmol/L）、血钾 2.85mmol/L（正常参考范围：3.5~5.5mmol/L）、血钠 135mmol/L（正常参考

范围：135~145mmol/L）。诊断结论：轮状病毒感染性腹泻、低钾血症。治疗方案：蒙脱石散、双歧杆菌三联活菌散、补钾治疗。

5. 有关蒙脱石散治疗腹泻的药物作用和用药事项，说法错误的是
   - A. 可在消化道形成保护屏障
   - B. 可经胃肠道吸收
   - C. 与其他药物应间隔 2~3 小时服用
   - D. 可减轻病毒、毒素对消化道黏膜的侵害
   - E. 应用温水搅匀后于餐前服用

6. 指导患儿家属使用双歧杆菌三联活菌散时，正确的用药指导是
   - A. 应与蒙脱石散同时服用
   - B. 应使用沸水溶解、放凉后饮用
   - C. 应在 2℃~8℃ 环境下贮存
   - D. 应与抗菌药、小檗碱同服
   - E. 应与鞣酸蛋白同服

7. 患儿静脉补钾治疗时，氯化钾溶液的浓度应该为
   - A. 0.1%
   - B. 0.3%
   - C. 0.6%
   - D. 2%
   - E. 10%

四、多项选择题

1. 有关消化不良的药物治疗说法，正确的有
   - A. 对于夜间基础胃酸分泌增强导致上腹痛的患者，可睡前服用雷尼替丁
   - B. 对于胆汁分泌不足导致腹胀、腹泻患者，可餐后服用复方阿嗪米特肠溶片
   - C. 对于胃动力不足伴有恶心、呕吐的患者，可餐后 30 分钟服用莫沙必利
   - D. 对于餐后腹胀、食欲不振的患者，可服用微生态制剂
   - E. 对于白天易出现上腹痛综合征患者，可早餐后 30 分钟内服用奥美拉唑肠溶片

2. 可增加多潘立酮 QT 间期延长、导致心律失常风险，应避免与其合用的药物有
   - A. 胃蛋白酶
   - B. 伊曲康唑
   - C. 克拉霉素
   - D. 乳酶生
   - E. 胺碘酮

3. 关于功能性消化不良（FD）的病因和药物治疗，说法正确的有
   - A. 诊断 FD 首先要除外器质性、系统性或代谢性疾

病所致的继发性消化不良

  B. 多种因素引起的肠 - 脑互动异常是 FD 发生、发展的重要机制

  C. 对经验性治疗无效的消化不良患者可行幽门螺杆菌检测

  D. 伴有恶心或呕吐者可选用莫沙必利、多潘立酮或曲美布汀治疗

  E. 难治性 FD 或合并焦虑、抑郁的 FD 患者可选择抗抑郁药治疗

4. 有关胆石症与胆囊炎的病因、临床表现，说法正确的有

  A. 大部分患者可无症状，多数患者以胆绞痛就诊

  B. 结石阻塞胆管并继发胆管炎时，常出现 Charcot 三联征表现

  C. 胆管炎患者查体时 Murphy 征可呈阳性

  D. 胆囊结石可致肠道细菌逆行感染，是慢性胆囊炎的最常见危险因素

  E. 高脂饮食、激素、肥胖是引起胆囊结石的危险因素

5. 长期应用可引起便秘，老年患者用药时应警惕诱发药物性便秘的有

  A. 氢氧化铝　　　　B. 碳酸钙

  C. 氯苯那敏　　　　D. 吗啡

  E. 氢氯噻嗪

6. 患儿，男，2 岁 6 个月，连续 2 日排急性水样泻，每日排便次数 4～6 次，诊断为病毒感染性腹泻，该患儿可使用的治疗药有

  A. 左氧氟沙星

  B. 蒙脱石散

  C. 地衣芽孢杆菌活菌制剂

  D. 口服补液盐Ⅲ

  E. 洛哌丁胺

7. 有关腹泻的药物治疗和患者教育，说法正确的有

  A. 建议首选低渗的口服补液盐Ⅲ预防和纠正脱水

  B. 腹泻患儿应及早补锌，连续服用 10～14 日

  C. 母乳喂养患儿应停止喂养，直至腹泻停止后 2 周

  D. 腹泻患者应多喝含乳制品的液体

  E. 患有心血管基础疾病的患者应注意补钾

8. 关于痔疮的治疗和患者教育，说法正确的有

  A. 临床以手术治疗为主

  B. 建议常做骑马、骑自行车运动

  C. 忌食辛辣饮食、忌饮酒、忌暴饮暴食

  D. 可使用缓泻药减轻便秘，应摄入足够的富纤维素食物

  E. 可使用静脉活性药物如迈之灵片、草木犀流浸液片

第四节　泌尿生殖系统问题

一、最佳选择题

1. 患者，女，24 岁，因白带异常伴外阴瘙痒就诊。检查结果：阴道分泌物均质稀薄呈鱼腥味，阴道 pH 4.9、胺试验阳性，临床诊断为细菌性阴道病。除睡前使用甲硝唑阴道栓治疗外，为调节阴道环境 pH、恢复阴道微生态平衡，患者可联合的辅助治疗措施是

  A. 口服乳杆菌片

  B. 阴道局部使用乳杆菌片

  C. 阴道局部使用碳酸氢钠片

  D. 口服甲硝唑片

  E. 阴道局部使用克林霉素乳膏

2. 有关细菌性阴道病的治疗原则，说法错误的是

  A. 无需常规对无症状妊娠期女性进行细菌性阴道病筛查和治疗

  B. 甲硝唑可抑制厌氧菌但对乳杆菌影响小，是理想的治疗药物

  C. 可全身或局部用药治疗，哺乳期以选择局部用药为宜

  D. 妊娠期女性口服用药可能存在胎膜早破风险，建议阴道局部用药

  E. 反复阴道灌洗可升高阴道环境 pH，诱发细菌性阴道病

3. 患者，女，32 岁，阴道分泌物中检测出阴道毛滴虫，诊断为滴虫性阴道炎。有关滴虫性阴道炎的临床表现和治疗，说法正确的是

  A. 阴道分泌物的典型表现是白色豆渣样，可呈凝乳状

  B. 无症状者应避免药物治疗，防止诱发酵母菌感染

  C. 可同时存在多部位滴虫感染，治愈此病需全身

给药

D. 几乎不会通过性生活传染，性伴侣无需同时治疗

E. 治疗药物不会分泌至乳汁中，哺乳期患者用药后无需推迟哺乳时间

4. 患者，女，63岁，因复发性外阴阴道假丝酵母菌病服用氟康唑150mg行长疗程治疗。治疗期间应警惕的主要不良反应是

A. 肾毒性　　　　　　　　B. 心血管毒性

C. 血液系统毒性　　　　　D. 神经毒性

E. 肝毒性

5. 可引起"双硫仑样反应"，阴道炎患者在治疗期间及停药后3日内应禁止饮酒的药物是

A. 克林霉素阴道栓　　　　B. 制霉菌素阴道栓

C. 酮康唑乳膏　　　　　　D. 甲硝唑凝胶

E. 伊曲康唑片

6. 患者，女，30岁，妊娠22周，诊断为外阴阴道假丝酵母菌病，经验治疗应选用的给药方案是

A. 氟康唑口服片，150mg，单次用药

B. 克霉唑栓0.5g，第1、4日睡前给药

C. 克林霉素乳膏，5g，qn，疗程7日

D. 甲硝唑口服片，400mg，q12h，疗程7日

E. 甲硝唑凝胶，5g，qn，疗程5日

7. 患者，女，56岁，主诉外阴阴道干涩、烧灼，阴道分泌物稀薄，呈淡黄色。诊断为萎缩性阴道炎。患者应选用的治疗药物是

A. 克林霉素乳膏　　　　　B. 克霉唑栓

C. 结合雌激素乳膏　　　　D. 替硝唑栓

E. 制霉菌素栓

8. 患者，女，39岁，诊断为单纯性外阴阴道假丝酵母菌病。关于患者经验性阴道给药治疗方案，说法错误的是

A. 克霉唑0.5g，单次

B. 克霉唑0.15g，每晚1次，共7日

C. 咪康唑1.2g，每晚1次，共3日

D. 咪康唑0.4g，每晚1次，共3日

E. 咪康唑0.2g，每晚1次，共7日

9. 患者，女，42岁，因阴道分泌物呈稀薄脓性、泡沫状并有异味就诊，诊断为滴虫性阴道炎。为治愈疾病，患者应选择的治疗方案是

A. 甲硝唑凝胶5g，阴道给药，每晚1次，共5日

B. 甲硝唑片2g，单次顿服

C. 克林霉素300mg，口服，每日2次，连用7日

D. 甲硝唑阴道栓200mg，每晚1次，共5日

E. 氟康唑片150mg，单次顿服

10. 患者，女，28岁，产后第5周出现寒战、高热、乳房疼痛、排乳不畅、乳房肿胀等症状。血常规检查示白细胞计数15×10^9/L，C反应蛋白65mg/L。经影像学检查后确诊为急性乳腺炎。关于患者的治疗方案，说法错误的是

A. 可口服对乙酰氨基酚解热镇痛治疗

B. 可口服头孢拉定抗感染治疗

C. 可使用高渗盐水局部湿敷

D. 应中断母乳喂养

E. 哺乳前可局部热敷，哺乳后可局部冷敷

11. 患者，女，33岁，因导管周围乳腺炎（PDM）服用异烟肼、利福平、乙胺丁醇进行三联抗非结核分枝杆菌治疗，患者定期监测的不良反应通常不包括

A. 肝毒性　　　　　　　　B. 心脏毒性

C. 视力下降　　　　　　　D. 听力下降

E. 高尿酸血症

12. 关于哺乳期乳腺炎患者的抗菌治疗，说法错误的是

A. 推荐经验性使用苯唑西林钠或头孢拉定治疗

B. 对青霉素或头孢菌素过敏者可选择阿奇霉素

C. 克林霉素用于分娩1个月内的产妇时可能引起婴儿伪膜性肠炎

D. 怀疑耐甲氧西林金黄色葡萄球菌感染时可使用万古霉素

E. 抗生素应足量、足疗程使用，推荐抗生素使用疗程为3~5日

13. 患者，女，40岁，服用甲泼尼龙片20mg qd治疗肉芽肿性小叶乳腺炎，症状缓解后希望停止药物治疗。关于停药措施，说法正确的是

A. 可立即停用

B. 每天递减4mg，第5天停止用药

C. 每天递减2mg，第10天停止用药

D. 每周递减4mg，第5周停止用药

E. 每周递减4mg，第3周停止用药

14. 患者，女，16岁，主诉"尿频、尿痛、尿急、尿不尽"，无尿血、发热、腹痛等其他症状，查体膀胱区压痛弱阳性，初步诊断为急性下尿路感染。

不适宜该患者的治疗药物是

A. 左氧氟沙星胶囊

B. 阿莫西林胶囊

C. 磺胺甲噁唑－甲氧苄啶片

D. 呋喃妥因肠溶胶囊

E. 磷霉素氨丁三醇散

15. 患者，女，27 岁，妊娠 9 周，诊断为急性膀胱炎，该患者适宜选择的治疗药物是

A. 环丙沙星

B. 磺胺甲噁唑－甲氧苄啶

C. 呋喃妥因

D. 甲硝唑

E. 阿奇霉素

16. 患者，女，29 岁，妊娠 40 周，诊断为急性膀胱炎，经验治疗时该患者禁止使用的治疗药是

A. 头孢克肟

B. 呋喃妥因

C. 磷霉素氨丁三醇

D. 阿莫西林－克拉维酸钾

E. 亚胺培南－西司他丁钠

17. 患者，女，46 岁，因尿频、尿急、尿痛就诊，查体肾区叩痛阳性，经验诊断为急性肾盂肾炎。有关该患者的经验抗菌治疗，说法错误的是

A. 可选用广谱青霉素类药物以及它们与 β－内酰胺酶抑制剂的复方制剂

B. 可选用喹诺酮类药物或第二代、第三代头孢菌素类药物

C. 服药 72 小时后仍无明显疗效时，应按尿细菌培养与药敏结果更换抗菌药物

D. 抗感染疗程通常为 3~5 天

E. 在留取尿细菌检查标本后应立即开始抗菌治疗

18. 有关尿路感染的经验治疗说法，正确的是

A. 下尿路感染经验治疗疗程通常为 14 日

B. 上尿路感染经验治疗疗程通常为 3~5 日

C. 急性膀胱炎患者停服抗菌药物 7 天后仍有菌尿者应继续 2 周的治疗

D. 妊娠期女性、老年膀胱炎患者应采用短疗程

E. 复发患者疗程不少于 6 个月

19. 患者，女，33 岁，妊娠 6 周，尿培养筛查无症状菌尿。有关妊娠期尿路感染的防治说法，错误的是

A. 妊娠期前 3 个月应加强尿常规检查

B. 妊娠期无症状菌尿可增加早产儿或低出生体重儿的发生率

C. 妊娠期无症状菌尿无需服用抗菌药物治疗

D. 妊娠期急性膀胱炎可选用广谱青霉素类药物治疗

E. 妊娠期急性膀胱炎应禁止使用喹诺酮类药物治疗

20. 患儿，男，8 岁，行尿道下裂修复术后留置导尿管。最有效的减少导管相关性尿路感染的方式是

A. 口服头孢呋辛酯　　　B. 膀胱冲洗

C. 多饮水、勤排尿　　　D. 局部应用消毒剂

E. 尽早拔出导尿管

21. 患者，女，63 岁，诊断为急性肾盂肾炎，既往有 QT 间期延长史，可诱发 QT 间期延长和老年患者出现谵妄，不建议患者使用的治疗药是

A. 头孢曲松钠　　　　　B. 左氧氟沙星

C. 阿米卡星　　　　　　D. 磷霉素氨丁三醇

E. 呋喃妥因

22. 长期应用可导致男性勃起功能障碍（ED）的药物是

A. 雷尼替丁　　　　　　B. 十一烯酸睾酮

C. 帕罗西汀　　　　　　D. 酚妥拉明

E. 罂粟碱

23. 患者，男，55 岁，凭处方购买西地那非片，应告知患者禁止合用的药物是

A. 硝酸甘油　　　　　　B. 阿托伐他汀

C. 美托洛尔　　　　　　D. 十一烯酸睾酮

E. 氟西汀

24. 患者，男，36 岁，新诊断为勃起功能障碍（ED），目前 ED 的首选治疗方法是

A. 口服西地那非　　　　B. 负压吸引

C. 海绵体注射　　　　　D. 口服曲唑酮

E. 口服育亨宾

25. 患者，男，45 岁，购买西地那非片。药师应告知患者服药后可出现的不良反应是

A. 眩光、蓝视　　　　　B. 血压升高

C. 性欲降低　　　　　　D. 乳房增大

E. 低钠血症

26. 不宜与西地那非等 PDE5i 合用，必须合用时应至少服用 4 小时后方可使用 PDE5i 的药物是

A. 依那普利　　　　　　B. 缬沙坦

C. 多沙唑嗪　　　　　　　　D. 美托洛尔

E. 氢氯噻嗪

27. 患者，男，72 岁，患有前列腺良性增生病史 7 年，近半年来患者常出现尿液不自主从尿道溢出，被诊断为尿失禁。针对该患者的尿失禁症状，经验治疗应选择的药物是

A. 多沙唑嗪　　　　　　　　B. 米拉贝隆

C. 奥昔布宁　　　　　　　　D. 米多君

E. 索利那新

28. 患者，女，35 岁，1 年前分娩后发现在咳嗽、打喷嚏以及运动时会出现漏尿，被诊断为尿失禁。有关该患者的治疗方案说法，错误的是

A. 以非手术治疗为主，可通过盆底肌训练进行无创性治疗

B. 米多君对缓解患者尿失禁症状有效

C. 必要时可实施尿道下方悬吊带术

D. 非手术治疗无效时可实施阴道前壁修补术

E. 可长期服用抗组胺药物治疗

29. 患者，男，55 岁，诊断为急迫性尿失禁，既往有肌无力、胃潴留病史。该患者宜选用的尿失禁治疗药物是

A. 托特罗定　　　　　　　　B. 坦索罗辛

C. 阿夫唑嗪　　　　　　　　D. 米拉贝隆

E. 度他雄胺

30. 患者，男，66 岁，长期服用多种药物治疗慢性病，近期在无明显诱因情况下出现暂时性尿失禁症状，疑似与其用药有关。下列药物中，与患者出现尿失禁无关的是

A. 奥昔布宁　　　　　　　　B. 氯苯那敏

C. 氢氯噻嗪　　　　　　　　D. 地西泮

E. 非那雄胺

31. 患者，女，51 岁，平素月经规律、月经量中等，近 1 年月经不规律，周期 15 ~ 90 天，月经量时多时少。为调整月经问题，患者可采用的 MHT 治疗方案是

A. 单孕激素方案

B. 单雌激素方案

C. 雌、孕激素序贯方案

D. 雌、孕激素连续联合方案

E. 阴道局部应用雌激素

32. 患者，女，56 岁，绝经 4 年后出现泌尿生殖系统萎缩症状，适宜该患者首选的治疗药物是

A. 左炔诺孕酮宫内缓释系统

B. 半水合雌二醇贴

C. 普罗雌烯阴道胶丸

D. 结合雌激素片

E. 雌二醇/雌二醇 – 地屈孕酮片

33. 绝经激素治疗（MHT）的适应证是

A. 原因不明的阴道流血

B. 子宫内膜癌

C. 子宫内膜增生

D. 活动性静脉血栓

E. 年龄 < 60 岁及绝经 10 年内女性骨质疏松性骨折

34. 属于 MHT 慎用情形，但不绝对禁用的是

A. 已知或可疑妊娠　　　　　B. 耳硬化症

C. 活动性血栓　　　　　　　D. 乳腺癌

E. 严重肝肾功能不全

35. 属于 MHT 给药方案绝对禁忌证的是

A. 子宫肌瘤　　　　　　　　B. 活动性静脉血栓

C. 胆石症　　　　　　　　　D. 乳腺癌家族史

E. 癫痫

36. 有关 MHT，说法错误的是

A. 对于年龄≥60 岁、绝经超过 10 年的女性启动 MHT 可降低冠心病风险

B. 对于已切除子宫的女性通常不必加用孕激素

C. 有血栓形成倾向的患者建议经皮给药

D. 原因不明的阴道出血患者应禁止使用

E. 联合雌、孕激素一般不增加子宫内膜癌风险

37. 患者，女，29 岁，1 年前开始出现多毛、脱发症状，临床诊断为多囊卵巢综合征（PCOS）。患者考虑到母亲有乳腺癌病史，拒绝使用短效复方口服避孕药治疗。可建议患者使用的治疗药是

A. 吡格列酮　　　　　　　　B. 氯米芬

C. 奥利司他　　　　　　　　D. 地屈孕酮

E. 螺内酯

38. 患者，女，36 岁，诊断为多囊卵巢综合征，经生活方式干预、抗雄激素治疗和改善胰岛素抵抗等基础治疗后，2 年仍未怀孕，经检查缺乏排卵是其不孕原因。该患者可考虑首选的治疗药物是

A. 枸橼酸氯米芬

B. 来曲唑

C. 雌二醇/雌二醇－地屈孕酮片

D. 奥利司他

E. 短效复方口服避孕药（COC）

39. 可作为多囊卵巢综合征女性促进生育用药，但有导致多胎妊娠以及血管舒缩性潮热、视物模糊或持久性视觉延迟等抗雌激素效应的药物是

A. 二甲双胍　　　　　　B. 奥利司他

C. 氯米芬　　　　　　　D. 醋酸甲羟孕酮

E. 雌二醇

40. 患者，女，32 岁，6 个月前诊断为多囊卵巢综合征，经生活方式干预无效后拟药物治疗。患者有胰岛素抵抗症状，表现为多处皮肤皱褶部位出现灰褐色色素沉着，早餐后易出现低血糖反应，可改善患者这一症状的治疗药是

A. 螺内酯　　　　　　　B. 异维 A 酸

C. 二甲双胍　　　　　　D. 炔诺酮

E. 短效 COC

41. 患者，女，31 岁，近 2 年来出现月经稀发、月经周期不规律，诊断为多囊卵巢综合征（PCOS）。患者有妊娠计划，希望调整月经周期，可满足患者这一需求的治疗药物或方法是

A. 短效 COC　　　　　　B. 二甲双胍

C. 周期性使用孕激素　　D. 来曲唑

E. 雌、孕激素序贯治疗

42. 患者，女，30 岁，诊断为多囊卵巢综合征，暂不考虑生育，希望治疗多毛、脱发、痤疮和月经紊乱，该患者应首选的治疗药物是

A. 二甲双胍　　　　　　B. 短效 COC

C. 周期性使用孕激素　　D. 来曲唑

E. 奥利司他

43. 患者，女，26 岁，新婚后使用复方炔雌醇片避孕。应告知患者用药期间避免合用，否则易导致患者出现肝毒性的药物是

A. 卡马西平　　　　　　B. 谷胱甘肽

C. 头孢克肟　　　　　　D. 伏立康唑

E. 二甲双胍

44. 患者，女，28 岁，3 个月前开始规律口服炔雌醇－环丙孕酮片（一种短效复方口服避孕药），1 周前发现已妊娠 2 周，怀疑是同时服用的其他药物导致避孕失败，可能造成这种结果的合用药物是

A. 克拉霉素　　　　　　B. 利福平

C. 阿替洛尔　　　　　　D. 奥美拉唑

E. 阿莫西林

45. 患者，女，25 岁，婚后暂无备孕计划，医师建议使用短效复方口服避孕药（COC）。有关 COC 的说法，错误的是

A. 是由雌、孕激素组成的复方制剂

B. 可治疗原发性痛经

C. 一般停药后 1～2 天有撤退性出血

D. 连续口服 14 天，停药 14 天，有效率可接近 100%

E. 若有漏服应及早补服，且须警惕妊娠可能

46. 应于月经周期第 5 天放入，放置 3 周，取出 1 周，然后再进入下一周期治疗的缓释避孕系统是

A. 依托孕烯－炔雌醇阴道环

B. 左炔诺孕酮埋植剂

C. 甲地孕酮硅胶环

D. 依托孕烯植入剂

E. 左炔诺孕酮宫内节育系统

47. 使用复方口服避孕药前应排除禁忌证，不属于禁忌人群的是

A. 产后 21 天内女性

B. 活动性血栓患者

C. 有先兆的偏头痛患者

D. 活动性乙肝患者

E. 绝经后骨质疏松患者

48. 患者，女，21 岁，拟购买短效复方口服避孕药防止妊娠，不属于该类药物常见不良反应的是

A. 阴道流血　　　　　　B. 乳房胀痛

C. 体重增加　　　　　　D. 加重感染

E. 皮肤褐斑

49. 有关短效复方口服避孕药漏服的补救措施，说法错误的是

A. 漏服 1 片且未超过 12 小时者，除按常规服药外，还应立即补服 1 片

B. 漏服超过 12 小时且剩余药片不少于 7 片时，应采取额外避孕措施至少 7 天

C. 漏服超过 12 小时且剩余药片少于 7 片时，无需采取额外避孕措施

D. 漏服超过 12 小时且剩余药片不少于 7 片时，应立即补服 1 片，之后常规服药

E. 漏服超过 12 小时且剩余药片少于 7 片时，应常规服完剩余药品，停药 7 日后开始下一周期

用药

50. 关于避孕措施和患者教育的说法，错误的是
    A. 避孕贴剂应连续使用 3 周，每周更换 1 次，之后暂停 1 周
    B. 建议 50 岁以下女性在其末次月经周期后继续采取避孕措施 1 年
    C. 短效复方口服避孕药通常选择在月经第 1 天开始服用，连用 21 天，停药 7 天
    D. 左炔诺孕酮宫内节育系统在月经周期第 3 ~ 7 日放入
    E. 宫内节育器在绝经过渡期停经 1 年内应取出

51. 有关使用含铜宫内节育器避孕的说法，错误的是
    A. 禁用于有铜过敏史者
    B. 适合希望长期避孕及对激素应用有禁忌者
    C. 可用于紧急避孕，在无保护性生活后 5 天内放入
    D. 妊娠和可疑妊娠人群可用
    E. 术后休息 3 天，1 周内忌重体力劳动，2 周内忌性交及盆浴

52. 患者，女，27 岁，意外妊娠 3 周后拟进行药物流产。在第 1 日给予米非司酮口服 150mg 基础上，应在第 3 日序贯口服的药物是
    A. 左炔诺孕酮   B. 米索前列醇
    C. 阿托品   D. 戊酸雌二醇
    E. 地塞米松

二、配伍选择题

【1 ~ 3】
    A. 头孢曲松   B. 甲硝唑
    C. 克拉霉素   D. 克霉唑
    E. 多西环素

1. 患者，女，22 岁，阴道分泌物稀薄、量多，呈鱼腥臭味，伴外阴瘙痒和灼烧感，经验治疗应选用

2. 患者，女，33 岁，阴道分泌物呈稀薄脓性、泡沫状，伴外阴瘙痒和灼烧感，经验治疗应选用

3. 患者，女，57 岁，阴道分泌物白色稠厚，呈凝乳状，伴外阴瘙痒和灼烧感，经验治疗应选用

【4 ~ 6】
    A. 咪康唑乳膏   B. 阿达帕林凝胶
    C. 糠酸莫米松乳膏   D. 甲硝唑片
    E. 克林霉素乳膏

4. 仅对细菌性阴道病有治疗作用的药物是

5. 对外阴阴道假丝酵母菌病有治疗作用的药物是

6. 对细菌性阴道病和滴虫性阴道炎均有治疗作用的药物是

【7 ~ 8】
    A. 甲硝唑凝胶   B. 普罗雌烯阴道胶丸
    C. 制霉菌素栓   D. 透明质酸凝胶
    E. 克林霉素乳膏

7. 具有保湿、润滑作用，可缓解外阴阴道干涩和不适症状，用于萎缩性阴道炎的药物是

8. 具有恢复正常阴道酸性 pH 及微生物菌群，增加阴道分泌物，用于萎缩性阴道炎的药物是

【9 ~ 10】
    A. 甲硝唑口服片，400mg，q12h，疗程 7 日
    B. 制霉菌素阴道栓，10 万 U，qn，疗程 14 日
    C. 克林霉素乳膏，5g，qn，疗程 3 日
    D. 甲硝唑凝胶，5g，qd，疗程 5 日
    E. 克霉唑栓，150mg，qn，疗程 7 日

9. 非白假丝酵母菌引起的阴道炎建议使用的治疗方案是

10. 哺乳期细菌性阴道病建议使用的治疗方案是

【11 ~ 13】
    A. 25% 硫酸镁溶液   B. 布洛芬胶囊
    C. 己烯雌酚片   D. 苯唑西林钠片
    E. 泼尼松片

11. 可用于哺乳期乳腺炎患者消除肿胀症状的药物是

12. 可用于哺乳期乳腺炎患者进行回乳处理的药物是

13. 可用于哺乳期乳腺炎患者治疗乳头皲裂伴感染症状的药物是

【14 ~ 15】
    A. 阿莫西林 - 克拉维酸钾
    B. 卡麦角林
    C. 万古霉素
    D. 甲泼尼龙
    E. 己烯雌酚

14. 患者，女，34 岁，诊断为导管周围乳腺炎（PDM），应使用的治疗药是

15. 患者，女，37 岁，诊断为肉芽肿性小叶乳腺炎（GLM），应使用的治疗药是

【16 ~ 18】
    A. 异烟肼   B. 甲氨蝶呤
    C. 克林霉素   D. 万古霉素
    E. 甲泼尼龙

16. 长期应用可加重感染、诱发或加剧胃十二指肠溃疡的药物是

17. 长期应用后应逐渐减量，每 1~2 周减量 1 次的药物是

18. 长期应用需同时补充叶酸的药物是

【19~21】

    A. 利奈唑胺

    B. 阿莫西林 – 克拉维酸钾

    C. 甲硝唑

    D. 阿奇霉素

    E. 异烟肼

19. 怀疑哺乳期急性乳腺炎患者感染耐甲氧西林金黄色葡萄球菌时，应选择的抗感染药物是

20. 怀疑哺乳期急性乳腺炎患者感染厌氧菌时，应选择的抗感染药物是

21. 怀疑非哺乳期导管周围乳腺炎患者感染非结核分枝杆菌时，应选择的抗感染药物是

【22~23】

    A. 呋喃妥因   B. 阿莫西林

    C. 左氧氟沙星   D. 万古霉素

    E. 亚胺培南

    患者，女，32 岁，妊娠 39 周，新诊断为急性膀胱炎。

22. 可引起胎儿溶血性贫血，该患者应禁用的治疗药物是

23. 可引起胎儿骨骼发育异常和软骨病，该患者应禁用的治疗药物是

【24~25】

    A. 阿米卡星   B. 磺胺甲噁唑

    C. 阿莫西林   D. 万古霉素

    E. 磷霉素氨丁三醇

24. 治疗泌尿系统感染时，应联合碳酸氢钠片碱化尿液以防引起结晶尿的药物是

25. 治疗泌尿系统感染时，尿培养提示腐生葡萄球菌（MRS）阳性时宜选用的药物是

【26~28】

    A. 他达拉非   B. 前列腺素 E_1

    C. 十一酸睾酮   D. 左卡尼汀

    E. 罂粟碱

26. 红细胞增多症患者禁忌的药物是

27. 不稳定型心绞痛患者禁忌的药物是

28. 通过抗氧化和改善微循环辅助治疗勃起功能障碍的药物是

【29~31】

    A. 阿伐那非   B. 多沙唑嗪

    C. 利多卡因   D. 前列腺素 E_1

    E. 达泊西汀

29. 可按需、口服给药，增加突触内 5–HT 含量，延缓早泄症状的药物是

30. 可局部使用，降低阴茎头敏感度，缓解早泄症状的药物是

31. 可涂抹在尿道口或置入尿道内，治疗勃起功能障碍的药物是

【32~33】

    A. 前列腺素 E_1 B. 西地那非

    C. 曲马多   D. 多沙唑嗪

    E. 西酞普兰

32. 不能与 5–HT 再摄取抑制剂合用，否则可引起严重的 5–HT 综合征的药物是

33. 通常须给药 1~2 周才能起效，同时应避免突然停药或快速减量的药物是

【34~36】

    A. 特拉唑嗪   B. 托特罗定

    C. 米拉贝隆   D. 非那雄胺

    E. 米多君

34. 通过激活尿道平滑肌 α_1 受体和躯体运动神经元，增加尿道阻力，用于治疗压力性尿失禁的药物是

35. 通过抗胆碱作用抑制膀胱逼尿肌不自主收缩，用于治疗急迫性尿失禁的药物是

36. 通过阻断 α_1 受体，松弛膀胱颈和前列腺平滑肌，用于治疗充盈性尿失禁的药物是

【37~39】

    A. 体位性低血压

    B. 视物模糊

    C. 男性性功能减退

    D. 头皮瘙痒、毛发竖立

    E. 鼻咽炎

37. 治疗压力性尿失禁药物米多君的主要不良反应是

38. 治疗充盈性尿失禁药物多沙唑嗪的主要不良反应是

39. 治疗急迫性尿失禁药物索利那新的主要不良反应是

【40~41】

    A. 米拉贝隆   B. 度他雄胺

C. 米多君　　　　　D. 哌唑嗪

E. 奥昔布宁

40. 闭角型青光眼患者应禁用的尿失禁治疗药物是

41. 甲状腺功能亢进症患者应禁用的尿失禁治疗药物是

【42~44】

A. 米多君　　　　　B. 索那利新

C. 特拉唑嗪　　　　D. 非那雄胺

E. 米拉贝隆

42. 可引起口干、便秘、心动过速等不良反应的药物是

43. 可引起高血压、鼻咽炎、尿路感染等不良反应的药物是

44. 可引起卧位或坐位时高血压、头部感觉异常、尿潴留和尿频等不良反应的药物是

【45~47】

A. 单孕激素补充方案

B. 单雌激素补充方案

C. 雌、孕激素序贯方案

D. 雌、孕激素连续联合方案

E. 阴道局部应用雌激素

45. 治疗绝经综合征的 MHT 方案中，适用于已切除子宫妇女的是

46. 治疗绝经综合征的 MHT 方案中，适用于子宫完整，不希望有月经样出血妇女的是

47. 治疗绝经综合征的 MHT 方案中，适用于子宫完整，希望有月经样出血妇女的是

【48~49】

A. 氯米芬　　　　　B. 阿卡波糖

C. 奥利司他　　　　D. 短效 COC

E. 环孢素

48. 治疗多囊卵巢综合征女性多毛、痤疮等高雄激素表型症状的药物是

49. 治疗多囊卵巢综合征女性胰岛素抵抗的药物是

【50~52】

A. 螺内酯

B. 二甲双胍

C. 吡格列酮

D. 短效复方口服避孕药

E. 周期性使用孕激素

50. 治疗多囊卵巢综合征时，仅有抗高雄激素样作用，但无调整月经周期作用的药物是

51. 治疗多囊卵巢综合征时，仅有调整月经周期作用，但无抗高雄激素样作用的药物是

52. 治疗多囊卵巢综合征时，既有抗高雄激素样作用，也有调整月经周期作用的药物是

【53~55】

A. 来曲唑　　　　　B. 吡格列酮

C. 氯米芬　　　　　D. 异维 A 酸

E. 奥利司他

患者，女，30 岁，新诊断为多囊卵巢综合征。

53. 可改善患者胰岛素抵抗症状的药物是

54. 可改善患者严重痤疮症状的药物是

55. 可减轻患者体重的药物是

【56~57】

A. 吡格列酮　　　　B. 氯米芬

C. 利拉鲁肽　　　　D. 短效 COC

E. 来曲唑

56. 多囊卵巢综合征患者用药后容易出现体重增加、水钠潴留等不良反应的药物是

57. 可用于多囊卵巢综合征的肥胖患者减轻体重的药物是

【58~59】

A. 炔雌醇　　　　　B. 戊酸雌二醇

C. 炔诺酮　　　　　D. 左炔诺孕酮

E. 甲地孕酮

58. 短效复方口服避孕药中含有的雌激素是

59. 长效复方避孕针中含有的雌激素是

【60~61】

A. 阴茎套　　　　　B. 避孕贴剂

C. 皮下埋植剂　　　D. 阴道避孕环

E. 短效复方口服避孕药

60. 可供男性使用，兼有防止性病传播的避孕措施是

61. 建议每天固定时间给药的避孕措施是

三、综合分析选择题

【1~4】

患者，女，49 岁，因"尿频、尿急、尿痛、尿异味"就诊，伴发热、寒战、明显腰痛和肾区叩痛，口温 38.8℃，阴道分泌物正常。

1. 根据以上病情描述，该患者最可能患有的疾病是

A. 无症状菌尿　　　B. 急性膀胱炎

C. 急性肾盂肾炎　　D. 滴虫性阴道炎

E. 真菌性阴道炎

2. 引起该患者疾病最常见的病原体是
   A. 大肠埃希菌
   B. 金黄色葡萄球菌
   C. 白色念珠菌
   D. 阴道毛滴虫
   E. 铜绿假单胞菌

3. 有关患者尿培养的说法，正确的是
   A. 在应用抗生素 3 天后留取
   B. 应留取晨尿或尿液在膀胱中保留时间大于 6 小时
   C. 留取尿液前应大量饮水
   D. 留取尿液时应避开清洁中段尿
   E. 应留取随机尿进行尿培养试验

4. 有关患者的治疗，说法错误的是
   A. 建议患者多饮水、勤排尿
   B. 可联合口服碳酸氢钠片碱化尿液
   C. 可口服左氧氟沙星胶囊治疗 2 周
   D. 可口服阿莫西林胶囊治疗 2 周
   E. 可口服甲硝唑片治疗 2 周

【5~7】
　　某医院泌尿外科一位主治医师上午接待了 3 位尿失禁患者。患者甲，女，47 岁，生育 3 子，均为自然分娩，最后一次生育后出现尿失禁症状，在打喷嚏、咳嗽等腹压骤升时易出现不自主的尿液自尿道外口溢出，日常生活需用卫生护垫。患者乙，男，58 岁，3 个月前因确诊淋巴癌开始服用环磷酰胺进行化疗，近期出现血尿、尿失禁症状，伴尿频和尿急。患者丙，男，74 岁，患有前列腺良性增生症病史 10 年，最近 1 年内排尿困难加重，偶尔出现尿失禁症状，3 个月前尿失禁发生频率明显增加，且每次排尿后仍感觉有较多残余尿未排出；前列腺超声检查示前列腺体积 >50ml。

5. 根据题干信息对患者尿失禁分型进行经验判断，判断正确的是
   A. 患者甲为急迫性尿失禁，患者乙为压力性尿失禁
   B. 患者乙为急迫性尿失禁，患者丙为充盈性尿失禁
   C. 患者甲为充盈性尿失禁，患者丙为压力性尿失禁
   D. 患者乙为压力性尿失禁，患者丙为充盈性尿失禁
   E. 患者甲为压力性尿失禁，患者乙为充盈性尿失禁

6. 考虑到患者乙伴有闭角型青光眼，应为该患者开具的治疗药物是
   A. 索利那新
   B. 度他雄胺
   C. 米拉贝隆
   D. 米多君
   E. 阿夫唑嗪

7. 若为患者丙开具奥昔布宁治疗，药师审核处方时可判定该处方存在
   A. 适应证用药
   B. 无适应证用药
   C. 超说明书用药
   D. 过度治疗用药
   E. 禁忌证用药

【8~9】
　　患者，女，29 岁，BMI 为 28.5kg/m^2，婚后 3 年未采取避孕措施但仍未育。2 年前无明显诱因面部出现丘疹、脓疱疹，以双侧面颊和下颌部为主，无瘙痒，伴轻微压痛。1 年前开始出现月经稀发，多部位毛发增多、增粗，伴面部痤疮加重。经盆腔超声检查、内分泌检测，诊断为多囊卵巢综合征。

8. 治疗多囊卵巢综合征的一线治疗策略是
   A. 二甲双胍
   B. 短效复方口服避孕药（短效 COC）
   C. 醋酸环丙孕酮
   D. 螺内酯
   E. 生活方式干预

9. 患者使用氯米芬治疗不孕，用药方案宜选择
   A. 月经第 2~5 天开始连续用药 5 天
   B. 月经第 14~17 天开始连续用药 5 天
   C. 月经第 2~5 天开始连续用药 21 天
   D. 月经第 14~17 天开始连续用药 21 天
   E. 月经第 2~5 天开始连续用药 21 天

四、多项选择题

1. 患者，女，29 岁，妊娠 11 周，新诊断为滴虫性阴道炎。有关妊娠期滴虫性阴道炎及其治疗，说法正确的有
   A. 可导致胎膜早破、早产、低出生体重儿等不良妊娠结局
   B. 对妊娠期阴道毛滴虫病患者应积极治疗
   C. 尽量避免在妊娠早期应用硝基咪唑类药物
   D. 阴道局部用药可能存在胎膜早破等风险，建议口服用药
   E. 妊娠期推荐方案为甲硝唑 400mg，口服，单次给药

2. 患者，女，54 岁，绝经后出现萎缩性阴道炎。患者可选用的治疗药物有
   A. 地塞米松乳膏
   B. 氯喹那多 – 普罗雌烯阴道片
   C. 人源Ⅲ型胶原蛋白
   D. 异维 A 酸乳膏
   E. 雌三醇乳膏

3. 关于阴道炎的患者教育和药物治疗说法，正确的有
   A. 细菌性阴道病和外阴阴道假丝酵母菌病患者的性伴侣必须同步治疗
   B. 使用甲硝唑全身治疗者的尿液可呈深红色
   C. 乳杆菌制剂有助于恢复阴道微生态平衡，可预防需氧菌、厌氧菌阴道感染复发
   D. 复发性外阴阴道假丝酵母菌病患者在强化治疗后应进行 6 个月的巩固治疗
   E. 阴道低剂量雌激素补充治疗长期用药（超过 1 年）应监测子宫内膜安全性

4. 关于哺乳期乳腺炎患者的治疗和患者教育说法，正确的有
   A. 乳汁淤积型患者可通过乳房按摩、冷敷和热敷交替进行等手段减轻症状
   B. 急性炎症型患者除给予非药物治疗外，还应抗感染治疗 10 ~ 14 日
   C. 对不宜继续哺乳的患者可使用溴隐亭或卡麦角林进行回乳处理
   D. 乳腺脓肿在抗感染治疗基础上，提倡进行微创治疗
   E. 耐甲氧西林金黄色葡萄球菌感染时，应使用苯唑西林钠或阿奇霉素治疗

5. 有关尿路感染的病因和临床症状，说法正确的有
   A. 革兰阳性球菌为尿路感染最常见致病菌，以金黄色葡萄球菌最为常见
   B. 膀胱炎主要表现为尿频、尿痛、尿异味和下腹痛，约 30% 患者可出现血尿
   C. 急性肾盂肾炎在全身感染症状出现的同时伴有输尿管点压痛和（或）肾区叩痛
   D. 老年急性肾盂肾炎患者的表现不典型，可仅表现为纳差、淡漠、谵妄等
   E. 下尿路感染者体温通常 >38℃，而上尿路感染者体温通常不超过 38℃

6. 为预防尿路感染，建议进行无症状菌尿筛查和治疗的人群有
   A. 妊娠期女性
   B. 糖尿病女性
   C. 留置导尿管人群
   D. 接受尿路侵入性器械操作的患者
   E. 肾移植术后 6 个月内的患者

7. 患者，女，33 岁，新诊断为急性膀胱炎，既往体健，无其他病史。经验治疗时可用于该患者疾病的药物有
   A. 头孢曲松钠
   B. 环丙沙星
   C. 磺胺甲噁唑
   D. 呋喃妥因
   E. 磷霉素氨丁三醇

8. 患者，女，13 岁，因尿频、尿急、尿痛和尿异味就诊，经验诊断为急性膀胱炎。有关该患者的药物治疗方案，说法正确的有
   A. 在经验抗感染治疗前，留取清洁中段尿标本进行尿细菌培养和药敏试验
   B. 服用阿莫西林 500mg tid，连续用药不应少于 14 天
   C. 停服抗菌药物 7 天后需进行尿细菌定量培养试验，以明确是否治愈
   D. 连续用药 3 天多数患者可治愈
   E. 应使用血药浓度和尿药浓度均较高的左氧氟沙星

9. 长期应用可能导致男性勃起功能障碍的药物有
   A. 螺内酯
   B. 西咪替丁
   C. 阿伐那非
   D. 酮康唑
   E. 法莫替丁

10. 应避免与伐地那非等 PDE – 5 抑制剂合用，否则可增加不良反应的药物有
    A. 硝酸异山梨酯
    B. 葡萄柚汁
    C. 胺碘酮
    D. 多沙唑嗪
    E. 奎尼丁

11. 患者，男，69 岁，新诊断为急迫性尿失禁，处方用药托特罗定缓释片 4mg qd。药师应告知患者用药期间可能存在的不良反应有
    A. 口干
    B. 心动过缓
    C. 认知障碍
    D. 便秘
    E. 尿潴留

12. 患者，男，59 岁，新诊断为急迫性尿失禁，既往无其他病史，可用于治疗该患者的药物有
    A. 多沙唑嗪
    B. 奥昔布宁

C. 米拉贝隆   D. 非那雄胺

E. 索利那新

13. 患者，女，52 岁，患有压力性尿失禁，长期进行盆底肌训练后效果不显著，拟服用米多君治疗。米多君的禁忌证包括

A. 严重器质性心脏病   B. 急性肾脏疾病

C. 甲状腺功能亢进症   D. 嗜铬细胞瘤

E. 低血压

14. 患者，女，47 岁，近 1 年来出现月经紊乱、潮热、失眠、易激动等症状，诊断为绝经综合征。患者希望改善上述症状的同时能维持月经样出血，适宜该患者的治疗方案有

A. 单孕激素补充方案

B. 单雌激素补充方案

C. 雌、孕激素连续序贯方案

D. 雌、孕激素周期序贯方案

E. 雌、孕激素连续联合方案

15. 绝经综合征的近期症状主要有

A. 月经紊乱   B. 骨质疏松

C. 阿尔茨海默病   D. 动脉硬化

E. 自主神经失调

16. 绝经激素治疗（MHT）的禁用情形包括

A. 血卟啉病   B. 耳硬化症

C. 活动性血栓   D. 妊娠期

E. 乳腺癌

17. 患者，女，30 岁，1 年前出现多毛、痤疮、月经紊乱，诊断为多囊卵巢综合征。可同时改善患者上述症状的治疗药物或方法有

A. 短效复方口服避孕药

B. 螺内酯

C. 周期性使用孕激素

D. 雌、孕激素周期序贯治疗

E. 地塞米松

18. 有关多囊卵巢综合征的临床表现与治疗，说法正确的有

A. 可有月经稀发、闭经、月经周期无规律等症状

B. 可有多毛症、痤疮、脱发等高雄激素表型症状

C. 可引起肥胖、胰岛素抵抗等代谢紊乱症候群

D. 生活方式干预是一线治疗策略，应在药物治疗前和（或）伴随药物治疗同时进行

E. 血栓风险高的女性建议使用短效复方口服避孕药治疗

19. 可导致短效复方口服避孕药的血药浓度降低，易造成避孕失败，不能与其合用的药物有

A. 苯巴比妥   B. 圣约翰草提取物

C. 胺碘酮   D. 奥卡西平

E. 苯妥英钠

20. 使用复方避孕药可引起的常见不良反应有

A. 类早孕反应   B. 月经量减少或停经

C. 明显升高胆固醇   D. 血栓栓塞事件

E. 明显升高血压

21. 有关药物流产的说法，正确的有

A. 米索前列醇应在医疗机构服用

B. 米非司酮、米索前列醇应随餐服用

C. 停经≤49 日患者使用药物流产的效果欠佳

D. 正在服用肝药酶诱导剂的患者应禁止药物流产

E. 青光眼、癫痫患者禁止药物流产

22. 患者，女，28 岁，希望应用复方口服避孕药预防妊娠。口服避孕药的禁忌情况包括

A. 系统性红斑狼疮

B. 原因不明的阴道出血

C. 年龄大于 35 岁的吸烟女性

D. 绝经综合征患者

E. 乳腺癌

第五节　皮肤及黏膜系统问题

一、最佳选择题

1. 患者，女，62 岁，2 天前腰骶部相继出现潮红斑、粟粒样丘疹，并迅速变为水疱，伴有明显阵发性疼痛，诊断为带状疱疹。关于患者的经验性药物治疗，说法错误的是

A. 可口服阿昔洛韦片抗病毒治疗，疗程 3 日

B. 可口服布洛芬缓释胶囊止痛

C. 可外用夫西地酸乳膏防止感染

D. 可口服甲钴胺片、维生素 B_1 片营养神经

E. 可配合服用中成药龙胆泻肝汤进行治疗

2. 患者，男，69 岁，新诊断为带状疱疹，既往有慢性痛风。处方用药包括伐昔洛韦片、普瑞巴林胶

囊、甲钴胺片、阿昔洛韦软膏、碳酸氢钠片、别嘌醇片。药师对患者进行用药指导时，应告知患者需遵循"夜间起始给药、逐渐加量和缓慢减量停药"原则的是

A. 伐昔洛韦片　　　　B. 普瑞巴林胶囊
C. 甲钴胺片　　　　　D. 碳酸氢钠片
E. 别嘌醇片

3. 患者，女，72岁，2周前患带状疱疹，经抗病毒治疗1周后皮损痊愈，但随即出现阵发性针刺痛，已持续数日，诊断为带状疱疹后神经痛（PHN），患者应首选的治疗药是

A. 芬太尼缓释片　　　B. 双氯芬酸钠缓释片
C. 阿昔洛韦软膏　　　D. 阿米替林片
E. 氨酚待因片

4. 患者，女，40岁，希望服用中成药治疗带状疱疹，可推荐患者使用的中成药是

A. 除湿胃苓汤　　　　B. 银翘解毒丸
C. 知柏地黄丸　　　　D. 甘露消毒丸
E. 附子理中丸

5. 患者，男，67岁，服用阿昔洛韦片治疗带状疱疹，药师告知患者必要时应监测的项目是

A. 心脏功能　　　　　B. 肺功能
C. 肝功能　　　　　　D. 肾功能
E. 肌功能

6. 关于带状疱疹患者用药事项，说法正确的是

A. 服用布洛芬胶囊宜选择空腹给药
B. 服用阿昔洛韦片应限制饮水
C. 服用普瑞巴林胶囊宜晨起空腹、逐渐加量给药
D. 肾功能不全者服用普瑞巴林胶囊无需监测肾功能
E. 服用泛昔洛韦抗病毒疗程通常为7~10天

7. 关于单纯疱疹病毒（HSV）感染的说法，错误的是

A. 对生殖器HSV感染的产妇，宜行剖宫产
B. 使用安全套是降低生殖器HSV-Ⅱ传播风险的有效手段
C. HSV感染与癌症发病相关
D. 症状呈自限性，无并发症的轻度单纯疱疹无需特殊治疗
E. 可接种HSV疫苗进行预防

8. 关于单纯疱疹的药物治疗，说法错误的是

A. 水疱未破时可外用炉甘石洗剂涂敷患处

B. 有继发感染时可外用氢化泼尼松乳膏治疗
C. 首次发作的患者可口服阿昔洛韦治疗，疗程7~10天
D. 疱疹性角膜结膜炎可应用阿昔洛韦滴眼液治疗
E. 疱疹性齿龈口腔炎可应用新洁尔灭溶液含漱治疗

9. 用药期间应注意监测血压、电解质，防止出现低钾血症、血压升高的中成药是

A. 复方甘草酸苷片　　B. 白芍总苷胶囊
C. 补骨脂注射液　　　D. 六味地黄丸
E. 当归丸

10. 关于白癜风的临床表现和患者教育说法，错误的是

A. 可以发生于全身的任何部位，无性别差异
B. 好发于青壮年，好发部位主要是暴露及摩擦部位
C. 治疗目的是刺激黑素细胞的形成及其再生黑素的能力
D. 应少食富含维生素C食品，多食黑色食物和含铜高的食品
E. 稳定期应使用系统性糖皮质激素巩固治疗不少于1年

11. 患者，男，34岁，发现皮肤白斑3个月，瘙痒不适，近1周加重，诊断为白癜风。治疗方案：泼尼松片（5mg/片）、他克莫司乳膏、复方卡力孜然酊、光疗。关于患者的治疗事项，说法错误的是

A. 泼尼松片15mg，分1~3次口服，连续服用2个月
B. 见效后泼尼松片应每2~4周递减1片，直至隔天口服1片，维持3~6个月
C. 复方卡力孜然酊使用后配合光疗效果更佳
D. 日常宜增加猕猴桃、沙棘汁等富含维生素C的食物
E. 日常宜增加黑米、黑豆等黑色食物

12. 患者，男，67岁，近2个月来出现全身皮肤潮红、肿胀并伴有糠状鳞屑和红斑，诊断为红皮病型银屑病。关于患者的治疗，说法错误的是

A. 口服阿维A胶囊进行系统性治疗时，定期监测血脂和肝酶
B. 外用卡泊三醇软膏，每日1~2次，宜联合使用糖皮质激素类外用制剂

C. 不宜长期大面积使用卤米松乳膏治疗

D. 甲氨蝶呤起效快，是系统性治疗的首选药

E. 阿达木单抗起效快，是治疗重症患者和不稳定患者的首选药

13. 患者，女，31岁，因银屑病服用阿维A胶囊系统性治疗。关于用药事项，说法错误的是

A. 用药期间需监测血脂水平

B. 伴有肾功能不全者应监测血肌酐

C. 有妊娠计划时，在停药2个月后备孕较安全

D. 定期进行脊柱X线检查掌握骨质增生情况

E. 口干、皮肤弥漫性脱屑和毛发脱落是常见不良反应

14. 患者，女，21岁，近期面部出现大量粉刺和炎性丘疹，药师建议患者购买维A酸软膏、过氧化苯甲酰凝胶治疗。药师应告知患者正确的用药方法是

A. 白天涂抹维A酸软膏，睡前涂抹过氧化苯甲酰凝胶

B. 白天涂抹过氧化苯甲酰凝胶，睡前涂抹维A酸软膏

C. 维A酸软膏和过氧化苯甲酰凝胶均应白天涂抹

D. 维A酸软膏和过氧化苯甲酰凝胶均应睡前涂抹

E. 早上涂抹过氧化苯甲酰凝胶，中午涂抹维A酸软膏

15. 患者，男，25岁，面部出现大片结节性囊肿型痤疮，少量已形成瘢痕，口服异维A酸片治疗。有关药物治疗和用药事项，说法错误的是

A. 应根据患者耐受性和疗效逐渐调整给药剂量

B. 通常用药3~4周后起效，待皮损控制后可减量巩固治疗2~3个月

C. 配合皮肤屏障修复剂使用

D. 应避免与脂肪餐同服

E. 必要时定期监测肝功能和血脂水平

16. 患者，女，18岁，面部出现开放性粉刺（黑头）和炎性丘疹，无脓疱、结节和囊肿。患者应首选的治疗方案是

A. 早、晚交替或隔日交替使用阿达帕林凝胶、过氧化苯甲酰凝胶

B. 早、晚交替或隔日交替使用阿达帕林凝胶、红霉素软膏

C. 外用他扎罗汀乳膏联合口服地塞米松

D. 序贯口服米诺环素和异维A酸

E. 序贯口服地塞米松和异维A酸

17. 结节性囊肿型痤疮的首选治疗药是

A. 异维A酸片　　　　　　B. 阿莫西林片

C. 左氧氟沙星片　　　　　D. 他扎罗汀乳膏

E. 过氧化苯甲酰凝胶

18. 关于痤疮药物治疗的说法，错误的是

A. 阿达帕林是轻度痤疮的单独一线用药，也是痤疮维持治疗首选药

B. 过氧化苯甲酰是炎症性痤疮首选外用抗菌药

C. 过氧化苯甲酰应避免与外用抗生素联合使用

D. 有瘢痕形成倾向的痤疮患者应尽早口服异维A酸

E. 暴发性痤疮、聚合性痤疮早期可口服米诺环素治疗

19. 患者，男，38岁，全身风团疹伴瘙痒2天，诊断为急性荨麻疹。患者应首选的一线治疗方案是

A. 口服泼尼松片　　　　　B. 皮下注射肾上腺素

C. 静脉注射地塞米松　　　D. 口服西替利嗪片

E. 口服氯苯那敏片

20. 患者，女，49岁，诊断为感染性心内膜炎，静脉滴注青霉素3分钟后患者出现急性荨麻疹、过敏性休克，血压80/60mmHg。患者应首选的治疗药是

A. 苯海拉明　　　　　　　B. 氯雷他定

C. 非索非那定　　　　　　D. 肾上腺素

E. 氯苯那敏

21. 关于荨麻疹的药物治疗，说法错误的是

A. 急性荨麻疹患者应首选第一代抗组胺药治疗

B. 口服抗组胺药无效的慢性荨麻疹患者可考虑联合曲尼司特或孟鲁司特

C. 伴有喉头水肿的患者应尽快应用糖皮质激素或肾上腺素治疗

D. 在应用一种抗组胺药无效的情况下可考虑更换另一种抗组胺药

E. 伴有血管神经性水肿的严重患者应肌注肾上腺素治疗

22. 患者，女，37岁，诊断为慢性荨麻疹。关于患者药物治疗，说法错误的是

A. 优先选择西替利嗪口服治疗，无效时可尝试增加剂量2~4倍

B. 单独应用抗组胺药无效时，可考虑加用雷尼替

丁等 H_2 受体拮抗剂

C. 可联合应用维生素 C、维生素 P（芦丁）或钙剂降低血管壁通透性

D. 严重病例可短期口服糖皮质激素治疗

E. 拟进行变应原皮试者无需停止使用抗组胺药

C. 口服第二代抗组胺药物是一线治疗方案

D. 面部、皱褶等部位宜使用吡美莫司乳膏或他克莫司乳膏

E. 重度且常规治疗控制不佳的患者可选用环孢素、甲氨蝶呤治疗

23. 关于湿疹的药物治疗原则，说法错误的是

    A. 第二代抗组胺药具有抗过敏、止痒作用，应尽早使用

    B. 复方甘草酸苷具有调节免疫作用，应及早使用

    C. 当归拈痛丸具有清热利湿、养血润肤、止痒功效，可用于治疗湿疹

    D. 急性过敏及瘙痒剧烈者给予维生素 C、葡萄糖酸钙无效

    E. 糖皮质激素软膏是目前常用的治疗湿疹外用药

24. 患者，女，45 岁，因难治性湿疹使用羟氯喹治疗，告知患者应定期监测的项目是

    A. 血钾　　　　　　　　B. 血钙

    C. 视网膜　　　　　　　D. 肝功能

    E. 肾功能

25. 患者，男，55 岁，因慢性湿疹服用药物治疗后出现嗜睡、头痛、头晕、神经麻木不良反应。最可能引起这一不良反应的药物是

    A. 羟氯喹　　　　　　　B. 沙利度胺

    C. 复方甘草酸苷　　　　D. 白芍总苷

    E. 雷公藤多苷

26. 患者，女，38 岁，患有慢性湿疹，希望服用中成药治疗。不适宜患者治疗的中成药是

    A. 皮敏消胶囊　　　　　B. 当归拈痛丸

    C. 四妙丸　　　　　　　D. 润燥止痒胶囊

    E. 六味地黄丸

27. 患者，女，17 岁，右脚第一蹈趾甲沟红肿明显，甲下有脓液聚集，局部皮肤温度稍高，按压后有剧痛，诊断为甲沟炎。患者可选用的治疗药物是

    A. 夫西地酸乳膏　　　　B. 克立硼罗软膏

    C. 地塞米松乳膏　　　　D. 喷昔洛韦乳膏

    E. 他克莫司乳膏

28. 关于特应性皮炎（AD）的病因与药物治疗说法，错误的是

    A. Th1/Th2 不平衡是特应性皮炎的主要免疫学机制

    B. 湿性皮肤是特应性皮炎的主要症候

29. 患者，男，29 岁，肘窝呈苔藓样改变，上覆灰白色鳞屑，伴有色素沉着和瘙痒，诊断为特应性皮炎。建议患者使用的治疗药物是

    A. 泼尼松片　　　　　　B. 环孢素片

    C. 地塞米松乳膏　　　　D. 维生素 E 片

    E. 头孢氨苄颗粒

30. 患者，女，62 岁，足跖呈弥散性皮肤粗糙、增厚、脱屑、干燥，冬季易发生皲裂、出血，诊断为角化过度型足癣。患者宜选用的局部治疗药是

    A. 蛇脂参黄软膏　　　　B. 复方土荆皮凝胶

    C. 地塞米松乳膏　　　　D. 金霉素软膏

    E. 阿达帕林凝胶

31. 关于真菌感染性皮肤病的药物治疗，说法错误的是

    A. 足癣、股癣、花斑癣治疗周期建议 2～4 周，甲癣治疗通常需要 3～6 个月

    B. 趾间糜烂型足癣建议先外用枯矾粉或脚气粉收敛拔干后再涂抹抗真菌药膏

    C. 禁止同时联合外用抗真菌药物和弱效糖皮质激素药膏治疗

    D. 甲癣的局部治疗建议将病甲适当修薄后外用阿莫罗芬搽剂

    E. 花斑癣的局部治疗建议先用酮康唑洗剂清洗患处，再外用抗真菌药膏

32. 患者，男，32 岁，患有雄激素性脱发，口服非那雄胺 1mg qd 治疗。关于药物治疗作用，说法错误的是

    A. 用药 1 个月后的有效率可达 65%～90%

    B. 耐受较好，不良反应发生率低且症状较轻

    C. 可出现前列腺特异性抗原减少

    D. 可引起男性乳房发育、睾丸疼痛

    E. 可引起勃起功能障碍、性欲减退等性功能损害

33. 育龄期女性用药时必须同时做好避孕措施，服药期间怀孕可能有导致男性胎儿女性化等致畸危险的药物是

    A. 别嘌醇　　　　　　　B. 联苯苄唑

    C. 曲安奈德　　　　　　D. 醋酸环丙孕酮

E. 莫西沙星

34. 关于雄激素性脱发的药物治疗说法，错误的是
    A. 男性可选择米诺地尔、螺内酯、醋酸环丙孕酮治疗
    B. 维甲酸与米诺地尔联合外用比二者单独应用效果更佳
    C. 伴有脂溢性皮炎和脂溢型银屑病患者可应用含有酮康唑的洗发水治疗
    D. 螺内酯的主要不良反应为月经紊乱、性欲降低、乳房胀痛
    E. 氨基酸、维生素类、抗氧化剂和植物药制剂（如锯棕榈）可用于辅助治疗

35. 患者，男，60岁，既往有2型糖尿病，因"背部肿块伴疼痛、发热3日"就诊。体格检查可见背部右肩胛角处有一肿块，直径约7cm，表面有多个脓头，肿块表面及周边皮肤红肿，皮温增高，触痛明显，波动感阳性。诊断结论：背部痈。该患者应选择的治疗方案是
    A. 在麻醉下切开引流
    B. 局部热敷及红外线照射治疗
    C. 外用2%莫匹罗星软膏治疗
    D. 出脓后外敷碘伏湿纱条
    E. 用针尖或小刀将脓栓剔除

36. 关于疖痈的局部治疗，说法错误的是
    A. 未破溃时可局部热敷及物理治疗
    B. 未破溃时可外用鱼石脂软膏治疗7~10日
    C. 化脓时不宜外用夫西地酸乳膏或碘酊治疗
    D. 出现脓头时可涂抹碘伏或用针尖剔除脓栓
    E. 可挤压出脓，之后外敷碘伏湿纱条

37. 患者，男，58岁，因重症痈病给予抗生素治疗。关于痈病的抗感染治疗说法，错误的是
    A. 经验治疗宜首选氯唑西林等耐酶青霉素类药物
    B. 耐甲氧西林葡萄球菌感染的轻症患者可选用多西环素
    C. 耐甲氧西林葡萄球菌感染的重症患者应首选万古霉素
    D. 耐甲氧西林葡萄球菌感染的患者选用头孢唑林无效
    E. 经验治疗宜首选对厌氧菌有效的甲硝唑

二、配伍选择题

【1~3】
    A. 夫西地酸乳膏　　　　　B. 地塞米松乳膏
    C. 硝酸咪康唑乳膏　　　　D. 喷昔洛韦乳膏
    E. 炉甘石洗剂
1. 治疗带状疱疹时，具有收敛拔干作用的药物是
2. 治疗带状疱疹时，具有抗病毒作用的药物是
3. 治疗带状疱疹时，可防止破溃处细菌感染的药物是

【4~6】
    A. 炉甘石洗剂
    B. 加巴喷丁胶囊
    C. 膦甲酸钠氯化钠注射液
    D. 腺苷钴胺注射液
    E. 夫西地酸乳膏
4. 治疗带状疱疹时，可给予的营养神经治疗药是
5. 治疗带状疱疹时，可给予的抗病毒药是
6. 治疗带状疱疹时，可给予的止痛药是

【7~8】
    A. 夫西地酸乳膏　　　　　B. 地塞米松乳膏
    C. 利多卡因贴片　　　　　D. 喷昔洛韦软膏
    E. 炉甘石洗剂
    患者，男，69岁，新诊断为带状疱疹。
7. 伴有神经病理性疼痛时，患者可在无破损的疼痛部位使用的外用制剂是
8. 预防继发性感染时，患者可使用的外用制剂是

【9~11】
    A. 黄连上清丸　　　　　　B. 龙胆泻肝胶囊
    C. 知柏地黄丸　　　　　　D. 安宫牛黄丸
    E. 六味地黄丸
    患者，女，34岁，诊断为单纯疱疹。
9. 如果是典型的阴虚内热证，宜选用的中成药是
10. 如果是典型的湿热蕴结证，宜选用的中成药是
11. 如果是典型的外感风热证，宜选用的中成药是

【12~14】
    A. 泼尼松片　　　　　　　B. 复方甘草酸苷片
    C. 补骨脂注射液　　　　　D. 甲钴胺片
    E. 糠酸莫米松乳膏
12. 治疗白癜风时，可使用的光敏剂是
13. 治疗白癜风时，可使用的免疫调节剂是
14. 治疗白癜风时，可使用的微量元素补充制剂是

【15~17】
    A. 卤米松乳膏　　　　　　B. 卡泊三醇乳膏
    C. 维A酸乳膏　　　　　　D. 环孢素片
    E. 甲氨蝶呤片

15. 治疗期间应每日补充叶酸 5mg，过量时给予亚叶酸钙和碱化尿液治疗的药物是

16. 治疗期间宜睡前给药，避免在阳光下多晒的药物是

17. 过量可导致高钙血症，且不宜用在面部和腹股沟部位的药物是

【18 ~ 20】

A. 阿维 A
B. 甲氨蝶呤
C. 依奇珠单抗
D. 司库奇尤单抗
E. 阿达木单抗

18. 首剂量加倍，自首次给药后第 1 周起，每 2 周皮下注射 1 次的药物是

19. 首剂量加倍，每 2 周皮下注射 1 次，7 次之后改为每 4 周给药 1 次的药物是

20. 每周皮下注射 1 次，5 次之后改为每 4 周给药 1 次的药物是

【21 ~ 22】

A. 阿维 A
B. 甲氨蝶呤
C. 泼尼松
D. 卡泊三醇
E. 阿达木单抗

21. 治疗银屑病时，多采用每周给药 1 次，小剂量起始、逐渐增量的药物是

22. 治疗银屑病时，应重点关注有无感染、肿瘤疾病的药物是

【23 ~ 24】

A. 丙酸氯倍他索
B. 糠酸莫米松
C. 曲安奈德
D. 氢化可的松
E. 氯氟舒松

23. 属于超强效糖皮质激素，掌跖的银屑病患者可选用的外用药是

24. 属于中效糖皮质激素，寻常型银屑病患者可选用的外用药是

【25 ~ 27】

A. 维 A 酸软膏
B. 过氧化苯甲酰凝胶
C. 红霉素软膏
D. 米诺环素片
E. 短效复方口服避孕药

25. 患者，女，17 岁，面部出现少量闭合性粉刺。该患者宜单独使用的一线药物是

26. 患者，男，20 岁，面部出现少量炎性丘疹。该患者宜单独使用的一线药物是

27. 患者，女，22 岁，月经前期面部痤疮加重，伴月经不规律。该患者宜使用的痤疮治疗药是

【28 ~ 30】

A. 米诺环素
B. 二甲双胍
C. 异维 A 酸
D. 螺内酯
E. 过氧化苯甲酰

28. 具有致畸毒性，育龄期女性患者及其配偶在治疗前 1 个月、治疗期间及治疗结束后 3 个月内应严格避孕的药物是

29. 可引起少数患者出现头晕、眩晕等前庭神经紊乱的药物是

30. 对衣物或毛发具有氧化漂白作用，应尽量避免接触衣物、毛发的药物是

【31 ~ 33】

A. 维 A 酸软膏
B. 异维 A 酸片
C. 过氧化苯甲酰凝胶
D. 短效复方口服避孕药
E. 多西环素片

31. 存在光分解现象，建议睡前给药的是

32. 有家族性血栓栓塞性疾病史患者禁止使用的药物是

33. 能够覆盖痤疮发病 4 个关键病理生理环节的唯一口服药是

【34 ~ 36】

A. 西黄胶囊
B. 附子理中丸
C. 大黄䗪虫丸
D. 丹参酮胶囊
E. 防风通圣颗粒

34. 适用于痰瘀结聚证及热毒壅盛证痤疮，尤其适用于皮疹以结节、囊肿为主伴疼痛者的中成药是

35. 适用于肺经风热证及湿热蕴结证痤疮的中成药是

36. 适用于血瘀证痤疮的中成药是

【37 ~ 38】

A. 赛庚啶
B. 咪唑斯汀
C. 泼尼松
D. 肾上腺素
E. 酮替芬

37. 慢性荨麻疹的一线治疗药是

38. 慢性荨麻疹的三线治疗药是

【39 ~ 41】

A. 雷公藤多苷
B. 西替利嗪
C. 奥马珠单抗
D. 氯苯那敏
E. 泼尼松

39. 用于治疗慢性荨麻疹，能引起造血系统毒性、肝毒性和生殖毒性的药物是

40. 用于治疗难治性慢性荨麻疹，每 4 周注射 1 次的药物是

41. 用于治疗慢性荨麻疹，疗程通常不超过 2 周，不主张常规使用的药物是

【42~43】
    A. 硝酸咪康唑乳膏　　　　B. 克霉唑栓
    C. 地塞米松乳膏　　　　　D. 红霉素软膏
    E. 阿昔洛韦乳膏

42. 患者，女，49 岁，3 天前无明显诱因肘窝部出现红色粟粒样大小丘疹伴瘙痒，经验治疗应选用

43. 患者，男，33 岁，5 天前趾间出现糜烂、浸渍发白，伴明显瘙痒，经验治疗应选用

【44~45】
    A. 硼酸溶液　　　　　　　B. 糠酸莫米松乳膏
    C. 复方片仔癀软膏　　　　D. 他克莫司软膏
    E. 克霉唑乳膏

44. 患者，男，19 岁，诊断为湿疹，皮损处有大量渗出液，应选用的局部治疗药是

45. 患者，女，33 岁，诊断为湿疹，皮损处有苔藓样变，应选用的局部治疗药是

【46~48】
    A. 环孢素　　　　　　　　B. 羟氯喹
    C. 沙利度胺　　　　　　　D. 复方甘草酸苷
    E. 白芍总苷

46. 容易引起水钠潴留、高血压、低钾血症，应监测电解质、血压的药物是

47. 应重点关注患者是否出现腹泻症状的药物是

48. 应监测血药峰浓度、谷浓度的药物是

【49~51】
    A. 度普利尤单抗　　　　　B. 甲泼尼龙
    C. 巴瑞替尼　　　　　　　D. 雷公藤多苷
    E. 多塞平

49. 长期应用可引起骨质疏松的药物是

50. 长期应用可引起结膜炎的药物是

51. 长期应用可引起骨髓抑制的药物是

【52~53】
    A. 阿莫罗芬搽剂　　　　　B. 夫西地酸乳膏
    C. 依巴斯汀片　　　　　　D. 伊曲康唑片
    E. 酮康唑乳膏

52. 患者，男，29 岁，诊断为足癣，缓解患者瘙痒症状可使用的药物是

53. 患者，女，33 岁，诊断为足癣伴细菌感染，缓解患者感染症状可使用的药物是

【54~56】
    A. 西地那非　　　　　　　B. 非那雄胺
    C. 米索前列醇　　　　　　D. 螺内酯
    E. 米诺地尔

54. 仅适用于部分女性雄激素性脱发的治疗药是

55. 仅适用于男性雄激素性脱发的治疗药是

56. 男性、女性患者都可使用的雄激素性脱发治疗药是

【57~58】
    A. 螺内酯　　　　　　　　B. 维甲酸
    C. 酮康唑　　　　　　　　D. 非那雄胺
    E. 醋酸环丙孕酮

57. 治疗雄激素性脱发时，应监测血钾水平，防止出现高钾血症的药物是

58. 治疗雄激素性脱发时，应监测肝酶，防止出现肝功能障碍的药物是

三、综合分析选择题

【1~2】
    患者，女，68 岁，体重 60kg，3 天前无明显诱因出现低热、困乏、无力，2 天前自觉右侧腰部和季肋区皮肤瘙痒、刺痛、灼热感，有时呈闪电样刺痛，痛感强烈，继而局部皮肤出现潮红斑，红斑上呈现粟粒样丘疹。诊断为带状疱疹。

1. 治疗患者带状疱疹无需使用的药物是
    A. 伐昔洛韦片　　　　　　B. 多塞平片
    C. 腺苷钴胺注射液　　　　D. 炉甘石洗剂
    E. 克霉唑乳膏

2. 第 2 天患者部分疱疹破溃，为防止继发性感染，可加用
    A. 喷昔洛韦软膏　　　　　B. 利多卡因贴剂
    C. 莫匹罗星乳膏　　　　　D. 地塞米松乳膏
    E. 异维 A 酸软膏

【3~6】
    患者，男，24 岁，脸部出现大小不等的丘疹结节，有时候会形成囊肿，囊肿破溃后有脓血排出，诊断为结节性囊肿型痤疮。

3. 患者应首选的治疗药是
    A. 过氧化苯甲酰凝胶　　　B. 异维 A 酸片
    C. 短效复方口服避孕药　　D. 左氧氟沙星胶囊
    E. 阿达帕林凝胶

4. 根据上一题正确答案，患者用药期间最常见的不良反应是
   A. 皮肤黏膜干燥
   B. 肌肉 – 骨骼疼痛
   C. 高脂血症
   D. 肝酶异常
   E. 骨质增生或骨质疏松

5. 应告知患者用药疗程通常为
   A. 不少于 2 周
   B. 不多于 2 周
   C. 不少于 4 周
   D. 不多于 8 周
   E. 不少于 16 周

6. 有关痤疮患者教育，说法错误的是
   A. 限制高糖和油腻饮食
   B. 限制全脂牛奶摄入
   C. 可选用控油、保湿类清洁剂洁面
   D. 宜摄入脱脂牛奶
   E. 避免熬夜和过度日晒

【7～8】
   患者，女，33 岁，1 个月前无明显诱因多处皮肤出现散在红斑、丘疹，皮损处有绿豆大小水疱，伴液体渗出，瘙痒难忍，反复难愈，曾被诊断为泛发性、慢性湿疹，给予系统治疗。

7. 有关湿疹系统治疗说法，错误的是
   A. 口服第二代抗组胺药抗炎、止痒
   B. 短期口服糖皮质激素能迅速控制症状
   C. 伴有广泛感染时可系统应用抗生素 7～10 天
   D. 口服维生素 C、葡萄糖酸钙抗过敏治疗
   E. 首选口服免疫抑制剂环孢素对因治疗

8. 经一段时间系统治疗后，患者大部分症状消退，医师建议局部使用糖皮质激素外用制剂继续治疗。有关糖皮质激素外用制剂治疗湿疹的说法，正确的是
   A. 轻度湿疹建议选用弱效的糠酸莫米松乳膏
   B. 重度肥厚性皮损建议选用强效的曲安奈德乳膏
   C. 儿童患者建议选用弱效的卤米松乳膏
   D. 面部及生殖器部位皮损可短期使用弱效的氢化可的松乳膏
   E. 强效糖皮质激素连续应用一般不超过 2 个月

四、多项选择题

1. 有关带状疱疹的预防与治疗，说法正确的有
   A. 患者接触妊娠期女性、婴幼儿不会传染
   B. 50 岁以上中老年人可以提前注射带状疱疹疫苗
   C. 发病 24～72 小时内使用抗病毒药可有效缩短病程
   D. 对于仅有神经痛症状，无皮损或皮损消退患者宜涂抹喷昔洛韦软膏
   E. 局部治疗以消炎、干燥、收敛、防止继发感染为主

2. 患者，男，57 岁，诊断为带状疱疹。患者希望使用中成药治疗，可建议患者选用的中成药有
   A. 牛黄解毒片
   B. 除湿胃苓汤
   C. 逍遥丸
   D. 龙胆泻肝汤
   E. 柴胡疏肝饮

3. 关于单纯疱疹的局部治疗，说法正确的有
   A. 疱疹性角膜结膜炎可用碘苷溶液滴眼
   B. 生殖器疱疹可用过氧化氢溶液清洗患部，然后涂以甲紫溶液
   C. 在疱疹患处涂抹泼尼松乳膏可有效缓解症状
   D. 疱疹性齿龈口腔炎使用金银花或连翘煎水含漱无效
   E. 可使用硫酸锌溶液湿敷疱疹患处

4. 患者，男，33 岁，面部、颈部、上肢等部位出现不完全性白斑，诊断为白癜风。可用于治疗白癜风的药物有
   A. 泼尼松片
   B. 复方甘草酸苷片
   C. 硒酵母胶囊
   D. 补骨脂注射液
   E. 他克莫司软膏

5. 白癜风患者日常宜补充的食物有
   A. 橙子
   B. 鹅肝
   C. 黑芝麻
   D. 柠檬
   E. 榛子

6. 关于银屑病的临床表现和治疗说法，正确的有
   A. 斑块状银屑病急性加重时常出现蜡滴现象、薄膜现象和点状出血现象
   B. 红皮病型银屑病主要呈现全身皮肤弥漫性潮红、浸润性肿胀伴大量糠状鳞屑
   C. 轻、中度患者大多数可单独外用药物治疗，如糖皮质激素外用制剂
   D. 中、重度银屑病患者可外用药物联合系统药物和物理疗法
   E. 阿维 A 是泛发型脓疱型银屑病首选药，应小剂量起始，逐渐增量给药

7. 患者，男，37 岁，诊断为银屑病，可选择的外用治疗药物有
   A. 他克莫司乳膏
   B. 卡泊三醇溶液

C. 他扎罗汀乳膏　　　　　D. 糠酸莫米松乳膏

E. 重组人表皮生长因子凝胶

8. 患者，女，28岁，后背和手臂出现暗红色斑块，上附白色鳞屑，诊断为寻常型银屑病。患者可选择的治疗药物有

A. 克银丸　　　　　　　　B. 消渴丸

C. 苦丹丸　　　　　　　　D. 消银颗粒

E. 复方青黛胶囊

9. 患者，女，62岁，诊断为红皮病型银屑病，可选用的系统一线治疗药物有

A. 阿达木单抗　　　　　　B. 甲氨蝶呤

C. 阿维A　　　　　　　　D. 环孢素

E. 依奇珠单抗

10. 关于痤疮治疗，说法正确的有

A. 青春期男性痤疮患者可首选雄激素替代疗法

B. 妊娠期女性应禁用西黄胶囊和大黄蟅虫丸

C. 口服维胺酯治疗结节性囊肿型痤疮时应与脂肪餐同服

D. 治疗暴发性痤疮时米诺环素与异维A酸应同时口服

E. 红蓝光与光动力疗法、果酸疗法可辅助治疗痤疮

11. 目前用于治疗痤疮的中成药均性味苦寒或兼有活血化瘀之效，应注意中病即止。下列中成药对痤疮治疗有效的有

A. 西黄胶囊　　　　　　　B. 防风通圣颗粒

C. 丹参酮胶囊　　　　　　D. 大黄蟅虫丸

E. 黄疸茵陈颗粒

12. 有关荨麻疹的病因和药物治疗说法，正确的有

A. 急性荨麻疹大多数属于Ⅰ型（速发型）变态反应

B. 防参止痒颗粒适用于急性荨麻疹属风热证

C. 玉屏风颗粒适用于表虚不固证

D. 肝功能不全者宜选择氯雷他定

E. 肾功能不全者宜选用西替利嗪

13. 第一代抗组胺药的常见不良反应有

A. 口干、嗜睡　　　　　　B. 视物模糊

C. 眼内压升高　　　　　　D. 腹泻

E. 尿潴留

14. 患者，女，45岁，手臂出现大量丘疹，少量鳞屑，伴明显瘙痒，诊断为湿疹。患者拒绝使用糖皮质激素软膏，可推荐患者使用的中成药制剂有

A. 吡美莫司乳膏　　　　　B. 青鹏软膏

C. 肤痔清软膏　　　　　　D. 蛇脂参黄软膏

E. 克立硼罗软膏

15. 关于甲沟炎的药物治疗和患者教育，说法正确的有

A. 使用碘伏或双氧水冲洗创面后涂抹复方多黏菌素B乳膏

B. 可考虑手术切开排脓、拔甲、切除多余增生性肉芽组织

C. 建议患者避免将指（趾）甲处于潮湿环境中，保持干燥

D. 避免外伤如撕拉甲皱襞皮肤、倒刺，修剪指甲避免过短

E. 可根据病情严重程度选择局部使用莫匹罗星乳膏或联合口服米诺环素

16. 关于特应性皮炎的药物治疗和患者教育，说法正确的有

A. 对于1～18岁患者口服益生菌可预防特应性皮炎的发生

B. 补充维生素A有助于皮肤屏障修复，诱导免疫耐受

C. 氧化锌糊剂、黑豆馏油对有渗出的特应性皮炎治疗有效

D. 应避免长期系统使用糖皮质激素，以防出现感染、肥胖、骨质疏松等不良反应

E. 急性渗出期亦可选择外用生理盐水、硼酸洗液湿敷

17. 患者，男，29岁，诊断为特应性皮炎。可用于治疗特应性皮炎的药物有

A. 泼尼松龙片　　　　　　B. 氯雷他定

C. 龙珠软膏　　　　　　　D. 他克莫司乳膏

E. 度普利尤单抗注射液

18. 患者，男，23岁，患有花斑癣，该患者可选用的治疗药物有

A. 特比萘芬片　　　　　　B. 联苯苄唑乳膏

C. 酮康唑洗剂　　　　　　D. 阿莫罗芬乳膏

E. 特比萘芬乳膏

19. 患者，男，33岁，先后外用米诺地尔、非那雄胺治疗雄激素性脱发均不理想，拒绝口服非那雄胺治疗，希望改用非化学药物尝试治疗。可建议患者使用的治疗药物有

A. 四妙丸
B. 除脂生发胶囊
C. 九味肝泰胶囊
D. 精乌胶囊
E. 锯棕榈胶囊

20. 关于雄激素性脱发的病因、临床表现和药物治疗，说法正确的有
    A. 具有遗传倾向，父系明显高于母系
    B. 男性早期表现为前额、额角、鬓角发际线后移或顶部进行性脱发
    C. 女性主要表现为前额发际线位置后移
    D. 米诺地尔治疗雄激素性脱发可口服给药
    E. 非那雄胺口服和外用都可治疗男性雄激素性脱发

21. 患者，女，33岁，服用螺内酯胶囊治疗雄激素性脱发，应告知患者的注意事项包括
    A. 必须采取适当的避孕措施
    B. 用药期间怀孕可能会导致女性胎儿男性化
    C. 可引起月经紊乱
    D. 可引起性欲降低

E. 可引起乳房胀痛

22. 关于疖痈的中医中药治疗说法，正确的有
    A. 清解片适用于暑热浸淫证
    B. 六神丸适用于热毒蕴结证
    C. 初起小者用千捶膏盖贴或三黄洗剂外搽
    D. 大者用金黄膏或玉露膏，以金银花露或菊花露调成糊状敷于患处
    E. 脓成宜切开排脓，九一丹、太乙膏盖贴；脓尽用生肌膏、白玉膏收口

23. 关于疖痈的治疗原则和患者教育说法，正确的有
    A. 局部可用50%硫酸镁溶液或75%乙醇湿敷，切忌挤压
    B. 有糖尿病及其他可导致疖痈易感的疾病，应及时治疗
    C. 保持皮肤清洁，适当洗澡、洗头、勤剪指甲
    D. 避免过度潮湿、受热出汗，避免拔毛
    E. 可鼻腔应用莫匹罗星软膏2次/日，5~10日

第六节　眼睛问题

一、最佳选择题

1. 患者，男，17岁，因长期持续观看手机导致眼部干涩，可建议患者使用的缓解药物是
   A. 山莨菪碱滴眼液
   B. 玻璃酸钠滴眼液
   C. 酮替芬滴眼液
   D. 左氧氟沙星滴眼液
   E. 奥洛他定滴眼液

2. 患儿，男，9岁，患有轻度近视，可有效延缓患儿近视进展的药物是
   A. 羟丙基甲基纤维素滴眼液
   B. 红霉素眼膏
   C. 毛果芸香碱滴眼液
   D. 阿托品滴眼液
   E. 聚丙烯酸滴眼液

3. 患者，女，69岁，患有2型糖尿病10余年，近1年来常出现眼部干涩、眼红、异物感、畏光等症状，诊断为干眼症。患者应尽可能避免使用的药物是
   A. 玻璃酸钠滴眼液
   B. 羧甲基纤维素滴眼液
   C. 烟酸片

D. 聚乙二醇滴眼液
E. 聚乙烯醇滴眼液

4. 可促进眼表上皮修复、改善眼表微环境，适用于伴有眼表上皮损伤及角膜神经痛的治疗药是
   A. 瑞巴派特滴眼液
   B. 醋酸泼尼松龙滴眼液
   C. 氯霉素眼膏
   D. 妥布霉素滴眼液
   E. 小牛血去蛋白提取物滴眼液

5. 可引起高眼压、晶状体后囊膜浑浊等不良反应，一旦出现应停止用药的是
   A. 聚乙烯吡咯烷酮滴眼液
   B. 醋酸泼尼松龙滴眼液
   C. 金霉素眼膏
   D. 表皮生长因子滴眼液
   E. 维生素A棕榈酸酯眼用凝胶

6. 关于沙眼的临床表现、治疗与患者教育说法，错误的是
   A. 集体治疗时推荐口服阿奇霉素，不建议使用四环素眼膏
   B. 沙眼潜伏期为5~14日，一般起病缓慢

C. 急性期症状包括畏光、流泪、异物感和黏液脓性分泌物

D. 滴眼液或眼膏剂开封后保质期一般为 6 个月

E. 可使用红霉素眼膏、金霉素眼膏治疗

7. 关于麦粒肿（睑腺炎）的病因、治疗，说法错误的是

A. 多由金黄色葡萄球菌感染引起，也可是无菌性，起病急

B. 每次热敷 15 分钟，每日 4 次，热敷后按摩和轻轻擦拭患侧

C. 局部使用抗生素或糖皮质激素可明显减轻炎性症状，缩短病程

D. 不要挤压或弄破麦粒肿，以防加重病损

E. 触摸眼睛前应洗手，完全好转前不要使用眼部化妆品和配戴角膜接触镜

8. 患者，男，5 岁，晨起突然发现上眼睑红肿，诉胀痛，无发热，诊断为麦粒肿（睑腺炎）。对该患儿的合理治疗措施是

A. 每日热敷眼睑 4 次

B. 地塞米松滴眼液局部给药

C. 红霉素眼膏局部给药

D. 挤压结节内囊肿

E. 口服阿莫西林 - 克拉维酸钾片

9. 患者，男，29 岁，晨起时右眼眼睑结痂，出现水样分泌物，伴砂砾感，诊断为病毒性结膜炎。患者可使用的治疗药是

A. 妥布霉素滴眼液　　　B. 泼尼松滴眼液

C. 红霉素眼膏　　　　　D. 左氧氟沙星滴眼液

E. 酮替芬滴眼液

10. 患者，女，27 岁，去植物园春游后出现双眼奇痒、烧灼感、畏光等症状，建议患者使用的治疗药是

A. 奥洛他定滴眼液

B. 托吡卡胺滴眼液

C. 四环素眼膏

D. 多黏菌素 B/甲氧苄啶滴眼液

E. 左氧氟沙星滴眼液

11. 关于急性结膜炎的病因、临床表现，说法错误的是

A. 流行性角膜结膜炎由病毒感染引起

B. 眼痒是过敏性结膜炎的主要症状

C. 大多数细菌性结膜炎呈自限性，但传染性强

D. 病毒性结膜炎可持续产生脓性分泌物

E. 病毒性结膜炎是自限性疾病，临床病程类似普通感冒

二、配伍选择题

【1～2】

A. 普拉洛芬滴眼液

B. 甲硝唑凝胶

C. 聚乙烯吡咯烷酮滴眼液

D. 红霉素眼膏

E. 托吡卡胺滴眼液

1. 患者，女，58 岁，出现眼部干涩症状，可缓解患者症状的药物是

2. 患者，男，49 岁，出现眼部肿胀、视物模糊等睫状肌痉挛症状，可缓解患者症状的药物是

【3～4】

A. 地夸磷索钠滴眼液

B. 醋酸可的松滴眼液

C. 金霉素眼膏

D. 成纤维细胞生长因子眼用凝胶

E. 他克莫司乳膏

3. 可促进黏蛋白分泌，适用于黏蛋白异常型及混合型干眼的治疗药物是

4. 可促进上皮增生、维护眼表微环境，适用于伴有明显角膜上皮损伤者的治疗药物是

【5～6】

A. 泼尼松滴眼液

B. 左氧氟沙星滴眼液

C. 妥布霉素滴眼液

D. 玻璃酸钠滴眼液

E. 甲硝唑凝胶

5. 治疗干眼症时，主要用于与蠕形螨或厌氧菌感染相关的睑缘炎的药物是

6. 治疗干眼症时，应采取低浓度、短疗程，炎性反应控制后缓慢停药的药物是

【7～8】

A. 氧氟沙星眼膏

B. 非尼拉敏/萘甲唑啉滴眼液

C. 地塞米松滴眼液

D. 红霉素眼膏

E. 玻璃酸钠滴眼液

7. 因配戴角膜接触镜导致的细菌性结膜炎应首选的治疗药是

8. 有诱发感染、延缓伤口愈合，治疗结膜炎时应慎重

使用的药物是

【9～10】

  A. 左氧氟沙星滴眼液

  B. 非尼拉敏/萘甲唑啉滴眼液

  C. 四环素眼膏

  D. 红霉素眼膏

  E. 玻璃酸钠滴眼液

9. 过敏性结膜炎患者应首选的治疗药是

10. 干眼症患者应首选的治疗药是

三、综合分析选择题

【1～2】

    患者，女，21岁，周末去朋友家做客，并抚摸朋友家的宠物猫，当晚回家后感觉双眼发痒，越揉越痒，伴有眼干。第二天晨起后发现满眼通红、眼皮略肿、眼角有水样分泌物。

1. 患者的眼疾最有可能是

  A. 细菌性结膜炎   B. 病毒性结膜炎

  C. 流行性角膜结膜炎 D. 过敏性结膜炎

  E. 麦粒肿（睑腺炎）

2. 患者应首选的经验治疗药是

  A. 酮替芬滴眼液   B. 玻璃酸钠滴眼液

  C. 妥布霉素滴眼液   D. 红霉素眼膏

  E. 氧氟沙星眼膏

四、多项选择题

1. 可引起眼部干燥，加重干眼症患者眼部症状的药物有

  A. 氯苯那敏   B. 异维A酸

  C. 艾司西酞曲兰   D. 维生素A

  E. 呋塞米

2. 患儿，女，11岁，每晚睡前使用0.01%阿托品滴眼液延缓近视进展，该药物可引起的不良反应有

  A. 尿频、尿急   B. 面色潮红

  C. 视近物模糊   D. 心动过速

  E. 眼内压升高

3. 关于结膜炎患者的用药指导和患者教育，说法正确的有

  A. 过敏性结膜炎患者早期宜热敷双眼，以热毛巾或茶壶的热气熏蒸

  B. 早期细菌性结膜炎可冷敷双眼减轻症状

  C. 与他人共用毛巾、脸盆、枕巾可发生交叉感染

  D. 患病期间及治愈后24小时内可配戴隐形眼镜

  E. 奈瑟菌引起的超急性细菌性结膜炎通常需要全身性药物治疗

第七节　其 他 病 症

一、最佳选择题

1. 患者，女，39岁，半年前无明显诱因出现头晕、乏力、食欲减退，近2个月来患者上述症状加重，并出现心慌、气短症状。实验室检查结果示：红细胞计数2.5×10^{12}/L，Hb 75g/L。排除其他疾病后诊断为缺铁性贫血。有关患者治疗方案，说法错误的是

  A. 首选口服铁剂治疗，宜选用二价铁剂

  B. 既要纠正缺铁性贫血，还要补充已耗竭的储存铁

  C. 在Hb恢复至110g/L后应停药

  D. 当血清铁蛋白升至30～50μg/L时可停药

  E. 治疗期间应保证有足够蛋白质的摄入

2. 患者，女，22岁，以"乏力、困倦、头晕、耳鸣、心悸、气短伴慢性腹泻"就诊。实验室检查：Hb

55g/L，血清铁蛋白10μg/L。诊断为缺铁性贫血。该患者宜首选的治疗方案是

  A. 口服硫酸亚铁片、维生素C片

  B. 静脉注射右旋糖酐铁

  C. 肌内注射亚叶酸钙、维生素B_{12}

  D. 肌内注射丙酸睾酮

  E. 皮下注射人促红素

3. 患儿，男，2岁，诊断为巨幼细胞贫血，伴步态不稳、神经呆滞症状。该患儿应选择的药物治疗方案是

  A. 联合叶酸、维生素B_{12}

  B. 联合硫酸亚铁、稀盐酸

  C. 联合人促红素、硫酸亚铁

  D. 输入新鲜血液

  E. 联合右旋糖酐铁注射液、乳酸亚铁片

4. 患者，女，33岁，新诊断为缺铁性贫血，处方硫

酸亚铁片（规格 0.3g/片），每次 1 片，每日 3 次。患者治疗期间可联合应用促进铁剂吸收的药物是

A. 艾司奥美拉唑
B. 法莫替丁
C. 碳酸氢钠
D. 维生素 C
E. 米诺环素

5. 患者，女，21 岁，因缺铁性贫血服用乳酸亚铁片治疗。药师对患者的用药指导，说法正确的是

A. 宜空腹服用
B. 药物可刺激消化道引起溃疡、出血，一旦出现黑便应立即停药
C. 用药期间应尽可能减少蛋白质食物的摄入
D. 伴有未经治疗的尿路感染时不宜应用铁剂
E. 餐后服药可提高口服生物利用度

6. 患者，女，28 岁，诊断为缺铁性贫血，处方硫酸亚铁片（规格 0.3g/片，含元素铁 60mg）。有关患者的用药指导和注意事项，说法错误的是

A. 每次 1 片，每日 3 次
B. 每次 1 片，每日 1 次
C. 建议患者使用铁锅烹饪或煮粥
D. 如不能耐受，可改用胃肠道刺激性小的多糖铁复合物
E. 治疗 4 周后血红蛋白较治疗前无改变甚或下降，应进一步追查病因

7. 患者，女，30 岁，诊断为缺铁性贫血，Hb 50g/L，拟静脉补铁，可选用的药物是

A. 多糖铁复合物
B. 蔗糖铁
C. 硫酸亚铁
D. 乳酸亚铁
E. 琥珀酸亚铁

8. 对于巨幼细胞贫血患者，在不能确定只是由于单纯叶酸缺乏引起贫血的情况下，需联合维生素 B_{12} 治疗，目的是避免加重

A. 心血管功能损害
B. 肾功能损害
C. 肝功能损害
D. 神经精神损害
E. 骨髓功能损害

9. 患者，男，45 岁，身高 170cm，体重 85kg，腰围 88cm，有冠心病和糖尿病家族史。根据 BMI 计算公式 BMI = 体重/身高的平方，该患者目前的营养状况和应采取的措施是

A. 正常，无需控制饮食和增加运动
B. 超重，首选控制饮食和增加运动
C. 超重，首选药物辅助减重
D. 腹型肥胖，首选控制饮食和增加运动
E. 肥胖，首选控制饮食和增加运动

10. 患者，女，44 岁，身高 160cm，体重 68kg，BMI 26.6kg/m²，被诊断为高血压，服用氯沙坦钾片 50mg qd，血压控制良好。为进一步控制血压，减少给药剂量，患者尝试减重，在经过 6 个月控制饮食和增加运动基础上，体重仍维持在 67 ~ 69kg，拟服用药物辅助减重。患者应选用的减重药是

A. 达格列净
B. 二甲双胍
C. 奥利司他
D. 西布曲明
E. 多酶片

11. 患者，男，29 岁，身高 180cm，体重 95kg，在经过半年控制饮食和增加运动基础上，体重仍有上升趋势，开始服用奥利司他辅助减重。有关奥利司他的用药事项，说法错误的是

A. 应在进餐时服用
B. 服药时应同时服用脂溶性维生素
C. 禁用于胆汁淤积症、慢性吸收不良的患者
D. 可引起便急、便失禁和油样便
E. 可引起皮脂溢出增多、胃肠胀气

12. 患者，女，29 岁，因肥胖拟使用司美格鲁肽注射液进行药物减重。关于用药方案，说法错误的是

A. 皮下注射
B. 每周注射 1 次
C. 起始给药剂量为 2.4mg
D. 可在一天中任意时间注射
E. 剂量每 4 周递增 1 次

13. 对防治晕动病无效的药物是

A. 东莨菪碱
B. 盐酸苯环壬酯
C. 苯海拉明
D. 多潘立酮
E. 丁溴东莨菪碱

14. 可提供长达 72 小时的保护，需在出行前 6 ~ 8 小时应用的防治晕动病药物是

A. 东莨菪碱贴剂
B. 盐酸苯环壬酯片
C. 茶苯海明片
D. 氟桂利嗪胶囊
E. 地芬尼多片

二、配伍选择题

【1 ~ 2】

A. 蔗糖铁
B. 乳酸亚铁
C. 右旋糖酐铁
D. 硫酸亚铁

E. 多糖铁复合物

1. 分子结构中铁含量百分比最高的铁剂是
2. 属于无机铁剂的是

【3~4】

　　A. 维生素 A　　　　　　B. 维生素 B_{12}
　　C. 维生素 C　　　　　　D. 维生素 D
　　E. 维生素 E

3. 缺铁性贫血患者服用铁剂治疗时，宜联合使用的维生素是
4. 伴有神经症状明显的巨幼细胞贫血患者，在补充叶酸的基础上，应联合使用的维生素是

【5~6】

　　A. 15 分钟　　　　　　B. 30 分钟
　　C. 1.5 小时　　　　　　D. 2.5 小时
　　E. 3.5 小时

5. 患者，女，30 岁，需静脉补充元素铁 300mg，要求静脉滴注时间不少于
6. 患者，男，59 岁，需静脉补充元素铁 500mg，要求静脉滴注时间不少于

【7~8】

　　A. 西布曲明　　　　　　B. 达格列净
　　C. 奥利司他　　　　　　D. 二甲双胍
　　E. 司美格鲁肽

7. 可减少脂肪吸收，应餐中给药的减重药物是
8. 可减慢胃排空、增加饱腹感，每周皮下注射 1 次的减重药物是

三、综合分析选择题

【1~3】

　　患者，女，32 岁，妊娠 6 周，近期出现头晕、乏力、心悸、气短症状，体格检查有毛发脱落、反甲等症状。实验室检查结果示：红细胞计数 2.0×10^{12}/L、血红蛋白 50g/L、血清钾 3.5mmol/L。诊断为缺铁性贫血。

1. 拟给予患者静脉滴注右旋糖酐铁注射液 200mg（以元素铁计），每周 2 次治疗。有关给药安全性监测，说法错误的是
　　A. 铁剂可引起过敏反应，用药前须做皮肤敏感试验
　　B. 首次用药前应先给予试验剂量缓慢给药
　　C. 应做好治疗过敏反应的应急措施
　　D. 每次给药应先缓慢滴注 15 分钟观察有无过敏反

应发生
　　E. 每次静脉滴注时间应控制在不少于 30 分钟

2. 经过 6 周治疗，患者血红蛋白恢复至 80g/L，建议患者改为口服铁剂治疗。下列不良反应中，不属于口服铁剂的是
　　A. 便秘　　　　　　　　B. 胃出血
　　C. 腹痛　　　　　　　　D. 呕吐
　　E. 恶心

3. 有关铁剂治疗期间的患者教育，说法正确的是
　　A. 与咖啡、茶同服可提高口服吸收程度
　　B. 空腹服药可降低口服生物利用度
　　C. 餐后服药可减少耐受性
　　D. 出现黑便意味着伴有消化道出血
　　E. 宜与钙剂同服

四、多项选择题

1. 患者，女，19 岁，诊断为缺铁性贫血。患者应用铁剂治疗期间应避免合用的药物或食物有
　　A. 茶　　　　　　　　　B. 牛奶
　　C. 钙剂　　　　　　　　D. 考来烯胺
　　E. 氨基酸

2. 应用铁剂治疗缺铁性贫血时，可促进铁剂吸收，建议适当补充的药物或食物有
　　A. 稀盐酸　　　　　　　B. 维生素 D
　　C. 果糖　　　　　　　　D. 猪肝
　　E. 黑木耳

3. 患者，女，33 岁，因缺铁性贫血伴呕吐，拟静脉注射补铁治疗。可供静脉注射给药的铁剂有
　　A. 右旋糖酐铁　　　　　B. 蔗糖铁
　　C. 羧基麦芽糖铁　　　　D. 异麦芽糖酐铁
　　E. 琥珀酸亚铁

4. 缺铁性贫血的临床表现可包括
　　A. 皮肤黏膜苍白　　　　B. 耳鸣、眼花
　　C. 心悸、气短　　　　　D. 指甲扁平、反甲
　　E. "牛肉样舌"

5. 关于超重和肥胖患者的药物辅助减重，说法正确的有
　　A. BMI（kg/m²）在 24.0~27.9 的超重患者，应立即进行药物减重
　　B. BMI（kg/m²）≥28.0 的肥胖患者，无论是否有合并症，均具备药物减重指征

C. 肥胖患者经过3～6个月单纯控制饮食和增加运动处理仍不能减重时，可考虑药物减重

D. 超重合并高血糖、高血压或负重关节疼痛的患者具备药物减重指征

E. 超重合并阻塞性睡眠呼吸暂停综合征患者具备药物减重指征

A. 坐位时尽量仰卧、闭眼，头靠在固定的靠背或物体上

B. 乘坐交通工具前避免过饱饮食或饥饿

C. 可在暴露于运动环境前使用预防药物

D. 使视觉固定于稳定不动的环境或某一目标上

E. 东莨菪碱贴剂应在出行前1小时内应用

6. 患者，女，27岁，服用奥利司他辅助减重。药物可造成患者吸收减少，用药期间应补充的维生素类药物是

A. 维生素 A
B. 维生素 B
C. 维生素 K
D. 维生素 D
E. 维生素 E

7. 关于防治晕动病（运动病）的说法，正确的有

8. 患者，女，43岁，乘坐车、船时易出现头晕、头痛、恶心、呕吐等运动病症状。可建议患者出行前准备的防治药物有

A. 氯苯那敏片
B. 多潘立酮片
C. 氯雷他定片
D. 盐酸苯环壬酯片
E. 甲氧氯普胺片

第七章 呼吸系统常见疾病

第一节 哮 喘

一、最佳选择题

1. 患者，女，48 岁，患有支气管哮喘 3 年，其间未规律用药治疗。昨夜因天气骤冷，患者出现呼吸急促、胸闷症状，适宜该患者的首选治疗药是
   A. 沙丁胺醇吸入气雾剂
   B. 布地奈德干粉吸入剂
   C. 沙丁胺醇片
   D. 孟鲁司特咀嚼片
   E. 茶碱缓释片

2. 患者，女，21 岁，每年春季花粉播撒时会出现哮喘症状，曾被诊断为单纯季节性过敏性哮喘。对该患者的药物治疗建议，正确的是
   A. 花粉播撒前 2 周开始使用沙丁胺醇气雾剂，持续到花粉季节结束后 4 周
   B. 花粉播撒前 2 周开始口服泼尼松片 20mg/d，持续到花粉季节结束后 4 周
   C. 症状出现时按需使用倍氯米松气雾剂，持续到花粉季节结束后 4 周
   D. 症状出现时按时使用布地奈德干粉吸入剂，持续到花粉季节结束后 4 周
   E. 症状出现时按时使用沙丁胺醇气雾剂，持续到花粉季节结束后 4 周

3. 可有效控制夜间哮喘发作，适于中至重度支气管哮喘患者维持治疗和缓解治疗的药物是
   A. 沙丁胺醇气雾剂
   B. 布地奈德干粉吸入剂
   C. 倍氯米松 - 福莫特罗气雾剂
   D. 替卡松 - 沙美特罗干粉吸入剂
   E. 茶碱缓释片

4. 患者，女，66 岁，确诊为社区获得性肺炎、支气管哮喘，给予阿莫西林、沙丁胺醇、布地奈德、氨溴索、茶碱联合治疗。治疗期间患者出现心动过速，极有可能引起这一不良反应的药物是
   A. 沙丁胺醇、茶碱
   B. 阿莫西林、沙丁胺醇
   C. 茶碱、布地奈德
   D. 氨溴索、阿莫西林
   E. 沙丁胺醇、布地奈德

5. 有关噻托溴铵干粉吸入剂操作使用说法，错误的是
   A. 打开防尘帽和吸嘴，将药物胶囊放入中央室
   B. 合上吸嘴后可听到"咔嗒"声，表明药物胶囊已刺破
   C. 吸药前避开吸嘴尽量呼气，通过缓慢深吸气吸入药粉，再屏住呼吸约 10 秒
   D. 吸入药粉后应缓慢呼气，可提高药物在肺部的沉积率
   E. 给药后及时漱口，并将漱口水吐出

6. 患者，女，39 岁，购买沙丁胺醇气雾剂。药师对患者的正确用药指导是
   A. 初次使用和或超过 1 周不用时，应向空气中试喷一次
   B. 将喷嘴放入口内，先按压罐体再进行深吸气，可提高药品吸入量
   C. 拔下罐帽时应确保罐体朝下，喷嘴朝上，上下用力摇晃 5～6 次
   D. 药品平时应置于冰箱中保存，有利于药品的疗效
   E. 丢弃药罐前应将其刺穿或弄破，防止被二次利用

7. 患者，男，62 岁，突发呼吸困难，经询问得知患者在 1 小时前曾用过多种药物，疑似药物诱发哮喘，最有可能导致这一问题的药物是
   A. 茚达特罗   B. 曲安奈德
   C. 卡托普利   D. 阿司匹林
   E. 孟鲁司特

8. 支气管哮喘的诊断和评估指标不包括
   A. FEV_1 和呼气流量峰值（PEF）
   B. 呼出气一氧化氮（FeNO）

C. 痰嗜酸性粒细胞计数

D. 外周血嗜酸性粒细胞计数

E. 外周血中性粒细胞计数

9. 患者，女，67岁，患有支气管哮喘，使用大剂量布地奈德 – 福莫特罗后仍然喘息明显，拟加用泼尼松片治疗。关于泼尼松片用药指导说法，错误的是

A. 每日维持剂量最好≤10mg

B. 可每天或隔日顿服，睡前服药最佳

C. 长期用药可引起高血压

D. 长期用药可引起骨质疏松

E. 长期用药可引起青光眼

10. 关于哮喘患者药物治疗说法，错误的是

A. 急性发作时吸入沙丁胺醇气雾剂，应避免联合吸入性糖皮质激素

B. 过敏性哮喘患者可口服甲磺司特治疗

C. 服用茶碱制剂的患者宜进行血药浓度监测

D. ICS 作为每日常规用药，轻度患者可按需使用 ICS – 福莫特罗

E. 经评估后处于两相邻级别之间者建议选择较高级别的治疗方案

二、配伍选择题

【1 ~ 3】

　　A. 二丙酸倍氯米松　　B. 孟鲁司特

　　C. 福莫特罗　　　　　D. 茶碱

　　E. 噻托溴铵

1. 患者，男，68岁，患有支气管哮喘，近期出现排尿困难加重、尿道口有涩痛感。最有可能引起患者这一问题的药物是

2. 患者，女，46岁，患有支气管哮喘，近期出现口干、灼烧感，口腔黏膜上可见白色凝乳状斑片，诊断为口腔念珠菌感染。最有可能引起患者这一问题的药物是

3. 患者，女，55岁，患有支气管哮喘，近期常出现心律失常、多尿症状。最有可能引起患者这一问题的药物是

【4 ~ 5】

　　A. 色甘酸钠　　　　　B. 氟替卡松

　　C. 沙美特罗　　　　　D. 孟鲁司特钠

　　E. 异丙托溴铵

4. 患者，女，53岁，患有支气管哮喘，近期出现肌肉无力、腹胀、恶心、肠麻痹症状，实验室检查结

果示血钾2.7mmol/L，诊断为低钾血症。最有可能引起患者这一问题的药物是

5. 患者，男，66岁，患有支气管炎，昨日患者通过雾化面罩给药后出现视物模糊、头痛、眼胀症状。最有可能引起患者这一问题的药物是

【6 ~ 8】

　　A. 沙丁胺醇　　　　　B. 异丙托溴铵

　　C. 氨茶碱　　　　　　D. 布地奈德

　　E. 甲磺司特

6. 可引起声音嘶哑、咽喉不适，用药后应及时漱口并将漱口水吐出的平喘药是

7. 易产生耐受性，应按需使用，不宜长期、单一、过量应用的平喘药是

8. 最常见不良反应为口干，青光眼和前列腺增生患者应慎用的平喘药是

【9 ~ 11】

　　A. 孟鲁司特　　　　　B. 伪麻黄碱

　　C. 茶碱　　　　　　　D. 格隆溴铵

　　E. 班布特罗

9. 可抑制白三烯引起的炎症反应，尤其适宜阿司匹林性哮喘、伴有过敏性鼻炎哮喘患者的平喘药是

10. 代谢具有种族差异，中国人使用相对较小剂量就可产生作用的平喘药是

11. 属于前药，能维持药效 24 小时，可减少给药次数，适用于夜间哮喘患者的平喘药是

【12 ~ 13】

　　A. 沙美特罗　　　　　B. 阿奇霉素

　　C. 沙丁胺醇　　　　　D. 布地奈德

　　E. 泼尼松

12. 可引起腹泻、QT 间期延长和听力下降，治疗哮喘时属于超适应证用药的是

13. 慢性哮喘患者在大剂量 ICS – LABA 不能控制时，可附加小剂量维持治疗的药物是

三、综合分析选择题

【1 ~ 3】

　　患者，女，46岁，患有慢性支气管哮喘 2 年，间断口服氨茶碱缓释片 0.2g bid，哮喘控制尚可。偶有症状发作时，吸入硫酸沙丁胺醇气雾剂 100μg 可缓解。近 2 个月患者逐渐出现失眠、夜尿增多症状，拟改用沙美特罗 – 替卡松干粉吸入剂（准纳器装置）。

1. 有关准纳器装置的正确使用方法是

A. 推动滑动杆后应用力摇晃 5~6 次

B. 向外推动拇指柄听到"咔嗒"声表明一次标准剂量的药物已备好以供吸入

C. 如果每次 2 吸,可来回推动滑动杆两次后含住吸嘴给药

D. 装置内药品被全部用完后指示窗会显示红色

E. 给药后向内推动拇指柄,听到"咔嗒"声表明吸入器已关闭,滑动杆可自动复位

2. 患者在 3 天前出现咳痰、呼吸困难加重,自行调整沙美特罗－替卡松干粉吸入剂每日 2 次,每次 2 吸;沙丁胺醇气雾剂每次 100μg,每日多次,具体不详。未得到有效缓解后入院治疗。临床给予雾化吸入沙丁胺醇和布地奈德,口服泼尼松片、氨溴索口服溶液,静脉滴注二羟丙茶碱联合治疗,并停用沙美特罗－替卡松干粉吸入剂。3 小时前患者出现双上肢肌肉震颤,以左手为重,逐渐出现双下肢肌肉震颤伴疼痛。最有可能引起患者这一表现的原因是

A. 二羟丙茶碱与泼尼松存在药物相互作用所致

B. 沙丁胺醇用量过高所致

C. 氨溴索不良反应所致

D. 二羟丙茶碱与布地奈德存在药物相互作用所致

E. 突然停用沙美特罗－替卡松干粉吸入剂导致的停药反跳

3. 对患者教育时应告知日常需避免哮喘诱发因素,与诱发哮喘无关的因素是

A. 阿司匹林　　　　B. 普萘洛尔

C. 益生菌　　　　　D. 螨虫

E. 烟草

四、多项选择题

1. 患者,女,36 岁,2 年前被诊断为支气管哮喘后一直使用布地奈德－福莫特罗干粉吸入剂,期间曾出现过多次反复发作,自行增加给药剂量后均得到有效控制。近 1 个月来患者症状减轻,希望降级治疗。有关支气管哮喘降级治疗的说法,正确的有

A. 哮喘症状控制并肺功能稳定 1 个月可考虑降级治疗

B. 降级治疗应选择适当时机,需避开患者呼吸道感染、妊娠和旅行期等情况

C. 先减少 ICS 的使用次数,再减少用量

D. 先减去 ICS,最后以最低剂量的 β_2 受体激动药维持治疗

E. 通常每 3 个月减少 ICS 剂量的 25%~50% 安全可行

2. 患者,女,68 岁,患有支气管哮喘 20 余年,近半年呼吸困难症状越发明显,拟增加口服泼尼松 10mg qd 治疗。属于糖皮质激素慎用或禁用的人群有

A. 肺结核患者

B. 骨质疏松患者

C. 青光眼、白内障患者

D. 消化道溃疡患者

E. 严重抑郁患者

3. 患者,女,47 岁,购买布地奈德－福莫特罗吸入粉雾剂(都保装置)。有关患者的用药指导说法,正确的有

A. 初次使用前应将红色旋柄朝某一方向旋转到底,再反方向旋转到底,听到"咔嗒"声表明初始化已完成

B. 每次吸药前,应先将红色旋柄朝某一方向旋转到底,再反方向旋转到底,听到"咔嗒"声表明一次装药已完成

C. 每次操作都应保证红色旋柄朝向上方

D. 将吸嘴置于齿间,用双唇包住吸嘴进行用力且深长的吸气

E. 当指示窗显示红色时,表明还剩 20 吸;红色记号"0"达到指示窗中部时,提示药物已用完

4. 有关哮喘的预防与管理,正确的说法有

A. 阿司匹林性哮喘患者可进行脱敏治疗

B. 评估、调整治疗方案、监测治疗反应形成一个持续的循环过程

C. 母乳喂养不能降低儿童哮喘的发生风险

D. 孕期进食富含维生素 D 和维生素 E 的食物,可以降低儿童喘息的发生风险

E. 剖宫产儿童哮喘发病率明显低于正常分娩儿童

5. 患者,女,55 岁,患有支气管哮喘 10 年,日常使用布地奈德－福莫特罗干粉吸入剂、茶碱缓释片控制病情。患者长期用药可能出现的不良反应有

A. 尿潴留　　　　　B. 心悸

C. 高钾血症　　　　D. 口腔念珠菌感染

E. 血压下降

6. 适用于中至重度持续哮喘患者长期应用,可有效控制夜间哮喘发作的复方制剂有

A. 替卡松－沙美特罗干粉剂

B. 布地奈德－福莫特罗干粉剂

C. 倍氯米松 – 福莫特罗气雾剂

D. 异丙托溴铵 – 沙丁胺醇雾化用溶液

E. 糠酸氟替卡松 – 维兰特罗干粉剂

7. 下列患者哮喘症状加重时，不应考虑持久升级治疗的是

A. 依从性差患者 B. 吸入方法不正确患者

C. 社区获得性肺炎患者 D. 服用美托洛尔患者

E. 服用非甾体抗炎药患者

8. 长期使用 β₂ 受体激动剂可引起的不良反应有

A. 骨质疏松 B. 低钾血症

C. 加重青光眼 D. 心律失常

E. 骨骼肌震颤

第二节 慢性阻塞性肺疾病

一、最佳选择题

1. 患者，女，66 岁，确诊为社区获得性肺炎、慢性阻塞性肺疾病，给予左氧氟沙星、沙丁胺醇、布地奈德、N – 乙酰半胱氨酸、茶碱联合治疗。上述药物中宜进行血药浓度监测，以确保维持血药浓度在安全范围内的是

A. 左氧氟沙星 B. 沙丁胺醇

C. 布地奈德 D. N – 乙酰半胱氨酸

E. 茶碱

2. 根据气流受限程度评价肺功能的方法是

A. FEV_1 测定法 B. CAT 法

C. CCQ 法 D. 改良的 Centor 评分法

E. HAS – BLED 评分法

3. 患者，女，69 岁，患有慢性阻塞性肺疾病，长期应用维兰特罗 – 丙酸氟替卡松粉雾剂。上周体检 FEV_1 占预计值 40%，建议加服罗氟司特片 0.5mg qd。药师进行用药指导时应提醒患者罗氟司特可引起的不良反应是

A. 体重增加 B. 皮肤潮红及口干

C. 头痛及睡眠障碍 D. 心动过缓

E. 双下肢水肿

4. 患者，男，63 岁，3 年前开始出现间歇性咳嗽，后逐渐发展为呼吸困难，被诊断为慢性阻塞性肺疾病。有关慢阻肺稳定期的药物治疗原则，说法错误的是

A. 应规范给予长效支气管舒张剂治疗

B. 当 1 种支气管舒张剂疗效欠佳时，可联合 2 种不同机制的支气管舒张剂

C. 当血嗜酸性粒细胞计数 ≥300/µl 时，应联合长效支气管舒张剂、ICS 治疗

D. 如果发生肺炎，可考虑撤除 ICS

E. 起始治疗应首选 ICS 单一、规律、长期治疗

5. 患者，女，63 岁，患有慢性阻塞性肺疾病 10 余

年，半年内曾因急性加重入院治疗 2 次。该患者稳定期应长期使用的治疗药物是

A. 沙丁胺醇气雾剂

B. 布地奈德气雾剂

C. 格隆溴铵 – 福莫特罗气雾剂

D. 氢化可的松片

E. 福莫特罗片

6. 患者，女，59 岁，因呼吸困难就诊，FEV_1/FVC 值 65%，COPD 测试 FEV_1 >80% 预计值，症状评估 CAT <10 分，血嗜酸性粒细胞计数 350/µl。该患者的初始治疗宜选择

A. 罗氟司特片

B. 噻托溴铵干粉吸入剂

C. 布地奈德 – 福莫特罗干粉吸入剂

D. 泼尼松片（每日 5mg）

E. 羧甲司坦片

7. 患者，男，72 岁，常年使用布地奈德 – 福莫特罗干粉吸入剂控制慢阻肺症状，近日出现痰多症状，可给予的治疗药物是

A. 沙丁胺醇气雾剂 B. 羧甲司坦片

C. 右美沙芬片 D. 阿奇霉素分散片

E. 罗氟司特片

8. 患者，女，66 岁，患有慢阻肺 7 年，常年服用茚达特罗 – 格隆溴铵干粉吸入剂。为避免急性加重，患者接受阿奇霉素 500mg、每周 3 次治疗。应告知患者需要警惕的不良反应是

A. 听力受损 B. 急性肾衰竭

C. 视物模糊 D. 静脉血栓栓塞

E. 体位性低血压

二、配伍选择题

【1 ~ 3】

A. 茚达特罗 B. 噻托溴铵

C. 羧甲司坦　　　　D. 罗氟司特

E. 倍氯米松

1. 可引起腹泻、恶心、食欲减退、体重减轻等不良反应，治疗期间应监测体重且避免对低体重患者使用的药物是

2. 联合使用噻嗪类利尿剂易导致低钾血症的药物是

3. 长期应用可导致皮肤瘀斑和肺炎发病率升高的药物是

【4~5】

A. 格隆溴铵　　　　B. 奥达特罗

C. 茶碱　　　　　　D. 环索奈德

E. 罗氟司特

4. 可致癫痫大发作，属于甲基黄嘌呤类磷酸二酯酶抑制剂的药物是

5. 可能加重抑郁和自杀倾向，属于磷酸二酯酶-4抑制剂的药物是

【6~8】

A. N-乙酰半胱氨酸　B. 阿奇霉素

C. 芬太尼贴　　　　D. 罗氟司特

E. 氟替卡松

6. 可缓解慢阻肺患者痰多症状的药物是

7. 可一定程度缓解慢阻肺患者呼吸困难症状的药物是

8. 可引起慢阻肺患者肺炎风险的药物是

【9~10】

A. CAT 法　　　　　B. GOLD 法

C. ACT 法　　　　　D. MMSE 法

E. IIEF 法

9. 用于评估哮喘患者控制水平的问卷调查法是

10. 用于慢阻肺患者症状评估的方法是

三、综合分析选择题

【1~4】

患者，女，68岁，7年前无明显诱因出现咳嗽、咳痰，为白色痰液、量中，被诊断为支气管炎，给予对症治疗。之后上述症状反复发作，且近3年来出现活动后气短并逐渐加重，被诊断为慢性阻塞性肺疾病，一直使用布地奈德-福莫特罗干粉吸入剂。2天前患者出现呼吸困难加重、痰量增多、脓性痰、发热症状，医院以"支气管哮喘、慢性阻塞性肺疾病合并肺炎"收治入院。肺功能检查 FEV_1 <50%预计值。

1. 针对患者症状，下列给药方案存在用药途径错误的是

A. 硫酸沙丁胺醇溶液 2.5mg tid 雾化吸入

B. 异丙托溴铵溶液 500μg tid 口服给药

C. 布地奈德混悬液 2mg tid 雾化吸入

D. 阿莫西林-克拉维酸钾 1.2g tid 静脉注射

E. N-乙酰半胱氨酸溶液 0.3g tid 雾化吸入

2. 在上述治疗基础上，如果患者呼吸困难症状仍比较明显，适宜加用的治疗药物是

A. 甲泼尼龙片　　　　B. 羧甲司坦片

C. 维拉帕米片　　　　D. 氯雷他定片

E. 洛索洛芬钠片

3. 根据上一题，患者加用药物的疗程一般为

A. 5日　　　　　　　B. 14日

C. 21日　　　　　　D. 2个月

E. 6个月

4. 经过3天抗菌治疗后，患者症状改善不明显，细菌培养试验示铜绿假单胞菌阳性。患者应改用的抗菌治疗药是

A. 头孢曲松　　　　B. 阿奇霉素

C. 多西环素　　　　D. 环丙沙星

E. 莫西沙星

四、多项选择题

1. 可产生耐受性，慢阻肺患者不宜长期、单一、大剂量使用的平喘药有

A. 沙丁胺醇　　　　B. 噻托溴铵

C. 福莫特罗　　　　D. 罗氟司特

E. 茚达特罗

2. 每日给药1次可维持24小时平喘作用的药物有

A. 沙美特罗　　　　B. 福莫特罗

C. 茚达特罗　　　　D. 班布特罗

E. 奥达特罗

3. 患者，男，75岁，既往有慢性阻塞性肺疾病，1天前患者出现呼吸困难加重、痰量增多、脓性痰、发热症状，经验治疗药物有

A. 沙丁胺醇　　　　B. 泼尼松

C. 头孢哌酮　　　　D. 羧甲司坦

E. 异丙托溴铵

4. 患者，女，68岁，因哮喘应用福莫特罗-布地奈德干粉吸入剂、茶碱缓释片联合治疗，可存在药物相互作用、影响茶碱血药浓度的药物有

A. 环丙沙星　　　　B. 阿奇霉素

C. 齐留通　　　　　D. 法莫替丁

E. 氟伏沙明

第八章 心血管系统常见疾病

第一节 高血压

一、最佳选择题

1. 患者，男，56 岁，诊断为高血压。临床检查结果：血压 150/90mmHg，体温 36.5℃，脉搏 110 次/分，血尿酸 580μmol/L。既往有血管神经性水肿病史、快速型心律失常。该患者适宜选用的降压药是
   A. 氢氯噻嗪片
   B. 厄贝沙坦片
   C. 硝苯地平控释片
   D. 琥珀酸美托洛尔缓释片
   E. 哌唑嗪片

2. 患者，男，70 岁，患有高血压病史 5 年，每日服用氢氯噻嗪片 50mg qd，用药后血压可 24 小时平稳控制在 130/80mmHg 左右。今日就诊主诉排尿困难 1 年，尿频、尿急、尿流断续，偶有尿失禁。经直肠指诊和腹部超声，确诊为前列腺增生症。有关患者的治疗药物，说法正确的是
   A. 停用氢氯噻嗪片，改用甲磺酸多沙唑嗪缓释片
   B. 联合氢氯噻嗪片和甲磺酸多沙唑嗪缓释片
   C. 停用氢氯噻嗪片，改用马来酸依那普利片
   D. 停用氢氯噻嗪片，改用硝苯地平控释片
   E. 联合厄贝沙坦片和苯磺酸氨氯地平片

3. 患者，女，65 岁，患有高血压和心力衰竭，服用赖诺普利、比索洛尔、氢氯噻嗪联合治疗。近 3 个月来患者自我感觉症状控制欠佳，医生建议尝试使用沙库巴曲缬沙坦治疗。关于沙库巴曲缬沙坦的用药事项说法，正确的是
   A. 停用赖诺普利后应立即改用沙库巴曲缬沙坦
   B. 停用赖诺普利至少 36 小时后才能使用沙库巴曲缬沙坦
   C. 增加沙库巴曲缬沙坦，不必停用赖诺普利
   D. 增加沙库巴曲缬沙坦的同时应联合阿利吉仑
   E. 沙库巴曲缬沙坦适用于肾动脉狭窄和血管神经性水肿病史者

4. 患者，男，66 岁，被诊断为高血压和动脉粥样硬化性心脏病，服用阿托伐他汀钙片、阿司匹林肠溶片、赖诺普利片、硝苯地平控释片、酒石酸美托洛尔片治疗。1 周前患者出现足踝水肿，双下肢沉重。与患者这一不良反应密切相关的治疗药物是
   A. 阿托伐他汀钙片
   B. 阿司匹林肠溶片
   C. 赖诺普利片
   D. 硝苯地平控释片
   E. 酒石酸美托洛尔片

5. 患者，女，67 岁，患有高血压和 2 型糖尿病，近期检查结果示蛋白尿（＋＋），肾小球滤过率 45ml/min，血压 150/90mmHg。建议该患者选用的降压药物是
   A. 普萘洛尔
   B. 吲达帕胺
   C. 培哚普利
   D. 利血平
   E. 特拉唑嗪

6. 患者，女，53 岁，患有 2 型糖尿病，服用二甲双胍缓释片、格列美脲片控制血糖，日常随身携带糖果，偶有低血糖反应，但及时进食糖果后都能得到缓解。近期患者被诊断为高血压，不建议该患者首选的降压药是
   A. 雷米普利
   B. 尼群地平
   C. 氢氯噻嗪
   D. 氯沙坦
   E. 普萘洛尔

7. 有关老年高血压特点和治疗的说法，错误的是
   A. 通常表现为舒张压升高，收缩压正常
   B. 血压波动大，血压昼夜节律异常的发生率高
   C. 降压治疗应强调收缩压达标
   D. 优先选择每天 1 次服用的长效制剂
   E. 开始药物治疗的老年患者应在 4 ~ 12 周内逐步降压达标

8. 血管紧张素转换酶抑制剂的禁忌证是
   A. 伴有慢性心力衰竭的高血压
   B. 伴有心肌梗死后心功能不全的高血压
   C. 伴有心房颤动的高血压
   D. 妊娠期高血压

E. 伴有糖尿病肾病、慢性肾脏病的高血压

9. 患者，男，64 岁，患有难治性高血压，服用雷米普利片、琥珀酸美托洛尔缓释片、硝苯地平控释片、特拉唑嗪片联合降压。有关患者的用药指导，说法正确的是

    A. 琥珀酸美托洛尔缓释片不能突然停用

    B. 特拉唑嗪片建议晨起服用

    C. 硝苯地平控释片宜嚼服

    D. 硝苯地平控释片可引起哮喘

    E. 雷米普利片可引起低钾血症

10. 关于妊娠期高血压疾病的治疗说法，错误的是

    A. 诊室血压≥140/90mmHg 时应启动降压治疗

    B. 具有子痫前期高危因素的孕妇应在妊娠 12~16 周开始服用小剂量阿司匹林

    C. 重度子痫前期或子痫，应口服硫酸镁作为一线药物预防或治疗

    D. 妊娠期高血压禁止使用 ACEI 或 ARB 类药物治疗

    E. 妊娠期高血压静脉给药时可选择拉贝洛尔、硝酸甘油

11. 患者，男，52 岁，血压 150/90mmHg，被诊断为原发性高血压，经 3 个月改善生活方式调整后，血压仍未得到控制，拟药物降压。患者既往体健，无其他基础疾病。有关患者药物降压原则的说法，正确的是

    A. 起始治疗建议采用常规剂量

    B. 待血压降至 130/80mmHg 后应逐渐停药

    C. 在 4~12 天内将血压逐渐降至目标水平

    D. 服用 1 次/日的降压药须睡前给药

    E. 血压控制目标值为 120/80mmHg 以下

12. 患者，女，54 岁，3 个月前诊断为原发性高血压，开服服用硝苯地平控释片 30mg qd，但效果欠佳，近期患者又出现踝部水肿，医师建议调整给药方案。适宜该患者的给药方案是

    A. 硝苯地平控释片 + 苯磺酸氨氯地平片

    B. 硝苯地平控释片 + 依那普利片

    C. 比索洛尔片 + 维拉帕米片

    D. 雷米普利片 + 缬沙坦片

    E. 坎地沙坦酯片 + 螺内酯片

13. 患者，男，55 岁，患有原发性高血压病史 3 年，近 3 个月来血压控制较差，用药后血压仍维持在 160/90mmHg 左右，医师建议联合用药治疗。排

除禁忌证外，患者不宜选择的联合用药方案是

    A. 非二氢吡啶类钙通道阻滞剂联合 β 受体拮抗剂

    B. ACEI 联合 D-CCB

    C. ARB 联合噻嗪类利尿剂

    D. D-CCB 联合 β 受体拮抗剂

    E. D-CCB 联合噻嗪类利尿剂

14. 患者，女，33 岁，妊娠 8 周，血压 150/90mmHg，诊断为妊娠合并慢性高血压。该患者宜选择的降压药是

    A. 福辛普利钠片   B. 坎地沙坦酯片

    C. 甲基多巴片   D. 沙库巴曲缬沙坦片

    E. 螺内酯片

15. 患者，男，44 岁，诊断为高血压伴高同型半胱氨酸血症，患者降压治疗的同时应联合使用

    A. 维生素 C   B. 叶酸

    C. 甘氨酸   D. 维生素 E

    E. 烟酸

16. 患者，男，59 岁，诊断为高血压伴动脉粥样硬化性心脏病，联合雷米普利、辛伐他汀治疗后，低密度脂蛋白胆固醇仍然未达标，建议患者应联合使用的药物是

    A. 依折麦布   B. 依洛尤单抗

    C. 非诺贝特   D. 阿托伐他汀

    E. 吉非罗齐

17. 患者，男，61 岁，诊断为缺血性脑卒中伴高血压。关于患者长期服用阿司匹林肠溶片的用药事项，说法错误的是

    A. 治疗初期应联合氯吡格雷抗血小板聚集

    B. 阿司匹林肠溶片的日剂量为 75~100mg/d

    C. 阿司匹林肠溶片应餐后服用

    D. 伴有严重胃出血时应停用阿司匹林

    E. 初始宜加用质子泵抑制剂艾司奥美拉唑

18. 关于高血压的药物治疗，说法错误的是

    A. 优先选择每日给药 1 次的长效制剂

    B. ACEI 和 ARB 禁用于高钾血症患者

    C. 伴有周围血管疾病和糖耐量减低患者应首选 β 受体拮抗剂

    D. 阿米洛利可用于治疗 Liddle 综合征

    E. 伴有心力衰竭的患者宜联合使用达格列净

19. 患者，女，58 岁，长期口服氢氯噻嗪片治疗高血压，近日出现困乏、无力症状，经实验室检查血

钾 2.48mmol/L，建议每天口服补充 2.0g 元素钾，补充 1～2 日。已知氯化钾（KCl）摩尔质量是 74.5g/mol，钾原子量为 39。那么患者每天应服用氯化钾的剂量约为

A. 2.0g
B. 4.0g
C. 6.0g
D. 8.0g
E. 10.0g

二、配伍选择题

【1～3】

A. 依那普利
B. 阿替洛尔
C. 氨氯地平
D. 氢氯噻嗪
E. 多沙唑嗪

1. 患者，男，68 岁，诊断为高血压伴双侧肾动脉狭窄，不适宜该患者的降压药物是
2. 患者，女，55 岁，诊断为高血压伴低钾血症，不适宜该患者的降压药物是
3. 患者，男，60 岁，诊断为高血压伴严重房室传导阻滞，不适宜该患者的降压药物是

【4～6】

A. 心动过速
B. 高钾血症
C. 痛风
D. 体位性低血压
E. 掩盖低血糖症状

4. 患者，男，55 岁，初诊为高血压，处方普萘洛尔片 10mg tid。该药的不良反应是
5. 患者，女，63 岁，初诊为高血压，处方氯沙坦片 50mg qd。该药的不良反应是
6. 患者，男，65 岁，初诊为高血压，处方氢氯噻嗪片 25mg qd。该药的不良反应是

【7～9】

A. 二氢吡啶类钙通道阻滞剂（D－CCB）
B. 非二氢吡啶类钙通道阻滞剂
C. 血管紧张素转换酶抑制剂（ACEI）
D. 血管紧张素 II 受体拮抗剂（ARB）
E. 噻嗪类利尿剂

7. 可引起心动过缓和 QT 间期延长，二至三度房室传导阻滞患者和心力衰竭患者禁用的心血管药物是
8. 可引起心悸，无绝对禁忌证，但心动过速和心力衰竭患者应慎用的心血管药物是
9. 可引起干咳，无法耐受时应改用其他治疗药物的是

【10～12】

A. 哮喘
B. 低血钾
C. 高血钾
D. 体位性低血压
E. 牙龈增生

10. 患者，男，67 岁，因前列腺增生症伴高血压服用多沙唑嗪片，应提醒患者需要注意的不良反应是
11. 患者，女，72 岁，因难治性高血压加服螺内酯片，应提醒患者需要注意的不良反应是
12. 患者，女，55 岁，因高血压服用普萘洛尔片，应提醒患者需要注意的不良反应是

【13～15】

A. 福辛普利 + 氢氯噻嗪
B. 硝苯地平 + 普萘洛尔
C. 非洛地平 + 缬沙坦
D. 美托洛尔 + 维拉帕米
E. 卡托普利 + 螺内酯

血压 ≥ 160/100mmHg 或高于目标血压 ≥ 20/10mmHg 的高血压患者，起始治疗常常联合给药。

13. 可增加高血钾危险的联合给药是
14. 可增加心动过缓、QT 间期延长危险的联合给药是
15. 可抵消收缩血管和减慢心率的联合给药是

【16～17】

A. 原用药减量，加用酒石酸美托洛尔
B. 原用药剂量不变，加用氢氯噻嗪
C. 原用药减量，加用螺内酯
D. 原用药剂量不变，加用坎地沙坦酯
E. 原用药减量，加用非洛地平

16. 患者，男，55 岁，服用硝苯地平控释片降压治疗，服药后血压可达到 130/80mmHg 左右。近期出现心悸，最高达 110 次/分。建议患者给药方案调整为
17. 患者，女，62 岁，服用依那普利片降压治疗，服药后血压一般在 150/90mmHg 左右，近期出高钾血症。建议患者给药方案调整为

【18～20】

A. 阿司匹林肠溶片
B. 硫酸镁注射液
C. 氯沙坦片
D. 依那普利片
E. 甲基多巴片

18. 患者，女，32 岁，妊娠 24 周，血压 170/115mmHg，伴蛋白尿，诊断为重度子痫前期，为预防子痫，应给予患者的治疗药物是
19. 患者，女，42 岁，妊娠 8 周，既往有糖尿病和子痫前期家族史，可在妊娠 12～16 周开始直至分娩前使用的预防子痫前期药物是
20. 患者，女，29 岁，妊娠 22 周，血压 150/

95mmHg，伴蛋白尿，诊断为子痫前期，可给予患者的治疗药物是

【21～23】

  A. 达格列净   B. 阿托伐他汀

  C. 利伐沙班   D. 非诺贝特

  E. 叶酸

21. 患者，女，63岁，诊断为高血压合并2型糖尿病、慢性心力衰竭，降压治疗的同时应联合使用的药物是

22. 患者，男，59岁，诊断为高血压合并高胆固醇血症，降压治疗的同时应联合使用的药物是

23. 患者，男，62岁，诊断为高血压合并高三酰甘油血症，为预防急性胰腺炎，降压治疗的同时应联合使用的药物是

【24～25】

  A. 恩格列净   B. 达比加群酯

  C. 利拉鲁肽   D. 阿司匹林

  E. 非布司他

24. 患者，女，72岁，诊断为高血压合并房颤，为预防血栓栓塞事件发生，降压治疗的同时应联合使用的药物是

25. 患者，男，66岁，诊断为高血压合并缺血性脑卒中，为预防血栓栓塞事件发生，降压治疗的同时应联合使用的药物是

三、综合分析选择题

【1～4】

患者，男，33岁，5年来反复出现头晕、头胀，有时伴有恶心、呕吐、眼部出血。自测血压160～180/100～110mmHg，平时不服药，不监测血压，出现头晕时服用珍菊降压片控制，近年来患者劳累后可出现咳泡沫样血痰。今日入院就诊，血压160/110mmHg，给予呋塞米、甘露醇脱水降压后血压150/95mmHg。实验室检查：尿pH 5.5，血肌酐130μmol/L，血清尿素氮8.1mmol/L，血尿酸600μmol/L，尿微量白蛋白330mg/24h，LDL－C 4.8mmol/L，HDL－C 1.2mmol/L，总胆固醇TC 6.9mmol/L，三酰甘油1.5mmol/L。诊断：高血压、慢性肾功能不全、高胆固醇血症、高尿酸血症。

1. 制定患者治疗方案时，不建议出现在患者用药清单中的是

  A. 阿司匹林肠溶片   B. 瑞舒伐他汀片

  C. 阿替洛尔片   D. 非洛地平缓释片

  E. 碳酸氢钠片

2. 同时具有降压和降低蛋白尿、缓解肾功能减退作用，应首先考虑用于该患者的降压药是

  A. 多沙唑嗪   B. 氢氯噻嗪

  C. 螺内酯   D. 氯沙坦

  E. 地尔硫䓬

3. 经过一段时间的治疗，患者出现肌肉疼痛、肌无力症状，尿液颜色加深，引起这一不良反应的药物应该是

  A. 氢氯噻嗪   B. 瑞舒伐他汀

  C. 地尔硫䓬   D. 非洛地平

  E. 多沙唑嗪

4. 有关患者的自我管理，错误的说法是

  A. 坚持规律用药，力争将血压控制在130/80mmHg以下

  B. LDL－C控制目标值应低于2.6mmol/L

  C. 控制体重，建议BMI值控制在24.0～27.9kg/m²之间

  D. 减少饱和脂肪酸和胆固醇摄入，增加富钾食物的摄入量

  E. 每日氯化钠摄入量不应超过5g

【5～7】

患者，男，65岁，3年前被初诊为高血压、冠状动脉粥样硬化性心脏病。3天前患者因缺血性脑卒中入院治疗。既往有20年2型糖尿病病史。

5. 药师经与家属沟通，得知患者曾服用氢氯噻嗪片、氟伐他汀片、二甲双胍缓释片治疗，3周前自行停用了氟伐他汀片，其他用药情况不详，既往有坚果过敏史。药师的这一药学服务属于

  A. 个体化治疗   B. 药物重整

  C. 药学会诊   D. 循证药学

  E. 用药错误监测

6. 患者糖化血红蛋白HbA1c为5.8%，下列关于患者降糖药治疗，说法正确的是

  A. 继续单用二甲双胍控制血糖

  B. 停用二甲双胍，改用卡格列净

  C. 停用二甲双胍，改用司美格鲁肽

  D. 联合二甲双胍和利拉鲁肽

  E. 联合二甲双胍和阿卡波糖

7. 患者溶栓治疗后为预防血栓再次发生，应给予的预防措施是

A. 联合阿司匹林和氯吡格雷

B. 联合氯吡格雷和替格瑞洛

C. 联合阿司匹林和华法林

D. 联合氯吡格雷和达比加群酯

E. 单一使用阿司匹林

四、多项选择题

1. 高血压的主要并发症有

A. 左心室肥厚　　　　B. 微量蛋白尿

C. 动脉粥样硬化　　　D. 视网膜病变

E. 缺血性或出血性脑卒中

2. 有关血压测量的说法，正确的有

A. 动态血压监测可避免"白大衣"效应，诊断单纯性夜间高血压

B. 家庭血压监测推荐腕式血压仪和手指血压仪

C. 初次进行家庭测量血压时，建议连续测量7天，取后6天血压平均值

D. 建议每天早、晚测量，每次测2~3遍，取平均值

E. 精神高度焦虑者不建议家庭自测血压

3. 患者，女，63岁，患难治性高血压，联合服用赖诺普利片、氢氯噻嗪片、苯磺酸氨氯地平片、琥珀酸美托洛尔缓释片联合降压。患者用药期间可能出现的不良反应有

A. 低钾血症　　　　　B. 高钾血症

C. 心动过缓　　　　　D. 高尿酸血症

E. 消化道出血

4. 患者，男，55岁，诊断为高血压合并缺血性脑卒中，治疗该患者可使用的药物包括

A. 雷米普利　　　　　B. 二甲双胍

C. 阿司匹林　　　　　D. 瑞舒伐他汀

E. 替尔泊肽

5. 患者，女，67岁，患有高血压伴慢性肾脏病，患者宜选用的治疗药物有

A. 培哚普利　　　　　B. 达格列净

C. 阿米洛利　　　　　D. 氨苯蝶啶

E. 沙库巴曲缬沙坦

第二节　血脂异常

一、最佳选择题

1. 患者，男，48岁，身高172cm，体重102kg，BMI值34.5kg/m^2，10天前出现短暂性脑缺血发作，经治疗后出院，既往有高血压病史、吸烟史，建议该患者的调脂目标值为

A. LDL－C<3.4mmol/L

B. LDL－C<2.6mmol/L

C. LDL－C<1.4mmol/L

D. HDL－C<1.0mmol/L

E. 非HDL－C<4.1mmol/L

2. 患者，男，45岁，身高170cm，体重80kg，体重指数27.7kg/m^2，有高血压病史。最近体检结果提示血脂异常，总胆固醇（TC）7.2mmol/L，三酰甘油（TG）1.5mmol/L，高密度脂蛋白胆固醇（HDL－C）1.0mmol/L，低密度脂蛋白胆固醇（LDL－C）4.8mmol/L，建议服用降脂药物治疗。该患者的初始治疗方案应首选

A. 微粒型非诺贝特胶囊0.2g qd

B. 烟酸缓释片0.5g qd

C. 吉非罗齐胶囊0.6g bid

D. 阿托伐他汀钙片10mg qd

E. 考来烯胺散剂5g tid

3. 患者，男，35岁，平素喜油炸食品，体重偏胖，3天前体检时发现血液呈乳白、浑浊状，TG 5.9mmol/L，总胆固醇、低密度脂蛋白胆固醇略偏高，高密度脂蛋白胆固醇正常，诊断为高三酰甘油血症。为避免诱发急性胰腺炎，建议患者立即药物治疗，应首选的治疗药是

A. 非诺贝特　　　　　B. 瑞舒伐他汀

C. 英克司兰　　　　　D. 普罗布考

E. 考来维仑

4. 患者，女，55岁，2年前被诊断为稳定型心绞痛，初始服用瑞舒伐他汀钙片5mg qd，后逐渐增加给药剂量至20mg qd。昨日复查血脂结果示：TC 4.8mmol/L，TG 1.6mmol/L，HDL－C 1.1mmol/L，LDL－C 2.9mmol/L。为了进一步降低胆固醇水平，医师建议加用普罗布考片0.5g bid。药师指导用药时，应告知患者需密切关注的不良反应是

A. 腹泻　　　　　　　B. 痛风

C. 消化道溃疡　　　　D. 干眼症

E. 室性心律失常

5. 患者，女，63 岁，因高脂血症联合服用阿托伐他汀和依折麦布，应告知患者治疗期间需警惕的不良反应是

　　A. 低钾血症　　　　　B. 肝功能损伤

　　C. 消化道溃疡　　　　D. 体位性低血压

　　E. 代谢性酸中毒

6. 患者，男，62 岁，1 年前曾因急性冠状动脉综合征入院治疗，出院后一直服用阿托伐他汀钙片治疗，目前用药剂量为 80mg qd。上周检查结果示：TC 4.7mmol/L，TG 1.9mmol/L，HDL－C 0.9mmol/L，LDL－C 2.8mmol/L。为进一步降低胆固醇水平，可考虑的加强治疗方案不包括

　　A. 联合使用依折麦布

　　B. 联合使用血脂康胶囊

　　C. 联合使用普罗布考

　　D. 联合使用考来烯胺

　　E. 联合使用依洛尤单抗

7. 可增加患者热量摄入、引起出血和新发心房颤动风险，应用前须权衡利弊的降脂药物是

　　A. 苯扎贝特　　　　　B. 氟伐他汀

　　C. ω－3 脂肪酸　　　 D. 依折麦布

　　E. 普罗布考

8. 患者，男，49 岁，因高脂血症服用辛伐他汀片和烟酸缓释片。有关烟酸缓释片的用药注意事项，说法错误的是

　　A. 可引起面部潮红

　　B. 活动性消化道溃疡患者禁用

　　C. 慢性活动性肝病患者禁用

　　D. 适宜伴有痛风患者使用

　　E. 不可掰开或嚼碎服用

9. 患者，女，59 岁，患有冠心病，长期服用辛伐他汀片、依那普利片、阿司匹林肠溶片、琥珀酸美托洛尔缓释片进行二级预防。患者因肺炎服用抗菌药物治疗 1 周后出现横纹肌溶解综合征，有明显肌肉酸痛症状。最有可能加强辛伐他汀肌毒性表现的抗菌药是

　　A. 头孢氨苄　　　　　B. 阿奇霉素

　　C. 阿莫西林　　　　　D. 克拉霉素

　　E. 莫西沙星

10. 皮下注射一次可维持 6 个月疗效，应用他汀类联合依折麦布降胆固醇治疗仍不理想的患者可考虑加用的药物是

　　A. 非诺贝特　　　　　B. ω－3 脂肪酸

　　C. 烟酸　　　　　　　D. 英克司兰

　　E. 吉非罗齐

11. 患者，女，37 岁，诊断为妊娠合并冠状动脉粥样硬化性心脏病，建议该患者选用的降胆固醇药物是

　　A. 瑞舒伐他汀　　　　B. 依折麦布

　　C. 依洛尤单抗　　　　D. 烟酸

　　E. 考来烯胺

二、配伍选择题

【1～2】

　　A. LDL－C 降低　　　B. LDL－C 升高

　　C. TG 升高　　　　　D. HDL－C 升高

　　E. HDL－C 降低

1. 动脉粥样硬化发生与发展的主要危险因素是

2. 防控动脉粥样硬化性心血管疾病危险的首要目标是

【3～4】

　　A. 低钾血症　　　　　B. 高钾血症

　　C. 活动性消化道溃疡　D. 胆道闭塞

　　E. 双侧肾动脉狭窄

3. 患者，女，63 岁，诊断为低高密度脂蛋白胆固醇血症，处方烟酸缓释片，该药的禁忌证是

4. 患者，男，4 岁，诊断为黄色瘤，处方普罗布考片，该药的禁忌证是

【5～6】

　　A. 非诺贝特　　　　　B. 普罗布考

　　C. ω－3 脂肪酸　　　 D. 考来替泊

　　E. 阿利西尤单抗

5. 能够阻止 LDL 受体降解，促进 LDL－C 通过受体介导被清除，与他汀类药物联合使用可降低 LDL－C 水平的调血脂药是

6. 能影响脂蛋白代谢，促进 LDL 通过非受体途径被清除，与他汀类药物联合使用可降低 LDL－C 水平的调血脂药是

【7～8】

　　A. 海博麦布　　　　　B. 烟酸

　　C. 考来替泊　　　　　D. 依洛尤单抗

　　E. 吉非罗齐

7. 能吸附胆固醇，阻断肠道内胆汁酸中胆固醇的重吸

收，与他汀类药物联合使用可降低 LDL - C 水平的调血脂药是

8. 能抑制肠道胆固醇转运蛋白，阻断肠道内饮食中胆固醇的吸收，与他汀类药物联合使用可降低 LDL - C 水平的调血脂药是

【9 ~ 10】

A. 横纹肌溶解　　　　B. 5 - HT 综合征

C. 红人综合征　　　　D. 体位性低血压

E. 糖代谢异常

9. 患者，女，67 岁，诊断为高胆固醇血症，处方用药血脂康胶囊 2 粒 bid。用药期间可能发生的不良反应是

10. 患者，男，55 岁，诊断为稳定型心绞痛，服用硝酸异山梨酯缓释片 20mg bid。用药期间可能发生的不良反应是

三、综合分析选择题

【1 ~ 4】

患者，男，58 岁，1 周前体检结果提示 TC 8.2mmol/L，TG 4.6mmol/L，HDL - C 0.9mmol/L，LDL - C 5.6mmol/L，诊断为混合型高脂血症。临床拟联合使用贝特类和他汀类药物降脂治疗。查阅他汀类药物的药动学相关文献资料，主要信息汇总如下表：

药名	药动学特点
辛伐他汀	首过效应较高，口服生物利用度约 5%。1.3 ~ 2.4 小时达血药浓度峰值，2 周起效，4 ~ 8 周作用达高峰。肝内浓度较高，是 CYP3A4 底物，并在此广泛代谢为以 β - 羟基酸为主的活性产物。60% 经胆汁随粪便排泄，13% 经尿液排出。半衰期约为 3 小时
氟伐他汀	口服吸收迅速，吸收率约 98%，0.5 ~ 0.7 小时达血药浓度峰值，4 周内达最大降脂疗效。主要经肝代谢失活，75% 经 CYP2C19、20% 经 CYP3A4、5% 经 CYP2C8 代谢。90% 随粪便排出，5% 经肾排泄。半衰期 1.2 小时
普伐他汀	口服吸收迅速，给药后 1 ~ 2 小时达最大血药浓度。主要经肝脏代谢，但不经 CYP 酶系代谢。具有经肝、肾双通道清除特点，80% 以上随粪便排泄，2% ~ 13% 随尿排泄。半衰期约为 1.5 小时
瑞舒伐他汀	口服 2 周内起效，达峰时间 3 ~ 5 小时。10% 在肝脏代谢，主要经 CYP2C9 和 CYP2C19 代谢，部分产物尚有活性。本药主要以原型排泄，约 90% 经粪便排泄，10% 经肾排泄，消除半衰期 13 ~ 20 小时
阿托伐他汀	口服吸收迅速，1 ~ 2 小时达到血药浓度峰值。食物可降低药物的吸收速度约 25%。由 CYP3A4 代谢的产物仍具有活性。98% 的药物随粪便排泄，不足 2% 随尿液排出，消除半衰期 14 小时

1. 联合应用他汀类和贝特类药物治疗高脂血症时，给药时间通常为

A. 晨起服用他汀类，睡前服用贝特类

B. 晨起服用贝特类，睡前服用他汀类

C. 晨起同时服用贝特类和他汀类

D. 睡前同时服用贝特类和他汀类

E. 晨起服用贝特类，间隔 2 小时服用他汀类

2. 有关他汀类药物使用事项的说法，错误的是

A. 肝功能不全患者通常无需减量服用

B. 服用 1 种他汀类出现肝酶增高，可尝试换用另 1 种代谢途径的他汀类

C. 服用 1 种他汀类出现肝酶增高，可尝试减量给药

D. 服用 1 种他汀类出现肝酶增高，可尝试隔日服用

E. 服用 1 种他汀类出现肝酶增高，可尝试换用非他汀类药物

3. 患者基因检测的结果为 CYP2C19 慢代谢型。根据上述文献信息，最不适宜该患者选用的他汀类药物是

A. 辛伐他汀　　　　B. 氟伐他汀

C. 普伐他汀　　　　D. 瑞舒伐他汀

E. 阿托伐他汀

4. 建议患者每 3 个月定期复查一次，复查时应重点关注的复查结果一般不包括

A. 肌酸激酶 CK　　　　B. 肝酶 AST、ALT

C. 血脂 LDL - C　　　　D. 血脂 HDL - C

E. 血常规 WBC

四、多项选择题

1. 根据临床分类法，血脂异常包括

A. 高胆固醇血症　　　　B. 高三酰甘油血症

C. 混合型高脂血症　　　　D. 高 HDL - C 血症

E. 低 HDL - C 血症

2. 增加动脉粥样硬化性心血管疾病（ASCVD）发生的危险因素有

A. LDL - C 升高　　　　B. 年龄、肥胖、吸烟

C. 高血压、糖尿病　　　　D. HDL - C 降低

E. 代谢综合征

3. 可影响辛伐他汀代谢，用药期间应尽量避免合用的药物有

A. 伊曲康唑 　　　　B. 环孢素

C. 利托那韦 　　　　D. 环丙沙星

E. 利福平

4. 半衰期长，能长时间维持药效，可在每天任意固定

时间服用的他汀类药物有

A. 氟伐他汀 　　　　B. 瑞舒伐他汀

C. 辛伐他汀 　　　　D. 阿托伐他汀

E. 洛伐他汀

第三节　冠状动脉粥样硬化性心脏病

一、最佳选择题

1. 患者，女，65岁，2年前曾被诊断为稳定型心绞痛，未规律用药治疗。今日上午患者劳作后出现胸闷、胸痛、心慌。缓解患者急性发作应给予的药物是

A. 单硝酸异山梨酯缓释片

B. 硝酸甘油舌下片

C. 辛伐他汀片

D. 卡托普利片

E. 单硝酸异山梨酯注射液

2. 患者，女，58岁，患有三度房室传导阻滞，上周被诊断出稳定型心绞痛。该患者不宜选用的改善心肌缺血药物是

A. 单硝酸异山梨酯缓释片

B. 硝苯地平控释片

C. 曲美他嗪片

D. 比索洛尔片

E. 尼可地尔片

3. 患者，男，65岁，诊断为心绞痛。医师处方：单硝酸异山梨酯普通片、阿司匹林肠溶片、氟伐他汀片、比索洛尔片、雷米普利片。药师进行用药指导时，告知患者应采取偏心给药方式的是

A. 单硝酸异山梨酯普通片

B. 阿司匹林肠溶片

C. 氟伐他汀片

D. 比索洛尔片

E. 雷米普利片

4. 患者，女，59岁，因稳定型心绞痛服用硝酸酯类药物治疗。有关硝酸酯类药物的用药指导，正确的是

A. 急性发作时舌下含服硝酸甘油，每次0.25~0.5mg，15分钟内含服最大剂量不超过5mg

B. 单硝酸异山梨酯普通片每日给药2次，每次20mg，两次给药宜间隔7小时

C. 单硝酸异山梨酯缓释片每日给药2次，每次40~60mg

D. 硝酸异山梨酯普通片每日给药1次，每次5~20mg

E. 硝酸异山梨酯缓释片每日给药1~2次，每次5~20mg

5. 患者，女，68岁，诊断为冠状动脉粥样硬化性心脏病伴心力衰竭，给予β受体拮抗剂联合ACEI、抗血小板聚集药、调血脂药治疗。有关β受体拮抗剂的用药指导，说法正确的是

A. 首剂量加倍

B. 出现心动过缓时应立即停药

C. 严重支气管痉挛和支气管哮喘急性发作患者可慎用

D. 周围血管闭塞病及严重抑郁患者应绝对禁用

E. 维持静息心率50~60次/分

6. 患者，男，49岁，长期服用阿司匹林、福辛普利、曲美他嗪、阿托伐他汀、苯磺酸氨氯地平进行心肌梗死的二级预防。1周前患者出现震颤、运动不能、肌张力亢进、双下肢不适感，疑似与治疗药物有关。最有可能引起这一不良反应的药物是

A. 阿司匹林 　　　　B. 福辛普利

C. 曲美他嗪 　　　　D. 阿托伐他汀

E. 苯磺酸氨氯地平

7. 患者，男，59岁，因稳定型心绞痛使用硝酸异山梨酯。联合应用可导致严重低血压，患者应避免合用或至少间隔24小时使用的药物是

A. 西地那非 　　　　B. 非那雄胺

C. 非布司他 　　　　D. 瑞格列奈

E. 多潘立酮

8. 患者，女，53岁，诊断为稳定型心绞痛，既往有过敏性哮喘病史。适宜该患者长期、单一使用的预防血栓药是

A. 替格瑞洛 　　　　B. 氯吡格雷

C. 阿司匹林 　　　　D. 塞来昔布

E. 阿哌沙班

9. 患者，男，55岁，因心绞痛服用氯吡格雷片 75mg qd 预防血栓。可降低氯吡格雷药效，患者用药期间应避免服用的药物是
   A. 法莫替丁　　　　　B. 泮托拉唑
   C. 奥美拉唑　　　　　D. 阿司匹林
   E. 硫糖铝

10. 为防止出现横纹肌溶解综合征，长期使用他汀类药物的患者应定期监测的生化指标是
    A. BUN　　　　　　　B. Cr
    C. ALT　　　　　　　D. INR
    E. CK

11. 患者，女，55岁。血生化检查 TC 8.5mmol/L，LDL - C 5.4mmol/L，HDL - C 1.1mmol/L。诊断为高脂血症，拟服用氟伐他汀调脂治疗，宜选择的用药时间是
    A. 早餐前　　　　　　B. 晚间或睡前
    C. 午餐前　　　　　　D. 三餐中
    E. 每日任何固定时间给药

12. 患者，男，58岁，被诊断为急性冠状动脉综合征，冠脉造影显示左侧冠状动脉前降支近段狭窄程度约80%、中段狭窄程度约30%，采用经皮冠状动脉介入治疗，植入药物洗脱支架一枚。有关介入术后的抗血小板治疗说法，错误的是
    A. 应进行至少12个月的双联抗血小板治疗
    B. 待药物洗脱支架完全被内皮化后，开始长期、单一抗血小板治疗
    C. 应长期双联抗血小板治疗
    D. 阿司匹林肠溶片首剂应嚼服300mg，之后以 75 ~ 150mg qd 维持治疗
    E. 单一抗血小板治疗时可选择阿司匹林肠溶片或氯吡格雷片

13. 患者，男，64岁，患有冠心病、2型糖尿病、高血压，长期服用阿司匹林肠溶片 100mg qd、贝那普利片 20mg qd、瑞舒伐他汀钙片 20mg qd、琥珀酸美托洛尔缓释片 95mg qd、二甲双胍肠溶片 1g bid。昨日复查结果示：TC 3.4mmol/L、LDL - C 1.8mmol/L、HDL - C 1.1mmol/L、空腹血糖 5.8mmol/L、血压 160/90mmHg。建议患者二级预防时可加用的药物是
    A. 格列美脲片　　　　B. 苯磺酸氨氯地平片
    C. 氯沙坦钾片　　　　D. 依折麦布片

E. 地尔硫草片

二、配伍选择题

【1 ~ 2】
A. 氯吡格雷　　　　　B. 洛伐他汀
C. 美托洛尔　　　　　D. 达比加群酯
E. 尼群地平

患者，男，54岁，被诊断为变异型心绞痛。

1. 应首选使用的改善心肌缺血药是
2. 应避免使用的改善心肌缺血药是

【3 ~ 5】
A. 比索洛尔　　　　　B. 卡托普利
C. 氨氯地平　　　　　D. 洛伐他汀
E. 氯吡格雷

3. 伴有支气管哮喘的心绞痛患者宜选用的抗心肌缺血药是
4. 伴有心力衰竭的心绞痛患者宜选用的抗心肌缺血药是
5. 伴周围血管闭塞性疾病的心绞痛患者宜选用的抗心肌缺血药是

【6 ~ 8】
A. 心动过缓　　　　　B. 不宁腿综合征
C. 横纹肌溶解　　　　D. 消化道出血
E. 体位性低血压

6. 患者，男，66岁，服用曲美他嗪治疗稳定型心绞痛，此药的主要不良反应是
7. 患者，女，72岁，服用尼可地尔治疗稳定型心绞痛，此药的主要不良反应是
8. 患者，女，62岁，服用伊伐布雷定治疗稳定型心绞痛，此药的主要不良反应是

【9 ~ 10】
A. 75 ~ 150mg　　　　B. 300 ~ 600mg
C. 600 ~ 900mg　　　　D. 1.2 ~ 1.5g
E. 2 ~ 3g

9. 对冠心病患者进行急诊冠状动脉介入术，术前给予患者顿服氯吡格雷的剂量是
10. 心绞痛患者为预防血栓形成，每日阿司匹林的维持剂量通常为

【11 ~ 12】
A. 尼莫地平　　　　　B. 硝酸甘油
C. 维拉帕米　　　　　D. 比索洛尔
E. 替格瑞洛

11. 连续应用 2 周可产生耐受性，应避免长期、大剂量使用的药物是

12. 可引起停药反跳，长期用药后应逐渐减量直至停药的药物是

【13 ~ 15】

  A. 普萘洛尔   B. 螺内酯

  C. 沙丁胺醇   D. 坎地沙坦

  E. 硝酸甘油

13. 与硝苯地平合用易引起心悸的药物是

14. 与氢氯噻嗪合用易引起低钾血症的药物是

15. 与地尔硫䓬合用易引起 QT 间期延长的药物是

【16 ~ 17】

  A. 伊伐布雷定   B. 呋塞米

  C. 氯沙坦   D. 螺内酯

  E. 曲美他嗪

16. 应监测静息心率，建议静息心率控制在 60 次/分左右的药物是

17. 应监测血钾，血钾过低者应慎用或禁用的药物是

三、综合分析选择题

【1 ~ 4】

  患者，男，52 岁，5 个月前开始出现胸闷、胸痛症状，持续数分钟后能自行好转，未诊治。2 小时前患者突发胸痛，表现为左侧心前区憋闷样疼痛，持续不缓解。入院查心电图提示急性冠状动脉综合征。既往有高血压病史和血脂异常病史 2 年，未经正规治疗。

1. 有关患者的药物治疗说法，错误的是

  A. 若无禁忌，应立即舌下含服或静脉滴注硝酸甘油

  B. 若无禁忌，应尽早（24 小时内）静脉滴注艾司洛尔

  C. 若无禁忌，应尽早（24 小时内）联合使用阿司匹林和氯吡格雷

  D. 若无禁忌，应尽早（24 小时内）使用阿托伐他汀

  E. 若无禁忌，应尽早（24 小时内）静脉滴注胺碘酮

2. 为了进一步降低患者出现心肌梗死的风险，经冠状动脉造影检查后拟实施经皮冠状动脉介入治疗。有关该患者围手术期预防用抗菌药物的说法，正确的是

  A. 术前无需预防性使用抗菌药物

  B. 术前 30 分钟静脉滴注头孢唑林钠

  C. 术前 60 分钟静脉滴注头孢噻肟钠

  D. 术前 2 小时静脉滴注万古霉素

  E. 术前 1 小时静脉滴注甲硝唑

3. 植入药物洗脱支架后，患者进行双联抗血小板治疗的疗程至少为

  A. 2 ~ 4 周   B. 4 ~ 8 周

  C. 3 个月   D. 6 个月

  E. 12 个月

4. 应告知患者，双联抗血小板治疗期间应密切关注的不良反应是

  A. 出血   B. 甲亢

  C. 尿路感染   D. 低血糖

  E. 失眠

【5 ~ 7】

  患者，女，67 岁，2 年前开始间断出现胸闷、胸痛、心慌，主要在左胸心前区的手掌大小范围，常放射至左肩与左臂内侧；症状与活动劳累、情绪激动相关联，每次持续时间约 5 分钟，休息后症状缓解。本周患者上述症状再次发作，在家属陪同下入院就诊。经实验室检查、心电图检查、冠脉造影检查后确诊为冠状动脉粥样硬化性心脏病，稳定型心绞痛。既往有高血压病史，未规律治疗。治疗方案如下：

药品名称	药品规格	用法用量
硝酸甘油片	0.5mg/片	每次舌下含服 1 片
阿司匹林肠溶片	100mg/片	首次嚼服 3 片；之后每日 1 次，每次 1 片
硫酸氢氯吡格雷片	75mg/片	首次服用 4 片；之后每日 1 次，每次 1 片
苯磺酸氨氯地平片	5mg/片	每日 1 次，每次 1 片
富马酸比索洛尔片	2.5mg/片	每日 3 次，每次 1 片
雷米普利片	2.5mg/片	每日 1 次，每次 1 片
阿托伐他汀钙片	10mg/片	每日 1 次，每次 1 片

5. 上述给药方案中，用法用量存在错误的是

  A. 阿司匹林肠溶片   B. 硫酸氢氯吡格雷片

  C. 苯磺酸氨氯地平片   D. 富马酸比索洛尔片

  E. 阿托伐他汀钙片

6. 患者用药治疗期间出现眼部胀痛、视物模糊，诊断为急性闭角型青光眼。导致这一药源性疾病的药物应该是

  A. 雷米普利片   B. 硫酸氢氯吡格雷片

  C. 硝酸甘油片   D. 富马酸比索洛尔片

E. 阿托伐他汀钙片

7. 有关药师对患者的用药指导，说法错误的是
   A. 一旦怀疑急性发作，应立即舌下含服硝酸甘油 1 片
   B. 一旦怀疑急性发作，应立即嚼服阿司匹林肠溶片 3 片
   C. 硝酸甘油片、阿司匹林肠溶片应随身携带
   D. 含服硝酸甘油片后不要随意走动
   E. 阿司匹林肠溶片应每日早餐后服用

四、多项选择题

1. 属于缓解缺血、改善症状的冠心病治疗药物有
   A. 抗血小板聚集药
   B. β 受体拮抗剂
   C. 他汀类降脂药
   D. 硝酸酯类药物
   E. 钙通道阻滞剂

2. 使用西地那非的患者在 24 小时内不可应用，以避免引起严重低血压的药物有
   A. 阿司匹林
   B. 硝酸异山梨酯
   C. 辛伐他汀
   D. 尼可地尔
   E. 替格瑞洛

3. 半衰期短，须睡前给药方可产生良好降脂作用的他汀类药物有

A. 辛伐他汀
B. 瑞舒伐他汀
C. 阿托伐他汀
D. 氟伐他汀
E. 普伐他汀

4. 患者，女，67 岁，因"发作性胸部及肩背部不适 10 余天，加重 3 天"入院，经心电图、超声心动图、实验室检查确诊为急性冠状动脉综合征。为预防心肌梗死、改善预后，患者应长期服用的药物有
   A. 阿司匹林肠溶片
   B. 雷米普利片
   C. 阿托伐他汀片
   D. 琥珀酸美托洛尔缓释片
   E. 阿卡波糖片

5. 有关冠心病的临床表现，说法正确的有
   A. 以发作性胸痛为主要表现，常为针刺、刀扎样锐痛感
   B. 疼痛主要在胸骨体之后，可波及心前区，常放射至左肩、左臂内侧
   C. 稳定型心绞痛发作常由体力劳动或情绪激动所诱发
   D. 相比稳定型心绞痛，急性冠状动脉综合征发作时的疼痛程度更重、持续时间更长
   E. 稳定型心绞痛通常持续 3~5 分钟

第四节 心 房 颤 动

一、最佳选择题

1. 患者，女，59 岁，因二尖瓣重度狭窄进行开胸瓣膜置换，为预防术后二尖瓣机械瓣膜血栓形成，应给予的抗血栓药是
   A. 达比加群酯
   B. 阿哌沙班
   C. 华法林
   D. 氯吡格雷
   E. 阿司匹林

2. 患者，女，63 岁，因"间断心悸、乏力、胸闷 1 年"入院，行心电图发现"心房颤动"，心率 135 次/分。有关控制患者心室率药物的口服给药剂量和频次，正确的是
   A. 琥珀酸美托洛尔 23.75~190mg qd
   B. 维拉帕米 40~120mg qd
   C. 比索洛尔 2.5~10mg tid
   D. 地高辛 0.0625~0.25mg tid
   E. 卡维地洛 3.125~25mg qd

3. 患者，女，55 岁，新诊断为心房颤动，为预防血栓栓塞性疾病，口服达比加群酯 110mg bid 治疗。应告知患者需定期复查，并根据复查结果及时调整抗凝治疗方案的项目是
   A. 肝功能
   B. 肾功能
   C. 肺功能
   D. 心功能
   E. 凝血功能

4. 患者，男，63 岁，长期服用卡马西平片治疗癫痫。今日患者被诊断为心房颤动，欲使用药物预防血栓栓塞事件的发生。建议患者首选的预防药物是
   A. 华法林
   B. 替格瑞洛
   C. 氯吡格雷
   D. 胺碘酮
   E. 利伐沙班

5. 患者，女，72 岁，既往有冠心病，伴明显左心室肥大、心力衰竭。昨日患者出现心悸、胸闷、乏力症状，心电图检查提示心房颤动。建议该患者首选

的复律和维持窦性心律的药物是

A. 决奈达隆   B. 索他洛尔

C. 氟卡尼   D. 胺碘酮

E. 普罗帕酮

6. 可增加华法林出血风险，应尽可能避免与其合用的药物是

A. 维生素 K_1 B. 苯巴比妥

C. 阿司匹林   D. 口服避孕药

E. 圣约翰草提取物

7. 应定期监测国际标准化比值 INR，并控制 INR 在 2.0 ~ 3.0 范围内的总时间比（TTR）尽可能 ≥ 70% 的药物是

A. 低分子量肝素   B. 华法林

C. 达比加群酯   D. 利伐沙班

E. 阿哌沙班

8. 患者，女，78 岁，患有非瓣膜性心房颤动，口服达比加群酯胶囊（规格 150mg/粒），因患者高龄、低体重（38kg），将胶囊内药物分两次口服约 75mg bid，胶囊弃去。2 个月后患者无明显诱因出现全程鲜红色血尿，之后又间断出现鼻衄，疑似达比加群酯蓄积中毒引起。应给予患者拮抗治疗的药物是

A. 维生素 K_1 B. 硫酸鱼精蛋白

C. 重组人 Xa 因子   D. 氨甲苯酸

E. 依达赛珠单抗

9. 患者，男，50 岁，因房颤规律服用利伐沙班片 20mg qd，肾功能正常。近期拟行皮肤活检术，药师应给予该患者的建议是

A. 无需停用利伐沙班，或仅停用 1 次

B. 活检前停用利伐沙班至少 5 天

C. 活检前停用利伐沙班至少 14 天，其间使用阿司匹林 0.1g qd 替代

D. 活检前 72 小时停用利伐沙班，活检后 6 小时重启

E. 活检当天停用利伐沙班，至少 5 天后再恢复用药

10. 患者，男，66 岁，因房颤、心力衰竭、高血压规律服用利伐沙班、琥珀酸美托洛尔、雷米普利等药物。昨日患者因急性冠状动脉综合征植入药物洗脱支架 1 枚，有关患者术后抗血栓治疗建议，下述合理的是

A. 联合阿司匹林、氯吡格雷双联抗血栓治疗至术后 12 个月

B. 联合阿司匹林、华法林双联抗血栓治疗至术后 12 个月

C. 联合氯吡格雷、替格瑞洛双联抗血栓治疗至术后 12 个月

D. 联合氯吡格雷、利伐沙班双联抗血栓治疗至术后 12 个月

E. 联合阿司匹林、氯吡格雷、利伐沙班三联抗血栓治疗至术后 12 个月

11. 患者，男，74 岁，患阵发性房颤 4 年，规律服用华法林 2.5mg qd、琥珀酸美托洛尔 95mg qd。近期患者房颤发作频率倍增，拟实施导管消融术。有关患者围手术期的抗凝建议，说法正确的是

A. 术前 5 ~ 7 天停用华法林

B. 术前 24 小时停用华法林

C. 术后无需使用口服抗凝药预防血栓

D. 术中定期使用肝素抗凝，维持 ACT 目标值 >300s

E. 术后服用达比加群酯不少于 12 个月

12. 长期应用时须注意甲状腺功能、肺毒性、肝损害等不良反应的药物是

A. 琥珀酸美托洛尔   B. 维拉帕米

C. 地高辛   D. 胺碘酮

E. 地尔硫草

二、配伍选择题

【1 ~ 3】

A. 氯吡格雷   B. 华法林

C. 美托洛尔   D. 尿激酶

E. 普罗帕酮

患者，男，49 岁，因"突发胸闷、气短 3 小时"急诊入院。心电图提示心房颤动，心室率 160 次/分。

1. 降低患者心室率应使用的药物是

2. 预防患者血栓栓塞事件应使用的药物是

3. 恢复患者窦性心律应使用的药物是

【4 ~ 5】

A. 胺碘酮   B. 阿司匹林

C. 瑞替普酶   D. 达比加群酯

E. 地高辛

4. 患者，男，58 岁，患有稳定型心绞痛。患者预防血栓应长期服用的药物是

5. 患者，女，66 岁，患有心房颤动。患者预防血栓应长期服用的药物是

【6~7】

    A. 硝酸甘油   B. 利伐沙班

    C. 维拉帕米   D. 华法林

    E. 氯吡格雷

6. 个体差异大、有效治疗窗窄，需频繁监测 INR 的药物是

7. 对肌酐清除率＜15ml/min 患者不推荐使用，应定期复查肾功能的药物是

【8~10】

    A. 依达赛珠单抗   B. 维生素 K_1

    C. Andexanet alfa   D. 硫酸鱼精蛋白

    E. 替奈普酶

8. 患者，男，57 岁，因急性冠状动脉综合征使用低分子量肝素抗凝治疗。3 天后患者出现肉眼血尿，此时应给予患者的对抗药物是

9. 患者，女，67 岁，因房颤使用华法林抗凝治疗。3 个月后患者出现大片瘀斑，此时应给予患者的对抗药物是

10. 患者，男，85 岁，因房颤使用利伐沙班抗凝治疗。2 个月后患者出现鼻衄、粪便潜血，此时应给予患者的对抗药物是

【11~12】

    A. 华法林   B. 艾多沙班

    C. 阿司匹林   D. 氯吡格雷

    E. 替格瑞洛

11. 应根据患者肌酐清除率调整给药剂量的药物是

12. 应根据患者国际标准化比值调整给药剂量的药物是

【13~14】

    A. 阿司匹林   B. 华法林

    C. 氯吡格雷   D. 达比加群酯

    E. 阿替普酶

13. 患者，女，59 岁，新诊断为房颤。2 个月前患者因活动性肺结核一直服用异烟肼、利福平、吡嗪酰胺、乙胺丁醇进行化学治疗。该患者预防血栓宜选择的药物是

14. 患者，男，62 岁，新诊断为房颤。患者既往有慢性肾功能衰竭，目前肌酐清除率＜15ml/min。该患者预防血栓宜选择的药物是

【15~16】

    A. $CHA_2DS_2 - VASc - 60$

    B. HAS - BLED 评分

    C. NRS 评分

    D. CTP 评分

    E. Naranjo 评分

15. 房颤患者血栓栓塞风险评估方法是

16. 房颤患者抗凝出血危险评估方法是

三、综合分析选择题

【1~4】

    患者，女，75 岁，10 天前在无明显诱因下出现肢体乏力伴活动后气喘，逐渐加重，夜间不能平卧，自测心率最高达 145 次/分。既往史：高血压病史 20 年，最高血压 160/100mmHg，平时一直规律口服厄贝沙坦片治疗，血压控制尚可；患慢性心力衰竭，有明显水肿。肝、肾功能正常。入院后查心电图，提示持续性房颤。查体：体温 36.8℃，心率 92 次/分，血压 140/90mmHg。凝血功能检查：凝血酶原时间（PT）30.0s（正常参考范围：11~14s），活化部分凝血活酶时间（APTT）42.4s（正常参考范围 23.0~34.0s），国际标准化比值（INR）2.59（正常参考范围 2.0~2.5）。诊断结论：持续性心房颤动、高血压、心力衰竭。初步治疗方案如下：

药名	用法用量
呋塞米片	40mg/次，1 次/日
螺内酯片	20mg/次，1 次/日
氯沙坦钾片	50mg/次，1 次/日
氨氯地平片	5mg/次，1 次/日
胺碘酮片	200mg/次，1 次/日
美托洛尔缓释片	23.75mg/次，1 次/日
华法林片	3mg/次，1 次/日

1. 上述治疗方案中存在多个可致血压降低的药物，治疗过程中应密切监测患者血压状态。其中，对血压不产生影响的药物是

    A. 胺碘酮片   B. 美托洛尔缓释片

    C. 华法林片   D. 螺内酯片

    E. 呋塞米片

2. 治疗方案中，可以考虑暂时不使用以避免出现低血压反应且可能不利于心衰治疗的药物是

    A. 呋塞米片   B. 螺内酯片

    C. 氯沙坦钾片   D. 氨氯地平片

    E. 胺碘酮片

3. 患者服用华法林片 4 天后查凝血功能，INR 值 4.40，出现鼻衄。有关患者 INR 异常增高的原因分析，不合理的是

    A. 华法林对不同个体的有效剂量变异幅度较大

B. 华法林的抗凝作用易受多种食物的影响

C. 治疗方案中的胺碘酮可减慢华法林代谢

D. 治疗方案中的螺内酯可增强华法林药效和出血反应

E. 患者治疗前 INR 值已较高

4. 针对患者出血症状，决定调整患者抗凝治疗。不建议采用的调整办法是

    A. 停用华法林，待 INR 回落至 2.0 ~ 3.0 范围内重启华法林 1.5mg qd 尝试抗凝

    B. 停用华法林，待 INR 回落至 2.0 时改用利伐沙班 20mg qd 抗凝

    C. 停用华法林，待 INR 回落至 2.0 时改用达比加群酯 110mg bid 抗凝

    D. 停用华法林，待 INR 回落至 2.0 时改用阿哌沙班 2.5mg bid 抗凝

    E. 停用华法林，待 INR 回落至 2.0 时改用阿司匹林肠溶片 75mg 替代治疗

四、多项选择题

1. 有关房颤的临床表现和治疗原则，说法正确的有

A. 房颤可有心室率异常和心悸表现

B. 患者可出现乏力、胸闷、运动耐量下降

C. 心室停搏者可出现黑矇、晕厥

D. 房颤持续 48 小时以上可发生附壁血栓，主要发生位置在左心室

E. 房颤可引起心功能下降，加重心力衰竭

2. 患者，女，67 岁，新诊断为房颤，医嘱服用华法林抗凝治疗。可降低华法林抗凝作用的药物和食物有

    A. 葡萄柚　　　　　　B. 银杏

    C. 西兰花　　　　　　D. 甘蓝

    E. 丹参

3. 可增强华法林药效和出血风险，尽可能避免合用的药物或食物有

    A. 布洛芬　　　　　　B. 鱼油

    C. 洋葱　　　　　　　D. 丹参

    E. 当归

第九章　神经精神系统常见疾病

第一节　焦虑抑郁

一、最佳选择题

1. 患者，女，42岁，半年前突发原因不明的恐惧、紧张、浑身颤抖，同时感心悸、胸闷、呼吸困难等症状，每次持续数分钟。2小时前患者上述症状再次发作后就医，诊断为焦虑症。为快速缓解症状，建议患者首选的药物是
   - A. 坦度螺酮
   - B. 艾司唑仑
   - C. 唑吡坦
   - D. 文拉法辛
   - E. 加兰他敏

2. 患者，女，38岁，新诊断为抑郁症、广泛性焦虑症，处方文拉法辛缓释片75mg qd。文拉法辛可引起的常见不良反应是
   - A. 血压升高
   - B. 低血糖
   - C. 流感样症状
   - D. 食欲增加
   - E. 胃食管反流

3. 患者，男，55岁，临床诊断为焦虑症，拟给予氟西汀20mg qd起始治疗。患者治疗期间应避免联合使用，否则可能会引起5-HT综合征的药物是
   - A. 丁螺环酮
   - B. 米氮平
   - C. 阿普唑仑
   - D. 利奈唑胺
   - E. 曲唑酮

4. 具有单胺氧化酶抑制作用，与其他抗抑郁药合用有引起5-羟色胺综合征风险的抗抑郁药是
   - A. 氟伏沙明
   - B. 文拉法辛
   - C. 米氮平
   - D. 多塞平
   - E. 圣约翰草提取物

5. 患者，男，37岁，肾脏移植术后服用环孢素、他克莫司抗排斥反应。1周前患者被诊断为抑郁症，不建议患者选用的抗抑郁药是
   - A. 艾司西酞普兰
   - B. 圣约翰草提取物
   - C. 吗氯贝胺
   - D. 文拉法辛
   - E. 米氮平

6. 抑郁症患者的核心症状是
   - A. 心境低落
   - B. 思维迟缓
   - C. 认知功能损害
   - D. 意志活动减退
   - E. 睡眠障碍

7. 患者，男，37岁，因抑郁伴睡眠障碍服用阿戈美拉汀25mg qn，今日新诊断为社区获得性肺炎，该患者应避免使用的抗感染药是
   - A. 莫西沙星
   - B. 头孢克肟
   - C. 环丙沙星
   - D. 米诺环素
   - E. 阿奇霉素

8. 患者，女，42岁，新诊断为抑郁症，处方用药氟伏沙明100mg qn。有关患者用药指导的说法，错误的是
   - A. 治疗期间应避免服用替扎尼定
   - B. 治疗期间应避免服用阿洛司琼
   - C. 治疗期间应避免服用利奈唑胺
   - D. 治疗期间应避免服用匹莫齐特
   - E. 治疗期间应避免服用瑞格列奈

9. 患者，女，51岁，2年前被诊断为抑郁症，初始服用帕罗西汀治疗效果不明显，后改为氟伏沙明治疗，其间肝功能检查均提示正常。1个月前患者失眠症状加重，自行加用阿戈美拉汀50mg qn。3天前患者再行肝功能检查，提示AST 130U/L、ALT 110U/L。对患者肝功能受损原因解释正确的是
   - A. 氟伏沙明是CYP1A2抑制剂，可升高阿戈美拉汀血药浓度，使阿戈美拉汀肝毒性加大
   - B. 阿戈美拉汀是CYP1A2抑制剂，可升高氟伏沙明血药浓度，使氟伏沙明肝毒性加大
   - C. 氟伏沙明是CYP3A4抑制剂，可升高阿戈美拉汀血药浓度，使阿戈美拉汀肝毒性加大
   - D. 阿戈美拉汀是CYP3A4抑制剂，可升高氟伏沙明血药浓度，使氟伏沙明肝毒性加大
   - E. 阿戈美拉汀代谢物具有明显肝毒性，氟伏沙明可加快阿戈美拉汀代谢，使肝毒性代谢物增多

10. 有关抗抑郁药的用药注意事项与患者教育，说法

错误的是

A. 遵循剂量滴定原则，小剂量起始给药，逐渐增量，尽可能采用最小有效剂量

B. 抗抑郁药起效快，通常用药后的 2~3 天内开始见效

C. 尽可能单一用药，足量、足疗程治疗

D. 急性期治疗至少 3 个月，症状完全消失者进入巩固期治疗 4~9 个月

E. 换药或停药时应逐渐减量，避免出现戒断症状

11. 患者，女，33 岁，诊断为抑郁症，给予氟哌噻吨 – 美利曲辛治疗。治疗前应排查的禁忌证不包括

A. 循环衰竭

B. 肾上腺嗜铬细胞瘤

C. 未经治疗的闭角型青光眼

D. 心脏传导阻滞

E. 活动性胃溃疡

12. 患者，男，22 岁，诊断为抑郁症，处方度洛西汀，该药物的禁忌证是

A. 焦虑症   B. 闭角型青光眼

C. 体位性低血压   D. 乳腺炎

E. 急性扁桃体炎

二、配伍选择题

【1~2】

A. 托吡酯   B. 丁螺环酮

C. 卡巴拉汀   D. 氯硝西泮

E. 苯海索

1. 起效快，可在数分钟或数小时内缓解患者症状，对焦虑症急性期患者可考虑短期使用的药物是

2. 起效慢，通常需要 2~4 周见效，持续治疗可增加疗效的抗焦虑药是

【3~5】

A. 曲唑酮   B. 米氮平

C. 度洛西汀   D. 坦度螺酮

E. 艾司西酞普兰

3. 属于 5 – HT 和 NE 再摄取抑制剂，具有抗焦虑、抗抑郁作用，禁与单胺氧化酶抑制剂合用的药物是

4. 属于 NE 和特异性 5 – HT 能抗抑郁药，对重度抑郁、明显焦虑障碍、激越和失眠有效，禁与单胺氧化酶抑制剂合用的药物是

5. 属于选择性 5 – HT 再摄取抑制剂，能减轻焦虑和伴发的抑郁症状，禁与单胺氧化酶抑制剂合用的药物是

【6~8】

A. 圣约翰草提取物   B. 文拉法辛

C. 米氮平   D. 劳拉西泮

E. 扎来普隆

6. 主要不良反应为食欲增加和体重增加的抗焦虑药是

7. 主要不良反应为光过敏反应的抗焦虑药是

8. 主要不良反应为性功能障碍的抗焦虑药是

【9~10】

A. 多塞平   B. 舍曲林

C. 米氮平   D. 曲唑酮

E. 阿戈美拉汀

9. 乙肝病毒携带者、肝功能障碍患者禁止使用的抗抑郁药是

10. 伴有青光眼、排尿困难的患者禁止使用的抗抑郁药是

【11~13】

A. 原治疗药物停用 1 天后

B. 原治疗药物停用 2 周后

C. 原治疗药物停用 3 周后

D. 原治疗药物停用 4 天后

E. 原治疗药物停用 5 周后

11. 患者，男，21 岁，患有抑郁症。因无法耐受氟西汀，计划改用吗氯贝胺。药师应告知患者，吗氯贝胺的起始用药时间应在

12. 患者，女，33 岁，患有抑郁症。因吗氯贝胺治疗效果欠佳，计划改用氟西汀。药师应告知患者，氟西汀的起始用药时间应在

13. 患者，男，29 岁，患有抑郁症。因艾司西酞普兰治疗效果欠佳，计划改用吗氯贝胺。药师应告知患者，吗氯贝胺的起始用药时间应在

【14~16】

A. 早餐后   B. 早餐前

C. 三餐前   D. 睡前

E. 三餐后

14. 患者，女，29 岁，因抑郁症服用阿戈美拉汀片，正确的服药时间是

15. 患者，男，55 岁，因抑郁症服用舍曲林片，正确的服药时间是

16. 患者，女，38 岁，因抑郁症服用氟伏沙明，正确的服药时间是

三、综合分析选择题

【1~3】

患者，女，53 岁，3 年前一次应酬饮酒后出现心

慌、胸闷、恐惧，自觉呼吸困难，10 分钟后自行缓解。之后患者也时有惊恐发作，敏感多疑明显，总觉得患有心脏病，担心猝死，在多家大型医院进行心血管检查，均未发现异常，但仍觉得自己患有心脏病没有被查出。今日上午患者再次惊恐发作，就医精神心理科，诊断为广泛性焦虑伴发惊恐发作。

1. 为有效控制患者惊恐发作症状，首选的治疗方案是
   A. 艾司唑仑 1.0mg qn，疗程 2～3 周
   B. 氯硝西泮 2.0mg qn，疗程 2～3 天
   C. 丁螺环酮 5mg tid，疗程 2～3 周
   D. 艾司西酞普兰 10mg qd，疗程 2～3 天
   E. 度洛西汀 40mg qd，疗程 2～3 周

2. 患者在开展上一题治疗的同时，给予帕罗西汀长期治疗。有关帕罗西汀的用药指导说法，正确的是
   A. 宜餐前半小时服用，每日服药 3 次
   B. 宜餐后服药，每日服药 3 次
   C. 20mg、qd 起始，每 24 小时递增 10mg
   D. 宜早餐后服药，每日服药 1 次
   E. 与单胺氧化酶抑制剂合用疗效更佳

3. 如果患者伴随明显心动过速、震颤症状，可给予患者的对症治疗药是
   A. 氯氮平
   B. 普萘洛尔
   C. 圣约翰草提取物
   D. 利奈唑胺
   E. 匹莫齐特

【4~6】

　　患者，女，32 岁，2 个月前剖宫产分娩一子后，逐渐出现情绪低落、自言自语、恐慌、夜不能眠症状。昨日深夜患者突然割腕企图自杀，被家人及时发现后送医，经精神心理科诊断为产后抑郁症。患者既往有 2 型糖尿病史，孕前一直服用二甲双胍肠溶片和阿卡波糖片治疗，怀孕后至今一直使用胰岛素制剂控制血糖。

4. 有关患者抑郁症的治疗方案，说法错误的是
   A. 可在躯体和神经系统的全面检查后考虑使用电休克疗法
   B. 可选择单一抗抑郁药进行初始治疗
   C. 可联合心理治疗消除患者负面情绪
   D. 药物治疗的同时鼓励患者参加有氧运动，改善情绪和抑郁状态
   E. 初始联合多种不同作用机制的抗抑郁药可快速、

有效地控制病情进一步发展

5. 医师处方：文拉法辛缓释片（规格 75mg/片）。有关用药指导，说法正确的是
   A. 早餐后服用
   B. 睡前空腹服用
   C. 掰开服用
   D. 嚼碎后吞服
   E. 溶于水后饮服

6. 有关患者药物治疗，说法错误的是
   A. 急性期治疗至少 3 个月
   B. 出现腹泻时应立即停药
   C. 用药 4～6 周仍无效时，可考虑换药
   D. 用药后不宜驾车和高空作业
   E. 建议停止母乳喂养

四、多项选择题

1. 禁与单胺氧化酶抑制剂（MAOIs）合用，否则可增加脑内 5－HT 功能，易引起意识混乱、肌阵挛、共济失调、发热或血压改变等表现的药物有
   A. 坦度螺酮
   B. 阿米替林
   C. 地西泮
   D. 度洛西汀
   E. 米氮平

2. 有关抑郁症的临床表现，说法正确的有
   A. 心境低落具有"晨轻夜重"节律改变特点
   B. 主动语言减少，语速减慢，严重者无法与人进行交流
   C. 对近事记忆力下降，反应时间延长
   D. 严重者可发展为不语、不动、不食
   E. 睡眠障碍以入睡困难最常见，而以早醒最具特征性

3. 患者，男，52 岁，3 年前被诊断为抑郁症，先后给予多种药物单一治疗，疗效不显著。上周复诊后医生建议服用文拉法辛缓释片、曲唑酮片、多塞平片联合治疗。应告知患者治疗期间可能出现的不良反应有
   A. 口干、多汗
   B. 视物模糊
   C. 体位性低血压
   D. 阴茎异常勃起
   E. 心悸

第二节 睡眠障碍

一、最佳选择题

1. 患者，女，67岁，2个月前偶有失眠发作，表现为入睡困难、早醒和浅睡，诊断为原发性失眠。具有宿醉现象，容易造成老年患者晨起跌倒，不建议该患者首选的治疗药是
   A. 唑吡坦　　　　　B. 佐匹克隆
   C. 扎来普隆　　　　D. 阿戈美拉汀
   E. 艾司唑仑

2. 患者，女，55岁，诊断为原发性失眠，既往体健。经生活方式干预无效后拟口服药物治疗，应建议患者首选的治疗药是
   A. 地西泮　　　　　B. 咪达唑仑
   C. 佐匹克隆　　　　D. 米氮平
   E. 多塞平

3. 患者，女，35岁，因心境低落、注意力障碍、失眠就医，被诊断为抑郁症、失眠症。下列治疗药物不适宜该患者选用的是
   A. 唑吡坦联合氯硝西泮
   B. 多塞平
   C. 米氮平
   D. 阿戈美拉汀
   E. 帕罗西汀联合扎来普隆

4. 患者，女，66岁，新诊断为原发性失眠。有关患者的治疗措施说法，正确的是
   A. 应首选非药物治疗，无效后可首选苯二氮䓬类药物间断给药
   B. 应首选非苯二氮䓬类药物按时给药
   C. 长期、按时给药可有效避免苯二氮䓬类药物的耐受性
   D. 使用唑吡坦应采用最小有效剂量，短期给药或采取间歇疗法
   E. 禁止使用苯二氮䓬类药物按时或按需给药

5. 有关抗失眠药物合理应用的说法，错误的是
   A. 一旦启用药物治疗，应每晚按时服药
   B. 建议每周给药2～4次，常规用药不超过3～4周
   C. 从最小有效剂量开始给药
   D. 长期用药后需要停药时，每天减掉原药的25%，

逐渐停用
   E. 伴有阻塞性睡眠呼吸暂停（低通气）综合征的患者应避免使用地西泮

二、配伍选择题

【1～2】
   A. 劳拉西泮　　　　B. 唑吡坦
   C. 右佐匹克隆　　　D. 扎来普隆
   E. 褪黑素

1. 患者，男，33岁，因工作需要经常去欧美国家出差，可用于患者倒时差的药物是

2. 患者，男，55岁，诊断为焦虑症急性发作伴失眠，适宜患者使用的治疗药是

【3～5】
   A. 安定　　　　　　B. 硝基安定
   C. 舒乐安定　　　　D. 利眠宁
   E. 佳静安定

3. 镇静催眠药艾司唑仑的别名是

4. 镇静催眠药地西泮的别名是

5. 镇静催眠药氯氮草的别名是

【6～8】
   A. 艾司唑仑　　　　B. 阿戈美拉汀
   C. 扎来普隆　　　　D. 左旋多巴
   E. 卡巴拉汀

6. 患者，女，59岁，因慢性阻塞性肺疾病导致失眠，不建议患者使用的镇静催眠药是

7. 患者，男，38岁，因抑郁症导致失眠，建议患者使用的镇静催眠药是

8. 患者，男，73岁，经生活方式干预后仍无法改善原发性失眠，建议患者使用的镇静催眠药是

三、多项选择题

1. 有关抗失眠药物合理应用的说法，正确的有
   A. 长期应用苯二氮䓬类药物可出现药物依赖及停药反跳
   B. 对于长期应用镇静催眠药的慢性失眠患者，提倡药物连续治疗
   C. 失眠继发于或伴发于其他疾病时，应同时治疗原发或伴发疾病

D. 对于妊娠期、哺乳期女性，推荐非药物干预手段治疗失眠

E. 伴有严重慢性阻塞性肺疾病的失眠患者应首选苯二氮䓬类药物

2. 有关失眠患者的用药事项和患者教育，说法正确的有

A. 药物治疗期间应定期监测血药浓度

B. 睡前应避免饮用茶、咖啡、乙醇等饮料

C. 长期用药者应定期监测血常规和肝、肾功能

D. 长期用药时应定期评估治疗的必要性

E. 从事驾驶、操作精密仪器的患者应慎重用药

3. 患者，女，65 岁，因慢性失眠长期服用氯硝西泮片 2mg qn。长期用药可引起的不良反应有

A. 宿醉现象   B. 成瘾性

C. 耐受性   D. 戒断症状

E. 肝损伤

4. 患者，女，55 岁，新诊断为原发性失眠。可作为原发性失眠首选治疗药的有

A. 阿普唑仑   B. 唑吡坦

C. 扎来普隆   D. 氯硝西泮

E. 右佐匹克隆

第三节 脑 卒 中

一、最佳选择题

1. 患者，男，48 岁，2 周前因缺血性脑卒中入院治疗。经积极治疗后患者于昨日出院，既往有冠状动脉粥样硬化性心脏病，无房颤病史。为预防卒中复发，建议患者应长期使用的药物是

A. 华法林   B. 达比加群酯

C. 氯吡格雷   D. 阿哌沙班

E. 低分子量肝素

2. 患者，男，64 岁，1 小时前无明显诱因出现头晕、头痛、恶心、呕吐，左侧肢体乏力伴麻木，并言语不流畅。经头颅 CT 检查，1 小时后诊断为缺血性脑卒中、脑水肿。检查结果提示血小板计数 80×10^9/L、LDL – C 4.6mmol/L，BP 190/110mmHg。有关患者药物治疗的说法，错误的是

A. 尽快给予阿替普酶进行静脉溶栓治疗

B. 尽早给予阿司匹林、氯吡格雷双联抗血小板治疗

C. 快速静滴甘露醇 125ml tid 降低颅内压

D. 持续静脉泵入拉贝洛尔使血压 <180/100mmHg

E. 口服阿托伐他汀 20mg qd 开展降血脂治疗

3. 患者，男，58 岁，患有高同型半胱氨酸血症。为降低脑卒中风险，应建议患者服用的治疗药物是

A. 维生素 A、维生素 D、维生素 K

B. 维生素 E、维生素 B_6、维生素 B_{12}

C. 维生素 K、烟酸、叶酸

D. 叶酸、维生素 B_6、维生素 B_{12}

E. 维生素 C、维生素 B_1、维生素 B_2

4. 患者，男，67 岁，3 周前被诊断为脑梗死，治愈后出院。患者既往有高血压、2 型糖尿病、高脂血症、阻塞性睡眠呼吸暂停低通气综合征病史。有关患者防治脑梗死复发进行二级预防的说法，错误的是

A. 长期服用降压药控制血压 <140/90mmHg

B. 尽可能将 LDL – C 降低至 1.8mmol/L 以下

C. 糖化血红蛋白 HbA1c 应控制在 7% 以下

D. 可考虑进行持续气道正压通气治疗

E. 长期服用阿司匹林、氯吡格雷双联抗血小板治疗

5. 患者，男，61 岁，确诊为缺血性脑卒中，既往体健。有关缺血性脑卒中急性期的治疗方案，说法错误的是

A. 发病 4.5 小时内且无溶栓禁忌证者首选阿替普酶溶栓治疗

B. 发病 6 小时内且无溶栓禁忌证者可使用尿激酶溶栓治疗

C. 未接受静脉溶栓的患者应在发病 24 小时内尽早启动单一抗血小板治疗

D. 伴心房颤动的缺血性脑卒中患者应用口服抗凝药进行抗凝治疗

E. 高纤维蛋白原血症者可选用降纤酶或巴曲酶进行降纤治疗

6. 患者，男，66 岁，新诊断为缺血性脑卒中，既往有冠状动脉粥样硬化性心脏病。入院后检查：血压 130/80mmHg，心率 55 次/分，心律齐，各瓣膜区未闻及病理性杂音。患者拒绝溶栓、取栓治疗，适宜患者的急救治疗方案是

A. 阿司匹林联合氯吡格雷双联抗血小板治疗

B. 阿司匹林单一抗血小板治疗

C. 氯吡格雷单一抗血小板治疗

D. 华法林联合低分子量肝素抗凝治疗

E. 阿司匹林联合华法林治疗

7. 关于缺血性脑卒中急性期的药物治疗说法，正确的是

A. 对于脑血流低灌注患者应降低颅内压治疗

B. 应在使用溶栓药的同时联合使用阿司匹林

C. 应在使用溶栓药的同时联合使用华法林

D. 甘露醇、高张盐水可明显减轻脑水肿、降低颅内压

E. 甘油果糖的脱水作用比甘露醇更强、更快

8. 可增加血栓风险，缺血性脑卒中患者应避免使用的药物是

A. 巴曲酶　　　　　　B. 口服避孕药

C. 尼莫地平　　　　　D. 依达拉奉

E. 胞二磷胆碱

9. 患者，男，63 岁，CYP2C19 功能缺失等位基因携带者，因缺血性脑卒中服用药物预防血栓复发，患者不应选用的治疗药物是

A. 阿司匹林　　　　　B. 替格瑞洛

C. 氯吡格雷　　　　　D. 西洛他唑

E. 阿司匹林/双嘧达莫

10. 患者，女，71 岁，3 年前被诊断为缺血性脑卒中、冠心病、2 型糖尿病和高血压，长期服用阿司匹林肠溶片 100mg qd、琥珀酸美托洛尔缓释片 47.5mg qd、贝那普利片 10mg qd、普伐他汀片 40mg qn、二甲双胍肠溶片 500mg tid、阿卡波糖片 100mg tid 控制病情。昨日复查结果提示：BP 135/85mmHg、TC 5.2mmol/L、LDL - C 3.1mmol/L、HDL - C 0.9mmol/L、空腹血糖 5.8mmol/L、HbA1c 6.8%、ALT 55U/L、AST 60U/L、CK 100U/L。在维持原有用药方案基础上，可建议患者再加用的药物是

A. 格列本脲片　　　　B. 尼莫地平片

C. 依折麦布片　　　　D. 氯吡格雷片

E. 非诺贝特胶囊

11. 患者，女，64 岁，4 天前出现发作性右侧面部、右侧肢体麻木无力，言语不清，持续 10 分钟左右缓解。今日入院检查，颈动脉超声提示双侧颈动脉粥样硬化斑块形成，诊断为短暂性脑缺血发作。

对该患者预防血栓不建议使用的药物是

A. 阿司匹林肠溶片

B. 氯吡格雷片

C. 西洛他唑胶囊

D. 阿司匹林/双嘧达莫片

E. 华法林片

12. 患者，男，58 岁，1 小时前被诊断为缺血性脑卒中，拟实施静脉溶栓治疗。溶栓禁忌证不包括

A. 既往有颅内出血病史患者

B. 近 2 周内做过大的外科手术患者

C. 近 1 周内有不可压迫部位的动脉穿刺患者

D. 既往（≥1 年）有消化道溃疡患者

E. 收缩压 >180mmHg 或舒张压 >100mmHg 患者

13. 患者，男，73 岁，昨日下午突感头痛、头晕、呕吐，意识逐渐模糊，入院检查后提示患者颅内压升高、血压 190/110mmHg、随机血糖 18.5mmol/L、脑出血。患者既往有高血压、2 型糖尿病病史，家属拒绝手术治疗。有关患者的临床治疗，说法错误的是

A. 静脉滴注甘露醇降低颅内压

B. 降压治疗可将"130/80mmHg"作为参考目标值

C. 给予胰岛素控制血糖在 7.8 ~ 10.0mmol/L 范围内

D. 抬高床头 15° ~ 30°，绝对卧床休息

E. 伴有便秘时应给予缓泻药治疗

14. 有关脑出血患者的治疗与患者教育，说法错误的是

A. 急性期绝对禁止翻身

B. 保证充足摄水量和补充膳食纤维

C. 避免情绪激动和剧烈运动

D. 病情稳定后可循序渐进活动瘫痪侧肢体

E. 急性期要保持瘫痪侧肢体置于功能位

15. 有关脑出血患者急性期治疗的说法，正确的是

A. 大多数患者均以手术治疗为主

B. 若无禁忌证均应积极开展止血药物治疗

C. 华法林导致的脑出血应给予硫酸鱼精蛋白拮抗治疗

D. 保持气道畅通，有意识障碍者应给予吸氧

E. 肝素过量导致的脑出血应给予维生素 K_1 拮抗治疗

二、配伍选择题

【1~3】

  A. 3 周   B. 3 个月

  C. 至少 6 个月   D. 至少 12 个月

  E. 长期或终生

1. 患者，男，72 岁，诊断为缺血性脑卒中，颅内动脉狭窄率 >90%，患者双联抗血小板经验治疗疗程一般为

2. 患者，女，65 岁，因急性冠状动脉综合征植入药物洗脱支架 1 枚，患者双联抗血小板经验治疗疗程一般为

3. 患者，男，75 岁，诊断为短暂性脑缺血（TIA）发作，$ABCD_2$ 评分 4 分，患者双联抗血小板经验治疗疗程一般为

【4~6】

  A. 辛伐他汀   B. 胞二磷胆碱

  C. 达比加群酯   D. 呋塞米

  E. 巴曲酶

  患者，男，78 岁，新诊断为缺血性脑卒中。

4. 可改善患者神经功能缺损程度、改善脑循环的药物是

5. 可减轻患者脑水肿、降低颅内压的药物是

6. 可降低血浆纤维蛋白原的药物是

【7~9】

  A. NIHSS 量表   B. GOLD 量表

  C. COMM 量表   D. mMRC 量表

  E. GAD-7 量表

7. 评估缺血性脑卒中严重程度的卒中量表是

8. 焦虑症筛查量表是

9. 阿片类药物滥用状况量表是

【10~11】

  A. 依那普利   B. 华法林

  C. 洛伐他汀   D. 达比加群酯

  E. 阿司匹林

10. 患者，男，55 岁，因颅内动脉狭窄导致缺血性脑卒中，患者预防血栓应使用的药物是

11. 患者，女，61 岁，因风湿性二尖瓣狭窄（重度）导致缺血性脑卒中，患者预防血栓应使用的药物是

三、综合分析选择题

【1~3】

  患者，男，52 岁，身高 174cm，体重 72kg，体重指数 BMI 值 23.8kg/m^2。1 小时前患者无明显诱因突然出现不能言语、右侧肢体无力症状，无头痛、头晕，无肢体麻木。急诊头颅 CT 未见出血病灶，未见颅内动脉狭窄。心电图提示快速型心房颤动。查体：T 36.3℃，P 82 次/分，BP 185/110mmHg。诊断结论：高血压、心房颤动、缺血性脑卒中。

1. 静脉溶栓可以很好地避免脑卒中后遗症，最佳溶栓时间是

  A. 发病后 3 小时内 B. 发病后 6 小时内

  C. 发病后 24 小时内 D. 发病后 48 小时内

  E. 发病后 72 小时内

2. 经诊断评估患者具备静脉溶栓指征，按 0.9mg/kg 剂量给予阿替普酶。有关溶栓治疗的具体事项，说法错误的是

  A. 溶栓前应先将血压降至 180/100mmHg 以下

  B. 阿替普酶可先静脉注射 6.5mg，余下的 58.5mg 持续滴注 1 小时

  C. 溶栓期间应密切关注出血危险

  D. 溶栓治疗期间应密切关注血压动态

  E. 溶栓治疗前避免使用降压药，以防脑部供血不足

3. 有关患者进一步预防血栓的治疗，说法正确的是

  A. 溶栓治疗的同时给予阿司匹林、氯吡格雷

  B. 溶栓治疗的同时给予华法林、低分子量肝素

  C. 溶栓治疗结束后给予阿司匹林、氯吡格雷

  D. 溶栓治疗结束 24 小时后给予阿司匹林、氯吡格雷

  E. 溶栓治疗结束 24 小时后给予华法林、低分子量肝素

四、多项选择题

1. 患者，男，58 岁，因缺血性脑卒中入院治疗 2 周后出院。患者既往有冠状动脉粥样硬化性心脏病、2 型糖尿病、高血压病史，未规律用药治疗。患者二级预防应考虑的药物包括

  A. 氟伐他汀   B. 二甲双胍

  C. 氯吡格雷   D. 尼莫地平

  E. 赖诺普利

2. 可用于缺血性脑卒中患者改善脑循环和神经功能缺损程度的药物有

  A. 丁基苯酞   B. 甘油果糖

  C. 巴曲酶   D. 依达拉奉

E. 右旋糖酐

3. 缺血性脑卒中的危险因素包括
   A. 高血压
   B. 血脂异常
   C. 糖尿病
   D. 高同型半胱氨酸血症
   E. 阻塞性睡眠呼吸暂停低通气综合征

4. 患者，男，62 岁，新诊断为缺血性脑卒中，拟行溶栓治疗。溶栓禁忌证包括
   A. 主动脉弓夹层

B. 血小板计数 $<100 \times 10^9$/L 患者
C. 正接受低分子量肝素治疗的患者
D. 血糖 <2.8mmol/L 的患者
E. 活动性胃溃疡出血患者

5. 有关对脑出血患者的治疗和教育，说法正确的有
   A. 伴有高血压、糖尿病患者应坚持长期服药
   B. 保持饮食清淡、二便通畅
   C. 急性期应加强口腔护理，及时吸痰
   D. 急性期吞咽困难者可鼻饲流食
   E. 急性期可通过定期翻身预防压疮

第四节　帕金森病

一、最佳选择题

1. 患者，女，73 岁，1 年前无明显诱因出现静止性震颤，拇指与屈曲的示指间呈"搓丸样"动作，面部表情减少，呈"面具脸"，伴有智能减退，被诊断为帕金森病。该患者初始治疗宜首选的药物是
   A. 恩他卡朋　　　　B. 苯海索
   C. 复方左旋多巴　　D. 金刚烷胺
   E. 司来吉兰

2. 患者，男，66 岁，2 年前出现四肢颤抖，且逐渐加重。近 1 个月头部出现不自主晃动，写字困难，呈"小字征"特点。被诊断为帕金森病，既往有闭角型青光眼。该患者不宜选用的帕金森病治疗药是
   A. 复方左旋多巴　　B. 普拉克索
   C. 司来吉兰　　　　D. 恩他卡朋
   E. 吡贝地尔

3. 患者，男，75 岁，患有阿尔茨海默病 3 年，新诊断为帕金森病。该患者应避免使用的帕金森病治疗药是
   A. 复方左旋多巴　　B. 罗匹尼罗
   C. 恩他卡朋　　　　D. 司来吉兰
   E. 苯海索

4. 患者，男，46 岁，因"静止性震颤、动作迟缓、嗅觉减退"就医，诊断为帕金森病，智能表现正常。可用于该患者，但单药治疗无效的是
   A. 吡贝地尔　　　　B. 金刚烷胺
   C. 恩他卡朋　　　　D. 左旋多巴
   E. 罗替戈汀

5. 患者，男，62 岁，新诊断为帕金森病，拟用复方左旋多巴片 125mg bid 初始治疗。有关患者的用药指导，说法错误的是
   A. 伴有活动性消化道溃疡患者应慎用
   B. 伴有精神病的患者应禁用
   C. 宜与蛋白质食物同服
   D. 长期用药后突然停药会导致病情恶化
   E. 宜餐前 1 小时或餐后 1.5 小时服药

6. 患者，男，72 岁，新诊断为帕金森病，伴活动性胃溃疡，既往有前列腺增生病史。建议该患者应选用的帕金森病治疗药是
   A. 恩他卡朋　　　　B. 金刚烷胺
   C. 苯海索　　　　　D. 复方左旋多巴
   E. 美金刚

7. 患者，男，58 岁，新诊断为帕金森病。处方司来吉兰片，5mg bid。应告知患者正确的服药时间是
   A. 早晨、中午各 1 次
   B. 早晨、晚餐前各 1 次
   C. 中午、睡前各 1 次
   D. 早晨、睡前各 1 次
   E. 午餐后、晚餐后各 1 次

8. 患者，男，67 岁，长期服用复方左旋多巴治疗帕金森病，目前出现"剂末恶化"，可建议患者加服的药物是
   A. 阿米替林　　　　B. 文拉法辛
   C. 雷沙吉兰　　　　D. 加兰他敏
   E. 伏立康唑

9. 患者，男，72 岁，长期服用复方左旋多巴治疗帕

金森病，目前出现"剂末恶化"，对"剂末恶化"的处理办法不包括

    A. 增加每日给药次数，每次给药剂量可维持不变

    B. 改用常释制剂，避免使用复方左旋多巴的缓、控释制剂

    C. 联合多巴胺受体激动剂普拉克索治疗

    D. 联合 COMT 抑制剂恩他卡朋治疗

    E. 增加每日给药次数，每日给药总剂量可不变

10. 患者，男，58 岁，长期服用复方左旋多巴缓释片治疗帕金森病，近期出现剂峰异动症。有关剂峰异动症的处理方法，错误的是

    A. 减量同时联合恩他卡朋

    B. 减量同时联合罗匹尼罗

    C. 联合金刚烷胺或氯氮平

    D. 适当增加复方左旋多巴的每次给药剂量

    E. 改用常释制剂代替缓释片

11. 患者，女，73 岁，长期服用复方左旋多巴缓释片后出现肌张力障碍，多在清晨出现。有关缓解清晨肌张力障碍的措施，不合理的是

    A. 睡前加服复方左旋多巴缓释剂

    B. 睡前加服长效多巴胺受体激动剂

    C. 起床前服用复方左旋多巴常释剂

    D. 起床前服用复方左旋多巴溶液剂

    E. 起床前服用复方左旋多巴缓释剂

12. 有关帕金森病药物治疗的说法，错误的是

    A. 停止药物治疗时应迅速撤药，以减少不良反应

    B. 坚持剂量滴定原则，尽可能以最小有效量达到满意临床效果

    C. 疾病初期可单药治疗，也可小剂量多种不同机制的药物联合治疗

    D. 震颤明显且其他抗帕金森药疗效欠佳时，可考虑使用苯海索

    E. 尽量不应用苯海索，尤其是老年男性患者

13. 有关对帕金森病患者的生活方式指导，说法错误的是

    A. 晚上应低蛋白饮食，白天适当增加蛋白质饮食

    B. 增加饮水量和高纤维素含量食物的摄入，减少便秘发生

    C. 补充钙质以防治骨质疏松、避免跌倒

    D. 喝牛奶或酸奶应安排在晚上

    E. 谨防直立性低血压，避免突然转换体位

二、配伍选择题

【1~3】

    A. 苯海索　　　　　　B. 金刚烷胺

    C. 普拉克索　　　　　D. 司来吉兰

    E. 恩他卡朋

1. 患者，男，58 岁，因缺铁性贫血服用硫酸亚铁片 0.3g tid 治疗，新诊断为帕金森病。患者应尽可能避免使用，必要时应与铁剂至少间隔 2~3 小时服用的抗帕金森病药是

2. 患者，男，63 岁，因抑郁症服用帕罗西汀片 20mg qd 治疗，新诊断为帕金森病。患者应禁止服用的抗帕金森病药是

3. 患者，男，71 岁，因闭角型青光眼使用毛果芸香碱每次 1 滴，tid 治疗，新诊断为帕金森病。患者应避免服用的抗帕金森病药是

【4~6】

    A. 复方左旋多巴　　　B. 苯海索

    C. 普拉克索　　　　　D. 金刚烷胺

    E. 恩他卡朋

4. 引起手足、躯体和舌的不自主运动等异动症发生率较高的抗帕金森病药是

5. 给药后可出现尿色变黄的抗帕金森病药是

6. 引起足踝部水肿、食欲亢进、性欲亢进发生率较高的抗帕金森病药是

【7~8】

    A. 活动性胃溃疡　　　B. 精神病

    C. 开角型青光眼　　　D. 前列腺增生

    E. 乳腺增生

7. 抗帕金森病药苯海索的禁用人群是

8. 抗帕金森病药复方左旋多巴的禁用人群是

【9~11】

    A. 金刚烷胺　　　　　B. 曲美他嗪

    C. 普拉克索　　　　　D. 帕罗西汀

    E. 左旋多巴

9. 易引起幻觉、精神紊乱，宜在下午 4 时前服用，避免睡前给药的抗帕金森病药是

10. 易诱发致残性的运动并发症，宜餐前 1 小时或餐后 1.5 小时服用的抗帕金森病药是

11. 伴有不宁腿综合征的帕金森病患者应优先选用，宜在睡前 2 小时给药的是

【12~14】

    A. 氯硝西泮　　　　　B. 莫达非尼

C. 度洛西汀　　　　D. 奥昔布宁

E. 多潘立酮

12. 帕金森病患者出现白天过度嗜睡（EDS）症状时，可给予的缓解药物是

13. 帕金森病患者出现神经病理性疼痛时，可给予的缓解药物是

14. 帕金森病患者出现尿频、尿急和急迫性尿失禁症状时，可给予的缓解药物是

【15～17】

A. 普拉克索　　　　B. 米多君

C. 乳果糖　　　　D. 曲美他嗪

E. 普瑞巴林

15. 帕金森病患者伴有体位性低血压时，可优先选用的治疗药是

16. 帕金森病患者伴有习惯性便秘时，可选用的治疗药是

17. 帕金森病患者用药后易出现体位性低血压的药物是

三、综合分析选择题

【1～4】

患者，男，61岁，2年前无明显诱因逐渐出现走路呈前冲步态，以极小的步伐越走越快，停不下来；翻身、洗漱等动作迟缓，同时出现右手拿东西时不由自主抖动，曾被当地医院诊断为帕金森病，口服司来吉兰口崩片2.5mg Am后上述症状显著缓解。于1年前改为卡左双多巴缓释片（规格：每片含卡比多巴50mg，左旋多巴200mg），每次1/2片，每日2次；于6个月前因为症状缓解不显著，后改为每次1/2片，每日3次。7天前患者自觉上述症状加重，且伴有嗅觉减退、夜间流口水、"面具脸"等症状，入院就诊。既往有良性前列腺症增生病史7年。

1. 将卡比多巴与左旋多巴做成复方制剂卡左双多巴缓释片的目的是

A. 卡比多巴是外周脱羧酶抑制剂，可增加脑内左旋多巴含量

B. 左旋多巴是外周脱羧酶抑制剂，可增加脑内卡比多巴含量

C. 卡比多巴是单胺氧化酶抑制剂，可减慢多巴胺代谢速度

D. 卡比多巴是儿茶酚氧位甲基转移酶抑制剂，可减慢多巴胺代谢速度

E. 左旋多巴在脑内转化为多巴胺，卡比多巴可提

高多巴胺受体敏感性

2. 为加强治疗效果，拟在卡左双多巴缓释片基础上联用另一种抗帕金森病药，不适合患者联用的药物是

A. 司来吉兰　　　　B. 恩他卡朋

C. 苯海索　　　　D. 罗替戈汀

E. 金刚烷胺

3. 医生为患者新制定的给药方案为：卡左双多巴缓释片125mg tid；普拉克索片（规格0.25mg/片）0.125mg tid。有关患者的用药指导正确的是

A. 卡左双多巴缓释片应餐中服用

B. 卡左双多巴缓释片应与高蛋白食物同服

C. 普拉克索片应每日3次，每次1片

D. 服用普拉克索片后可能会出现食欲降低

E. 服用普拉克索片后短时间内不宜来回走动

4. 患者服用卡左双多巴缓释片常出现便秘症状，不适合患者缓解便秘症状的药物是

A. 乳果糖　　　　B. 多潘立酮

C. 甲氧氯普胺　　　　D. 莫沙必利

E. 普芦卡必利

四、多项选择题

1. 帕金森病患者的临床表现多样，下列术语中常用于描述患者临床表现并可作为临床诊断依据的有

A. "开-关现象"　　　　B. "面具脸"

C. "齿轮样强直"　　　　D. "剂末恶化"

E. "冻结现象"

2. 患者，男，67岁，4年前被诊断为帕金森病，服用复方左旋多巴片治疗。给药剂量从初始的62.5mg bid逐渐增加至250mg tid，近3个月来患者出现疗效减退。为改善这一问题，在继续服用复方左旋多巴片的同时，可建议患者联合使用的药物有

A. 普拉克索　　　　B. 司来吉兰

C. 恩他卡朋　　　　D. 多奈哌齐

E. 帕罗西汀

3. 患者，男，65岁，长期服用复方左旋多巴缓释片后出现双相异动症，患者可选择的处理办法有

A. 停用复方左旋多巴，改用恩他卡朋

B. 停用复方左旋多巴，改用苯海索

C. 改换常释制剂，最好是水溶液剂

D. 联合多巴胺受体激动剂普拉克索

E. 联合COMT抑制剂恩他卡朋

4. 关于帕金森病患者长期服用左旋多巴后出现"关"期和"开"期肌张力障碍的处理措施，说法正确的有

A. "关"期患者可减少左旋多巴剂量

B. "关"期患者可加用普拉克索或恩他卡朋

C. "关"期患者可加用司来吉兰或雷沙吉兰

D. "开"期患者可增加复方左旋多巴的剂量或服药次数

E. "开"期患者可联合金刚烷胺或氯氮平

5. "开-关现象"是帕金森病患者长期应用左旋多巴后出现的药效波动现象，"关"主要表现为突然出现肢体僵直，运动不能；"开"时突然活动正常。"开-关现象"不可预测。患者长期用药出现"开-关现象"后，可考虑的处理办法有

A. 选用多巴胺受体激动剂普拉克索

B. 持续皮下注射阿扑吗啡

C. 左旋多巴肠凝胶灌注

D. 选用多巴胺受体激动剂罗匹尼罗

E. 选用复方左旋多巴缓、控释制剂

6. 活动性消化道溃疡患者应慎用的抗帕金森病药有

A. 金刚烷胺   B. 左旋多巴

C. 苯海索   D. 司来吉兰

E. 山莨菪碱

7. 患者，男，66岁，新诊断为帕金森病，拟服用复方左旋多巴治疗。长期服用左旋多巴制剂可引起的不良反应有

A. 剂末恶化   B. "开-关现象"

C. 剂峰异动症   D. 双相异动症

E. 肌张力障碍

第五节 癫 痫

一、最佳选择题

1. 患者，男，23岁，半个月前无明显诱因出现发作性意识丧失，四肢抽搐，伴摔伤、口吐白沫，持续数分钟后自行缓解，经视频脑电图监测后诊断为癫痫，全面强直-阵挛性发作。有关患者药物治疗的说法，正确的是

A. 初始治疗宜联合2种不同作用机制的抗癫痫药

B. 初始应足量给药，待发作频率降低后可逐渐减低给药剂量

C. 如果6个月内没有癫痫发作，可自行停药

D. 停药时应逐渐减量，停药的过程通常为1~2周

E. 与基线发作比较，发作频率减少≥50%视为有效控制

2. 患者，女，19岁，诊断为癫痫，拟口服丙戊酸钠片治疗。与治疗药物无关的不良反应是

A. 恶心、呕吐   B. 脱发

C. 肝毒性   D. 高纤维蛋白原血症

E. 血小板减少

3. 关于癫痫药物治疗原则，说法错误的是

A. 尽可能单一药物治疗

B. 小剂量起始，滴定增量

C. 尽可能固定使用同一厂家的药品

D. 改换治疗药时，应先减停原治疗药

E. 育龄期女性应避免使用丙戊酸钠

4. 患者，女，66岁，因心房颤动长期服用华法林3mg qd，INR稳定控制在2.0~3.0范围内。1个月前患者头颅额顶部外伤后出现癫痫发作。为控制患者癫痫症状，且避免增加华法林出血风险，不建议患者选用的抗癫痫药是

A. 丙戊酸钠   B. 奥卡西平

C. 苯妥英钠   D. 左乙拉西坦

E. 拉莫三嗪

5. 患者，男，53岁，长期服用尼莫地平片控制高血压，近期被诊断为癫痫，拟药物治疗。可抑制肝药酶而增加尼莫地平血药浓度，易导致低血压风险的抗癫痫药是

A. 卡马西平   B. 丙戊酸钠

C. 苯巴比妥   D. 苯妥英钠

E. 奥卡西平

6. 患者，女，26岁，半年前被诊断为癫痫，开始服用丙戊酸钠片治疗，症状控制较佳，但逐渐出现头发稀疏，与医生沟通后决定改用拉莫三嗪片治疗。有关患者调整给药方案的说法，合理的是

A. 即刻停用丙戊酸钠片的同时，滴定增量给予拉莫三嗪片

B. 逐渐减停丙戊酸钠片的同时，滴定增量给予拉莫三嗪片

C. 即刻停用丙戊酸钠片的同时，起始足量给予拉莫三嗪片

D. 逐渐减停丙戊酸钠片的同时，起始足量给予拉莫三嗪片

E. 拉莫三嗪滴定增量给药，至足量后逐渐减停丙戊酸钠

7. 患者，男，8岁，1个月前无明显诱因出现四肢抽搐、双目直视，约30秒后自然缓解，临床诊断为癫痫，拟给予卡马西平片100mg qd 起始治疗。与治疗药物无关的不良反应是

　　A. 肝功能受损　　　　B. 骨髓抑制

　　C. 过敏综合征　　　　D. 神经源性尿崩症

　　E. 共济失调

8. 患者，女，53岁，既往有高血压和缺血性脑卒中病史，一直服用辛伐他汀、氯吡格雷、依那普利治疗。数周前患者缺血性脑卒中再次发作并引发癫痫运动性发作。对患者用药代谢无明显影响的抗癫痫药是

　　A. 丙戊酸钠　　　　　B. 卡马西平

　　C. 左乙拉西坦　　　　D. 苯妥英钠

　　E. 苯巴比妥

9. 有关癫痫持续状态治疗，说法错误的是

　　A. 发现患者发作时，应立即扶住患者，尽量使其慢慢躺下

　　B. 将患者先拨正到仰卧位，将其头偏向一侧，解开领带或绷紧的衣物

　　C. 解开患者约束后，将患者改为侧卧位

　　D. 呼吸不能者应给予人工呼吸

　　E. 应用力按住患者四肢以减少抽搐

10. 患者，女，19岁，5年前被诊断为癫痫，10分钟前患者出现持续状态，正确的急救治疗方案是

　　A. 首选地西泮静脉推注

　　B. 首选地西泮肌内注射

　　C. 宜少量多次重复用药

　　D. 首选丙戊酸钠肌内注射

　　E. 首先苯妥英钠快速静脉输注

11. 患者，男，55岁，诊断为癫痫，有肝功能不全。不建议患者首选的抗癫痫药是

　　A. 拉莫三嗪　　　　　B. 左乙拉西坦

　　C. 奥卡西平　　　　　D. 丙戊酸钠

　　E. 托吡酯

12. 患者，男，17岁，因癫痫拟服用丙戊酸钠缓释片治疗。有关用药指导，说法错误的是

　　A. 出现脱发时应即刻停用药物

　　B. 每隔3天递增一次给药剂量，直至达到有效维持剂量

　　C. 用药前应做脑电图和血电解质检查

　　D. 可引起胃肠道反应，不耐受时建议餐后服用

　　E. 定期监测肝功能和凝血功能

二、配伍选择题

【1～2】

　　A. 苯妥英钠　　　　　B. 卡马西平

　　C. 丙戊酸钠　　　　　D. 拉莫三嗪

　　E. 托吡酯

1. 患者，女，57岁，服药控制癫痫发作，近期出现齿龈增生症状，与这一问题关联性最大的药物是

2. 患者，女，40岁，服药控制癫痫发作，近期出现体重增加，与这一问题关联性最大的药物是

【3～5】

　　A. 2.5～15μg/ml　　B. 4～12μg/ml

　　C. 10～20μg/ml　　D. 15～40μg/ml

　　E. 50～100μg/ml

　　癫痫患者用药治疗期间宜定期监测血药浓度，实现个体化给药。

3. 苯巴比妥的有效治疗血药浓度范围是

4. 卡马西平的有效治疗血药浓度范围是

5. 苯妥英钠的有效治疗血药浓度范围是

【6～8】

　　A. 易激惹、攻击行为　B. 齿龈增生

　　C. 脱发　　　　　　　D. 低钠血症

　　E. 低钙血症

6. 长期应用抗癫痫药苯巴比妥，可能发生的不良反应是

7. 长期应用抗癫痫药卡马西平，可能发生的不良反应是

8. 长期应用抗癫痫药丙戊酸钠，可能发生的不良反应是

【9～10】

　　A. 丙戊酸钠　　　　　B. 卡马西平

　　C. 地西泮　　　　　　D. 拉莫三嗪

　　E. 托吡酯

9. 患者，男，17岁，出现癫痫持续状态，应首选的治疗药是

10. 患者，女，22岁，诊断为癫痫，应定期监测凝血

功能的治疗药是

三、综合分析选择题

【1~4】

患者，女，29岁，身高160cm，体重50kg。2年前患者被诊断为癫痫，给予拉莫三嗪50mg bid治疗，未再有抽搐发作。3个月前患者自行停用拉莫三嗪。1个月前患者出现面部抽搐，每隔半小时左右发作1次，每次持续1~2分钟。10分钟前患者出现四肢抽搐、口吐白沫症状，急诊以"癫痫持续状态"收治入院。

1. 有关应用地西泮缓解癫痫持续状态的说法，错误的是
   A. 静脉推注过快可致呼吸抑制
   B. 每次推注最大剂量不超过100mg
   C. 给药5分钟后可重复推注1次
   D. 治疗同时应监测血压和心电图
   E. 一次用足够剂量以达到完全控制发作

2. 患者经上述给药治疗症状得到控制，之后给予丙戊酸钠注射液750mg，静脉滴注，24小时后改为鼻饲400mg tid，并开展血药浓度监测。丙戊酸钠的有效治疗血药浓度（μg/ml）范围是
   A. 10~20   B. 4~12
   C. 10~40   D. 50~100
   E. 2.5~15

3. 患者近期有备孕计划，育龄期女性可酌情选用的治疗药是
   A. 拉莫三嗪   B. 丙戊酸钠
   C. 卡马西平   D. 苯妥英钠
   E. 苯巴比妥

4. 应告知患者，为避免治疗药物对胎儿产生神经毒

性，患者应在孕前3个月和孕初3个月每日加服
   A. 维生素B_1 2.5~5mg   B. 维生素B_6 2.5~5mg
   C. 叶酸2.5~5mg   D. 叶酸0.4mg
   E. 维生素B_1 0.4mg

四、多项选择题

1. 有关癫痫的药物治疗原则，说法正确的有
   A. 改换治疗药物时，应在新的治疗药物达到足量后再逐渐递减原来的治疗药
   B. 2种或2种以上单药治疗失败后可考虑联合2种不同机制的抗癫痫药
   C. 如果持续2年以上没有癫痫发作，可自行减量停药
   D. 单药治疗时逐渐减量停药时间应当不少于6个月
   E. 多药治疗时每种药品减停时间不少于3个月，1次只撤停一种药

2. 患者，男，24岁，3年前被诊断为癫痫，先后使用多种抗癫痫药单一治疗后症状控制不佳，擅自停药达3个月。鉴于近1个月来患者多次癫痫发作，经与医生沟通，决定重新启动药物治疗，拟联合使用卡马西平片和苯巴比妥片。患者治疗期间可能出现的不良反应有
   A. 叶酸缺乏   B. 白细胞计数降低
   C. 过敏综合征   D. 共济失调
   E. 复视

3. 具有肝药酶诱导作用，可加速合用药物的代谢，降低合用药物血药浓度和药效的抗癫痫药物有
   A. 苯妥英钠   B. 丙戊酸钠
   C. 卡马西平   D. 左乙拉西坦
   E. 苯巴比妥

第六节　痴　呆

一、最佳选择题

1. 患者，女，73岁，2个月前出现记忆力减退，对刚刚发生的事情容易遗忘，临床诊断为阿尔茨海默病。除给予小剂量卡巴拉汀治疗外，还应告知患者尽可能避免服用的药物是
   A. 美金刚   B. 苯海拉明
   C. 红霉素   D. 洛伐他汀

   E. 艾司奥美拉唑

2. 有关阿尔茨海默病（AD）患者的用药指导和患者教育，说法错误的是
   A. 对于有攻击性行为的患者建议使用氯丙嗪治疗
   B. 告知患者应定时如厕，对尿失禁患者定时提醒排尿
   C. 对日常活动应尽可能不予帮助，只给予必要的看护

D. 晚期患者不建议管饲营养

E. 规律开展行走和小量的运动锻炼

3. 患者，女，72 岁，新诊断为阿尔茨海默病，药物治疗选用美金刚，起始剂量 5mg qd，每周递增 5mg 至 10mg bid。治疗期间患者感染流感病毒，伴咳嗽、咳痰症状，应告知患者避免使用的药物是

A. 苯丙哌林　　　　　　B. 右美沙芬

C. 喷托维林　　　　　　D. 氨溴索

E. N - 乙酰半胱氨酸

4. 患者，男，70 岁，因阿尔茨海默病服用卡巴拉汀胶囊治疗，患者用药期间应密切监测的事项是

A. 粪便潜血　　　　　　B. 血小板计数

C. 肝功能指标　　　　　D. 甲亢症状

E. 痛风表现

5. 可用于辅助检查阿尔茨海默病的方法不包括

A. 简易认知量表　　　　B. 画钟测查

C. MMSE　　　　　　　D. GAD - 7 筛查量表

E. 蒙特利尔认知功能评估量表

二、配伍选择题

【1 ~ 2】

A. 山莨菪碱　　　　　　B. 美金刚

C. 奥美拉唑　　　　　　D. 利福平

E. 双氯芬酸

患者，女，69 岁，新诊断为阿尔茨海默病，尝试口服多奈哌齐片改善认知功能。

1. 可增加胃出血风险，患者应避免服用的药物是

2. 可减轻胃出血风险，必要时患者可联合服用的药物是

【3 ~ 5】

A. 碳酸氢钠　　　　　　B. 帕罗西汀

C. 氯胺酮　　　　　　　D. 利福平

E. 氯化铵

3. 可降低美金刚的肾清除率，使其血药浓度升高的药物是

4. 可提高美金刚的肾清除率，使其血药浓度降低的药物是

5. 可抑制加兰他敏经 CYP2D6 代谢，使其血药浓度升高的药物是

【6 ~ 7】

A. 卡巴拉汀　　　　　　B. 非布司他

C. 文拉法辛　　　　　　D. 辛伐他汀

E. 美金刚

6. 用药前应检查心电图，注意血压和心率、心律问题的药物是

7. 可引起幻觉，肾功能障碍患者应减量给药的是

三、综合分析选择题

【1 ~ 4】

患者，男，64 岁，2 年前出现记忆力下降，表现为近事遗忘、丢三落四、说话找不到合适的词语，理解力尚可，阅读、书写能力不受影响。伴有学习新事物的能力下降，注意力不集中，面对生疏和复杂事情容易出现焦虑。门诊检查 MMSE 25 分，脑部影像学提示顶叶、内侧颞叶、海马萎缩。诊断为阿尔茨海默病（AD），既往有类风湿关节炎。

1. 有关 AD 患者药物治疗，说法错误的是

A. 仑卡奈单抗对早期患者可延缓疾病进展

B. 多奈单抗能够减缓早期患者的认知功能下降进程

C. 美金刚单药或与多奈哌齐合用对中至重度患者有一定疗效

D. 长期服用胆碱酯酶抑制剂应监测胃出血、心电图

E. 早期治疗能改变痴呆进程

2. 医生建议患者服用卡巴拉汀胶囊治疗，有关卡巴拉汀的正确用药指导是

A. 每日 3 次，餐前 30 分钟服用

B. 每日 2 次，餐后 2 小时服用

C. 每日 2 次，早晨和晚上与食物同服

D. 每 3 天递增一次给药剂量

E. 漏服后即使接近下次服药时间也应立即补服

3. 为缓解患者类风湿关节炎疼痛症状，建议患者长期使用的药物是

A. 塞来昔布胶囊　　　　B. 布洛芬缓释片

C. 阿司匹林肠溶胶囊　　D. 双氯芬酸钠栓

E. 吲哚美辛胶囊

4. 可加重病情，患者治疗期间应避免服用的药物不包括

A. 颠茄浸膏　　　　　　B. 山莨菪碱

C. 苯海索　　　　　　　D. 奥昔布宁

E. 美金刚

四、多项选择题

1. 关于阿尔茨海默病（AD）临床表现的说法，正确的有
   A. 记忆力下降和大脑记忆形成脑区的病理改变是平行出现的
   B. 早期除记忆力障碍外，还可能出现定向力障碍、社交能力下降和情绪改变
   C. 轻度认知功能障碍（MCI）阶段会同时出现近期和远期记忆力障碍
   D. 中期常有精神行为症状，如错觉、幻觉、抑郁
   E. 晚期可出现远期记忆力下降、二便失禁

2. 患者，男，71 岁，新诊断为阿尔茨海默病，拟给予胆碱酯酶抑制剂多奈哌齐治疗。胆碱酯酶抑制剂类药物的不良反应有

   A. 腹泻、呕吐
   B. 心动过速
   C. 诱发哮喘
   D. 消化道出血
   E. 失眠

3. 可产生幻觉副作用，不宜与美金刚合用的药物有
   A. 氯胺酮
   B. 阿托品
   C. 右美沙芬
   D. 艾司唑仑
   E. 金刚烷胺

4. 可抑制多奈哌齐经 CYP2D6、CYP3A4 代谢，使其血药浓度升高，从而增加其胃出血风险，应避免合用的药物有
   A. 法莫替丁
   B. 酮康唑
   C. 红霉素
   D. 氟西汀
   E. 环丙沙星

第十章 消化系统常见疾病

第一节 胃食管反流病

一、最佳选择题

1. 患者，男，33岁，以"烧心、反酸1年，伴吞咽困难1个月"就医，高度疑似胃食管反流病。对该患者如采取诊断性治疗，应首选的方案是
   A. 西咪替丁片，400mg，bid，疗程1周
   B. 法莫替丁片，20mg，bid，疗程3日
   C. 艾司奥美拉唑镁肠溶片，20mg，bid，疗程2周
   D. 多潘立酮片，10mg，tid，疗程2周
   E. 铝碳酸镁片，500mg，tid，疗程1周

2. 患者，男，42岁，主诉"反复胸骨后疼痛、烧心、吞咽困难8年"，胃镜检查有糜烂性食管炎表现，处方如下：

药名	给药剂量、频次	用药时间
艾司奥美拉唑肠溶片	20mg qd	早餐前30分钟
莫沙必利片	5mg tid	三餐前30分钟
铝碳酸镁片	1g tid	三餐前30分钟

   处方中存在的错误是
   A. 艾司奥美拉唑肠溶片给药剂量错误
   B. 莫沙必利片给药频次错误
   C. 铝碳酸镁片给药时间错误
   D. 莫沙必利片给药时间错误
   E. 艾司奥美拉唑肠溶片给药频次错误

3. 患者，男，37岁，新诊断为胃食管反流病，服用艾司奥美拉唑肠溶片40mg qd治疗。因夜间酸突破加用西咪替丁400mg睡前给药。应告知患者，长期服用西咪替丁可能导致的不良反应是
   A. 骨折
   B. 低镁血症
   C. 勃起功能障碍
   D. 便秘
   E. 锥体外系反应

4. 患者，女，49岁，因反流性食管炎服用泮托拉唑肠溶胶囊40mg qd、多潘立酮片10mg tid、铝碳酸镁咀嚼片1000mg tid治疗。2天前患者新诊断为原发性高血压，BP 180/100mmHg，不建议该患者选用的降压药物是
   A. 缬沙坦片
   B. 硝苯地平控释片
   C. 氢氯噻嗪片
   D. 依那普利片
   E. 美托洛尔缓释片

5. 部分食物可诱发、加重胃食管反流病，但下述饮食中，胃食管反流病患者无需回避的是
   A. 脂肪餐
   B. 番茄汁
   C. 咖啡
   D. 牛奶
   E. 洋葱

6. 有关胃食管反流病患者采用质子泵抑制剂（PPI）初始治疗的说法，错误的是
   A. PPI快代谢型患者可通过剂量调整或更换PPI品种优化对策
   B. PPI剂量调整的间隔通常为2天
   C. 单剂量PPI无效可改用双倍剂量
   D. 一种PPI无效可尝试换用另一种PPI
   E. 伴有高酸分泌状态或食管裂孔疝者可增加PPI剂量优化治疗

7. 患者，男，39岁，身高170cm，体重85kg，新诊断为反流性食管炎。有关患者的药物治疗和生活方式改善说法，错误的是
   A. 进餐后不宜立即卧床休息，睡前2～3小时不宜再进食
   B. 抬高床头15～20cm
   C. 初始治疗结束后应继续进行维持治疗
   D. 应积极减重，建议穿紧身衣裤增加腹压
   E. 初始可服用艾司奥美拉唑肠溶片治疗

8. 患者，男，32岁，诊断为反流性食管炎，在艾司奥美拉唑肠溶片20mg qd基础上，加用抗酸剂治疗。有关抗酸剂的作用特点和用药事项，说法正确的是
   A. 可快速缓解症状，对糜烂病灶的愈合作用强
   B. 长期大剂量服用对肾脏不会产生有害影响

C. 液体制剂作用时间久，宜餐前30分钟给药

D. 含铝制剂可引起腹泻，含镁制剂可引起便秘

E. 与其他药物宜间隔2小时以上服用

9. 患者，女，31岁，妊娠10周，主诉"烧心、反酸"，门诊以"胃食管反流病"收治入院。除进行生活方式改善外，建议使用的初始治疗药物是

A. 西咪替丁　　　　B. 雷贝拉唑

C. 铝碳酸镁　　　　D. 多潘立酮

E. 伏诺拉生

10. 患者，男，35岁，新诊断为胃食管反流病，前来购买西咪替丁。药师了解患者病情后建议改用艾司奥美拉唑治疗，原因不包括

A. 艾司奥美拉唑抑酸作用持久

B. 西咪替丁容易出现耐受，长期疗效不佳

C. 西咪替丁对食管炎的愈合率相对较低

D. 西咪替丁抑酸效果不及艾司奥美拉唑

E. 西咪替丁对夜间酸突破疗效差

11. 老年患者长期服用应警惕精神错乱、谵妄、幻觉、言语模糊等中枢神经症状的药物是

A. 替戈拉生　　　　B. 奥美拉唑

C. 西咪替丁　　　　D. 氢氧化铝

E. 多潘立酮

12. 患者，男，62岁，诊断为胃食管反流病，基因检测CYP2C19慢代谢型。建议患者选用的治疗药是

A. 伏诺拉生　　　　B. 奥美拉唑

C. 泮托拉唑　　　　D. 兰索拉唑

E. 西咪替丁

13. 患者，男43岁，诊断为胃食管反流病伴胃排空减慢，既往有QT间期延长史。患者在首选奥美拉唑肠溶片治疗的同时，宜联合的药物是

A. 多潘立酮　　　　B. 伊托必利

C. 西咪替丁　　　　D. 硫糖铝

E. 加巴喷丁

二、配伍选择题

【1~2】

A. 柳氮磺吡啶　　　B. 多潘立酮

C. 法莫替丁　　　　D. 阿莫西林

E. 奥沙拉秦

患者，女，39岁，诊断为胃食管反流病，处方泮托拉唑肠溶胶囊40mg qd。

1. 患者伴有胃排空延迟，可考虑加服的药物是

2. 患者夜间胃内pH＜4持续时间大于1小时，可考虑加服的药物是

【3~5】

A. 早餐前30~60分钟

B. 餐后、睡前

C. 三餐后1.5小时及睡前

D. 三餐前30分钟

E. 三餐后30分钟

治疗胃食管反流病时，要选择合适的给药时间。

3. 铝碳酸镁咀嚼片的给药时间是

4. 奥美拉唑肠溶片的给药时间是

5. 多潘立酮片的给药时间是

【6~8】

A. 阿仑膦酸钠　　　B. 艾司奥美拉唑

C. 莫沙必利　　　　D. 铝碳酸镁

E. 多潘立酮

6. 老年患者长期应用时应警惕骨折和骨质疏松风险的药物是

7. 有吸附胆汁作用，可用于治疗胆汁反流性胃食管反流病的药物是

8. 女性患者长期服用可出现乳房胀痛或溢乳现象的药物是

【9~11】

A. 多潘立酮　　　　B. 法莫替丁

C. 泮托拉唑　　　　D. 铝碳酸镁

E. 伊托必利

9. 与地高辛或噻嗪类利尿剂合用易导致低镁血症，用药前和用药期间应定期监测血清镁的药物是

10. 与CYP3A4抑制剂克拉霉素等合用，可引起心电图QT间期延长甚至诱发尖端扭转型室性心动过速的药物是

11. 与喹诺酮类药物可形成不溶性螯合物，两者不宜同服，必要时应至少间隔2小时服用的药物是

【12~13】

A. 莫沙必利　　　　B. 多潘立酮

C. 硫糖铝　　　　　D. 米索前列醇

E. 艾司奥美拉唑

12. 长期应用可增加难辨梭菌感染和肺炎风险的药物是

13. 长期大量服用可引起肠梗阻风险的药物是

【14～16】

    A. 三硅酸镁　　　　　B. 多潘立酮

    C. 莫沙必利　　　　　D. 甲氧氯普胺

    E. 西咪替丁

14. 长期大剂量应用可能增加肾结石风险，肾功能障碍者应慎重使用的药物是

15. 有诱发尖端扭转型室性心动过速风险，心脏病患者应慎重使用的药物是

16. 有锥体外系反应风险，帕金森病患者应慎重使用的药物是

【17～19】

    A. 法莫替丁片　　　　B. 铝碳酸镁咀嚼片

    C. 多潘立酮片　　　　D. 硫糖铝混悬液

    E. 艾司奥美拉唑肠溶片

17. 应按需使用，服用前应摇匀的药物是

18. 应按需使用，服用时应充分咀嚼的药物是

19. 切勿咀嚼或压碎服用的药物是

【20～21】

    A. 法莫替丁　　　　　B. 伏诺拉生

    C. 雷贝拉唑　　　　　D. 铝碳酸镁

    E. 多潘立酮

治疗胃食管反流病时，应选择恰当的用药时间。

20. 不受食物影响，可任意时间服用的药物是

21. 应在症状出现时或即将出现时服用的药物是

【22～23】

    A. 三硅酸镁　　　　　B. 硫糖铝

    C. 多潘立酮　　　　　D. 奥美拉唑

    E. 法莫替丁

22. 容易引起腹泻、高镁血症的药物是

23. 容易引起便秘、低磷血症的药物是

三、综合分析选择题

【1～4】

患者，男，52岁，2年前因心肌梗死植入药物洗脱支架1枚，术后服用阿司匹林肠溶片100mg qd 和氯吡格雷75mg qd 抗血栓治疗12个月，之后单一使用氯吡格雷75mg qd 至今。3个月前患者出现烧心、反酸症状，多于餐后1小时左右出现，弯腰时也有出现，间断有胸骨后疼痛。经内镜及活检、食管24小时 pH 监测检查，确诊为：Barrett 食管、反流性食管炎。

1. 该患者初始宜首选的治疗药物是

    A. 奥美拉唑　　　　　B. 艾司奥美拉唑

    C. 雷贝拉唑　　　　　D. 多潘立酮

    E. 西咪替丁

2. 患者初始治疗的疗程至少为

    A. 1周　　　　　　　B. 2周

    C. 4周　　　　　　　D. 6周

    E. 8周

3. 有关患者维持治疗的说法，正确的是

    A. 应按需治疗，在出现症状时首选莫沙必利治疗

    B. 首选PPI标准剂量，隔日给药1次间歇治疗

    C. 应按需治疗，在出现症状时首选PPI或抗酸剂治疗

    D. 首选H_2RA标准剂量，每日给药1次长期维持治疗

    E. 首选PPI标准剂量，每隔3日或每周给药1次间歇治疗

4. 患者治疗期间应避免服用的药物不包括

    A. 地西泮　　　　　　B. 阿托品

    C. 阿仑膦酸钠　　　　D. 硫酸亚铁

    E. 氢氧化铝

四、多项选择题

1. 有关胃食管反流病的发病机制和临床表现，说法正确的有

    A. 典型症状为烧心（胃灼热）、反流

    B. 可引起不典型症状如咽喉炎、哮喘、咳嗽、胸痛等

    C. 症状的严重程度与病情的严重程度始终呈正相关

    D. 食管下括约肌的压力降低或功能缺陷是致病的主要因素

    E. 胃酸、胃蛋白酶、胆汁酸和胰酶反流是主要攻击因子

2. 患者，男，55岁，因消化不良服用多潘立酮片10mg tid 治疗。应告知患者，治疗期间应避免合用的药物有

    A. 克拉霉素　　　　　B. 伏立康唑

    C. 胺碘酮　　　　　　D. 氟卡尼

    E. 利福平

3. 患者，女，31岁，新诊断为胃食管反流病，患者治疗期间应避免服用的药物有

    A. 短效复方口服避孕药　B. 硝酸异山梨酯

C. 双氯芬酸钠 D. 阿司匹林

E. 甲氧氯普胺

4. 患者，女，33 岁，因胃食管反流病服用抗酸剂。告知患者用药期间应避免同服的药物有

A. 多西环素 B. 左氧氟沙星

C. 甲状腺素 D. 苯妥英钠

E. 异烟肼

5. 患者，男，68 岁，诊断为胃食管反流病。关于使

用抑酸剂治疗的用药注意事项，说法正确的有

A. PPI 可增加伊曲康唑的口服生物利用度

B. 克拉霉素可降低伏诺拉生的血药浓度

C. 奥美拉唑可增加华法林出血风险

D. P-CAB 起效更快、持续时间更长、抑酸效果更强

E. 肾功能不全患者通常无需调整 PPI 给药剂量

第二节 消化性溃疡

一、最佳选择题

1. 有关消化性溃疡的临床表现和诊断说法，正确的是

A. 胃溃疡的腹痛多发生于空腹时

B. 十二指肠溃疡的腹痛多发生于餐后 0.5~1 小时

C. NSAIDs 引起的溃疡以无症状者居多

D. ^{13}C 或 ^{14}C-尿素呼气试验是侵入性试验中诊断 Hp 感染的首选方法

E. 尿素酶试验可作为根除后复查的首选方法

2. 患者，男，38 岁，1 周前出现上腹部隐痛，伴反酸、恶心，经胃镜检查确诊为胃溃疡，尿素酶试验结果提示幽门螺杆菌阳性，既往有青霉素过敏史。治疗方案如下，方案中存在错误的是

药物	用药事项
艾司奥美拉唑肠溶片	20mg bid，餐前 30 分钟
枸橼酸铋钾	220mg bid，餐前 30 分钟
克拉霉素分散片	50mg bid，餐后即刻
四环素片	500mg tid，餐后即刻

A. 艾司奥美拉唑给药剂量

B. 克拉霉素给药剂量

C. 四环素给药时间

D. 枸橼酸铋钾给药频次

E. 艾司奥美拉唑给药时间

3. 患者，女，49 岁，新诊断为慢性萎缩性胃炎，幽门螺杆菌阴性。处方用药：艾司奥美拉唑肠溶片 20mg qd、替普瑞酮胶囊 50mg tid。有关艾司奥美拉唑、替普瑞酮的正确用药时间分别是

A. 早餐前 30 分钟、三餐前 30 分钟

B. 晚餐后 30 分钟、三餐前 30 分钟

C. 早餐前 30 分钟、三餐后 30 分钟

D. 晚餐前 2 小时、三餐前 30 分钟

E. 早餐前 30 分钟、三餐中

4. 患者，男，44 岁，新诊断为消化性溃疡，Hp 阳性，青霉素皮试阴性。有关患者四联方案，说法错误的是

A. 首选阿莫西林根除幽门螺杆菌治疗

B. 可联合四环素 500mg、tid 根除幽门螺杆菌

C. 可联合甲硝唑 400mg、tid 根除幽门螺杆菌

D. PPI 应餐前 0.5 小时给药，每日 2 次

E. 枸橼酸铋钾应餐后 0.5 小时给药，每日 2 次

5. 患者，男，46 岁，新诊断为消化性溃疡，幽门螺杆菌阴性。建议该患者首选的治疗方案是

A. 奥美拉唑联合吉法酯

B. 阿莫西林联合雷贝拉唑

C. 四环素联合瑞巴派特

D. 硫糖铝联合米索前列醇

E. 铝碳酸镁联合克拉霉素

6. 有关消化性溃疡的药物治疗，说法错误的是

A. Hp 阳性患者宜采取四联疗法

B. Hp 阴性患者宜联合 PPI、胃黏膜保护剂治疗

C. 四联疗法抗菌治疗的疗程通常为 14 日

D. 高剂量双联方案可作为 Hp 感染初次治疗方案

E. 高剂量双联方案不可作为补救根除 Hp 方案

7. 患者，女，66 岁，长期服用吲哚美辛胶囊缓解骨性关节炎疼痛。3 天前患者发现排柏油样便，就医后确诊为 NSAIDs 溃疡。除给予艾司奥美拉唑肠溶片、米索前列醇片抗溃疡治疗外，为避免加重溃疡，建议患者停用吲哚美辛胶囊改用

A. 硫糖铝混悬液 B. 布洛芬缓释胶囊

C. 双氯芬酸钠栓 D. 塞来昔布胶囊

E. 吲哚美辛肠溶片

8. 患者，男，59 岁，因类风湿关节炎长期服用甲氨蝶呤片、阿司匹林肠溶片。1 周前患者出现上消化道出血症状，粪便潜血阳性，诊断为 NSAIDs 溃疡。治疗 NSAIDs 溃疡应首选的治疗药物是
   A. 泮托拉唑
   B. 西咪替丁
   C. 氯吡格雷
   D. 山莨菪碱
   E. 卡巴拉汀

9. 长期服用可能引起消化性溃疡的药物不包括
   A. 氢化泼尼松
   B. 阿司匹林
   C. 米索前列醇
   D. 双氯芬酸
   E. 多奈哌齐

10. 患者，男，38 岁，新诊断为消化性溃疡。应告知患者，长期应用可引起舌苔及大便呈灰黑色、便秘以及神经毒性的药物是
    A. 米索前列醇
    B. 枸橼酸铋钾
    C. 硫糖铝
    D. 铝碳酸镁
    E. 吉法酯

11. 患者，男，59 岁，3 个月前因心肌梗死植入药物洗脱支架 1 枚，术后服用阿司匹林肠溶片 75mg qd、氯吡格雷片 75mg qd 抗小血板聚集治疗。3 小时前患者出现黑便、呕血、意识障碍症状，诊断为上消化道出血。有关该患者是否停用抗血小板药的说法，正确的是
    A. 止血治疗，无需停用抗血小板药
    B. 止血治疗，仅需停用阿司匹林
    C. 止血治疗，仅需停用氯吡格雷
    D. 止血治疗，停用阿司匹林和氯吡格雷
    E. 止血治疗后不建议再次使用阿司匹林

12. 患者，女，45 岁，新诊断为消化性溃疡，治疗药物包括阿莫西林、甲硝唑、雷贝拉唑、枸橼酸铋钾，既往因缺铁性贫血服用乳酸亚铁。应告知患者，治疗期间应禁止饮酒，否则可能诱发皮肤潮红、头痛、低血压，严重时可致呼吸困难的药物是
    A. 阿莫西林
    B. 甲硝唑
    C. 雷贝拉唑
    D. 枸橼酸铋钾
    E. 乳酸亚铁

13. 有关消化性溃疡的用药指导和患者教育，说法错误的是
    A. 建议家庭聚餐使用公筷或分餐制
    B. 避免过饱、过饥或刺激性大的食物
    C. 服用硫糖铝时应与其他药物至少间隔 2 小时

    D. Hp 根除补救方案应在第一次治疗结束的 3～6 周后进行
    E. 米索前列醇与食物同服可减轻腹泻症状

14. 患者，男，37 岁，新诊断为胃溃疡，Hp 阳性，青霉素皮试阴性，拟采用高剂量双联方案治疗。关于高剂量双联方案，说法正确的是
    A. 双联系指联合四环素和阿莫西林
    B. 阿莫西林的日剂量不少于 2g
    C. PPI 每日用药 4 次，每次服用标准剂量
    D. 高剂量双联疗程通常为 7 日
    E. 阿莫西林每日给药 2 次

15. 患者，女，39 岁，因卓 - 艾综合征行胃泌素瘤根治性手术，患者术后应服用的药物是
    A. 阿莫西林
    B. 雷贝拉唑
    C. 呋喃唑酮
    D. 柳氮磺吡啶
    E. 熊去氧胆酸

二、配伍选择题

【1～2】
   A. 早餐和晚餐前 30 分钟
   B. 餐前 1 小时或餐后 2 小时
   C. 餐前 30 分钟及睡前
   D. 三餐后 30 分钟
   E. 餐后即刻

1. 治疗社区获得性肺炎时，阿莫西林胶囊的正确用药时间是

2. 治疗幽门螺杆菌阳性消化性溃疡时，阿莫西林胶囊的正确用药时间是

【3～4】
   A. 吉法酯
   B. 氯苯那敏
   C. 瑞巴派特
   D. 奥利司他
   E. 胰酶

3. 应餐前 30 分钟给药的是

4. 应餐后 30 分钟给药的是

【5～6】
   A. 1～2 周
   B. 2～3 周
   C. 4～6 周
   D. 6～8 周
   E. 12～15 周

5. 患者，女，55 岁，诊断为胃溃疡，幽门螺杆菌阴性。处方雷贝拉唑钠肠溶片 10mg qd、吉法酯 100mg tid，经验治疗的疗程为

6. 患者，男，29 岁，诊断为十二指肠溃疡，幽门螺

杆菌阴性。处方兰索拉唑肠溶片 30mg qd、瑞巴派特 100mg tid，经验治疗的疗程为

【7～8】

A. 枸橼酸铋钾　　　　B. 硫糖铝

C. 米索前列醇　　　　D. 呋喃唑酮

E. 西咪替丁

7. 可引起大便颜色变为无光泽灰黑色的药物是

8. 可引起尿液泛黄的药物是

【9～10】

A. 米索前列醇　　　　B. 枸橼酸铋钾

C. 硫糖铝　　　　　　D. 奥美拉唑

E. 甲硝唑

9. 有明确致畸性，育龄妇女治疗前应排除妊娠的药物是

10. 可引起尿液呈茶水样颜色的药物是

三、综合分析选择题

【1～4】

　　患者，女，53岁，5年来经常于餐后 1～2 小时出现上腹部烧灼痛，严重时夜间痛醒，伴反酸、烧心，多于秋、冬季复发，每次持续 1 周左右，自服小苏打（碳酸氢钠）可缓解。近 3 天来患者因过度劳累导致上腹痛加重，呈持续性，进食后加重，排柏油样粪便。胃镜检查结果提示胃黏膜充血、水肿、糜烂；尿素酶试验提示幽门螺杆菌阳性。诊断结论：胃溃疡。青霉素皮试阴性。现病史和用药史：绝经后骨质疏松，服用雷洛昔芬 60mg qd、阿法骨化醇软胶囊 0.5μg qd、碳酸钙片 0.75g tid。治疗方案制定如下：

药物	剂量、频次	用药时间
阿莫西林胶囊	1000mg bid	餐后即刻
克拉霉素片	500mg bid	餐后即刻
艾司奥美拉唑镁肠溶片	20mg bid	早餐前 30 分钟、晚餐前 30 分钟
枸橼酸铋钾胶囊	220mg bid	餐前 30 分钟

1. 阿莫西林和克拉霉素选择餐后即刻服用的主要原因是

A. 食物可提高药物的口服生物利用度

B. 食物可减轻药物的胃肠道不良反应

C. 食物可延长药物在胃内停留时间

D. 食物可改变胃内 pH，提高药物的稳定性

E. 食物可减慢药物代谢速度，提高血药浓度

2. 上述四联疗法根除幽门螺杆菌治疗的疗程通常为

A. 5 日　　　　　　　B. 14 日

C. 30 日　　　　　　　D. 60 日

E. 120 日

3. 有关根除效果评估检测的说法，错误的是

A. ^{13}C – 尿素呼气试验是评估根除效果的首选检测方法

B. 评估检测应该在根除治疗结束后 4～8 周进行

C. 评估检测前必须停用 PPI 至少 2 日

D. 评估检测前必须停用抗菌药、铋剂至少 4 周

E. 多数患者根除治疗后不需要复查胃镜

4. 患者治疗过程中出现口中有氨味，与这一不良反应相关的药物应该是

A. 碳酸钙　　　　　　B. 阿法骨化醇

C. 雷洛昔芬　　　　　D. 枸橼酸铋钾

E. 艾司奥美拉唑镁

四、多项选择题

1. 食物可降低药效，宜选择餐前 30～60 分钟给药的胃黏膜保护剂有

A. 米索前列醇　　　　B. 瑞巴派特

C. 吉法酯　　　　　　D. 替普瑞酮

E. 硫糖铝

2. 有关消化性溃疡的病因说法，正确的有

A. Hp 可分泌多种酶和细胞毒素损伤胃黏膜上皮细胞

B. NSAIDs 减少前列腺素合成可引起胃黏膜血供减少

C. 80%～90% 的 Hp 感染者会发生消化性溃疡

D. NSAIDs 激活中性粒细胞介导的炎性反应可促使上皮糜烂

E. 胆汁反流可破坏胃黏膜防御系统而损伤消化道黏膜

3. 可发生"双硫仑样反应"，用药期间及停药后短时间内禁止饮酒的药物有

A. 克拉霉素　　　　　B. 枸橼酸铋钾

C. 甲硝唑　　　　　　D. 呋喃唑酮

E. 四环素

4. 患者，男，43岁，6个月前因幽门螺杆菌阳性胃溃疡服用阿莫西林、克拉霉素、奥美拉唑、枸橼酸铋钾治疗 14 日。3 个月前患者复查，^{13}C – 尿素呼气试验提示幽门螺杆菌仍呈阳性。今日患者复诊，拟二

次根除治疗。患者二次根除建议选用的抗菌药物组合有

A. 阿莫西林 + 甲硝唑

B. 四环素 + 甲硝唑

C. 阿莫西林 + 克拉霉素

D. 阿莫西林 + 呋喃唑酮

E. 四环素 + 克拉霉素

5. 关于幽门螺杆菌阳性消化性溃疡四联疗法中抗菌药物的用药方法，正确的有

A. 阿莫西林 1000mg，每日 2 次

B. 四环素 500mg，每日 2 次

C. 甲硝唑 400mg，每日 3 ~ 4 次

D. 克拉霉素 500mg，每日 2 次

E. 呋喃唑酮 100mg，每日 2 次

第三节　溃疡性结肠炎

一、最佳选择题

1. 患者，女，45 岁，因"腹泻伴黏液脓血便、脐周痛、里急后重持续 2 个月"就医，诊断为轻型、直肠型溃疡性结肠炎，尚未累及结肠。患者宜首选的治疗药物是

A. 美沙拉秦栓　　B. 奥沙拉秦胶囊

C. 柳氮磺吡啶肠溶片　　D. 美沙拉秦肠溶片

E. 美沙拉秦缓释片

2. 患者，男，31 岁，新诊断为溃疡性结肠炎，既往有磺胺类药过敏史。患者应禁止使用的治疗药物是

A. 巴柳氮　　B. 奥沙拉秦

C. 柳氮磺吡啶　　D. 美沙拉秦

E. 泼尼松

3. 患者，男，33 岁，新诊断为溃疡性结肠炎，病变已从直肠累及至结肠，处方用药包括柳氮磺吡啶肠溶片和美沙拉秦栓。有关柳氮磺吡啶肠溶片的用药指导，说法错误的是

A. 应在每日固定时间服用，进餐时服用为佳

B. 可以掰开服用，但不能嚼碎或压碎后服用

C. 长期用药应注意补充叶酸

D. 应多饮水，必要时服用碳酸氢钠碱化尿液

E. 应定期进行全血细胞计数检查

4. 有关溃疡性结肠炎（UC）的临床表现和药物治疗，说法正确的是

A. 腹泻伴黏液脓血便是 UC 最严重的表现

B. UC 患者多表现为活动期与缓解期交替

C. 5 - 氨基水杨酸制剂主要通过全身抗炎作用起到治疗 UC 作用

D. 对于糖皮质激素治疗 5 ~ 7 天后仍无效的 UC 患者建议改用美沙拉秦制剂治疗

E. 由英夫利西单抗诱导缓解后的 UC 患者在缓解期建议使用美沙拉秦缓释片维持治疗

5. 患者，女，33 岁，新诊断为溃疡性结肠炎，口服奥沙拉秦胶囊治疗，正确的服药时间是

A. 餐前 1 小时　　B. 餐中服用

C. 餐后 0.5 小时　　D. 餐后 2 小时

E. 睡前服用

二、配伍选择题

【1 ~ 3】

A. 柳氮磺吡啶　　B. 美沙拉秦缓释片

C. 奥沙拉秦　　D. 巴柳氮

E. 美沙拉秦肠溶片

部分溃疡性结肠炎治疗药是前药，在结肠释放出 5 - 氨基水杨酸发挥局部抗炎作用。

1. 5 - 氨基水杨酸与非活性载体通过偶氮键形成的前药是

2. 5 - 氨基水杨酸与抗菌活性载体通过偶氮键形成的前药是

3. 两分子 5 - 氨基水杨酸通过偶氮键形成的前药是

【4 ~ 5】

A. 美沙拉秦缓释片　　B. 美沙拉秦肠溶片

C. 奥沙拉秦胶囊　　D. 巴柳氮胶囊

E. 柳氮磺吡啶肠溶片

4. 为 pH 依赖型制剂，在回肠末端和结肠发挥局部抗炎作用的药物是

5. 为时间依赖型制剂，在远段空肠、回肠和结肠部位发挥局部抗炎作用的药物是

【6 ~ 7】

A. 美沙拉秦栓　　B. 美沙拉秦灌肠剂

C. 柳氮磺吡啶肠溶片　　D. 美沙拉秦肠溶片

E. 美沙拉秦缓释片

6. 患者，女，44 岁，新诊断为溃疡性结肠炎，病变累及直肠和乙状结肠，优先选用的治疗药物是

7. 患者，男，38 岁，新诊断为溃疡性结肠炎，病变

累及远段空肠和回肠，优先选用的治疗药物是

【8～10】

A. 柳氮磺吡啶　　　　B. 泼尼松

C. 硫唑嘌呤　　　　　D. 奥沙拉秦

E. 地芬诺酯

8. 可引起结晶尿，溃疡性结肠炎患者用药期间应大量饮水、碱化尿液的药物是

9. 可引起撤药反应，溃疡性结肠炎患者达到症状完全缓解后应逐渐减量停药的是

10. 有诱发中毒性巨结肠风险，重症溃疡性结肠炎患者缓解腹痛时应慎用的药物是

三、综合分析选择题

【1～4】

患者，男，32 岁，半年前无明显诱因下出现水样大便，偶有黏液脓血便，6～8 次/日，偶伴腹部隐痛。随着病程进展，大便次数逐渐增多，排水样暗红色黏液脓血便，经结肠镜检查、血液检查、粪便检查后确诊为溃疡性结肠炎（初发型、广泛结肠型、活动期、中型）。

1. 初始治疗方案为美沙拉秦缓释片（规格 0.5g/片）每次 1g、每日 4 次，联合美沙拉秦栓（规格 1g/枚）每次 1 枚、每晚 1 次。有关用药指导，说法正确的是

A. 美沙拉秦缓释片不可掰开或与果汁混合后饮用

B. 美沙拉秦缓释片宜餐中嚼服

C. 美沙拉秦缓释片不可随餐给药

D. 美沙拉秦缓释片每天 1 次顿服的疗效不及分次给药

E. 美沙拉秦栓给药 1～3 小时内不宜排便

2. 患者药物治疗期间应定期监测

A. BUN、Cr　　　　　B. AST、ALT

C. CK、cTnT　　　　D. INR 或 APTT

E. TC、TG

3. 患者经上述药物诱导缓解后出院，应告知患者在缓解期需长期使用的维持治疗药物是

A. 泼尼松片

B. 硫唑嘌呤片

C. 英夫利西单抗

D. 美沙拉秦栓

E. 美沙拉秦缓释片联合美沙拉秦栓

4. 可在肠道释放出乳酸，降低结肠 pH，能引起 pH 依赖型美沙拉秦制剂药效降低，患者出现便秘时不应选用的缓泻药是

A. 番泻叶　　　　　　B. 比沙可啶

C. 乳果糖　　　　　　D. 聚乙二醇

E. 多库酯

四、多项选择题

1. 患者，男，28 岁，新诊断为溃疡性结肠炎，处方用药柳氮磺吡啶肠溶片、美沙拉秦灌肠液。用药期间可能存在的不良反应有

A. 过敏反应　　　　　B. 骨髓抑制毒性

C. 降低精子数量和活力　D. 间质性肾炎

E. 溶血性贫血

2. 有关溃疡性结肠炎患者的用药指导和患者教育，说法正确的有

A. 应摄入低渣、易消化、富营养、高能量食物

B. 所有患者均应增加乳制品摄入

C. 严重者可通过静脉给予营养支持

D. 患者应少餐多食

E. 不可擅自停药或自行减量

第四节　慢性病毒性肝炎

一、最佳选择题

1. 关于乙型肝炎的病原、发病机制，说法正确的是

A. HBV 感染 3 周后血液中可出现 HBeAb

B. 慢性患者和无症状携带者血液中检测不出 HBsAg

C. 核心抗体 IgG 可持续阳性多年，是 HBV 既往感染的标志

D. e 抗体的出现是 HBV 活动性复制和传染性强的标志

E. e 抗原的出现是 HBV 复制减少和传染性减低的标志

2. 关于丙型肝炎的发病机制，说法错误的是

A. HCV 与肝细胞表面的特异性受体结合后进入肝

细胞

B. HCV 主要通过血液传播进入人体，利用宿主细胞进行病毒繁殖

C. HCV 对肝细胞有直接损伤作用，同时有免疫介导参与

D. 机体免疫系统清除 HCV 时可损伤被感染的肝细胞

E. 细胞免疫在急性丙型肝炎的发病机制中起主要作用

3. 患者，男，38 岁，诊断为乙型肝炎，为避免治疗期间出现耐药性，建议患者首选的抗病毒药是

A. 拉米夫定   B. 阿德福韦

C. 替比夫定   D. 替诺福韦

E. 达诺瑞韦

4. 患者，女，44 岁，诊断为乙型肝炎，采用替诺福韦抗病毒治疗。关于患者用药事项，说法错误的是

A. 治疗期间应密切关注肾功能

B. 应警惕低磷性骨病发生

C. 每日给药 1 次

D. 避免漏用药物或自行停药

E. 避免联合 B 族维生素制剂

5. 用药期间应警惕低磷性骨病的抗病毒药物是

A. 阿德福韦   B. 阿昔洛韦

C. 利巴韦林   D. 奥司他韦

E. 玛巴洛沙韦

6. 用药期间应警惕出现肌炎、横纹肌溶解、乳酸性酸中毒等严重不良反应的药物是

A. 阿仑膦酸钠   B. 地芬诺酯

C. 恩替卡韦   D. 维拉帕米

E. 西咪替丁

7. 对高龄或绝经期患者有新发或加重肾功能损伤及骨质疏松风险的药物是

A. 雷洛昔芬   B. 阿法骨化醇

C. 利塞膦酸钠   D. 骨化三醇

E. 富马酸替诺福韦酯

8. 患者，女，29 岁，诊断为乙型肝炎，拟用干扰素 α 治疗。干扰素 α 的绝对禁忌证不包括

A. 妊娠或短期内有妊娠计划

B. 精神分裂症或严重抑郁症

C. 未控制的癫痫

D. 未控制的糖尿病、高血压

E. 视网膜疾病

9. 患者，女，31 岁，因乙型肝炎服用恩替卡韦治疗。4 周前患者体检发现已妊娠 6 周。针对患者妊娠与乙肝治疗的最佳建议是

A. 应终止妊娠，待乙型肝炎治愈后重启妊娠计划

B. 可不终止妊娠，改用富马酸替诺福韦酯治疗

C. 可不终止妊娠，改用干扰素 α 治疗

D. 可不终止妊娠，继续使用恩替卡韦治疗

E. 可不终止妊娠，改用拉米夫定治疗

10. 患者，男，53 岁，诊断为失代偿性乙型肝炎后肝硬化，建议患者采用的治疗药是

A. 恩替卡韦   B. 聚乙二醇干扰素 α

C. 利巴韦林   D. 玛巴洛沙韦

E. 泛昔洛韦

二、配伍选择题

【1~3】

A. 恩替卡韦   B. 更昔洛韦

C. 泛昔洛韦   D. 奥司他韦

E. 阿舒瑞韦

1. 患者，男，35 岁，诊断为乙型肝炎，可选的抗病毒药是

2. 患者，女，77 岁，诊断为基因 1 型慢性丙型肝炎，可选的抗病毒药是

3. 患者，男，3 岁，诊断为流感，可选的抗病毒药是

【4~6】

A. 葡醛内酯   B. 拉米夫定

C. 替诺福韦   D. 普通干扰素 α

E. 聚乙二醇干扰素 α

4. 治疗乙肝时，应每周给药 1 次的药物是

5. 治疗乙肝时，应隔日给药 1 次的药物是

6. 治疗乙肝时，用于抗炎保肝的药物是

【7~8】

A. 艾尔巴韦/格拉瑞韦   B. 索磷布韦/维帕他韦

C. 西美瑞韦   D. 达诺瑞韦

E. 阿舒瑞韦

7. 适用于治疗基因 1 型和 4 型慢性丙型肝炎的药物是

8. 适用于治疗基因 1~6 型丙型肝炎的药物是

三、综合分析选择题

【1~3】

患者，男，29 岁，1 个月前劳累后出现纳差，伴

恶心、厌油腻、腹胀，出现呕吐后自行服用多潘立酮2片未见缓解。10天前患者开始排黄色小便，3天前发现巩膜黄染，于昨日就诊。肝功能检查提示：ALT 800U/L、AST 900U/L，Tbil 115μmol/L，Dbil 70μmol/L。乙肝血清免疫学检查提示：HBsAg 阳性、HBeAg 阳性、HBcAb 阳性。PCR 检查提示：HBV－DNA 2×10^6 IU/ml。诊断为乙型病毒性肝炎。

1. 患者应首选的抗病毒药物是
    A. 替比夫定
    B. 阿德福韦
    C. 拉米夫定
    D. 替诺福韦
    E. 齐多夫定

2. 为降低患者 ALT、AST、Bil 水平，缓解患者肝功能异常症状，应给予的治疗药物是
    A. 复方甘草酸苷注射液
    B. 聚乙二醇干扰素 α 注射液
    C. 5% 葡萄糖注射液
    D. 复方氨基酸注射液（18AA－Ⅱ）
    E. 脂肪乳注射液

3. 根据第 2 题的正确答案，使用该药治疗期间可能引起的不良反应是
    A. 高肾素血症
    B. 低钾血症
    C. 低血压
    D. 醛固酮分泌减少
    E. 体重减轻

四、多项选择题

1. 患者，女，29 岁，新诊断为乙型肝炎。可用于治疗乙型肝炎的抗病毒药有
    A. 阿德福韦
    B. 替诺福韦
    C. 阿舒瑞韦
    D. 恩替卡韦
    E. 索磷布韦

2. 患者，女，33 岁，服用拉米夫定治疗乙型肝炎出现耐药性，适宜患者改用的治疗药物有
    A. 替比夫定
    B. 恩替卡韦

C. 阿德福韦
D. 替诺福韦
E. 聚乙二醇干扰素 α

3. 干扰素 α 的主要不良反应有
    A. 流感样症状
    B. 骨髓功能亢进
    C. 精神异常
    D. 视网膜病变
    E. 甲状腺功能异常

4. 可以使用干扰素 α 治疗乙型肝炎，但应慎用的人群有
    A. 失代偿性肝硬化
    B. 心力衰竭
    C. 既往抑郁症病史
    D. 甲状腺疾病
    E. 未控制的自身免疫性疾病

5. 可用于乙肝患者进行抗炎保肝治疗的药物有
    A. 干扰素 α
    B. 多烯磷脂酰胆碱
    C. 谷胱甘肽
    D. 替比夫定
    E. 水飞蓟素制剂

6. 有关乙型病毒性肝炎的传染和预防，说法正确的有
    A. 可经消毒不彻底的注射器、针头传染
    B. 可经共用剃须刀、牙刷传染
    C. 性伴侣应尽早接种乙肝疫苗
    D. HBsAg 阳性的孕妇行羊膜腔穿刺不会造成母婴垂直传播
    E. 可经皮肤和黏膜微小创伤传染

7. 患者，男，48 岁，新诊断为乙型肝炎，初始治疗宜首选的药物是
    A. 阿德福韦
    B. 替诺福韦
    C. 干扰素 α
    D. 恩替卡韦
    E. 拉米夫定

8. 具有致畸毒性，治疗期间和治疗后 6 个月内，所有育龄期妇女和男性均必须采取避孕措施的药物有
    A. 干扰素 α
    B. 利巴韦林
    C. 富马酸替诺福韦酯
    D. 阿昔洛韦
    E. 富马酸丙酚替诺福韦

第十一章　内分泌系统常见疾病

第一节　甲状腺功能亢进症和甲状腺功能减退症

一、最佳选择题

1. 患者，女，29岁，妊娠6周，1个月前出现心悸、消瘦、多食、易怒症状，体征检查发现甲状腺Ⅱ度肿大、突眼明显。实验室检查示FT_3、FT_4水平增加，TSH水平降低，血清TSAb阳性。诊断为Graves病。该患者宜首选的治疗方案是
   A. 口服甲巯咪唑　　　　B. 口服丙硫氧嘧啶
   C. 口服碘化钾　　　　　D. 手术治疗
   E. 放射性[131]I治疗

2. 有关甲亢患者的临床表现说法，错误的是
   A. 因高胡萝卜素血症可导致手足皮肤呈姜黄色
   B. 神经系统兴奋可导致手颤、易激动
   C. 少数老年患者高代谢症状不典型，称为"淡漠型甲亢"
   D. 高代谢症状可导致多食、消瘦、多汗等
   E. 不同程度的甲状腺肿大和突眼是特征性症状

3. 患者，女，27岁，新诊断为甲亢，处方用药甲巯咪唑片。有关患者治疗方案的说法，错误的是
   A. 小剂量起始给药，每2~4周递增1次剂量
   B. 疗效多在4周以后出现
   C. 根据FT_4值决定起始给药剂量
   D. 待FT_3、FT_4接近正常范围时可每日递减5~10mg
   E. 总治疗疗程通常需要18~24个月

4. 患者，男，33岁，新诊断为甲状腺功能亢进症，治疗方案：丙硫氧嘧啶片100mg tid。患者在用药期间应定期监测
   A. 红细胞计数　　　　　B. 血小板计数
   C. 白细胞计数　　　　　D. 红细胞沉降率
   E. 血细胞比容

5. 患者，女，33岁，因甲亢服用丙硫氧嘧啶治疗1年无效后拟改用放射性[131]I治疗，放射性[131]I治疗的适应证是
   A. 妊娠期甲亢患者

B. 哺乳期甲亢患者
   C. 确诊甲状腺癌患者
   D. 疑似甲状腺癌患者
   E. 毒性多结节性甲状腺肿患者

6. 患者，男，56岁，因"心慌、多食、消瘦、吞咽困难、呼吸困难、声音嘶哑"就医，实验室检查确诊为甲亢，高度疑似合并甲状腺癌。针对患者的首选治疗方案是
   A. 放射性[131]I治疗　　B. 口服甲巯咪唑治疗
   C. 口服卡比马唑治疗　　D. 口服碘化钾治疗
   E. 手术切除治疗

7. 患者，女，29岁，妊娠9周，新诊断为甲亢，拟口服丙硫氧嘧啶治疗。长期服用丙硫氧嘧啶可能会导致新生儿出现
   A. 甲状腺功能亢进
   B. 甲状腺肿大及功能减退
   C. 2型糖尿病
   D. 软骨病
   E. 灰婴综合征

8. 患者，女，36岁，3个月前因甲亢开始一直服用甲巯咪唑45mg qd治疗。1周前患者出现突眼加重、甲状腺肿大加重、心动过缓症状。实验室检查结果示FT_3值1.5pmol/L、FT_4值5.5pmol/L、TSH 10.5μIU/ml、TRAb阳性。有关患者的进一步治疗方案，说法正确的是
   A. 应减少甲巯咪唑给药剂量，加用左甲状腺素治疗
   B. 维持甲巯咪唑目前剂量，加用左甲状腺素治疗
   C. 改用丙硫氧嘧啶350mg tid治疗
   D. 择日进行手术切除治疗
   E. 改用放射性[131]I治疗

9. 患者，女，32岁，妊娠2个月，近日觉得心慌、多汗，查FT_3、FT_4偏高，TSH 0.01μIU/ml，诊断为甲状腺功能亢进症，适宜的治疗方案是

A. 终止妊娠，选用丙硫氧嘧啶治疗

B. 终止妊娠，选用甲巯咪唑治疗

C. 维持妊娠，选用丙硫氧嘧啶治疗

D. 维持妊娠，选用甲巯咪唑治疗

E. 维持妊娠，选用放射性^{131}I治疗

10. 有关甲状腺功能减退症的临床表现描述，错误的是

A. 疲劳、怕冷、体重增加

B. 反应迟钝、情绪低落、表情淡漠

C. 毛发稀疏、眉毛外端1/3脱落

D. 皮肤干燥、手足皮肤呈姜黄色

E. 心动过速，黏液性水肿昏迷患者可出现体温升高

11. 患者，女，49岁，5个月前出现畏寒、颜面浮肿，伴记忆力减退、食欲减退、腹胀、嗜睡等症状，甲功三项回报FT$_3$值2.5pmol/L、FT$_4$值6.8pmol/L、TSH 55μIU/ml，诊断为甲状腺功能减退症。患者应首选的治疗药物是

A. 甲状腺素片   B. 左甲状腺素钠片

C. 右甲状腺素钠片   D. L-T$_3$注射液

E. 左甲状腺素钠片联合丙硫氧嘧啶片

12. 患者，女，44岁，因甲状腺结节切除服用左甲状腺素钠片，既往有心脏病史。有关患者的用药指导，说法正确的是

A. 最佳服药时间为餐时或餐后给药

B. 最佳服药时间为睡前，其次为早餐前30分钟

C. 最佳服药时间为早餐前1小时

D. 起始治疗应采用完全替代剂量，待病情稳定后逐渐减量

E. 服用左甲状腺素钠片应同时补充钙剂

13. 患者，男，59岁，新诊断为原发性甲减，处方用药左甲状腺素片。既往有2型糖尿病，长期服用二甲双胍缓释片、阿卡波糖片控制血糖。有关患者用药指导，说法错误的是

A. 起始剂量为25~50μg/d，每1~2周增加25μg

B. 需终生用药

C. 应定期检查心脏状态

D. 左甲状腺素可减弱降糖药的效果，必要时应适当增加降糖药剂量

E. 每日服药3次，宜选择三餐前1小时服用

14. 患者，女，29岁，患有原发性甲减，服用左甲状腺素钠片50μg qd长期替代治疗。2天前患者被确

诊为妊娠2周。有关患者妊娠期甲减药物治疗的说法，正确的是

A. 建议患者口服左甲状腺素钠片剂量调至75μg qd

B. 左甲状腺素钠片可通过胎盘造成胎儿甲状腺功能亢进，建议停止妊娠

C. 建议患者口服左甲状腺素钠片剂量调至25μg qd

D. 建议患者联合丙硫氧嘧啶片50mg tid、左甲状腺素钠片50μg qd治疗

E. 建议患者停止服用左甲状腺素钠片治疗，分娩后再重新启动药物治疗

15. 患者，男，45岁，因"嗜睡、记忆力减退、心动过缓"就诊。实验室检查提示血清T$_3$、T$_4$正常，TSH值15μIU/ml，总胆固醇9.5mmol/L，LDL-C 5.8mmol/L，三酰甘油1.8mmol/L。诊断为亚临床甲减。应建议患者采取的治疗方案是

A. 服用他汀类药物治疗

B. 服用他汀类药物和左甲状腺素片联合治疗

C. 服用左甲腺素片治疗

D. 服用非诺贝特和左甲状腺素片联合治疗

E. 服用非诺贝特治疗

二、配伍选择题

【1~2】

A. 粒细胞缺乏   B. 淋巴结肿大

C. 口干、烦躁   D. 支气管痉挛

E. 心悸

患者，女，29岁，因多食、消瘦、多汗、易激动就医，体征检查示患者甲状腺肿大、突眼，心率120次/分，经实验室检查确诊为甲状腺功能亢进症，处方用药甲巯咪唑片、普萘洛尔片。

1. 长期应用甲巯咪唑可引起的主要不良反应是

2. 长期应用普萘洛尔可引起的主要不良反应是

【3~4】

A. 碳酸锂   B. 丙硫氧嘧啶

C. 碘化钾   D. 左甲状腺素

E. 胺碘酮

3. 安全范围小，血药浓度过高可导致脑病综合征的药物是

4. 可引起心悸、心律不齐，必要时需停药，直至不良反应消失后再从更小剂量开始给药的是

【5～7】

　　A. 普萘洛尔　　　　　B. 碳酸锂

　　C. 左甲状腺素　　　　D. 甲巯咪唑

　　E. 对氨基水杨酸

5. 可引起胆汁淤积性黄疸，甲状腺功能接近正常后应逐渐减量给药的是

6. 可引起心动过缓，应小剂量起始、逐渐增加给药剂量的是

7. 可引起白细胞计数升高和口干、烦渴，宜进行血药浓度监测的药物是

【8～9】

　　A. 考来烯胺　　　　　B. 华法林

　　C. 苯妥英钠　　　　　D. 丙硫氧嘧啶

　　E. 氢化泼尼松

8. 可抑制左甲状腺素的吸收，两者联用时应间隔4～5小时的药物是

9. 垂体肿瘤术后的甲减患者，为防止出现急性肾上腺皮质功能不全，应在服用左甲状腺素治疗前先给予的药物是

三、综合分析选择题

【1～3】

　　患者，女，18岁，主诉心悸、怕热、多汗、乏力、体重下降2个月。甲状腺功能检查示：FT_3值8.0pmol/L、FT_4值43.5pmol/L、TSH值0.01μIU/ml。血白细胞6.5×10^9/L，中性粒细胞占比75%，心率140次/分，诊断为甲状腺功能亢进症。

1. 该患者应首选的治疗方案是

　　A. 口服左甲状腺素　　　B. 口服丙硫氧嘧啶

　　C. 口服放射性[131]I溶液　D. 手术切除治疗

　　E. 口服碘化钾片

2. 控制患者心动过速宜首选的药物是

　　A. 普萘洛尔　　　　　B. 美托洛尔

　　C. 比索洛尔　　　　　D. 艾司洛尔

　　E. 维拉帕米

3. 患者治疗期间可能出现的不良反应不包括

　　A. 关节痛　　　　　　B. 粒细胞缺乏

　　C. 哮喘　　　　　　　D. 胃肠道反应

　　E. 口干、多尿

四、多项选择题

1. 有关甲亢患者的病因、临床表现和实验室检查说

法，正确的有

　　A. 感染性疾病是诱发甲亢的因素之一

　　B. Graves病导致的甲亢最常见

　　C. 实验室检查可见FT_3、FT_4、TSH水平升高

　　D. 患者可出现低代谢症候群

　　E. 伴发周期性瘫痪以亚洲的青壮年男性患者多见

2. 患者，女，27岁，新诊断为甲亢，为防止加重病情，患者应避免服用的药物和食物有

　　A. 维生素B族、维生素C

　　B. 浓茶、咖啡

　　C. 海带、紫菜

　　D. 胺碘酮、西地碘

　　E. 对氨基水杨酸、磺酰脲类降糖药

3. 有关甲状腺功能减退症患者的临床表现和实验室检查，说法正确的有

　　A. 血生化检查可见总胆固醇和LDL-C增高、血同型半胱氨酸降低

　　B. 血清TT_4、FT_4、TSH减低

　　C. 眼睑和手部皮肤可出现水肿

　　D. 声音嘶哑，女性可出现月经不调

　　E. 黏液性水肿昏迷患者可出现嗜睡、低体温

4. 属于按照病因分类的甲状腺功能减退症有

　　A. 放射性[131]I治疗后甲减

　　B. 原发性甲减

　　C. 甲状腺激素抵抗综合征

　　D. 垂体肿瘤术后甲减

　　E. 亚临床甲减

5. 患者，男，65岁，10年前因放射性[131]I治疗甲亢后导致甲减，长期服用左甲腺素钠片治疗。2天前患者因天气寒冷出现嗜睡、呼吸徐缓、意识不清，入院后查体：体温34.5℃、心率45次/分、呼吸15次/分，对光反射迟缓，联合实验室检查后确诊为黏液性水肿昏迷。有关患者的治疗方案，说法正确的有

　　A. 静脉注射$L-T_3$或$L-T_4$，患者清醒后改为口服

　　B. 静脉滴注氢化可的松200～300mg qd，清醒后逐渐减量

　　C. 静脉滴注阿莫西林控制感染

　　D. 保暖、供氧，保持呼吸道畅通

　　E. 适当补充电解质

第二节 糖 尿 病

一、最佳选择题

1. 患者，男，27 岁，身高 170cm，体重 88kg，因"多饮、多食、多尿"就诊，空腹血糖 8.0mmol/L，糖化血红蛋白 7.5%，诊断为 2 型糖尿病。有关患者的治疗方案说法，正确的是
   A. 先单纯生活方式干预、减轻体重，之后视病情决定是否启动药物治疗
   B. 首选二甲双胍小剂量给药，同时开展合理运动并控制饮食
   C. 首选阿卡波糖小剂量给药，同时建议患者以碳水化合物为主食
   D. 首选二甲双胍联合达格列净治疗，并进行生活方式干预
   E. 初始启用皮下注射门冬胰岛素制剂，待血糖恢复正常后改用二甲双胍治疗

2. 患者，男，13 岁，新诊断为 1 型糖尿病，建议患者首选的药物治疗方案是
   A. 重组人胰岛素，静脉注射
   B. 精蛋白锌重组赖脯胰岛素混合注射液（25R），皮下注射
   C. 度拉糖肽，每周一次皮下注射
   D. 德谷胰岛素，每日一次皮下注射
   E. 门冬胰岛素，经胰岛素泵连续皮下输注

3. 患者，女，35 岁，3 个月前被诊断为 2 型糖尿病，经生活方式干预后效果欠佳，医生建议尝试单药治疗。患者既往体健，在排除禁忌证后，患者宜首选的降糖药是
   A. 罗格列酮   B. 伏格列波糖
   C. 维格列汀   D. 艾塞那肽
   E. 二甲双胍

4. 患者，男，58 岁，患有 2 型糖尿病。1 天前患者感染社区获得性肺炎后出现"食欲减退、嗜睡、恶心、呕吐、呼气呈烂苹果味"等症状，临床诊断为糖尿病酮症酸中毒。宜对患者实施的抢救方案是
   A. 静脉滴注（重组）人胰岛素注射液
   B. 皮下注射门冬胰岛素
   C. 皮下注射甘精胰岛素
   D. 皮下注射德谷 - 门冬双胰岛素注射液
   E. 静脉推注赖脯胰岛素

5. 患者，女，52 岁，诊断为 2 型糖尿病和绝经后骨质疏松，患者应避免使用的降糖药是
   A. 卡格列净   B. 二甲双胍
   C. 罗格列酮   D. 阿卡波糖
   E. 利拉鲁肽

6. 患者，男，41 岁，新诊断为 2 型糖尿病。应告知患者单独使用易引起低血糖反应的药物是
   A. 达格列净   B. 二甲双胍
   C. 阿卡波糖   D. 瑞格列奈
   E. 吡格列酮

7. 具有超长效特点，建议每周固定同一天皮下注射给药的胰岛素或胰岛素类似物制剂是
   A. 德谷 - 门冬双胰岛素注射液
   B. 精蛋白锌重组赖脯胰岛素混合注射液（50R）
   C. 依柯胰岛素
   D. 精蛋白（重组）人胰岛素混合注射液（50R）
   E. 甘精胰岛素注射液（U300）

8. 可引起水肿、体重增加、充血性心力衰竭、骨折风险，伴有心力衰竭和严重骨质疏松及骨折病史患者应避免使用的降糖药是
   A. 西格列他钠   B. 卡格列净
   C. 维格列汀   D. 格列齐特
   E. 沙格列汀

9. 患者，男，55 岁，身高 175cm，体重 70kg，新诊断为 2 型糖尿病，空腹血糖 19.5mmol/L，糖化血红蛋白 11.2%，伴有明显多饮、多食、多尿症状。对于该患者，建议患者采用的短期治疗方案是
   A. 二甲双胍片 500mg tid + 阿卡波糖片 50mg tid
   B. 胰岛素泵持续皮下输注门冬胰岛素
   C. 卡格列净 100mg qd + 艾塞那肽微球 2mg qw
   D. 二甲双胍片 500mg tid + 格列美脲片 4mg qd
   E. 胰岛素泵持续皮下输注地特胰岛素

10. 患者，女，28 岁，患有 2 型糖尿病，服用二甲双胍缓释片、阿卡波糖片治疗已 3 年余。上周体检发现已妊娠 3 周，后期患者应选择的降糖治疗方案是
    A. 改为口服二甲双胍和皮下注射短效胰岛素
    B. 改为持续皮下胰岛素输注
    C. 改为口服阿卡波糖片和每周皮下注射 1 次聚乙

二醇洛塞那肽

D. 维持妊娠前治疗方案不变

E. 在妊娠前治疗方案基础上，加服维生素 B$_{12}$

11. 患者，男，29 岁，新诊断为 2 型糖尿病，处方用药有瑞格列奈片、吡格列酮片。患者药物治疗时应警惕的主要不良反应是

A. 低血糖　　　　　　B. 体重减低

C. 低血压　　　　　　D. 泌尿道感染

E. 关节痛

12. 患者，男，68 岁，患有 2 型糖尿病20 余年，一直长期口服降糖药控制血糖，近期血糖控制不理想，综合评价后拟增加胰岛素制剂治疗。有关胰岛素制剂的用药指导，说法错误的是

A. 每次注射应变换部位，两次注射点至少间隔2cm

B. 未开启的胰岛素应冷藏（2℃ ~8℃）保存

C. 使用中的胰岛素笔芯应室温保存

D. 冷冻后的胰岛素不必丢弃，可继续使用

E. 开封后的胰岛素笔芯在使用 4 ~6 周后不建议再使用

13. 患者，女，39 岁，服用二甲双胍缓释片治疗 2 型糖尿病已 3 年，近期拟加用艾塞那肽微球。艾塞那肽微球的给药方法是

A. 0.01mg，每天皮下注射 1 次

B. 2mg，每周皮下注射 1 次

C. 0.01mg，隔日皮下注射 1 次

D. 2mg，每月皮下注射 1 次

E. 2mg，每天皮下注射 1 次

14. 患者，女，66 岁，因 2 型糖尿病使用门冬胰岛素 30 注射液治疗。有关该药物的特点和用药指导，说法正确的是

A. 组成中包含30% 可溶性门冬胰岛素和70% 精蛋白（重组）人胰岛素

B. 组成中包含30% 精蛋白（重组）人胰岛素和70% 可溶性门冬胰岛素

C. 可任何固定时间给药，每日一次可维持 14 ~24 小时药效

D. 给药后 10 ~20 分钟内应进食，避免出现低血糖反应

E. 可快速起效，但作用维持时间短，属于餐时胰岛素

15. 既可快速控制餐后血糖升高，又可长时间维持 24

小时血糖平稳的胰岛素制剂不包括

A. 德谷 – 门冬双胰岛素注射液

B. 精蛋白锌重组赖脯胰岛素混合注射液（25R）

C. 精蛋白（重组）人胰岛素混合注射液（40R）

D. 门冬胰岛素 50 注射液

E. 甘精胰岛素注射液（U100）

16. 患者，男，53 岁，新诊断为 2 型糖尿病和活动性肝病，不建议该患者使用的降糖药是

A. 二甲双胍　　　　　B. 罗格列酮

C. 伏格列波糖　　　　D. 恩格列净

E. 西格列汀

17. 患者，男，44 岁，身高 170cm，体重85kg，新诊断为 2 型糖尿病。患者希望降糖治疗同时降低体重，不适宜患者选用的降糖药是

A. 二甲双胍　　　　　B. 卡格列净

C. 艾塞那肽　　　　　D. 阿卡波糖

E. 吡格列酮

18. 患者，女，59 岁，患有 2 型糖尿病和痛风，长期服用别嘌醇、碳酸氢钠、二甲双胍、格列美脲、达格列净。半年前患者因血糖控制不佳，增加每日 1 次胰岛素注射。近期患者感觉血糖水平仍未得到有效改善，医生建议增加胰岛素给药次数，此时患者应停用的药物是

A. 别嘌醇　　　　　　B. 碳酸氢钠

C. 二甲双胍　　　　　D. 格列美脲

E. 达格列净

19. 患者，女，45 岁，患有 2 型糖尿病和高脂血症，目前服用二甲双胍肠溶片控制血糖欠佳，拟加用 1 种降糖药。可引起氨基转移酶升高、血脂异常，不建议患者加用的降糖药是

A. 多格列艾汀　　　　B. 替尔泊肽

C. 阿格列汀　　　　　D. 恩格列净

E. 阿卡波糖

二、配伍选择题

【1 ~3】

A. 格列喹酮　　　　　B. 二甲双胍

C. 阿卡波糖　　　　　D. 艾塞那肽

E. 恩格列净

1. 患者，女，58 岁，患有 2 型糖尿病。应告知患者用药后可能会引起真菌性阴道炎的药物是

2. 患者，男，44 岁，患有 2 型糖尿病，既往有磺胺

类药过敏史，该患者应禁用的降糖药是

3. 患者，女，39岁，患有2型糖尿病。应告知患者用药后可出现腹胀、腹泻、肠鸣音亢进等不良反应的药物是

【4~6】

    A. （重组）人胰岛素注射液

    B. 谷赖胰岛素注射液

    C. 门冬胰岛素30注射液

    D. 甘精胰岛素注射液

    E. 精蛋白（重组）人胰岛素注射液

4. 属于速效胰岛素类似物制剂，应餐前0~15分钟或餐后即刻给药，主要控制一餐后高血糖的是

5. 属于短效胰岛素制剂，应餐前30分钟给药，主要控制一餐后高血糖的是

6. 属于长效胰岛素类似物，应1日/次固定时间给药，可控制24小时血糖水平的是

【7~8】

    A. 达格列净　　　　　B. 利格列汀

    C. 西格列汀　　　　　D. 伏格列波糖

    E. 罗格列酮

    患者，女，69岁，患有2型糖尿病，长期服用二甲双胍肠溶片。近期被诊断出心力衰竭。

7. 患者宜联合应用的降糖药是

8. 患者应禁用的降糖药是

【9~10】

    A. 长效胰岛素

    B. 德谷-门冬双胰岛素注射液

    C. （重组）人胰岛素注射液

    D. 门冬胰岛素注射液

    E. 地特胰岛素注射液

9. 可静脉给药，用于抢救糖尿病酮症酸中毒和高血糖高渗性昏迷的胰岛素制剂是

10. 由餐时胰岛素和基础胰岛素组成，通常在主餐前即刻给药的胰岛素类似物制剂是

【11~13】

    A. 二甲双胍　　　　　B. 胰岛素

    C. 格列本脲　　　　　D. 那格列奈

    E. 阿卡波糖

11. 肾功能不全的糖尿病患者无需调整剂量的降糖药是

12. 活性代谢物可在CKD患者体内蓄积，易引起低血糖，通常只限于CKD 1~2期患者使用的降糖药是

13. 肾功能受损者使用后易增加乳酸性酸中毒风险，

肾小球滤过率<45ml/（min·1.73m²）者应考虑停用的降糖药是

【14~15】

    A. 地塞米松　　　　　B. 利福平

    C. 沙丁胺醇　　　　　D. 二甲双胍

    E. 苯妥英钠

14. 长期应用可能会造成维生素B_{12}缺乏的药物是

15. 长期应用可能会造成叶酸缺乏的药物是

【16~17】

    A. 二甲双胍　　　　　B. 格列齐特

    C. 阿卡波糖　　　　　D. 卡格列净

    E. 利拉鲁肽

16. 单一用药时易引起低血糖、体重增加的降糖药是

17. 单一用药时易引起低血压、体重减轻的降糖药是

【18~19】

    A. 罗格列酮　　　　　B. 阿卡波糖

    C. 胰岛素　　　　　　D. 贝那鲁肽

    E. 维格列汀

18. 患者，女，55岁，患有2型糖尿病，一直服用二甲双胍缓释片控制血糖。最近一次复查结果示糖化血红蛋白11.0%，建议患者加用

19. 患者，男，43岁，患有2型糖尿病，一直服用二甲双胍肠溶片控制血糖。最近被诊断出慢性肾功能衰竭，建议患者加用

【20~22】

    A. 贝那鲁肽　　　　　B. 利拉鲁肽

    C. 艾塞那肽　　　　　D. 度拉糖肽

    E. 替尔泊肽

20. 应每日皮下注射3次的降糖药是

21. 应每日皮下注射2次的降糖药是

22. 应每日皮下注射1次的降糖药是

【23~25】

    A. 胰岛素　　　　　　B. 吡格列酮

    C. 利格列汀　　　　　D. 利司那肽

    E. 达格列净

23. 可引起肝功能异常、上呼吸道感染的降糖药是

24. 易引起低血糖反应的降糖药是

25. 可引起恶心、呕吐、腹泻的降糖药是

三、综合分析选择题

【1~4】

    患者，男，65岁，身高175cm，体重60kg。8年

前被诊断为 2 型糖尿病，起初服用二甲双胍片（500mg bid）控制血糖，1 年后加用阿卡波糖片（50mg tid）。由于血糖控制不佳，3 个月前又加用格列齐特缓释片（60mg qd）。昨日患者复查，空腹血糖 9.5mmol/L、糖化血红蛋白 8.5%，医生建议患者增加甘精胰岛素注射液治疗。

1. 有关应用甘精胰岛素注射液起始治疗，说法正确的是
   A. 应停用二甲双胍片
   B. 应停用阿卡波糖片
   C. 应停用格列齐特缓释片
   D. 宜睡前皮下注射
   E. 三餐前 30 分钟各皮下注射 1 次

2. 启动甘精胰岛素注射液治疗时，应根据体重按照 0.1~0.3U/（kg·d）计算给药量，并根据空腹血糖水平调整给药剂量。正确的调整剂量方法是
   A. 每 24 小时调整 1 次，每次调整 1~4U
   B. 每 48 小时调整 1 次，每次调整 1~4U
   C. 每 3~5 天调整 1 次，每次调整 1~4U
   D. 每 2 周调整 1 次，每次调整 1~4U
   E. 每月调整 1 次，每次调整 1~4U

3. 如果患者在胰岛素起始治疗基础上，经过多次的剂量调整，血糖水平仍未达标或出现反复的低血糖，需进一步优化治疗方案。最佳优化方案是
   A. 停用阿卡波糖片，主餐前皮下注射门冬胰岛素，睡前皮下注射甘精胰岛素
   B. 停用格列齐特缓释片，主餐前、睡前各注射一次甘精胰岛素
   C. 停用二甲双胍片，主餐前皮下注射精蛋白（重组）人胰岛素混合注射液 30R，睡前皮下注射甘精胰岛素
   D. 停用格列齐特缓释片，主餐前皮下注射谷赖胰岛素，睡前皮下注射甘精胰岛素
   E. 停用格列齐特缓释片，主餐前皮下注射德谷－门冬双胰岛素，睡前皮下注射甘精胰岛素

4. 糖尿病患者需定期监测糖化血红蛋白，应建议
   A. 每年监测 1 次
   B. 每 90 天监测 1 次
   C. 每 30 天监测 1 次
   D. 每 15 天监测 1 次
   E. 每 7 天监测 1 次

【5~8】
患者，女，62 岁，5 年前无明显诱因出现多饮、多食，每日饮水量约 3500ml，伴消瘦、乏力，被诊断

为 2 型糖尿病，未引起重视。同年因胆囊结石手术，测空腹血糖 17.8mmol/L，餐后 2 小时血糖 29.0mmol/L，行短期胰岛素治疗，出院后自行停药，平时未规律监测血糖。5 天前患者出现心悸、胸痛，临床诊断为稳定型心绞痛，血糖检查结果示随机血糖 15.2mmol/L、糖化血红蛋白 9.5%。既往有高血压病史 10 年，规律口服坎地沙坦酯片 8mg qd，血压控制在 130/80mmHg 左右；有高脂血症，未服药干预。

5. 排除禁忌证后，关于患者心绞痛的治疗方案，说法错误的是
   A. 急性发作时应立即舌下含服硝酸甘油片
   B. 急性发作时应尽快嚼服阿司匹林肠溶片
   C. 应长期服用美托洛尔缓释片
   D. 应长期服用阿托伐他汀片
   E. 应长期双联抗血小板治疗

6. 针对患者入院时高血糖症状，应选择的降糖方案是
   A. 短期胰岛素强化治疗
   B. 联合二甲双胍片和达格列净片
   C. 联合二甲双胍片和度拉糖肽注射液
   D. 联合卡格列净片和艾塞那肽注射液
   E. 联合罗格列酮片和阿卡波糖片

7. 患者经上述降糖治疗 4 周后进行复查，结果示空腹血糖 6.8mmol/L、非空腹血糖 9.2mmol/L、糖化血红蛋白 7.8%，建议患者的降糖方案调整为
   A. 单一使用二甲双胍制剂
   B. 联合二甲双胍片和达格列净片
   C. 联合二甲双胍片和罗格列酮片
   D. 联合罗格列酮片和阿卡波糖片
   E. 联合基础胰岛素和二甲双胍片

8. 根据上一题正确答案，患者降糖治疗时可能出现的不良反应不包括
   A. 消化道反应   B. 低血压
   C. 泌尿系统感染   D. 酮症酸中毒
   E. 体重增加

四、多项选择题

1. 糖尿病的慢性并发症包括
   A. 视网膜病变
   B. 肾病及肾动脉硬化
   C. 外周及中枢神经病变
   D. 足部溃疡、肿胀、坏疽
   E. 酮症酸中毒

2. 有关糖尿病的临床表现和临床特点，说法正确的有
　　A. 临床症状主要是多饮、多食、多尿、体重下降
　　B. 2 型糖尿病患者需终生应用胰岛素替代治疗
　　C. 2 型糖尿病患者一般有家族遗传性
　　D. 成人晚发自身免疫性糖尿病易出现大血管病变
　　E. 1 型糖尿病患者血清中胰岛素和 C 肽水平可低至检测不到

3. 有关糖尿病的治疗说法，正确的有
　　A. 生活方式干预是 2 型糖尿病的基础治疗措施，应贯穿于糖尿病治疗的始终
　　B. 胰腺（胰岛）移植手术是 1 型糖尿病患者部分或完全恢复生理性胰岛素分泌的治疗方法
　　C. 1 型糖尿病患者若无禁忌证，二甲双胍应一直保留在治疗方案中
　　D. 推荐 2 型糖尿病患者优先使用胰岛素类似物制剂
　　E. 2 型糖尿病患者应进行综合性治疗，包括降低血糖、血压、血脂等

4. 长期服用可导致体重增加的降糖药有
　　A. 格列吡嗪　　　　　　B. 那格列奈
　　C. 西格列汀　　　　　　D. 艾塞那肽
　　E. 罗格列酮

5. 单独应用易引起低血糖反应，一旦出现低血糖应立即口服葡萄糖水等措施缓解的降糖药物有
　　A. 阿卡波糖　　　　　　B. 格列美脲
　　C. 胰岛素　　　　　　　D. 艾塞那肽
　　E. 那格列奈

6. 患者，男，45 岁，因 2 型糖尿病口服二甲双胍片、西格列汀片控制血糖。患者用药期间可能发生的不良反应有
　　A. 恶心、呕吐　　　　　B. 腹痛、头痛
　　C. 肌痛、关节痛　　　　D. 水肿
　　E. 泌尿与生殖系统感染

7. 可每周皮下注射 1 次，属于周效降糖药的 GLP - 1 受体激动剂有
　　A. 贝那鲁肽　　　　　　B. 聚乙二醇洛塞那肽
　　C. 替尔泊肽　　　　　　D. 度拉糖肽
　　E. 利司那肽

8. 患者，男，55 岁，新诊断为 2 型糖尿病。慢性肾脏病已 10 年，目前肾小球滤过率 eGFR 29ml/$(min \cdot 1.73m^2)$。对于该患者无需减量使用的降糖药有
　　A. 利格列汀　　　　　　B. 胰岛素
　　C. 吡格列酮　　　　　　D. 那格列奈
　　E. 阿卡波糖

9. 可 1 日/次固定时间给药就能维持基础血糖水平稳定的胰岛素制剂有
　　A.（重组）人胰岛素注射液
　　B. 精蛋白（重组）人胰岛素注射液
　　C. 甘精胰岛素注射液
　　D. 地特胰岛素注射液
　　E. 德谷 - 门冬双胰岛素注射液

第三节　骨质疏松症

一、最佳选择题

1. 患者，男，72 岁，因骨痛、肌无力就医，双能 X 线吸收测定法结果：骨密度值（T 值）- 3.0，临床诊断为老年性骨质疏松症，既往体健。下列治疗药物中不适宜患者的是
　　A. 利塞膦酸钠片　　　　B. 雷洛昔芬片
　　C. 阿法骨化醇软胶囊　　D. 枸橼酸钙片
　　E. 鲑降钙素鼻喷雾剂

2. 患者，女，54 岁，新诊断为绝经后骨质疏松症。有关患者的药物治疗，说法错误的是
　　A. 若无禁忌证，均可使用阿仑膦酸钠
　　B. 若无禁忌证，均可使用雷洛昔芬
　　C. 若无禁忌证，均可使用绝经激素治疗（MHT）
　　D. 需联合服用钙剂和维生素 D
　　E. 伴有明显骨痛时应避免使用降钙素

3. 患者，女，73 岁，因老年性骨质疏松症服用阿仑膦酸钠片（规格 70mg/片）。有关患者的用药指导，说法错误的是
　　A. 应空腹、用足量水送服
　　B. 每周固定时间服用一次
　　C. 应睡前服药
　　D. 服药后 30 分钟内不宜饮牛奶、咖啡、茶
　　E. 服药时应保持上身直立的坐位或站位

4. 患者，女，55 岁，目前服用艾司奥美拉唑肠溶片 20mg qd 治疗反流性食管炎。昨日以"腰背疼痛、肌无力"为主诉就医，临床诊断为绝经后骨质疏松，无其他病史。该患者应避免使用的抗骨质疏松治疗药是

    A. 雷洛昔芬　　　　　B. 替勃龙

    C. 骨化三醇　　　　　D. 利塞膦酸钠

    E. 葡萄糖酸钙

5. 患者，男，68 岁，因骨质疏松性骨痛使用鲑鱼降钙素 100IU qod、皮下注射治疗。治疗期间可能会出现的不良反应是

    A. 鼻炎　　　　　　　B. 静脉血栓

    C. 低钙血症　　　　　D. 高钾血症

    E. 胃食管反流

6. 患者，女，56 岁，因绝经后骨质疏松症服用碳酸钙片、维生素 D 软胶囊、雷洛昔芬片治疗。有关碳酸钙片的用药指导和不良反应，说法错误的是

    A. 用药后易出现上腹不适、腹泻

    B. 宜睡前给药

    C. 宜清晨给药

    D. 宜餐后 1 小时给药

    E. 超大剂量可增加肾结石和心血管疾病风险

7. 患者，女，69 岁，1 个月前被诊断为老年性骨质疏松症，除药物治疗外，患者应避免的生活习惯是

    A. 摄入富钙饮食

    B. 摄入咖啡、碳酸饮料

    C. 上臂暴露日光浴每天 15 ~ 20 分钟

    D. 每周 2 ~ 3 次抗阻运动

    E. 摄入富蛋白质、低盐饮食

8. 有关骨质疏松症患者补充钙剂、维生素 D 的说法，错误的是

    A. 宜外源性补充元素钙 500 ~ 600mg/d

    B. 宜外源性补充维生素 D 800 ~ 1200IU/d

    C. 钙剂宜选择清晨和睡前服用

    D. 枸橼酸钙胃肠道反应少，可降低肾结石风险

    E. 胃酸缺乏的患者应首选碳酸钙

9. 患者，男，72 岁，患有老年性骨质疏松症，数日前患者跌倒后引起股骨颈骨折。为缓解患者疼痛，可给予的治疗药物是

    A. 特立帕肽　　　　　B. 颠茄浸膏

    C. 鲑鱼降钙素　　　　D. 麦角胺咖啡因

    E. 氨基葡萄糖

10. 患者，男，69 岁，患有 Ⅱ 型原发性骨质疏松症（老年性骨质疏松症），拟服用双膦酸盐类药物、钙剂、维生素 D 治疗。双膦酸盐类药物的不良反应不包括

    A. 加重消化道溃疡　　B. "流感样"症状

    C. 肾毒性　　　　　　D. 非典型股骨骨折

    E. 高钙血症

11. 患者，女，56 岁，服用阿仑膦酸钠片治疗骨质疏松症。阿仑膦酸钠的禁用或慎用人群不包括

    A. 消化性溃疡患者

    B. 低钙血症者

    C. 肌酐清除率 <35ml/min 者

    D. 绝经后女性

    E. 食管裂孔疝患者

12. 患者，男，67 岁，诊断为骨质疏松症，采用地舒单抗治疗。关于地舒单抗用药事项，说法错误的是

    A. 同时需要补充维生素 D 和钙剂预防低钙血症

    B. 宜与双膦酸盐合并用药

    C. 一旦停用需要序贯使用双膦酸盐

    D. 每 6 个月皮下注射 1 次

    E. 低钙血症者禁用

二、配伍选择题

【1 ~ 2】

    A. 雷洛昔芬　　　　　B. 鲑鱼降钙素

    C. 特立帕肽　　　　　D. 唑来膦酸钠

    E. 骨化三醇

1. 间断小剂量使用，总疗程不应超过 24 个月的抗骨质疏松治疗药是

2. 可经皮下或肌内注射和鼻喷给药，鼻喷给药会增加鼻炎风险的抗骨质疏松治疗药是

【3 ~ 4】

    A. 阿仑膦酸钠　　　　B. 鲑鱼降钙素

    C. 唑来膦酸钠　　　　D. 依替膦酸二钠

    E. 依降钙素

3. 每年给药 1 次，需静脉输注给药，且输注时间应大于 15 分钟的药物是

4. 每日给药 2 次，应在两餐间服用的药物是

【5 ~ 6】

    A. 艾地骨化醇　　　　B. 替勃龙

    C. 地舒单抗　　　　　D. 唑来膦酸钠

E. 依降钙素

5. 用药前应补充维生素 D 和钙剂数日，每周肌内注射给药 2 次缓解骨质疏松性骨痛的药物是

6. 用药期间应补充维生素 D 和钙剂，每 6 个月皮下注射 1 次用于治疗骨质疏松症的药物是

【7～9】

A. 阿仑膦酸钠　　　　B. 替勃龙

C. 鲑鱼降钙素　　　　D. 特立帕肽

E. 骨化三醇

7. 食管裂孔疝患者应禁用的骨质疏松治疗药是

8. 乳腺癌患者应禁用的骨质疏松治疗药是

9. Paget 病、既往有骨骼放疗史患者应禁用的骨质疏松治疗药是

【10～12】

A. 雷洛昔芬　　　　B. 四烯甲萘醌

C. 利塞膦酸钠　　　　D. 特立帕肽

E. 地舒单抗

10. 不存在"药物假期"，一旦停用需要序贯双膦酸盐的骨质疏松治疗药是

11. 服用华法林的患者禁止使用的骨质疏松治疗药是

12. 有静脉栓塞病史或有血栓倾向者禁止使用的骨质疏松治疗药是

【13～14】

A. 利塞膦酸钠　　　　B. 雷洛昔芬

C. 维生素 E　　　　D. 地塞米松

E. 别嘌醇

13. 仅适用于绝经后骨质疏松症（Ⅰ型）治疗的药物是

14. 对绝经后骨质疏松症（Ⅰ型）和老年性骨质疏松症（Ⅱ型）均有治疗作用的药物是

【15～16】

A. 丙磺舒　　　　B. 骨化三醇

C. 多沙唑嗪　　　　D. 阿仑膦酸钠

E. 维拉帕米

15. 长期使用不宜同服大剂量钙剂，以防引起高钙血症的药物是

16. 用药期间应补充钙剂和维生素 D，防止出现低钙血症的药物是

三、综合分析选择题

【1～3】

患者，女，56 岁，身高 155cm，体重 42kg，BMI 值 17.5kg/m²，已停经 9 年。2 年前出现腰背疼痛，伴有潮热、盗汗症状。双能 X 线吸收测定法检测结果：腰椎 L1～4 的 T 值为 -3.5、股骨颈的 T 值为 -2.0，临床诊断为绝经后骨质疏松症；近半年内有深静脉血栓病史，肝、肾功能正常。

1. 适宜该患者选择的骨质疏松症治疗药物是

A. 雷洛昔芬片　　　　B. 复方炔雌醇片

C. 阿仑膦酸钠片　　　　D. 替勃龙片

E. 他莫昔芬片

2. 患者每日从饮食中大约能摄取 400mg 元素钙，建议患者每日应再补充元素钙 600mg。已知碳酸钙的分子式为 CaCO₃（分子量 100，Ca 原子量 40）。现有一款规格 750mg/片的碳酸钙片，应告知患者每日服用的剂量是

A. 1 片　　　　B. 2 片

C. 3 片　　　　D. 4 片

E. 5 片

3. 有关对患者的用药指导和教育，说法错误的是

A. 建议每天适量饮用牛奶补充元素钙

B. 参加户外锻炼，逐渐增加活动量

C. 每日应补充维生素 D 800～1200IU

D. 钙剂宜选择清晨和睡前各用 1 次为佳

E. 增加光照时间，为避免晒伤可隔着玻璃晒太阳或涂抹防晒霜

四、多项选择题

1. 长期应用可引起或加重骨质疏松症的药物有

A. 苯妥英钠　　　　B. 泼尼松

C. 艾司奥美拉唑　　　　D. 枸橼酸钙

E. 氟西汀

2. 患者，男，66 岁，新诊断为老年性骨质疏松症。若无禁忌证，应出现在患者用药清单中的有

A. 阿法骨化醇　　　　B. 利塞膦酸钠

C. 替勃龙　　　　D. 罗格列酮

E. 碳酸钙

3. 有关骨质疏松症的预防与治疗，说法正确的有

A. 不同双膦酸盐类药物抑制骨吸收的效力相近

B. 单纯补钙可以替代其他抗骨质疏松症药

C. 同时补充维生素 D 和钙剂可降低骨质疏松性骨折风险

D. 建议同时使用 2 种双膦酸盐类药物

E. 新发骨折伴疼痛的患者可考虑短期使用降钙素

4. 患者，女，57岁，患有Ⅰ型原发性骨质疏松症（绝经后骨质疏松症），服用阿仑膦酸钠片、碳酸钙片、维生素D软胶囊治疗。患者治疗期间可发生的不良反应有

A. 上腹疼痛、反酸　　　B. 便秘

C. 胃反流食管病　　　　D. 咽痛、吞咽困难

E. 血钙水平紊乱

5. 有关骨质疏松症的病因和临床表现，说法正确的有

A. 绝经后骨质疏松症多发生于绝经1年内

B. 内分泌及代谢性疾病可能会引起继发性骨质疏松症

C. 脊柱压缩性骨折多见于绝经后骨质疏松症患者

D. 咖啡和碳酸饮料摄入过多是诱发骨质疏松症的

危险因素之一

E. 髋部骨折多在股骨颈部（股骨颈骨折），以老年患者多见

6. 患者，男，72岁，诊断为骨质疏松症伴肾功能不全，患者补充维生素D制剂时应选择

A. 维生素D_2　　　　　B. 维生素D_3

C. 阿法骨化醇　　　　　D. 骨化三醇

E. 艾地骨化醇

7. 可用于治疗骨质疏松症的中药有效成分或中成药有

A. 金匮肾气丸　　　　　B. 仙灵骨葆胶囊

C. 银杏叶胶囊　　　　　D. 左归丸

E. 淫羊藿总黄酮

第四节　高尿酸血症与痛风

一、最佳选择题

1. 患者，男，52岁，昨夜右足第一跖趾发病，初为疼痛，随后出现红、肿、热，不能负重行走，当日就医后被诊断为痛风。既往体健，无用药史。为快速缓解症状，应给予患者的治疗药物是

A. 别嘌醇　　　　　　　B. 非布司他

C. 秋水仙碱　　　　　　D. 丙磺舒

E. 苯溴马隆

2. 患者，男，36岁，2周前出现痛风急性发作，血尿酸值680μmol/L，服用对乙酰氨基酚片治疗后症状得到控制。为减少痛风反复发作、预防相关慢性疾病，拟给予别嘌醇进行降尿酸治疗。服用别嘌醇治疗前建议筛查的基因是

A. HLA – B * 5801　　　B. HLA – B * 1502

C. HLA – B27　　　　　D. HLA – B51

E. HLA – B46

3. 患者，男，45岁，患有慢性痛风性关节炎，血尿酸值480μmol/L，24小时尿尿酸值1200mg，该患者进行降尿酸治疗应选用的药物是

A. 丙磺舒　　　　　　　B. 别嘌醇

C. 苯溴马隆　　　　　　D. 氢氯噻嗪

E. 秋水仙碱

4. 患者，男，46岁，服用苯溴马隆50mg qd po治疗痛风。为增加尿中尿酸的溶解度，患者应加服的药物是

A. 维生素C　　　　　　B. 阿司匹林

C. 枸橼酸氢钾钠　　　　D. 氯化铵

E. 氢氯噻嗪

5. 患者，女，55岁，临床诊断为痛风性关节炎，处方用药包括别嘌醇片、碳酸氢钠片、秋水仙碱片。有关患者的用药指导，说法错误的是

A. 监测尿液pH调整碳酸氢钠片用量，使尿液pH维持在6.2～6.9

B. 别嘌醇应从50～100mg/d起始给药，逐渐增量

C. 碳酸氢钠片与其他药物应间隔1～2小时服用

D. 用药期间不宜驾驶车、船

E. 治疗期间应严格限制蛋白质饮食的摄入

6. 患者，男，44岁，出现痛风急性发作。缓解患者疼痛治疗时应避免使用的药物是

A. 秋水仙碱　　　　　　B. 对乙酰氨基酚

C. 吲哚美辛　　　　　　D. 阿司匹林

E. 泼尼松

7. 患者，男，54岁，身高170cm，体重95kg，患有慢性痛风性关节炎病史10年，近3年来每年平均发作2次，一直未规律治疗。有关该患者的疾病治疗，说法错误的是

A. 应立即启动降尿酸治疗

B. 治疗初期联合小剂量秋水仙碱

C. 血尿酸SUA降至180μmol/L以下

D. 进行生活方式干预，减少高嘌呤饮食摄入

E. 应积极减重，进行适量运动

8. 患者，男，37岁，因痛风性关节炎拟进行降尿酸治疗。可存在致死性剥脱性皮炎等超敏反应，HLA - B＊5801基因阳性者应禁用的降尿酸药是

   A. 别嘌醇   B. 非布司他

   C. 丙磺舒   D. 苯溴马隆

   E. 拉布立海

9. 有关对痛风患者的用药指导和患者教育，说法错误的是

   A. 日常应增加饮水量，并服用碳酸氢钠片碱化尿液

   B. 应控制体重，适当运动，并限制白酒、啤酒的摄入

   C. 急性发作时应卧床休息、抬高患肢、局部冷敷

   D. 急性发作期可短期内反复关节腔内注射糖皮质激素治疗

   E. 用药期间不宜过度限制蛋白质的摄入

10. 患者，男，42岁，拟服用非布司他治疗慢性痛风性关节炎。关于患者用药事项，说法错误的是

   A. 定期检查血尿酸及24小时尿尿酸水平

   B. 定期检查血常规及肝、肾功能

   C. 可引起肝功能损害和横纹肌溶解症，应从小剂量开始用药

   D. 对正在接受硫唑嘌呤、巯嘌呤治疗的患者疗效更佳

   E. 不建议用于既往有颅内静脉血栓形成病史者

二、配伍选择题

【1～2】

   A. 非布司他   B. 别嘌醇

   C. 苯溴马隆   D. 秋水仙碱

   E. 丙磺舒

1. 可引起末梢神经炎和肌肉抽搐等不良反应的药物是

2. 可引起眼睛发红、发干、畏光，严重时可发展为结膜炎的药物是

【3～4】

   A. 别嘌醇   B. 泼尼松

   C. 苯溴马隆   D. 碳酸氢钠

   E. 对乙酰氨基酚

3. 痛风性关节炎急性发作时作为一线治疗药的是

4. 痛风性关节炎急性发作时作为二线治疗药的是

【5～7】

   A. 泼尼松   B. 别嘌醇

   C. 秋水仙碱   D. 对乙酰氨基酚

   E. 拉布立海

5. 胃肠道反应是中毒的前驱症状，一旦出现应立即停药的是

6. 用药2～5日后应逐渐减量，总疗程为7～10日的药物是

7. 可诱发抗体而使疗效下降的药物是

【8～10】

   A. 碳酸氢钠   B. 氯沙坦

   C. 普萘洛尔   D. 氢氯噻嗪

   E. 氨氯地平

患者，女，49岁，既往有痛风病史，新诊断为高血压。

8. 患者应避免服用的降压药是

9. 应推荐患者首选的降压药是

10. 长期大剂量使用可升高血压的药物是

【11～13】

   A. 非布司他   B. 苯溴马隆

   C. 阿司匹林   D. 碳酸氢钠

   E. 对乙酰氨基酚

11. 尿尿酸≥600mg/24h 或肾结石患者禁用的降尿酸药是

12. 尿尿酸≥1000mg/24h 或肾结石患者可用的降尿酸药是

13. 可碱化尿液而促进尿酸排泄的药物是

【14～15】

   A. 塞来昔布   B. 吲哚美辛

   C. 美托洛尔   D. 洛伐他汀

   E. 雷米普利

14. 活动性消化道溃疡患者禁用的药物是

15. 合并心肌梗死、心功能不全患者避免使用的药物是

【16～18】

   A. 辛伐他汀   B. 秋水仙碱

   C. 红霉素   D. 碳酸氢钠

   E. 别嘌醇

16. 痛风患者急性期宜使用的治疗药是

17. 痛风患者间歇期宜使用的治疗药是

18. 痛风患者在急性期和间歇期均可使用的治疗药是

三、综合分析选择题

【1～5】

患者，男，45岁，10年前患者饮酒后出现右侧

第一跖趾关节肿痛,行走困难,数日后自行缓解。随后每年关节疼痛发作 1~2 次,多在饮酒后发生,病变逐渐累及双踝、双腕、手指等关节。临床诊断为痛风。服用对乙酰氨基酚片数日后可缓解,未规律治疗。昨夜患者饮酒后再次出现关节疼痛,入院检查结果:手足及耳后可见皮下结节,破溃后有黄白色糊状物溢出;X 线检查可发现在关节软骨及其邻近骨质有圆形的"穿凿样"透光缺损;血尿酸 780μmol/L。

1. 根据患者的临床表现,患者目前病程属于
   A. 无症状 HUA 期
   B. 痛风性关节炎急性发作期
   C. 痛风性关节炎发作间歇期
   D. 慢性痛风性关节炎期
   E. 痛风性肾病

2. 为患者拟定药物治疗方案时,第 1 周治疗时不会出现在患者用药清单中的药物是
   A. 秋水仙碱
   B. 泼尼松
   C. 碳酸氢钠
   D. 吲哚美辛
   E. 苯溴马隆

3. 第 2 周后,患者疼痛症状消失,拟口服别嘌醇进行降尿酸治疗。合理的治疗方案是
   A. 别嘌醇起始足量给药,同时联合小剂量秋水仙碱 4~8 周
   B. 别嘌醇起始小剂量给药,逐渐增量,同时停用秋水仙碱
   C. 别嘌醇起始小剂量给药,逐渐增量,同时联合小剂量秋水仙碱 4~8 周
   D. 别嘌醇起始足量给药,同时停用秋水仙碱
   E. 别嘌醇起始小剂量给药,逐渐增量,同时联合小剂量秋水仙碱 3~7 日

4. 应告知患者,在长期降尿酸治疗过程中,一旦出现急性发作,应采取的自我救助措施是
   A. 口服秋水仙碱片,并增加别嘌醇片给药剂量
   B. 停用别嘌醇片,改用苯溴马隆胶囊
   C. 适量减少别嘌醇片剂量,加用对乙酰氨基酚片止痛
   D. 在别嘌醇片原有剂量基础上加用丙磺舒片
   E. 在别嘌醇片原有剂量基础上加用非布司他片

5. 除药物治疗外,患者应积极进行生活方式调整。除禁止饮用白酒、啤酒外,下列饮食组合中适于痛风患者摄入的是
   A. 动物内脏、海带、苹果
   B. 肉汤、南瓜、黄瓜
   C. 海鲜、香蕉、萝卜
   D. 干豌豆、食用醋、菠菜
   E. 西瓜、四季豆、莲藕

四、多项选择题

1. 有关痛风的临床表现与分期说法,正确的有
   A. 急性发作期多为单关节非对称性关节炎,第一跖趾是最常见的发病部位
   B. 关节出现红、肿、热、痛和功能障碍是急性发作期的主要症状
   C. 进入间歇期的患者不会出现反复急性发作,仅表现为血尿酸升高
   D. 反复痛风发作可致多关节受累,易形成黄白色赘生物的痛风结石
   E. 尿酸性肾结石患者可伴有肾绞痛、尿路感染等症状

2. 患者,男,48 岁,新诊断为痛风。须告知患者尽可能避免应用,否则可加重痛风症状的药物有
   A. 环孢素
   B. 青霉素
   C. 左氧氟沙星
   D. 乙胺丁醇
   E. 碳酸氢钠

3. 患者,男,33 岁,出现痛风急性发作,给予秋水仙碱治疗。秋水仙碱的不良反应有
   A. 紫癜
   B. 肌肉抽搐
   C. 胃肠道反应
   D. 末梢神经炎
   E. 骨髓造血亢进

第十二章　免疫系统常见疾病

第一节　类风湿关节炎

一、最佳选择题

1. 患者，女，57 岁，反复多处关节疼痛 3 年，加重 1 年，双侧近端指间关节屈曲畸形。经实验室检查和影像学检查，确诊为类风湿关节炎。为控制患者症状、改善病情，应为患者初始制定的药物治疗方案是
   A. 塞来昔布联合洛索洛芬
   B. 托法替布联合环孢素
   C. 双氯芬酸钠联合甲氨蝶呤
   D. 甲氨蝶呤联合羟氯喹
   E. 布洛芬联合泼尼松

2. 患者，女，62 岁，新诊断为类风湿关节炎，伴有晨僵、多关节炎、皮下结节等相关症状。有关患者的药物治疗说法，错误的是
   A. 应尽早使用改善病情的抗风湿药（DMARDs）
   B. 视病情可联合 DMARDs 和雷公藤治疗
   C. 糖皮质激素治疗时应尽可能小剂量、短期使用
   D. 非甾体抗炎药须与 DMARDs 联合应用
   E. 避免联合 2 种 DMARDs 治疗

3. 可改善和延缓类风湿关节炎病情进展，推荐为首选药，并作为联合治疗基本药物的是
   A. 甲氨蝶呤　　　　B. 洛索洛芬
   C. 环孢素　　　　　D. 羟氯喹
   E. 依那西普

4. 经关节腔注射给药可减轻类风湿关节炎症状，但 1 年内注射不宜超过 3 ~ 4 次的药物是
   A. 英夫利西单抗　　B. 曲安奈德
   C. 阿那白滞素　　　D. 硫唑嘌呤
   E. 托法替布

5. 有关治疗类风湿关节炎（RA）药物的说法，错误的是
   A. 反复关节腔穿刺给予糖皮质激素可并发感染和类固醇晶体性关节炎

B. DMARDs 明显改善病情需要 1 ~ 6 个月
   C. DMARDs 具有改善和延缓病情进展的疗效
   D. NSAIDs 具有减轻 RA 症状，改变病程的疗效
   E. 单一 DMARDs 治疗未达标时，可改用生物制剂或联合一种生物制剂

6. 患者，女，61 岁，患类风湿关节炎 8 年，长期服用双氯芬酸钠缓释片 75mg bid、甲氨蝶呤 7.5mg qw 治疗，但近一年来病情有所进展，可建议患者增加的治疗方案是
   A. 口服塞来昔布胶囊，每日 2 次
   B. 皮下注射依那西普，每周 1 次
   C. 关节腔注射利妥昔单抗，每 2 周 1 次
   D. 口服阿司匹林肠溶片，每日 1 次
   E. 口服米索前列醇片，每日 3 次

7. 有关非甾体抗炎药（NSAIDs）的使用，说法错误的是
   A. 老年患者宜选用半衰期长的 NSAIDs
   B. 伴有心血管疾病的患者应慎用 NSAIDs
   C. 有消化性溃疡病史的老年人宜服用塞来昔布
   D. 无论选择何种 NSAIDs，剂量都应个体化
   E. 避免同时选用 ≥2 种 NSAIDs

8. 可引起心脏猝死风险，但消化道溃疡风险小的非甾体抗炎药是
   A. 布洛芬　　　　　B. 萘普生
   C. 萘丁美酮　　　　D. 塞来昔布
   E. 吲哚美辛

9. 治疗类风湿关节炎时，用药前应进行结核病筛查，并须排除活动性感染和肿瘤的药物是
   A. 阿达木单抗　　　B. 泼尼松
   C. 塞来昔布　　　　D. 尼美舒利
   E. 双氯芬酸

10. 有关糖皮质激素治疗类风湿关节炎的说法，正确的是
   A. 推荐单一使用或长期大量使用糖皮质激素治疗

B. 伴有心、肺等多器官受累者推荐使用长效糖皮质激素治疗

C. 应同时补充钙剂和维生素 D，并监测血压和血糖变化

D. 使用糖皮质激素治疗时应避免同服 DMARDs

E. 对非甾体抗炎药疗效不满意时使用糖皮质激素进行短期干预无效

11. 关于类风湿关节炎患者的药物治疗原则，说法错误的是

A. 合并肺部疾病的患者推荐甲氨蝶呤治疗

B. 合并淋巴增殖性疾病的患者推荐利妥昔单抗治疗

C. 合并乙型肝炎患者使用利妥昔单抗治疗时应联合抗病毒药

D. 合并皮下结节患者推荐甲氨蝶呤治疗

E. 既往 12 个月内发生过严重感染的患者推荐生物制剂治疗

二、配伍选择题

【1~3】

A. 甲氨蝶呤　　　　　B. 羟氯喹

C. 柳氮磺吡啶　　　　D. 环孢素

E. 依那西普

1. 可引起齿龈增生、多毛的抗风湿药是

2. 可引起视网膜变性而致失明的抗风湿药是

3. 可引起磺胺类过敏反应的抗风湿药是

【4~5】

A. 塞来昔布　　　　　B. 环磷酰胺

C. 氯喹　　　　　　　D. 雷公藤多苷

E. 甲氨蝶呤

4. 长期用药可引起叶酸缺乏，服药期间应适当补充叶酸的抗风湿药是

5. 可引起窦房结功能紊乱等心脏毒性，用药前、后应检查心电图的抗风湿药是

【6~8】

A. 柳氮磺吡啶　　　　B. 羟氯喹

C. 环孢素　　　　　　D. 雷公藤多苷

E. 塞来昔布

6. 可引起叶酸缺乏的药物是

7. 可引起性腺抑制，导致男性不育和女性闭经的药物是

8. 可引起高血压、神经系统损害的药物是

【9~10】

A. 泼尼松　　　　　　B. 雷公藤多苷

C. 环孢素　　　　　　D. 依托度酸

E. 英夫利西单抗

9. 可与甲氨蝶呤联合治疗类风湿关节炎的生物制剂是

10. 可与甲氨蝶呤联合治疗类风湿关节炎的植物药制剂是

【11~12】

A. 羟氯喹　　　　　　B. 塞来昔布

C. 泼尼松　　　　　　D. 白芍总苷

E. 萘普生

患者，男，63 岁，诊断为类风湿关节炎。

11. 起效慢，服药 3~4 个月疗效达到高峰，至少连服 6 个月后才能宣布是否有效的药物是

12. 重复关节腔注射给药后可增加感染和药物晶体性关节炎风险的是

【13~14】

A. 普瑞巴林　　　　　B. 柳氮磺吡啶

C. 双氯芬酸　　　　　D. 泛昔洛韦

E. 氟伐他汀

13. 治疗类风湿关节炎时，可减轻症状，但不能延缓病程进展的药物是

14. 治疗类风湿关节炎时，可延缓病程进展，改善预后的药物是

三、综合分析选择题

【1~3】

患者，女，67 岁，四肢关节畸形伴连续性疼痛 12 年，曾被诊断为类风湿关节炎（RA），疼痛明显时自行服用止痛药物缓解，未规律治疗。4 个月前患者曾因活动性胃溃疡服用阿莫西林胶囊、克拉霉素片、艾司奥美拉唑肠溶片、枸橼酸铋钾胶囊治疗 2 周，1 个月前复查结果提示溃疡已基本愈合、幽门螺杆菌阴性。1 周前患者关节疼痛加重伴心慌，于昨日入院治疗。

1. 该患者宜选用的控制症状药物是

A. 双氯芬酸钠缓释片　　B. 塞来昔布胶囊

C. 布洛芬片　　　　　　D. 吲哚美辛肠溶片

E. 对乙酰氨基酚片

2. 为延缓患者病情进展，给予患者甲氨蝶呤片，甲氨蝶呤片的常用给药方案是

A. 每日 1 次，每次 7.5mg

B. 每日 3 次，每次 7.5mg

C. 每周 1 次，每次 7.5mg

D. 每周 3 次，每次 7.5mg

E. 每月 1 次，每次 7.5mg

3. 应告知患者，长期使用甲氨蝶呤可引起多种不良反应，但不包括的是

A. 脱发　　　　　　　B. 骨髓抑制

C. 间质性肺病　　　　D. 成瘾性

E. 听力损害

四、多项选择题

1. 可用于治疗类风湿关节炎的药物包括

A. 非甾体抗炎药　　　B. 生物制剂

C. 糖皮质激素　　　　D. 植物药制剂

E. 改善病情类药物

2. 有关类风湿关节炎患者的临床表现和注意事项说法，正确的有

A. 常见关节晨僵表现，但仅持续数分钟

B. 可出现受累关节骨质侵蚀或骨质疏松

C. 病变部位仅局限于关节，不会造成全身性炎症反应

D. 治疗期间应定期监测血常规、肝肾功能

E. 应预防骨质疏松

3. 非甾体抗炎药（NSAIDs）的不良反应包括

A. 消化道溃疡　　　　B. 肝、肾毒性

C. 血细胞升高　　　　D. 过敏反应

E. 耳鸣

4. 患者，女，75 岁，患有类风湿关节炎和心力衰竭（NYHA Ⅳ 级），先后联合使用甲氨蝶呤和羟氯喹、甲氨蝶呤和柳氮磺吡啶治疗均未得到有效改善，可建议患者尝试的治疗药物有

A. 阿达木单抗　　　　B. 英夫利西单抗

C. 利妥昔单抗　　　　D. 托珠单抗

E. 依那西普

第二节　系统性红斑狼疮

一、最佳选择题

1. 关于系统性红斑狼疮（SLE）的临床表现，说法错误的是

A. 好发于围绝经期女性，主要病理改变是血管炎

B. 病情多呈缓解与复发交替特征，绝大多数患者可出现各种热型的发热

C. 皮疹以鼻梁和双颧部蝶形红斑最具特征性

D. 病情发展可累及心脏、肺、肾、神经等多个器官和系统

E. 可引起继发性抗磷脂抗体综合征，表现为反复动脉、静脉血栓形成

2. 关于系统性红斑狼疮（SLE）的药物治疗，说法错误的是

A. 轻度 SLE 可给予羟氯喹或 NSAIDs 控制病情

B. 糖皮质激素控制不佳时可考虑联合环磷酰胺治疗

C. 使用糖皮质激素冲击治疗时应停用免疫抑制剂（环磷酰胺）

D. 对难治性/复发性的重症 SLE 可考虑利妥昔单抗治疗

E. 狼疮性肾炎患者诱导缓解期可以联合激素、免疫抑制剂和生物制剂治疗

3. 患者，女，27 岁，患有系统性红斑狼疮 4 年，上午因急进性肾小球肾炎入院治疗。治疗方案为甲泼尼龙冲击疗法。关于治疗方案，说法错误的是

A. 每日 1 次静脉滴注甲泼尼龙 500～1000mg

B. 连续 14～21 天为 1 个疗程，必要时可 1～2 周后重复 1 次

C. 冲击治疗后必须联合大剂量甲泼尼龙和环磷酰胺继续治疗

D. 诱导缓解期环磷酰胺用药疗程至少 6 个月以上

E. 维持期可选择 1～2 种免疫抑制剂控制症状，保护器官功能

4. 狼疮性肾炎患者诱导缓解期宜首选的免疫抑制剂是

A. 甲氨蝶呤　　　　　B. 雷公藤

C. 环磷酰胺　　　　　D. 硫唑嘌呤

E. 白芍总苷

5. 患者，女，29 岁，患有系统性红斑狼疮（SLE），近期有备孕计划。关于 SLE 患者妊娠的说法，错误的是

A. 妊娠期和哺乳期避免使用生物制剂

B. 糖皮质激素维持治疗尽量选用地塞米松或倍他

米松

C. 病情稳定至少 6 个月方可考虑妊娠

D. 泼尼松用量小于 15mg/d 方可考虑妊娠

E. 停用可能致畸的药物至足够安全的时间后可考虑妊娠

6. 关于系统性红斑狼疮（SLE）患者一般治疗和患者教育，说法错误的是

A. 应多晒太阳，增加维生素 D 生物合成

B. 缓解期可进行疫苗接种，但避免采用活疫苗

C. 应预防骨质疏松、慢性感染和机会性感染

D. 生物制剂应避免在确诊或可疑恶性肿瘤患者中使用

E. 确诊新冠病毒感染的患者应停用生物制剂，可在症状缓解 7~14 天后重启治疗

7. 关于系统性红斑狼疮（SLE）患者用药事项，说法错误的是

A. 伴有肺结核患者应在抗结核治疗后启用生物制剂

B. 羟氯喹无法控制病情时可考虑小剂量糖皮质激素治疗

C. 每日泼尼松用量大于 5mg 仍无法有效控制病情者可考虑联合生物制剂

D. 多数患者需要联合糖皮质激素和免疫抑制剂治疗

E. 贝利尤单抗适用于伴有器官受累的患者，对肝损伤和轻至中度肾损伤患者禁用

二、配伍选择题

【1~3】

A. 羟氯喹　　　　　　B. 利妥昔单抗

C. 人免疫球蛋白　　　D. 阿司匹林

E. 甲泼尼龙冲击疗法

系统性红斑狼疮（SLE）应根据病情选择合适的治疗药物。

1. 轻度 SLE 通常使用的治疗药物是

2. 对于习惯性流产病史和抗磷脂抗体阳性的孕妇，建议服用

3. 可用于重症血小板减少性紫癜急性期预防感染的药物是

【4~5】

A. 霉酚酸酯　　　　　B. 甲氨蝶呤

C. 他克莫司　　　　　D. 环孢素

E. 羟氯喹

4. 狼疮性肾炎患者诱导缓解期宜首选的免疫抑制剂是

5. 类风湿关节炎患者宜首选的免疫抑制剂是

三、多项选择题

1. 患者，女，33 岁，5 年前被诊断为系统性红斑狼疮，现已出现狼疮性肾炎和血液系统受累，可用于患者治疗的药物有

A. 泼尼松　　　　　　B. 阿奇霉素

C. 环磷酰胺　　　　　D. 吗替麦考酚酯

E. 利妥昔单抗

2. 患者，女，33 岁，因系统性红斑狼疮服用环磷酰胺、霉酚酸酯维持治疗。患者用药期间可发生的不良反应有

A. 出血性膀胱炎　　　B. 脱发

C. 诱发感染　　　　　D. 视网膜和角膜病变

E. 骨髓抑制

第十三章 泌尿系统常见疾病

第一节 良性前列腺增生症

一、最佳选择题

1. 患者，男，71 岁，3 年前出现排尿困难、排尿等待、尿流变细、排尿后滴沥症状，近 1 个月来患者上述症状加重，于昨日就医。前列腺指诊示Ⅱ度肿大、质硬、压痛阳性。前列腺 B 超示前列腺大小约为 25ml。既往无其他病史，排除前列腺癌后，确诊为良性前列腺增生症。医师处方：特拉唑嗪 10mg qd。有关患者的用药指导，说法错误的是
   - A. 应选择睡前服药
   - B. 服药后出现头痛无需停药
   - C. 长期用药易引起 2 型糖尿病
   - D. 服药后不宜来回走动，改变体位需缓慢
   - E. 应预防直立性低血压的发生

2. 患者，男，68 岁，新诊断为良性前列腺增生症，检测残余尿量 250ml。既往有直立性低血压病史。为避免患者直立性低血压风险增加，建议患者选用的治疗药物是
   - A. 坦索罗辛
   - B. 多沙唑嗪
   - C. 托特罗定
   - D. 硝酸异山梨酯
   - E. 索利那新

3. 患者，男，66 岁，患有高血压、冠心病、良性前列腺增生症，近期发现乳房明显增大，怀疑与其服用的药物有关。复核其使用的药物，可能造成患者这一现象的药物是
   - A. 氯吡格雷
   - B. 多沙唑嗪
   - C. 福辛普利
   - D. 阿托伐他汀
   - E. 度他雄胺

4. 患者，男，73 岁，患有良性前列腺增生症，长期服用多沙唑嗪缓释片、非那雄胺片治疗，但仍偶有尿失禁症状，经检查发现患者伴有膀胱过度活动症。可建议患者使用，但应警惕残余尿量增多的药物是
   - A. 度他雄胺
   - B. 阿夫唑嗪
   - C. 米多君
   - D. 奥昔布宁
   - E. 坦索罗辛

5. 患者，男，73 岁，诊断为良性前列腺增生症伴膀胱过度活动症，联合阿夫唑嗪和托特罗定治疗。关于托特罗定的用药事项，说法错误的是
   - A. 可引起口干、便秘
   - B. 闭角型青光眼患者禁用
   - C. 重症肌无力患者禁用
   - D. 对残余尿量多的患者适用
   - E. 严重胃肠道动力障碍患者禁用

6. 患者，男，78 岁，因排尿困难就医，诊断为良性前列腺增生症，超声检查提示前列腺体积 >40ml，适宜该患者的药物治疗方案是
   - A. 联合多沙唑嗪和奥昔布宁
   - B. 联合阿夫唑嗪和爱普列特
   - C. 联合坦索罗辛和米拉贝隆
   - D. 单一使用特拉唑嗪或坦索罗辛
   - E. 单一使用非那雄胺或度他雄胺

7. 患者，男，73 岁，诊断为良性前列腺增生症伴膀胱过度活动症，影像学检查前列腺体积约 25ml，既往有闭角型青光眼，未进行治疗。适宜该患者治疗前列腺增生症的方案是
   - A. 坦索罗辛联合米拉贝隆
   - B. 坦索罗辛联合多沙唑嗪
   - C. 托特罗定联合米拉贝隆
   - D. 单一使用非那雄胺
   - E. 单一使用米拉贝隆

8. 关于良性前列腺增生症的药物治疗，说法错误的是
   - A. 轻症患者建议单用 α_1 受体拮抗剂作为初始治疗，可快速缓解排尿困难症状
   - B. 5α 还原酶抑制剂可缩小前列腺体积，提高最大尿流率
   - C. 抗胆碱药和 β_3 受体激动剂可改善伴有膀胱过度活动症患者的尿频、尿急症状
   - D. 磷酸二酯酶-5 抑制剂可改善 IPSS，提高最大尿流率
   - E. 患者无论是否伴有勃起功能障碍，都可将口服他达拉非作为治疗选择

二、配伍选择题

【1~2】

    A. 索利那新   B. 多沙唑嗪

    C. 米多君   D. 托特罗定

    E. 非那雄胺

患者，男，67岁，新诊断为良性前列腺增生症。

1. 可在数小时或数天后缓解患者排尿困难症状，但对前列腺体积和血清 PSA 水平不产生影响的治疗药物是

2. 可缩小前列腺体积和降低血清 PSA 水平，但起效缓慢，一般需在 3~6 个月方可见患者排尿困难症状改善的治疗药物是

【3~4】

    A. 西地那非   B. 非那雄胺

    C. 坦索罗辛   D. 特拉唑嗪

    E. 维拉帕米

3. 易引起直立性低血压、逆向射精等不良反应的前列腺增生症治疗药物是

4. 易引起性欲降低、勃起功能减退、射精障碍等不良反应的前列腺增生症治疗药物是

【5~6】

    A. 左旋多巴   B. 蒙脱石散

    C. 特拉唑嗪   D. 度他雄胺

    E. 帕罗西汀

5. 告知患者应睡前服用的药物是

6. 告知患者应整片吞服的药物是

【7~8】

    A. 非那雄胺   B. 度他雄胺

    C. 阿夫唑嗪   D. 多沙唑嗪

    E. 特拉唑嗪

7. 起效较慢，需要 3 个月才可以改善前列腺增生所导致的尿路梗阻，减少残余尿量的 5α 还原酶抑制剂是

8. 起效较快，只需要 1 个月就可以改善前列腺增生所导致的尿路梗阻，减少残余尿量的 5α 还原酶抑制剂是

第二节 慢性肾脏病

一、最佳选择题

1. 患者，女，48岁，10 年前罹患肾小管间质病变，

【9~10】

    A. 奥昔布宁   B. 坦索罗辛

    C. 非那雄胺   D. 多沙唑嗪

    E. 氨苄西林

9. 建议用药前测定 PSA 基线水平，治疗期间观察该指标变化对筛查前列腺癌具有重要意义的药物是

10. 正在使用强 CYP3A4 抑制剂的重度肾功能不全者和（或）肝功能不全者应禁用的药物是

【11~13】

    A. 多沙唑嗪   B. 米拉贝隆

    C. 爱普列特   D. 奥昔布宁

    E. 他达拉非

11. 有尿路感染和心动过速不良反应的药物是

12. 有性功能减退和射精障碍不良反应的药物是

13. 能改善勃起功能障碍和排尿困难症状的药物是

三、多项选择题

1. 患者，男，69岁，新诊断为前列腺增生症，处方多沙唑嗪 8mg qn、非那雄胺 5mg qd。有关药物治疗作用和患者教育，说法正确的有

    A. 应用非那雄胺 6~12 个月可使 PSA 水平降低 50%，前列腺体积缩小 15%~25%

    B. 非那雄胺对前列腺体积缩小的作用是不可逆的，建议短期用药

    C. 多沙唑嗪可使 IPSS 降低 35%~40%

    D. 建议患者以坐位排尿代替站立排尿，"二次排尿"有利于排空膀胱

    E. 建议患者适量饮水，避免睡前过多饮水

2. 患者，男，69岁，因排尿困难就医，诊断为良性前列腺增生症，超声提示前列腺体积 >35ml，血清 PSA 2.0ng/ml，既往体健，无尿频、尿急。适宜患者的治疗药物有

    A. 普适泰   B. 阿夫唑嗪

    C. 他达拉非   D. 奥昔布宁

    E. 度他雄胺

但未规律治疗。1 个月前患者出现食欲减退、恶心、呕吐、夜尿增多症状。入院检查提示肾小球滤过率 GFR 35ml/（min·1.73m^2）。根据 KDIGO 推

荐 CKD 的 GFR 分期，患者肾功能属于

A. G2 期　　　　　　　B. G3a 期

C. G3b 期　　　　　　D. G4 期

E. G5 期

2. 患者，男，59 岁，患有 2 型糖尿病 30 余年，后发展为糖尿病肾病，GFR 25ml/（min·1.73m²）。1 天前患者出现恶心、呕吐、呼吸加深加快，结合实验室检查，诊断为代谢性酸中毒。可用于治疗患者这一症状的药物是

A. 人促红素　　　　　B. 帕立骨化醇

C. 碳酸镧　　　　　　D. 碳酸氢钠

E. 聚苯乙烯磺酸钠

3. 患者，男，55 岁，患有糖尿病肾病 4 年，昨日出现高磷血症，处方用药碳酸钙片。应告知患者正确的用药时间是

A. 晨起空腹服用　　　B. 睡前服用

C. 餐前 0.5 小时服用　D. 餐后 2 小时服用

E. 餐中嚼服

4. 患者，男，44 岁，患有慢性肾衰竭，定期进行血液透析治疗。3 天前患者逐渐出现甲状旁腺功能亢进症表现。下列药物中可用于治疗患者甲状旁腺功能亢进症，但存在低血钙风险的是

A. 维生素 D　　　　　B. 阿法骨化醇

C. 骨化三醇　　　　　D. 帕立骨化醇

E. 西那卡塞

5. 关于慢性肾脏病患者预防疾病进展，说法错误的是

A. 膜性肾病患者可选用免疫抑制剂或生物制剂控制蛋白尿

B. ACEI/ARB 对合并蛋白尿或糖尿病的高血压患者有益

C. 肾小球滤过率 <30ml/（min·1.73m²）的 2 型糖尿病患者宜联合二甲双胍和达格列净控制血糖

D. 合并动脉粥样硬化性心血管疾病患者应将 LDL-C 降至 1.8mmol/L 以下

E. 尿酸性肾病患者应控制血尿酸在 360μmol/L 以下

6. 患者，女，55 岁，因慢性肾脏病出现高磷血症。应建议患者餐中服用的治疗药物是

A. 氢氧化铝　　　　　B. 帕立骨化醇

C. 药用炭　　　　　　D. 司维拉姆

E. 碳酸镁

7. 慢性肾脏病患者用药时应警惕可引起低钾血症的药物是

A. 氯沙坦　　　　　　B. 依那普利

C. 环硅酸锆钠　　　　D. 螺内酯

E. 美托洛尔

8. 患者，女，48 岁，因慢性肾功能衰竭出现肾性贫血，血红蛋白（Hb）90g/L。关于治疗患者肾性贫血的说法，错误的是

A. Hb 以每个月上升 10~20g/L 为宜

B. 人促红素初始剂量为每周 100~150U/kg，分 2~3 次注射给药

C. 目标 Hb 维持在 110~120g/L，不宜超过 130g/L

D. 上调或下调 50% 剂量直至 Hb 达到并维持在目标值

E. 转铁蛋白饱和度 ≤20%、铁蛋白 ≤100μg/L 时宜联合 1~3 个月口服铁剂治疗

9. 患者，女，57 岁，患有慢性肾功能衰竭代偿期、高脂血症，长期服用氟伐他汀片 80mg qn 降脂治疗。昨日体检结果示 LDL-C 值 3.5mmol/L，可建议患者增加服用

A. 洛伐他汀片　　　　B. 依折麦布片

C. 非诺贝特片　　　　D. 吉非罗齐片

E. 血脂康胶囊

10. 患者，男，64 岁，因慢性肾脏病出现肾性贫血，应给予的治疗药是

A. 人促红素　　　　　B. 帕替罗默

C. 帕立骨化醇　　　　D. 司维拉姆

E. 胰岛素-葡萄糖

11. 患者，女，58 岁，因慢性肾脏病出现急性血钾升高，应给予的治疗药是

A. 碳酸镧　　　　　　B. 西那卡塞

C. 帕立骨化醇　　　　D. 司维拉姆

E. 胰岛素-葡萄糖

二、配伍选择题

【1~3】

A. 特拉唑嗪　　　　　B. 赖诺普利

C. 普萘洛尔　　　　　D. 利血平

E. 氢氯噻嗪

1. 患者，男，63 岁，新诊断为慢性肾脏病，既往有 2 型糖尿病、高血压病史。该患者宜选用的降压药是

2. 患者，男，70 岁，新诊断为慢性肾脏病，既往有

2 型糖尿病、高血压病史。该患者不宜选用的降压药是

3. 患者，女，55 岁，新诊断为慢性肾脏病，既往有痛风、高血压病史。该患者不宜选用的降压药是

【4～6】

   A. 药用炭　　　　　　B. 碳酸钙

   C. 阿法骨化醇　　　　D. 环硅酸锆钠

   E. 依那普利

患者，女，65 岁，1 年前诊断为慢性肾脏病（CKD），肾小球滤过率 25ml/（min·1.73m^2）。

4. 患者出现上行性肌无力、心律失常，结合实验室检查诊断为高钾血症，应给予患者的治疗药物是

5. 患者出现广泛的骨关节疼痛，活动受限，结合实验室检查诊断为甲状旁腺功能亢进症，应给予患者的治疗药物是

6. 患者出现肌肉抽搐、痉挛，结合实验室检查诊断为高磷血症，应给予患者的治疗药物是

【7～8】

   A. 氢氧化铝　　　　　B. 阿法骨化醇

   C. 碳酸钙　　　　　　D. 碳酸镧

   E. 碳酸氢钠

患者，女，67 岁，患有慢性肾脏病 10 年，昨日出现高磷血症表现。

7. 为避免血管发生异位钙化，建议患者选用的高磷血症治疗药是

8. 为避免中枢神经中毒风险，该患者应避免服用的高磷血症治疗药是

【9～10】

   A. 骨化三醇　　　　　B. 药用炭

   C. 硫酸亚铁　　　　　D. 人促红素

   E. 碳酸镧

9. 可有效降低血磷水平，应餐中服用的药物是

10. 应睡前服用，长期服用应警惕高钙血症的药物是

【11～12】

   A. G1 期　　　　　　B. G2 期

   C. G3a 期　　　　　　D. G4 期

   E. G5 期

11. 患者，女，27 岁，肾小球滤过率 GFR 45ml/（min·1.73m^2），根据 KDIGO 推荐 CKD 的 GFR 分期，患者肾功能属于

12. 患者，男，67 岁，肾小球滤过率 GFR 25ml/（min·1.73m^2），根据 KDIGO 推荐 CKD 的 GFR 分期，患

者肾功能属于

【13～14】

   A. 雷米普利　　　　　B. 泼尼松

   C. 恩格列净　　　　　D. 非布司他

   E. 洛伐他汀

慢性肾脏病患者应积极使用药物控制尿蛋白。

13. 膜性肾病、狼疮性肾炎患者宜选用的控制蛋白尿药物是

14. 非免疫反应介导的肾病患者宜选用的控制蛋白尿药物是

三、综合分析选择题

【1～5】

患者，女，62 岁，10 年前确诊为慢性肾小球肾炎，但未规律治疗，其间偶有症状表现，断续服药控制。数日前因乏力、厌食、水肿、贫血等表现就诊，主要生化检查指标：肾小球滤过率 33ml/（min·1.73m^2），24 小时尿蛋白 6.05g/d，血肌酐 145.3μmol/L。血尿酸 434μmol/L，经肾穿刺活组织检查，IgA 阳性。确诊为慢性肾脏病（CKD）。既往有高血压、高脂血症、2 型糖尿病，未规律服药治疗。针对该患者，药物治疗方案制定如下：

药名	剂量	用法
醋酸泼尼松片	45mg	qd
碳酸钙片	500mg	qd
骨化三醇胶囊	0.25μg	qd
泮托拉唑肠溶胶囊	40mg	qd
异烟肼片	300mg	qd
硝苯地平控释片	30mg	qd
盐酸阿罗洛尔片	5mg	bid
药用炭片	0.9g	tid
六味安消片	3 粒	bid
复方氨基酸胶囊	0.35g	bid
多糖铁复合物胶囊	150mg	bid
非布司他片	20mg	qod
达格列净片	5mg	qd
二甲双胍缓释片	500mg	bid

1. 长期服用醋酸泼尼松片可造成多种不良反应和药源性疾病，为预防药源性疾病，须联合服用其他保护药物，处方中下列药品不属于预防醋酸泼尼松片不良反应的是

   A. 骨化三醇胶囊　　　B. 异烟肼片

C. 药用炭片　　　　　　　D. 碳酸钙片

E. 泮托拉唑肠溶胶囊

2. 有关服用醋酸泼尼松片的注意事项，药师给予患者的正确指导不包括

A. 应每天早上 8 时服药

B. 不能随意停药，经医师同意后方可停药

C. 出现不良反应后应立即停药

D. 用药期间应定期监测血糖、血压变化

E. 用药期间应定期监测眼压

3. 慢性肾脏病患者应注意饮食健康，下列饮食中适宜患者食用的是

A. 瘦肉　　　　　　　　　B. 海鲜

C. 高嘌呤饮食　　　　　　D. 动物内脏

E. 高脂食物

4. 有关慢性肾脏病合并高血压的药物治疗，说法正确的是

A. 若合并痛风，建议选用氢氯噻嗪降压治疗

B. 若合并 2 型糖尿病，建议选用普萘洛尔降压治疗

C. 若合并高钾血症，建议选用依那普利降压治疗

D. 若合并痛风，建议选用氯沙坦降压治疗

E. 若合并房室传导阻滞，建议选用美托洛尔降压治疗

5. 应告知患者，长期用药可引起泌尿与生殖系统感染的药物是

A. 异烟肼片　　　　　　　B. 达格列净片

C. 盐酸阿罗洛尔片　　　　D. 骨化三醇软胶囊

E. 非布司他片

四、多项选择题

1. 患者，男，57 岁，患有高血压、2 型糖尿病、高脂血症、痛风等病史多年，1 年前被诊断为慢性肾功能不全。昨日复查结果示：血压 160/90mmHg，空腹血糖 9.0mmol/L，低密度脂蛋白胆固醇 2.7mmol/L、血清尿素氮 12.5mmol/L，血肌酐 420μmol/L，蛋白尿（＋＋＋）。应出现在该患者用药清单中的药物有

A. 别嘌醇　　　　　　　　B. 氯沙坦

C. 普萘洛尔　　　　　　　D. 氢氯噻嗪

E. 氟伐他汀

2. 慢性肾脏病的并发症常包括

A. 代谢性酸中毒　　　　　B. 高钾血症

C. 肾性骨病　　　　　　　D. 肾性贫血

E. 巨幼细胞贫血

3. 患者，女，73 岁，诊断为慢性肾脏病合并心力衰竭，患者应使用的治疗药物有

A. 比索洛尔　　　　　　　B. 沙库巴曲缬沙坦

C. 辛伐他汀　　　　　　　D. 华法林

E. 氯吡格雷

4. 患者，女，59 岁，诊断为慢性肾脏病合并高钾血症。关于高钾血症药物治疗的说法，正确的有

A. 聚苯乙烯磺酸钠高选择性结合钾，在结肠发挥药效

B. 聚苯乙烯磺酸钙可结合镁、钾，在结肠发挥药效

C. 环硅酸锆钠高选择性结合钾，在全消化道发挥药效

D. 帕替罗默可结合镁、钾，在全消化道发挥药效

E. 呋塞米可促进钾离子经尿排泄

第十四章　肿瘤

一、最佳选择题

1. 病毒感染可能会诱发恶性肿瘤，其中与诱发宫颈癌病因关系被确立的病毒是
   - A. 丙型肝炎病毒（HCV）
   - B. 人类疱疹病毒4型（EBV）
   - C. 人乳头瘤病毒（HPV）
   - D. 人嗜T淋巴细胞病毒Ⅰ型（HTLV－Ⅰ）
   - E. 人类免疫缺陷病毒（HIV）

2. 根据流行病学最新研究数据显示，目前全球发病率、死亡率居首位的恶性肿瘤是
   - A. 肺癌
   - B. 肝癌
   - C. 乳腺癌
   - D. 胃癌
   - E. 结直肠癌

3. 可引起肺纤维化、间质性肺炎等肺毒性，化疗期间应定期进行胸部X线或肺功能检查的抗肿瘤药物是
   - A. 异环磷酰胺
   - B. 博来霉素
   - C. 顺铂
   - D. 奥沙利铂
   - E. 曲妥珠单抗

4. 患者，女，49岁，诊断为乳腺癌，术后给予多柔比星、环磷酰胺、紫杉醇联合化疗。为该患者制定预防呕吐方案时应禁止使用的止吐药是
   - A. 昂丹司琼
   - B. 地塞米松
   - C. 阿瑞匹坦
   - D. 甲氧氯普胺
   - E. 苯海拉明

5. 患者，男，55岁，因转移性结直肠癌给予贝伐珠单抗300mg q2w iv gtt 靶向治疗。应警惕贝伐珠单抗的严重不良反应是
   - A. 加重出血、延缓伤口愈合
   - B. 再激活乙型肝炎
   - C. 左心室射血分数降低
   - D. 免疫相关性肺炎
   - E. 视觉异常

6. 可再激活乙型肝炎，活动性乙肝患者应禁用的靶向抗肿瘤药是
   - A. 纳武利尤单抗
   - B. 尼妥珠单抗

   - C. 曲妥珠单抗
   - D. 西妥昔单抗
   - E. 利妥昔单抗

7. 患者，女，39岁，因晚期直肠癌使用奥沙利铂化疗。为减轻神经毒性症状，应告知患者采取的正确措施是
   - A. 穿戴宽松鞋袜
   - B. 避免冷食冷饮
   - C. 避免阳光直射
   - D. 局部涂抹糖皮质激素软膏
   - E. 避免反复揉搓手脚

8. 适应证为表达EGFR、RAS基因野生型的转移性结直肠癌的靶向药是
   - A. 利妥昔单抗
   - B. 贝伐珠单抗
   - C. 曲妥珠单抗
   - D. 西妥昔单抗
   - E. 尼妥珠单抗

9. 患者，男，55岁，因直肠癌进行联合化疗，3周后患者沿静脉出现迂回线状色素沉着和皮肤晒黑，但无灼痛和红斑。最有可能引起这一不良反应的抗肿瘤药是
   - A. 厄洛替尼
   - B. 氟尿嘧啶
   - C. 卡培他滨
   - D. 奥沙利铂
   - E. 环磷酰胺

10. 有关肿瘤化疗，说法正确的是
    - A. 尽可能小剂量起始给药，单药治疗
    - B. 兼顾不同药物的细胞周期作用与细胞增殖动力学基础
    - C. 紫杉醇联合顺铂时，应先用顺铂再用紫杉醇
    - D. 细胞周期特异性药物常采取短时间内大剂量给药
    - E. 细胞周期非特异性药物常采取静脉滴注、口服或肌注给药

11. 患者，女，48岁，诊断为乳腺癌，术后给予阿霉素、环磷酰胺、紫杉醇化疗。此种化疗方式属于
    - A. 根治性化疗
    - B. 辅助化疗
    - C. 新辅助化疗
    - D. 姑息性化疗
    - E. 研究性化疗

12. EGFR 抑制剂类靶向药（如吉非替尼）的典型不良反应除痤疮样皮疹外，还包括
    A. 间质性肺炎　　　　B. 尿路出血
    C. 心脏毒性　　　　　D. 免疫相关性疾病
    E. 肾毒性

13. 患者，女，67 岁，因恶性肿瘤使用阿霉素（多柔比星）化疗，该药可引起的典型不良反应是
    A. 肾毒性　　　　　　B. 肺毒性
    C. 心脏毒性　　　　　D. 皮肤毒性
    E. 神经毒性

14. 可引起肢端麻木、面部和咽喉部深感觉异常等神经毒性，用药期间应避免冷饮冷食的化疗药是
    A. 伊马替尼　　　　　B. 卡培他滨
    C. 表柔比星　　　　　D. 奥沙利铂
    E. 贝伐珠单抗

15. 可引起手掌、足底感觉异常等手足综合征，用药期间应穿戴宽松鞋袜和手套，避免反复揉搓手脚、长时间阳光直射的化疗药是
    A. 曲妥珠单抗　　　　B. 卡培他滨
    C. 紫杉醇　　　　　　D. 奥沙利铂
    E. 环磷酰胺

16. 有关肿瘤患者化疗后出现不良反应的处理，说法错误的是
    A. 应用博来霉素出现间质性肺炎时可使用糖皮质激素治疗
    B. 应用伊立替康出现腹泻时可口服洛哌丁胺治疗
    C. 应用环磷酰胺出现肝毒性时可使用熊去氧胆酸等保肝药治疗
    D. 应用卡培他滨出现手足综合征时应反复揉搓手脚
    E. 应用顺铂出现肾毒性时可服用碳酸氢钠碱化尿液治疗

17. 可用于预防、治疗抗肿瘤药恶心、呕吐的药物不包括
    A. 多巴胺受体拮抗剂（如甲氧氯普胺）
    B. 5 - HT$_3$ 受体拮抗剂（如昂丹司琼）
    C. 皮质类固醇（如地塞米松）
    D. 阿片受体配体（如洛哌丁胺）
    E. NK - 1 受体拮抗剂（如阿瑞匹坦）

18. 抗肿瘤治疗时应特别关注心脏毒性的药物是
    A. 曲妥珠单抗　　　　B. 紫杉醇

    C. 异环磷酰胺　　　　D. 顺铂
    E. 吉非替尼

二、配伍选择题

【1 ~ 2】
    A. 宫颈癌　　　　　　B. 结直肠癌
    C. 乳腺癌　　　　　　D. 前列腺癌
    E. 肝癌
    大多数肿瘤标志物可作为辅助性标记。

1. 进行 PSA 检测可辅助诊断的肿瘤是

2. 进行 HPV - DNA 检测可辅助诊断的肿瘤是

【3 ~ 4】
    A. 前列腺素特异性抗原 PSA
    B. 血清甲胎蛋白 AFP
    C. 癌胚抗原 CEA
    D. 人乳头瘤病毒 HPV - DNA
    E. 人类疱疹病毒 4 型 EBV - DNA

3. 诊断肝癌时，可作为特异性肿瘤标志物的生化指标是

4. 诊断结直肠癌时，可作为特异性肿瘤标志物的生化指标是

【5 ~ 7】
    A. 吉非替尼　　　　　B. 异环磷酰胺
    C. 紫杉醇　　　　　　D. 博来霉素
    E. 顺铂

5. 可引起出血性膀胱炎，治疗时需同步给予美司钠的抗肿瘤药物是

6. 可引起痤疮样皮疹，必要时应给予糖皮质激素治疗的抗肿瘤药物是

7. 可引起肢体麻木、感觉异常，可应用 B 族维生素减缓症状的抗肿瘤药物是

【8 ~ 10】
    A. 托烷司琼　　　　　B. 美司钠
    C. 多烯磷脂酰胆碱　　D. 右雷佐生
    E. 洛哌丁胺

8. 为减轻多柔比星的心脏毒性，可用于预防或治疗的药物是

9. 为减轻顺铂的呕吐反应，可用于预防或治疗的药物是

10. 为减轻异环磷酰胺的出血性膀胱炎，可用于预防或治疗的药物是

【11～13】

  A. EGFR 阳性的转移性非小细胞肺癌

  B. ALK 阳性的转移性非小细胞肺癌

  C. EGFR 外显子 19 缺失阳性或外显子 21 置换突变阳性的转移性非小细胞肺癌

  D. 费城染色体阳性的慢性髓系白血病

  E. RAS 基因野生型转移性转移性结直肠癌

11. 伊马替尼的适应证是

12. 奥希替尼的适应证是

13. 埃克替尼的适应证是

【14～15】

  A. 厄洛替尼　　　　　B. 索拉非尼

  C. 贝伐珠单抗　　　　D. 利妥昔单抗

  E. 纳武利尤单抗

14. 患者，男，59 岁，确诊为转移性非小细胞肺癌，基因检测提示 EGFR 基因阴性。适用于该患者靶向治疗的药物是

15. 患者，女，71 岁，确诊为转移性非小细胞肺癌，基因检测提示 EGFR 基因阳性。适用于该患者靶向治疗的药物是

【16～18】

  A. 厄洛替尼　　　　　B. 利妥昔单抗

  C. 曲妥珠单抗　　　　D. 尼妥珠单抗

  E. 克唑替尼

16. 用药前应检测 CD20 基因的靶向药物是

17. 用药前应检测 HER2 基因的靶向药物是

18. 用药前应检测 ALK 或 ROS1 基因的靶向药物是

【19～20】

  A. 根治性化疗　　　　B. 辅助化疗

  C. 新辅助化疗　　　　D. 姑息性化疗

  E. 研究性化疗

19. 患者，女，79 岁，胰腺癌晚期并发肿瘤转移。为减轻患者症状、改善生活质量，对其进行的化疗为

20. 患者，男，63 岁，因食管癌入院，对其先实施化疗，待肿瘤体积缩小后择日进行手术，对其进行的化疗为

【21～22】

  A. 根治性化疗　　　　B. 辅助化疗

  C. 新辅助化疗　　　　D. 姑息性化疗

  E. 研究性化疗

21. 患者，男，37 岁，诊断为淋巴瘤，使用 CHOP 方案化疗，此种化疗方式是

22. 患者，女，52 岁，诊断为恶性脑膜瘤，医师建议采用尚未在临床尝试过的治疗方案和药物进行化疗，此种化疗方式是

【23～25】

  A. 利妥昔单抗　　　　B. 培美曲塞

  C. 奥沙利铂　　　　　D. 顺铂

  E. 多柔比星

23. 用药后呕吐发生率 30%～90%，属于中致吐性的抗肿瘤药物是

24. 用药后呕吐发生率 10%～30%，属于低致吐性的抗肿瘤药物是

25. 用药后呕吐发生率低于 10%，属于极低致吐性的抗肿瘤药物是

【26～27】

  A. 辅酶 Q 联合谷胱甘肽

  B. 美托洛尔联合依那普利

  C. 苯海拉明联合地塞米松

  D. 维生素 B_1 联合维生素 B_6

  E. 地塞米松联合头孢曲松

26. 为减轻曲妥珠单抗引起的心脏毒性，用药前可给予的预防药是

27. 为减轻蒽环类药物引起的心脏毒性，用药前可给予的预防药是

三、综合分析选择题

【1～2】

  患者，男，59 岁，2 个月前无明显诱因出现腹胀、腹痛，左侧锁骨下淋巴结肿大。腹部彩超示腹腔及腹膜后多发淋巴结肿大，左侧锁骨下淋巴结活检病理示非霍奇金 B 淋巴细胞瘤，生化检测示 CD20 阳性，符合弥漫大 B 细胞性。

1. 临床初定使用 CHOP 方案化疗，CHOP 方案中不包括的治疗药物是

  A. 甲氨蝶呤　　　　　B. 阿霉素

  C. 环磷酰胺　　　　　D. 泼尼松

  E. 长春新碱

2. 使用 CHOP 方案化疗时建议患者联合靶向治疗药，适宜该患者使用的靶向治疗药是

  A. 奥希替尼　　　　　B. 阿帕替尼

  C. 索拉非尼　　　　　D. 利妥昔单抗

  E. 帕博利珠单抗

【3~4】

患者，女，47岁，因"发现右乳房肿块1年余，增大1周，伴轻微触痛"就诊。经影像学、病理学、免疫组织化学检查后确诊为乳腺癌。

3. 有关乳腺癌靶向治疗药曲妥珠单抗的适应证，说法正确的是

　　A. 适用于HER2基因阴性的乳腺癌患者

　　B. 适用于HER2基因过度表达的乳腺癌患者

　　C. 适用于EGFR基因阴性的乳腺癌患者

　　D. 适用于EGFR基因阳性的乳腺癌患者

　　E. 适用于VEGF基因阳性的乳腺癌患者

4. 如果患者具有使用曲妥珠单抗的指征，用药期间以及停药后1~2年内应定期检查的项目是

　　A. 肺功能　　　　　　　B. 心脏功能

　　C. 免疫功能　　　　　　D. 肝功能

　　E. 神经功能

四、多项选择题

1. 有关肿瘤命名及分类的说法，正确的有

　　A. 任何组织的良性肿瘤均称为"瘤"

　　B. 凡是被称为"瘤"的均为良性肿瘤

　　C. 来源于间叶组织的恶性肿瘤称为"癌"

　　D. 来源于上皮组织的恶性肿瘤称为"肉瘤"

　　E. 淋巴造血系统的肿瘤均为恶性肿瘤

2. 下列肿瘤疾病中，属于恶性肿瘤疾病的有

　　A. 星形胶质细胞瘤（Ⅱ级）

　　B. 腺癌

　　C. 血管肉瘤

　　D. 黑色素瘤

　　E. 血管瘤

3. 诱发恶性肿瘤的因素包括

　　A. 病毒感染　　　　　　B. 红肉、腌制肉类

　　C. 肿瘤化疗药　　　　　D. 免疫缺陷

　　E. 遗传因素

4. 有关肿瘤诊断方法的叙述，正确的有

　　A. 影像学检查可用于区分良、恶性肿瘤类别

　　B. 单一依靠肿瘤标志物检测可明确诊断恶性肿瘤

　　C. 病理学诊断可区分良、恶性肿瘤类别和组织学分型，是目前肿瘤诊断的"金标准"

　　D. 免疫组织化学检查可明确分型或提示治疗决策和预后

　　E. 经空孔针穿刺、钳取、切取或切除后制成切片进行检查，是病理学诊断最理想的方法

5. 可用于治疗EGFR基因具有敏感突变的局部晚期或转移性非小细胞肺癌（NSCLC）的靶向药物有

　　A. 帕博利珠单抗　　　　B. 吉非替尼

　　C. 厄洛替尼　　　　　　D. 阿法替尼

　　E. 克唑替尼

6. 抑制PD-1/PD-L1免疫检查点，可增强患者机体的抗肿瘤免疫应答的抗肿瘤药有

　　A. 帕博利珠单抗　　　　B. 纳武利尤单抗

　　C. 西安昔单抗　　　　　D. 曲妥珠单抗

　　E. 利妥昔单抗

7. 抗肿瘤药常见恶心、呕吐等胃肠道不良反应，按药物致吐性强弱，用药后引起呕吐发生率在10%~30%，属于低致吐性的药物有

　　A. 卡铂　　　　　　　　B. 紫杉醇

　　C. 博来霉素　　　　　　D. 多西他赛

　　E. 吉西他滨

8. 有关肿瘤患者化疗后出现血液学毒性及其处理办法，正确的有

　　A. 血液学毒性最先表现为血红蛋白计数降低

　　B. 白细胞计数 $< 2.0 \times 10^9/L$ 或中性粒细胞计数 $< 1.0 \times 10^9/L$ 时应给予广谱抗感染药

　　C. 血小板计数 $< 50 \times 10^9/L$ 可皮下注射促血小板生成素（TPO）

　　D. 血红蛋白计数降低时可皮下注射促红细胞生成素，并补充铁剂

　　E. 人粒细胞刺激因子、人粒细胞巨噬细胞刺激因子应在化疗前48小时给药

9. 有关肿瘤预防的说法，正确的有

　　A. 针对已患肿瘤患者应进行一级预防

　　B. 针对高危人群应进行三级预防

　　C. 一级预防措施包括控制感染、减少职业暴露以及健康生活方式调整

　　D. 二级预防措施包括定期体检和肿瘤筛查

　　E. 三级预防包括开展姑息和止痛疗法

下篇
试题答案与解析

▶

第一章　药学服务与药品管理

第一节　药学服务与执业药师

一、最佳选择题

1. A　凡是与药物有关的服务均属于药学服务工作，贯穿药品的生产、供应、使用等环节。传统的药学服务主要是**保障药品供应和处方的审核与调剂**，现代药学服务已深入临床药学服务，核心是**指导患者合理用药**。制定和实施药物治疗方案是医师的主要工作，药师可**协助**医师制定和实施药物治疗方案，并非指导。

2. E　药学服务最基本的要素是"与药物有关"的服务，具体可以细化到**处方审核与调剂、静脉药物配置**、制剂生产、药品检验、药品管理、用药咨询、用药教育、**药学查房、用药监护**等多项内容。**具有疾病诊断权和开具处方权的是医师**，并非药师。

3. D　药物重整主要针对慢性病人群，是指在患者入院、**转院或转科室**治疗时，药师收集患者目前和既往的用药信息，并**与医嘱用药复核**确认是否一致；若存在不适当的用药方案，药师与医疗团队沟通，可协助医师对**用药方案重新进行调整**。

4. C　药物重整是指患者药物治疗的**每一个不同阶段（入院、转科或出院时）**，药师通过与患者沟通或**复核**，了解其在**医疗交接前后**的整体用药情况是否一致，与医疗团队一起**对不适当的用药方案进行调整**，并详细记录。在医疗团队发生改变时，如入院、**转科或出院**时必须进行药物重整，因为在**医疗团队交接**过程中最容易出现用药错误。用药监护是指在患者药物治疗期间，药师应密切关注患者治疗的有效性、安全性和经济性，必要时可进行药物重整。

5. D　药物治疗管理主要通过重整患者的医嘱用药或药疗方案，进行全面的药物审查，评估药物治疗的**有效性、安全性和经济性**，并核查患者的**用药依从性**。药物治疗管理包括但不仅限于**用药评估和药物审查、制定治疗计划、监测药物治疗**的安全性和有效性。在药物治疗管理的过程中，需综合考虑多方面因素来**选择或调整治疗方案**。医生才有开具处方权，药师只有审核处方权。

6. E　药物的临床评价分为上市前评价、上市后评价。上市前评价分为三个阶段，依次开展**Ⅰ期临床试验、Ⅱ期临床试验、Ⅲ期临床试验**，主要对药物的有效性、安全性进行评价。通过Ⅲ期临床试验的药物可以上市销售，但**上市后需要继续开展Ⅳ期临床试验**，Ⅳ期临床试验的对象比Ⅰ期、Ⅱ期、Ⅲ期的数量更多、用药更复杂，但评价对象依然是这个刚上市的新药。**上市后再评价是针对所有市场上销售的药物，包括"老药"和"新药"**，且需要**终生评价**，涉及被评价的**人群更广泛、用药条件更复杂、用药周期更长、用药方案更多样**。

7. C　药物经济学评价是通过**成本分析对比**不同药物治疗方案或药物治疗方案与其他治疗方案的优劣，设计合理的临床药学服务方案。**药物临床综合评价**的内容更广泛，包括药物经济学评价，也包括药物治疗的有效性、安全性、**适宜性、创新性、可及性**等评价。

8. C　在医疗机构，药师需要开展药学查房、药学门诊、药学会诊工作。**药学查房**是指临床药师对病区患者进行**查房**，观察患者的用药安全性、有效性，并对患者进行用药指导。**药学门诊**是指医疗机构药师**在门诊对**患者**提供用药评估、用药方案调整建议**、用药教育、**随访指导**等。**药学会诊**是指医疗机构的临床科室或医务部门邀请药师**参与制定药物治疗方案优化和药学监护**。居家药学服务是指药师为居家药物治疗患者上门提供药学服务。药学科普是指通过健康科普的方式，药师向公众提供药学服务。

9. B　根据**药动学原理**，监测患者体内**药物暴露量（血药浓度）**，再根据暴露量调整给药方案，属于个体化药物治疗。

二、配伍选择题

【1～2】EA　**个体化药物治疗**是针对单一患者制定的专属治疗方案，通过**监测患者体内药物含量**调整给药剂量或给药频次，**检测患者基因情况**而为患者选择有效或安全的药物；个体化药物治疗需要应用**药动学/药效学**原理。循证药学是对大量的相关证据数据进行**收集、归类、分析**后得出结论，为医生提供用药依据。

【3～5】BCE　药物警戒包括监测药物不良反应、监测用药错误、监测药品质量缺陷等。**药物不良反应**是指合格药品在**正常用法、用量下**出现的**与用药目的无关的有害反应**，通常是不可避免的，可通过合理用药减轻不良反应。**用药错误**是指合格药品在临床使用全过程中出现的、**任何可以防范的**用药不当。药品质量缺陷是指药品质量不符合国家药品标准，如假药、劣药。

【6～7】BA　**用药监护**是指药师对用药患者制定监护计划，监护的内容包括治疗**有效性**，是否出现**不良反应**，是否存在**药物相互作用，是否需要进行药物重整**，从而提高治疗的安全性、有效性和经济性。**药物警戒**是指药师应主动收集**药物不良反应、用药错误和药品质量缺陷信息**，发现药物不良反应时，应填写《药物不良反应/事件报告表》，并通过国家药品不良反应监测信息网络报告。

三、多项选择题

1. ACDE　发现患者目前用药存在不适宜情况时，药师应与医疗团队沟通，需要重新制定给药方案时药师可协助医生，**并非由药师制定给药方案。**药物重整工作的流程如下。①**收集用药清单**：包括目前和既往用药信息以及过敏史等。②**核对与重整**：对比患者正在使用的药物与医嘱药物是否一致，若出现不一致或用药不合理情况时，**药师应与医疗团队沟通，一起重新制定给药方案**。③**分享用药清单**：患者转院或转科室时，应将药物重整记录表交给新的医疗团队。对出院医嘱药物进行用药指导，对出院后需要停用的药物应该告知停药时间。在**医疗团队交接过程中易出现用药差错**，所以医疗团队发生变化时**必须进行药物重整。**

2. AC　药品临床评价分为**上市前评价**（包括Ⅰ期、Ⅱ期、Ⅲ期临床试验）和上市后再评价（包括Ⅳ期临床试验、广义的上市后再评价）。新药通过Ⅰ期、Ⅱ期、Ⅲ期临床试验后可上市销售，但**上市后需要继续开展Ⅳ期临床试验**，所以Ⅳ期临床试验属于上市后再评价，但仅针对通过Ⅲ期临床试验后刚上市的新药，不针对"老药"。**广义的上市后再评价贯穿于药物的整个生命过程，所有市场上销售的药品（包括"老药"和"新药"）**均要**终生接受广义的上市后再评价。药物临床评价的关键因素是药品的有效性和安全性，**经济性也要评价，但不是关键因素。药物临床综合评价的内容更广泛，使用的评价方法更多，对药物的安全性、有效性、经济性、创新性、适宜性、可及性等均进行评价。

3. BCDE　医护人员在疾病的预防、治疗和保健工作中起主导作用，**药师可参与但并非指导。**药学服务的主要实施内容广义上讲包括四方面：①协助医护人员制定和实施药物治疗方案；②**指导、帮助**患者合理使用药物；③积极**参与**疾病的预防、治疗和保健；④定期对药物的**使用和管理进行科学评价**。具体可细化为：处方审核与调剂、静脉药物配置、制剂生产、药品检验、药品管理、质量监督、临床药学、药学信息、药事管理等多个环节。

4. AB　"药学服务"和"药师所承担的药学服务"是两个概念，即：**不是所有的药学服务都由药师承担。药品供应、新药研发、药学教育**等工作一般不由药师承担。处方审核属于药学干预，是药师的主要工作。

5. ABE　药物警戒应预防并处理用药风险，用药风险主要来源于药物不良反应、用药错误、药品质量缺陷。**对药物不良反应的警戒，**药师应主动收集药物不良反应信息，获知或发现可能与用药有关的不良反应后**填写《药物不良反应/事件报告表》，**日常应了解不良反应监测机构定期发布的安全性更新报告、药物不良反应警示信息等。用药错误和药品质量缺陷通过其他方式反馈，不填写《药物不良反应/事件报告表》。

第二节　药品管理

一、最佳选择题

1. B　质量管理体系运行的 PDCA 循环方法包括四个环节，**按顺序依次开展计划（P）、实施执行（D）、检查（C）、处理（A）**。PDCA 方法的核心是**计划**，计划形成文件后进入实施执行阶段，**实施执行应循序渐进推进**。实施执行后进入检查环节，通过检查可发现存在的问题，是为质量管理体系**提供自我完善、持续改进的机制**，是推动 **PDCA 方法不断向前转动的重要环节**。检查后对存在的问题进行处理，**处理是 PDCA 的最后一环**，之后启动下一轮 PDCA。

2. A　企业质量方针的组织制定和监督实施由企业**主要负责人承担，**即**最高管理者**负责组织制定并发布。

3. E 质量管理体系的关键要素包括**组织机构、人员、质量管理体系文件、设施设备、计算机管理系统**。质量管理在药品的进销存环节是一个动态的管理与记录的过程，企业在药品经营过程中需要保存并处理大量的数据、记录和凭证，因此计算机管理系统可提高企业管理规范、防控漏洞、降低差错率。

4. C 物理不稳定性是导致药品的物理性能出现变化，但未发生化学反应，不会导致杂质增加、含量下降。属于**物理不稳定性**的有片剂表面出现黑点、**变软、开裂**；糖衣脱色；乳剂分层；颗粒剂结块；**胶囊剂变脆、碎裂**等。化学不稳定性是药物发生化学反应，导致出现新的杂质或杂质含量增加以及主药含量下降。属于**化学不稳定性**的是**药物降解、杂质增加、含量降低**以及药品**颜色变化**。生物不稳定性是由于**微**生物污染导致的药品**变质、腐败**。

5. E 影响药品质量的因素包括环境因素（外界因素）、人为因素、药品因素。**环境因素包括日光（紫外线）、空气（氧气、二氧化碳）、温度、湿度、时间、微生物、振荡、储运设备**等。药品因素是指药物的**化学结构、剂型、辅料、包装材料**等因素。

6. C 日光中的**紫外线对氧化反应具有催化作用**，可加速易氧化药物发生氧化反应。易氧化药物遇空气中的**氧气**可发生**氧化反应**；部分药物接触空气中的二氧化碳可发生碳酸化反应。贮存环境的**湿度应适宜**，湿度过高可引起药品潮解、液化、变质或霉败；对易水解药物而言，环境湿度过高可加快水解速度；湿度太小又容易使部分药物风化、片剂干裂等。贮存环境的**温度应适宜**，温度太高可加速变质反应的速度，温度太低可引起液体药品冻结或析出沉淀。

7. A 含有**酯类（包括内酯）、酰胺类**结构的药物可**发生水解反应**。**青霉素类药物、头孢菌素类药物**含有不稳定的 β-内酰胺环，水解后裂环失效。

8. C 红霉素含有内酯结构，可发生水解反应。青霉素钠、头孢哌酮、亚胺培南属于β-内酰胺类药物，可发生水解反应。**维生素C**含有烯醇结构，可发生氧化反应。

9. D 丸剂多为中药制剂，中药制剂常含有糖分，容易吸引**虫蛀、霉菌**，霉变后可出现**色斑、粘连**。丸剂在干燥环境下可失水出现**裂缝**。

10. C 生物制剂除常规检查外，**液体生物制剂还应检查有无变色、异臭、摇不散的凝块及异物**。生物制品的冻干粉针剂应为白色或有色疏松固体，熔点一般较低，遇热易融化，**应检查有无融化征象**。

11. A 人血白蛋白、静注人免疫球蛋白、注射用门冬酰胺酶、双歧杆菌三联活菌制剂遇热不稳定，可降低药品质量，应在冷处（2℃~8℃）贮存，而且**不能冷冻**。前列地尔脂微球载体注射液需要的条件更严格一些，应**在0℃~5℃环境下贮存**。**栓剂**通常是化学药或中成药，为了保持其形状，宜放置于阴凉处，也可冷处贮存或冷冻。

12. B **凉暗处**是指贮存处**避光且温度不超过20℃**。气雾剂应在凉暗处贮存，如丙酸倍氯米松吸入气雾剂。阿法骨化醇软胶囊、头孢他啶需要在**凉暗处贮存**。

13. E 硝普钠对光敏感，水溶液不稳定，经光线照射后可**生成有毒**的氢氰酸和普鲁士蓝等，应在**遮光**的环境下给药。

14. A 气雾剂应**凉暗处贮存**，栓剂应**阴凉处贮存**。维生素A、维生素B₂、维生素B₆、硝普钠应**遮光贮存**。头孢他啶应**凉暗处贮存**，头孢地尼应**阴凉处贮存**。

15. D 药品质量缺陷的情形主要有：①药品注册证书被依法撤销、注销的。②药品监督管理部门抽检不合格的。③购进渠道不符合国家规定的。④不能证明供应商或者购进药品的合法性的。⑤药品标签或者说明书不符合国家药品监督管理局有关规定的。⑥药品包装不符合要求。如包装出现破损、污染、封口不牢、衬垫不实、瓶口松动、漏液、封条损坏、标签脱落等问题；包装上无生产日期、无批号、无有效期或其数字打印错位；包装或标签印刷错误；气雾剂或喷雾剂等特殊剂型装置不能正常使用等情况的。⑦药品外观检查发现质量异常。如片剂破碎、受潮膨胀、粘连、发霉、变色；软胶囊熔化、结晶析出等；中药饮片生虫；颗粒剂粘连；注射液冻冰；注射剂中有异物；装量不足、空胶囊未装药；铝塑箔空泡眼未装填药物等情况的。⑧其他存在质量缺陷问题的情形。**临近有效期药品**一般是指距离药品有效期不足3~6个月的药品，**属于合格药品**。

16. A 被列为高警示药品的药物常具有以下特点：①可引起**渗透压改变的药品：≥100ml灭菌注射用水、≥20%葡萄糖注射液、>0.9%氯化钠注射液**。②对**心脏有明显作用的药品：静脉给药途径**被列为高警示药品，**口服制剂未被列入**。如茶碱类药品、**抗心律失常药、强心药、肾上腺素受体激动剂、肾上腺素受体拮抗剂、浓氯化钾注射液、阿托品注射液（规格≥5mg/支）、肾上腺素**（皮下注射）。③影响**血糖的药品：口服降糖药、胰岛素**。④阿片类镇痛药：所有剂型均被列为高警示药品，包括阿片酊。⑤抗肿瘤药：非肠道给药、口服给药制剂均被列为高警示药品；甲氨蝶呤（口服，非肿瘤用途）。⑥影响中枢神经的药品：麻醉药（普通、吸入、静脉用）、中度镇静药（静脉给药）、小儿用口服中度镇静药、硫酸镁注射剂、异丙嗪（静脉注射）。⑦抗栓药品：溶栓药、抗凝药、血小板糖蛋白Ⅱb/Ⅲa受体拮抗剂、降纤药、凝血酶冻干粉。⑧其他：肠外营养制剂、神经－肌肉接头阻滞剂、硬膜外或鞘内注射药、对育龄人群有生殖毒性药品、造影剂（静脉注射）、脂质体类药物、高锰酸钾外用制剂、加压素、缩宫素、注射用硝普钠、注射用三氧化二砷。根据上述总结，氨茶碱的注射剂属于高警示药品，但氨茶碱片未被列入。

17. D　≥100ml灭菌注射用水使用错误可造成血浆渗透压降低。甲氨蝶呤属于抗肿瘤药，且其非肿瘤用途亦属于高警示药品品种。高锰酸钾外用制剂（片剂）具有强氧化性，一旦口服可损害消化道。去甲肾上腺素注射剂属于肾上腺素受体激动剂，可引起心跳加快、心肌收缩力加强。上述药品被列为高警示药品。硫酸镁注射剂使用不当可造成中枢神经抑制、低血压，被列为高警示药品，但口服制剂未被列入。

18. C　美托洛尔属于肾上腺素受体拮抗剂，此类药物的注射剂属于高警示药品，口服制剂未被列入。生理盐水是0.9%氯化钠注射液，与人体血浆等渗，不属于高警示药品；>0.9%氯化钠注射液被列为高警示药品。胰岛素是降糖药，属于高警示药品。氯吡格雷属于抗血小板聚集药，在抗血栓药中抗血小板聚集药物（如阿司匹林、氯吡格雷、替格瑞洛）未被列入高警示药品。氯丙嗪是抗精神病药，高警示药品目录中，将中度镇静药的注射剂列入，但未将口服制剂列入。

19. E　对LASA药品尽可能在空间上分开存放，并在相应包装或货位处给予辅助警示或标识提醒。药师补充药品时应仔细核对药品的全称、商品名、规格、剂型和包装，避免出现药品差错。调配及发药时应严格执行"四查十对"、双人核对，并叮嘱患者注意形似、音似的药品。高警示药品一旦用错，风险较大，应特别关注外形包装极其相似的高警示药品。合理使用自动化设备，降低差错风险。

二、配伍选择题

【1～3】DCA　GLP（Good Laboratory Practice）是药物非临床研究质量管理规范，GCP（Good Clinical Practice）是药物临床试验质量管理规范，GLP和

GCP可保证新药研究工作的质量。GMP（Good Manufacturing Practice）是药品生产质量管理规范，可保证药品生产工作的质量。GSP（Good Supply Practice）是药品经营质量管理规范，可保证药品经营工作的质量。GPP（Good Pharmacy Practice）是优良药房质量管理规范，是药房必须遵循的基本准则。GUP（Good Using Practice）是药品使用质量管理规范，可保证药品使用工作的质量。

【4～5】AD　酚类药物（如肾上腺素、左旋多巴、吗啡、水杨酸钠、阿莫西林等）、烯醇类（如维生素C）、芳胺类（如磺胺嘧啶钠）、吡唑酮类（如氨基比林）、噻嗪类（如盐酸氯丙嗪、盐酸异丙嗪）结构中含有易氧化的基团，上述药物应选择遮光贮存。酯或内酯（大环内酯类药物克拉霉素、红霉素等）、酰胺或内酰胺结构（β－内酰胺类药物，如哌拉西林等青霉素类、头孢氨苄等头孢菌素类）的药物可发生水解反应。

【6～8】DCE　软膏剂中含有油性基质时，可被氧化发生酸败，出现异臭；软膏剂失水后可出现干缩现象；软膏剂长期贮存后可出现油层、水层分离现象。糖浆剂含有大量蔗糖，可滋生霉菌出现异臭、酸败、霉变；因蔗糖含量高，可析出结晶。栓剂中含有油性基质时，可被氧化发生酸败，出现异臭；栓剂在高温环境下可发生融化变形；膨胀栓中含有脱脂棉或粘胶纤维，可吸水膨胀。

【9～11】BCA　规格和批准文号是多数药品的标签和说明书的普遍标识。蛋白同化激素属于运动员兴奋剂，标签和说明书特有的标识是"运动员慎用"。中药饮片、中药材的质量与产地有关，它们的标签和说明书特有的标识是"产地"。中药的临床用途不写"适应证"，而是写"功能主治"。

【12～13】DC　前列地尔脂微球载体注射液受热易分解，低温环境下易冻结，发生破乳，应在0℃～5℃环境下贮存。细胞治疗类生物制品如阿基仑赛注射液需要在液氮气相中（低于－150℃）条件下储运，方可保证药品质量。

【14～15】AC　人促红细胞生成素属于生物制品，受温度影响大，低温贮存有利于药物稳定，应冷处贮存，但不能冷冻；振荡易造成结构破坏，引起单纯红细胞再生障碍性贫血，因此在运输和搬运时应避免振荡。阿法骨化醇软胶囊应凉暗处贮存。双歧杆菌三联活菌制剂应冷处（2℃～8℃）环境下贮存。硝普钠、维生素A、维生素B_2、维生素B_6应遮光贮存。

【16～18】BCD　阴凉处是指贮存处温度不超过

20℃，**凉暗处是指贮存处避光且温度不超过20℃**，**冷处是指贮存处温度为2℃~10℃**。**常温也称室温**，是指贮存处温度为10℃~30℃。

【19~21】**ABD** 高警示药品警示标识的**背景颜色是黄色**，**A级高警示药品存放标识的底色是红色**、**B级高警示药品存放标识的底色是橙色**、**C级高警示药品存放标识的底色是蓝色**。其中**A级高警示药品警示到最小包装**，**C级高警示药品的危险性低于A级和B级**。

【22~23】**CB** ≥20%**葡萄糖注射液**因渗透压较大，**被列为高警示药品**；5%**葡萄糖注射液**的渗透压接近血浆渗透压，**不属于高警示药品**。阿维A胶囊、异维A酸片因具有**生殖毒性**，被列为高警示药品。**浓氯化钾注射液**、**阿片酊**、**普萘洛尔注射液**均属于高警示药品。

【24~26】**ACD** 两性霉素B毒副作用大，其**传统剂型包括注射剂**、**片剂（供阴道局部给药）**、**软膏剂**等，目前有脂质体制剂供临床使用，但其**所有剂型都被列为高警示药品**。芬太尼有注射剂、透皮贴剂、口服片剂等，**所有剂型的阿片类镇痛药均被列为高警示药品**。丙泊酚是全身麻醉药，可供口服给药（溶液剂）、**吸入给药**、**静脉注射给药**，所有剂型均被列为**高警示药品**。琥珀酰胆碱仅供**注射给药**，被列为**高警示药品**。胺碘酮可供口服、注射给药，**胺碘酮注射液静脉给药**被列为**高警示药品**，胺碘酮口服制剂在医疗机构被建议列为B级高警示药品。

三、综合分析选择题

1. **A** 人促红细胞生成素振摇后可改变二级结构，导致单纯红细胞再生障碍性贫血。

2. **C** 振摇可改变人促红细胞生成素的二级结构，导致先前隐藏的抗原决定簇暴露或产生具有免疫原性的结构，使人促红细胞生成素具有抗原性，**刺激人体产生抗体**，抑制红细胞再生。

3. **B** 人促红细胞生成素属于生物制品，多数生物制品稳定性差，应在冷处贮存，即**2℃~8℃**环境中贮存，且不可冷冻。人促红细胞生成素尽量采用静脉注射或皮下注射给药。

四、多项选择题

1. **ABDE** 药品经营企业的质量管理在参照ISO提出的七项质量管理原则的同时，还应具备以下原则：经营合规原则、**药品质量安全原则**、**全员参与原则**、**风险防控原则**、**持续改进原则**。一个组织的质量管理不仅需要最高管理者的正确指导，还有赖于全体员工的共同参与，不能仅靠最高管理者或者质量检测部门。

2. **ACE** 酯类（内酯类）、酰胺类（内酰胺类）药物易发生**水解**反应。酚类、烯醇类、芳胺类、吡唑酮类、噻嗪类药物易发生**氧化**反应。

3. **BCD** 酚羟基易被氧化变色、肾上腺素、左旋多巴、吗啡、水杨酸钠等药物结构中含有酚羟基。芳伯胺易被氧化变色，磺胺嘧啶钠结构中含有芳伯胺基团。吡唑环易被氧化变色，氨基比林含有吡唑酮基团。吩噻嗪环中的硫原子容易被氧化，盐酸氯丙嗪、盐酸异丙嗪属于吩噻嗪类药物。

4. **ABCDE** 当标签受尺寸限制无法注明太多内容时，**至少应标明药品通用名称、规格、产品批号、有效期**等内容，中药蜜丸蜡壳至少应标明**药品通用名称**。特殊管理的药品、外用药品的包装及说明书上均有规定的标识和警示说明。处方药和非处方药的标签和说明书上应标明相应的警示语或忠告语。非处方药的包装有国家规定的专有标识。蛋白同化制剂、肽类制剂及其他含兴奋剂类成分的药品标签和说明书应标有**"运动员慎用"**标识。**中药饮片**的标签需注明品名、包装规格、产地、产品批号等内容。**中药材有包装**，并注明品名、规格、产地等内容，实施批准文号管理的中药材还需注明批准文号。

5. **BCDE** 人血液制品（人血白蛋白、静注人免疫球蛋白）、活菌制剂（双歧杆菌三联活菌制剂）、门冬酰胺酶等遇热不稳定，通常需要在**2℃~8℃**环境中贮存。细胞治疗类生物制品如阿基仑赛注射液需要在**液氮气相中（低于-150℃）**储运。

6. **ABCDE** 阿替利珠单抗注射液、贝伐珠单抗注射液在摇晃或掉落时，液体内部受到机械冲击力和相关流体力学变化的影响，导致液体空化。人促红素振摇后会降低活性，还可能生成导致单纯红细胞再生障碍性贫血的免疫原性结构。浓氨溶液、乙醚溶液振摇后会增加容器内压力。

7. **ACD** 环磷酰胺属于**抗肿瘤化疗药**，口服制剂和注射制剂均为**高警示药品**。利多卡因注射剂可引起心律失常，属于高警示药品；但其**外用制剂未被列入**。阿卡波糖属于降糖药，所有**口服降糖药均属于高警示药品**。咪达唑仑是中度镇静催眠药，其注射剂属于高警示药品。阿司匹林是抗血小板聚集药，不属于高警示药品。

8. **ABCD** 肾上腺素的皮下注射、静脉注射均被列为高警示药品。尿激酶属于溶栓药，三氧化二砷毒性明显，**注射用脂肪乳剂属于肠外营养制剂**，上述药品均为高警示药品。地塞米松是糖皮质激素，**不属于高警示药品**。

9. BCDE **阿托品注射液**中规格≥**5mg/支**的被列为高警示药品，0.5mg/支的阿托品注射液不属于高警示药品。**造影剂（静脉注射）、硬膜外或鞘内注射药、加压素（静脉注射或骨髓腔内注射）、凝血酶冻干粉**

被列为高警示药品种类或品种。

10. ABCD 固体制剂易吸潮，贮存时应**避免潮湿**，如粉针剂、片剂、胶囊剂、颗粒剂、散剂等。甘油、胃蛋白酶易吸水，它们的制剂应避免潮湿。注射液因熔封保存，水分不能进入安瓿内，对环境潮湿没有特别严格要求。

第二章　处方审核与调剂

一、最佳选择题

1. B 药师应审核处方的**合法性、规范性和适宜性**。判定为合理处方的，药师在纸质处方上**手写签名**或在电子处方上进行**电子签名**。判定为不合理处方的，应联系**医师确认**或重新开具处方；对于医师不同意修改的不合理处方，药师应根据不合理处方的危害程度，采取让处方医师**再次签字确认或审核不通过处**理措施。信息系统辅助审核处方时，如果审核系统不能涵盖所有审核项目和内容，或判定为不合理处方，由药师进行人工审核或复核。

2. D 开具处方的医生除取得执业资质外，对部分药品，如**麻醉药、第一类精神**药品、**医疗用毒性药品、放射性药品、抗感染药品、抗肿瘤药品、终止妊娠药品**还增加了相应处方权资质制度，需要**由具有相应处方权资质的医师开具**，审核此类处方时应检查处方医师是否具有相应处方权资质，属于**合法性审核**。抗感染药品因滥用可造成耐药性，临床执行相应处方权资质审核。

3. A 处方合法性审核包括：处方开具人是否取得**医师资格**并执业注册；处方医师是否在**执业注册地点取得处方权**；开具**麻醉药品、第一类精神药品、医疗用毒性药品、放射性药品、抗感染药品、抗肿瘤药品、终止妊娠药品**等的处方是否由具有相应处方权资质的医师开具。

4. E 处方包括前记、正文、后记三部分。前记写患者个人信息、入院信息和临床诊断结论。正文部分是医生为患者开具药品的信息，包括**药名（通用名）、剂型、规格、数量、用法、用量**。后记是医师和药师的签名或盖章、**药品金额**。

5. C 口服给药的外文缩写词是 **po.**。sos. 是**必要时（临时备用）**的外文缩写词。

6. E 右眼的处方外文缩写词是 **OD.**，左眼的缩写词是 **OS.** 或 OL，双眼的缩写词是 OU.。

7. D 常见的剂型外文缩写词有：**胶囊剂（Cap.）、滴剂（gtt.）、注射剂（Inj.）、溶液剂（Liq.）**。

8. C 处方规范性书写要求主要包括：**门诊处方一般不超过 7 日用量，急诊处方一般不超过 3 日用量；门诊、急诊每张处方最多开具 5 种药品**，超过 5 种时应另外使用新的处方开具。**化学药、中成药可以书写在一张处方纸上，但要分行书写**。开具处方时应使用**药品的通用名**，避免重复用药。此外，一张处方纸只能为 1 位患者开具药品；药品用法和用量书写要规范，**不能写"遵医嘱""自用"等字样**；年龄要写实足年龄，新生儿、婴幼儿要写清日、月龄，必要时标明体重；处方不得涂改，修改处需签名；超剂量使用应标明原因并签名。

9. C 吗啡可抑制呼吸，**支气管哮喘**患者、**肺源性心脏病代偿失衡者应绝对禁用**。阿司匹林可造成消化道溃疡患者胃穿孔、胃出血，**活动性消化道溃疡**患者应绝对禁用。脂肪乳应慎用于伴有高脂血症的患者（如脑卒中、脂质肾病、**高脂血症、冠心病**）、脂肪代谢紊乱疾病患者（如**急性胰腺炎、急性肝损伤**），但不是绝对禁用，必须使用时应密切观察血脂水平。流感患者如果没有细菌感染指征时使用阿莫西林属于无适应证用药，不是慎用或禁用。过敏性鼻炎患者可使用糖皮质激素治疗，轻者可使用鼻用糖皮质激素，严重者可短期使用全身性糖皮质激素。

10. E 现行版《中华人民共和国药典临床用药须知》中规定必须做皮试的药品有：①**抗毒素类制剂：肉毒抗毒素、破伤风抗毒素、多价气性坏疽**抗毒素、**白喉抗毒素**。②**抗血清类**制剂：抗狂犬病病毒血清、抗炭疽血清、抗蛇毒血清、抗蝮蛇/五步蛇/眼镜蛇/银环蛇毒血清。③**酶类药物：降纤酶、门冬酰胺酶、玻璃酸酶、糜蛋白酶**。④**青霉素类**：所有的青霉素类，包括含酶抑制剂的复方制剂品种和口服剂型；青霉胺（皮试方法同青霉素）。⑤其他：盐酸普鲁卡因、细胞色素 C、A 群链球菌（内含青霉素）、鱼肝油酸钠注射液、碘 [131] 美妥昔单抗注射液。同时规定了抗毒素、抗血清制品应按照说明书要求做皮试。

11. A　不推荐使用头孢菌素类前常规进行皮试，仅在以下情况需要皮试：①既往有明确的青霉素或头孢菌素Ⅰ型（速发型）过敏史患者；②药品说明书中规定需进行皮试的。其他 β - 内酰胺类，包括单环类（如氨曲南）、头霉素类（如头孢西丁）、氧头孢烯类（如拉氧头孢）、碳青霉烯类（如亚胺培南、美罗培南）、青霉烯类（如法罗培南）无需常规进行皮试。

12. E　地塞米松磷酸钠是糖皮质激素类药物，具有抗过敏作用，现行版《中华人民共和国药典临床用药须知》未规定地塞米松磷酸钠用药前需进行皮试。

13. B　多数药物的过敏试验采用皮内注射给药，但细胞色素 C 可采用皮内注射（0.03 ~ 0.05ml，浓度 0.03mg/ml）、划痕 1 滴（取本药注射液 1 滴）进行测试。

14. C　青霉素皮试应采取皮内注射，药液浓度为 500U/ml，注射 0.1ml，给药后观察 15 ~ 20 分钟。如果患者既往有药品过敏史，应延长观察时间至 30 分钟。未进行皮试、皮试阳性患者、结果不明确者均不能调配药品。

15. B　珍菊降压片中含有盐酸可乐定、氢氯噻嗪，与依那普利降压机制不同，不存在重复用药。复方陈香胃片含有碳酸氢钠、重质碳酸镁、氢氧化铝，与艾司奥美拉唑作用机制不同，不存在重复用药。健脾生血片含有硫酸亚铁，与维生素 C 不存在重复用药。海珠喘息定片含有盐酸氯丙那林、盐酸去氯羟嗪，与丙酸氟替卡松作用机制不同，不存在重复用药。维 C 银翘片含有对乙酰氨基酚、马来酸氯苯那敏、维生素 C，与对乙酰氨基酚片同时使用存在重复用药现象。

16. D　复方感冒灵片（颗粒、胶囊）中含有对乙酰氨基酚、马来酸氯苯那敏、咖啡因。麦角胺咖啡因片中含有麦角胺、咖啡因。因此，复方感冒灵颗粒与对乙酰氨基酚片、马来酸氯苯那敏片、麦角胺咖啡因片存在重复用药情形。氯雷他定片与马来酸氯苯那敏片的抗过敏反应机制相同，作用机制相同的药物联合使用亦属于重复用药，故复方感冒灵颗粒与氯雷他定片合用也存在重复用药情形。含锌制剂可缓解感冒患者的咳嗽和流鼻涕症状，与复方感冒灵颗粒不存在重复用药问题。

17. E　伐地那非主要经 CYP3A4 代谢，与 CYP3A4 抑制剂合用时血药浓度升高，不良反应增加；唑类抗真菌药（如伊曲康唑、伏立康唑、泊沙康唑、氟康唑、酮康唑、克霉唑等）、大环内酯类药物（如克拉霉素、红霉素）、利托那韦、地尔硫䓬、维拉帕米、西咪替丁、环丙沙星、葡萄柚汁等均为 CYP3A4 抑制剂。苯妥英钠、利福平、卡马西平、圣约翰草提取物是 CYP3A4 诱导剂，可降低伐地那非的血药浓度。

18. D　肝药酶诱导剂能加快口服避孕药代谢，使其血药浓度降低，易导致药物失效。常见的肝药酶诱导剂有苯妥英钠、苯巴比妥、卡马西平、奥卡西平、利福平、圣约翰草提取物、恩杂鲁胺、米托坦等。

19. A　利托那韦是 CYP3A 抑制剂，是 CYP1A2、CYP2B6、CYP2C9、CYP2C19 的诱导剂。米托坦是 CYP3A4 诱导剂，帕罗西汀是 CYP2D6 抑制剂，环丙沙星、环孢素是 CYP3A 抑制剂。

20. C　P - 糖蛋白诱导剂多为肝药酶诱导剂，包括苯妥英钠、苯巴比妥、卡马西平、扑米酮、利福平、圣约翰草提取物。P - 糖蛋白抑制剂多为肝药酶抑制剂，包括维拉帕米、红霉素、克拉霉素、利托那韦、环孢素、奎尼丁、普罗帕酮。

21. D　对乙酰氨基酚的代谢物 N - 乙酰 - 对苯醌亚胺具有肝毒性，乙醇可加快对乙酰氨基酚代谢，促进毒性代谢物生成，对乙酰氨基酚与酒类饮品、含酒精中药（如人参酒等）合用易产生肝毒性。陈皮可抑制胃肠道蠕动，增加维生素 B_{12} 的吸收。甘草可减轻呋喃唑酮的胃肠道不良反应，且增强其抗菌活性。石麦汤可减轻氯氮平引起的流涎症状。大蒜素可提高链霉素的血药浓度，增强后者的抗菌活性。

22. C　乙醇可产生中枢神经抑制，苯巴比妥、氯苯那敏具有中枢神经抑制副作用，与含乙醇中药（如人参酒、舒筋活络酒等）合用可增加中枢神经抑制风险。

23. A　舒肝丸具有解痉、镇痛作用，甲氧氯普胺可促进胃肠道蠕动，两者药理作用相反。

24. D　药物相互作用和配伍禁忌是两个概念。药物相互作用是描述药物之间在体内发生的相互影响，有机体因素参与，涉及代谢酶、转运蛋白、基因多态性等因素参与，可影响药效和毒性。配伍禁忌是体外过程，无机体因素参与，涉及外界因素如光、热等因素影响，配伍禁忌主要是药物之间发生了理化反应。

25. B　葡萄糖氯化钠注射液的 pH 范围是 3.5 ~ 5.5。5% 葡萄糖注射液的 pH 范围是 3.2 ~ 5.5。灭菌注射用水的 pH 范围是 5.0 ~ 7.0。复方氯化钠注射液的 pH 范围是 4.5～7.5。**0.9% 氯化钠**注射液的 pH 范围是 **4.5～7.0**。复方乳酸钠葡萄糖注射液的 pH 范围是 3.6～6.5。

26. C 抗菌药物分为时间依赖型抗菌药和浓度依赖型抗菌药。β–内酰胺类药物属于时间依赖型抗菌药，作用时间短，一般需要每日给药多次，如阿莫西林、头孢克洛是每日给药 3 次（**q8h**）；但头孢曲松、厄他培南半衰期长，应每日给药 1 次（**qd**）。阿奇霉素属于时间依赖型且抗菌作用持续时间长，每次给药 500mg 时应每日给药 1 次（**qd**）。莫西沙星等喹诺酮类药物属于浓度依赖型抗菌药，多数是每日给药 1 次（**qd**）。

27. C 克林霉素和甲硝唑都可抑制厌氧菌，联合应用无临床意义。**伏立康唑是肝药酶抑制剂**，可抑制他克莫司代谢，使他克莫司血药浓度升高，两者合用时应减少他克莫司剂量。卡泊芬净在临床应用生理盐水做溶媒。破伤风抗毒素必须皮试，皮试阳性者禁用。虽然厄他培南属于时间依赖型抗菌药，但半衰期长，**每日给药 1 次**即可。

28. E 超说明书用药是指临床实际使用药品的适应证、给药方法或剂量以及用药人群不在说明书之内。在尚无有效或者更好治疗手段等特殊情况下，医师取得患者明确知情同意后，可以采用药品说明书中未明确但具有循证医学证据的药品用法实施治疗，即超说明书用药是具有一定的循证医学证据，并非完全依靠医师个人经验。超说明书用药的处方审核可分别从超适应证用药、超给药剂量、超给药途径、超用药人群四个方面进行。

29. B 赖诺普利与硝苯地平联合使用可**减轻**硝苯地平引起的**足踝水肿**、心率加快不良反应，联合用药合理，属于合理处方。使用阿莫西林应进行皮试，并注明皮试和皮试结果，**不标注皮试及结果的处方属于用药不适宜处方**。中药饮片应单独开具处方，不能与化学药、中成药共用一张处方；**化学药和中成药可以合用一张处方，但必须分行书写**，否则属于不规范处方。用法用量标注"**遵医嘱**"或"**自用**"字样属于不规范处方。麻醉药品、第一类精神药品、医疗用毒性药品、**放射性药品**、抗感染药品、抗肿瘤药品、**终止妊娠药品**需要由具有相应处方权资质的医师开具，医师无相应资质时开具此类处方**属于不合法，应判定为不规范处方**。

30. B 以下情形属于超常处方：无适应证用药；无正当理由开具高价药；无正当理由超说明书用药（包括超适应证、超给药剂量、超给药途径、超用药

人群）；无正当理由为同一名患者同时开具 2 种以上药理作用机制相同的药物。选项 A、D 属于用药不适宜处方，选项 C、E 属于不规范处方。

31. E 克林霉素和甲硝唑的抗菌谱同时覆盖了厌氧菌，两者合用意义不大，存在**联合用药不合理，属于用药不适宜处方**。珍菊降压片中含有氢氯噻嗪，与氢氯噻嗪同时使用存在重复用药，属于用药不适宜处方。便秘患者应使用硫酸镁的口服制剂，开具硫酸镁注射剂存在**给药途径不合理，属于用药不适宜处方**。头孢曲松钠和复方乳酸钠林格葡萄糖注射液（含氯化钙）存在**配伍禁忌，属于用药不适宜处方**。为慢性病患者开具用量超过 7 日的处方，未标注原因时属于不规范处方，标注原因时属于合理处方。

32. B 无正当理由**不首选国家基本药物**的处方属于用药**不适宜处方**。另外影响患者用药有效性、安全性的处方属于用药不适宜处方，包括：处方用药**与诊断不相符**；规定做皮试的药物**未做皮试或未标明结果**；剂型或给药途径不合理；用法用量不适宜；联合用药不适宜；存在重复用药；存在配伍禁忌；存在禁忌证用药等。处方用纸颜色不符合要求、用法用量书写不规范、使用商品名开具处方属于不规范处方。

33. E 不规范处方是指不符合处方书写要求、医师不具备相应资质。**不规范处方不会影响患者用药安全性、有效性**。不规范处方常见情形有：字迹不清；处方书写内容不全；签名不规范、药师未执行双签名规定；年龄书写不规范、用法用量书写不规范（注：用法用量错误属于用药不适宜处方）；**化学药与中成药未分行书写、单张处方超过 5 种药品、急诊处方超过 3 日用量、门诊处方超过 7 日用量**；未标注诊断结论；**未使用药品通用名**；开具麻醉药、第一类精神药品、医疗用毒性药品、放射性药品、抗感染药品的医师**不具有相应处方权资质**；处方用纸颜色不符合规定；中药饮片未按照"**君、臣、佐、使**"顺序开方等。A、B、C、D 四个选项属于用药不适宜处方。

34. E 处方调配步骤如下：按处方顺序**逐一调配**→药品配齐后与处方**逐条核对**药名、剂型、规格、数量和用法→药师**签名**→书写**用药标签**→另一名药师核查并签名（**双签名制度**）→发药宜采用**两种方式核对患者身份**→交代用药事项。对处方所列药品无法提供时药师不得擅自更改或代替；书写用药标签应通俗易懂；对处方中涉及的**麻醉药品**、第一类精神药品、医疗用**毒性药品**、**放射性药品**等特殊药品按照有关规定分别**登记账卡**，但不是所有药品都要登记账卡。

35. C 药品名称有通用名、商品名，也曾有别

名、商标名。中国药品**通用名称**由国家**药典委员会**编写，开具**处方必须使用通用名**。商品名有利于企业保护自己的产品和创立品牌，也有利于**医生和患者选择不同厂家的药品**。别名是由于一定历史原因造成的某一药品在一段时间内使用过的药品名称。

36. D 书写标签用语应**通俗易懂**，不宜使用专业术语。**q8h.** 是每8小时给药一次，即**每日3次**；每次10mg正好是1片含量，**Ac** 是**餐前给药**的外文缩写。故应书写成"每日3次，每次1片，餐前给药"。

37. D 药品常用重量单位有克（g）、毫克（mg）、微克（μg）、纳克（ng），换算是**千进制**，**1g=1000mg**、**1mg=1000μg**、**1μg=1000ng**。根据题干，每片左氧氟沙星含量为 0.1g，换算成毫克（mg），0.1g×1000=100mg，即每片含有100mg左氧氟沙星；患者每次应服用500mg，500÷100=5（片），每次应口服5片。

38. D 每瓶氨曲南是500mg，即0.5g，患者每次需要2g，相当于4瓶。因浓度要求**不超过2%**，即**2g氨曲南至少要用100ml的溶媒溶解**。

39. C 葡萄糖酸钙的**摩尔质量约为430g/mol**，且每个葡萄糖酸钙分子含有1个钙原子，可知每摩尔葡萄糖酸钙含有40g钙元素。0.5g葡萄糖酸钙是 $0.5/430 \approx 0.00116$ mol，那么 0.00116mol 的钙元素应是 $0.00116 \times 40 = 0.0464g = 46.4mg$。

40. B 氢化可的松、强的松（泼尼松）、甲泼尼龙、地塞米松的等效剂量是：**20mg:5mg:4mg:0.75mg**。换算等效剂量时，分别乘以相应的倍数。如 3mg 地塞米松（0.75mg×4=3mg）相当于氢化可的松80mg（20mg×4）、泼尼松20mg（5mg×4）、甲泼尼龙16mg（4mg×4）。20mg泼尼松（5mg×4=20mg）相当于氢化可的松80mg（20mg×4）、甲泼尼龙16mg（4mg×4）、地塞米松3mg（0.75mg×4）。

41. C 按体重给药，患者每次给药5mg/kg，体重60kg，故每次应给药5mg/kg×60kg=300mg。已知贝伐珠单抗注射液规格为400mg/16ml，即16ml中含有400mg药物，那么每1ml含有的药量为：400÷16=25mg；患者需要300mg，则需要的药液体积是：300÷25=12ml，即给药前应吸取12ml贝伐珠单抗注射液溶于0.9%氯化钠注射液中。

42. A 每支含有0.5mg，换算成微克（μg）：0.5×1000=500μg。患儿每次需要100μg，则需要的支数是：100÷500=1/5（支）。

43. C 溶液中溶质质量等于浓度乘以体积，计算方法是：$m = C \times V$。将浓溶液配制成稀溶液时，所取

的浓溶液中溶质质量与稀释后的稀溶液中溶质质量相同，根据溶质不变原则，$C_{浓} \times V_{浓} = C_{稀} \times V_{稀}$。代入题干数据，得到 $95\% \times V_{浓} = 70\% \times 500$，计算结果 $V_{浓} = 368ml$，即量取 95% 乙醇 368ml，加入蒸馏水 132ml，正好配成70%乙醇500ml。

44. B 维生素D的单位与质量换算关系为**400U=10μg**，每日补充400U，相当于10μg，正好是1粒。

45. A 阿仑膦酸钠片市售规格有两种，分别是10mg/片和70mg/片。规格**70mg/片的阿仑膦酸钠每周给药一次**（如果选择周一给药，那么下一次给药也是周一）。规格10mg/片的阿仑膦酸钠是每日给药1次。食物会影响该药吸收，应**空腹服用**，选择服药当天**第一次进餐前至少30分钟服用**。该药刺激食管，应**大量饮水送服**，且选择**直立位给药，给药后30分钟内避免躺卧**。矿泉水、牛奶含有金属离子，与药物可发生结合反应，**影响药效**。

46. A 口崩片是快速释药剂型，可快速在口腔崩解后进入胃肠道，起效快。口崩片服用时可以将药片置于舌上，用唾液润湿并以舌轻压，崩解后随唾液吞服。肠溶片、控释片不允许在口腔崩解，否则影响药物作用。舌下片应舌下含服，崩解后不能吞服。泡腾片应溶于水后服用。

二、配伍选择题

【1～2】AE 处方包括前记、正文、后记三部分。前记写患者个人信息、入院信息和临床诊断结论。正文部分是医生为患者开具**药品的信息**，包括药名、剂型、规格、数量、用法、用量。后记是医师和药师的**签名或盖章、药品金额**。

【3～5】CAB 处方中关于给药时间的一些外文缩写有：**餐前给药（Ac）、餐后给药（pc.）、临睡前给药（hs.）、上午给药（Am）、下午给药（pm.）**。

【6～8】DAC 处方中关于给药途径的一些外文缩写有：**口服给药（po.）、皮下注射给药（i.h.）、肌内注射给药（im.）、静脉注射给药（iv.）、静脉滴注给药（iv gtt）**。

【9～11】AEB 处方中关于给药频次的一些外文缩写有：**每日1次（qd.）、每日2次（bid.）、隔日1次（每两日1次，qod.）、每小时1次（qh）、每4小时1次（q4h）、每日4次（qid.）**。

【12～13】DB 有些药品可能患者目前不一定需要，但可能在必要时会用到，称为备用药品，分为长期备用药品、临时备用药品。处方中带有 sos. 的药品，系"**必要时（临时备用）**"，表示医生提醒药师、

护士此药物应临时备用，必要时执行给药 1 次，属于临时医嘱，有效期一般为 12 小时。处方中带有 **prn.** 的药品，系"**必要时（长期备用）**"，表示医生提醒药师、护士此药应长期备用，必要时执行给药，属于长期医嘱，有效期由医生标记具体时间。

【14~16】 **BAD** 处方外文缩写词：每日 4 次（qid.）、每 4 小时 1 次（q4h）、胶囊剂（Cap.）、滴剂（gtt.）、注射剂（Inj.）、溶液剂（Liq.）、生理盐水（NS）。

【17~19】 **EAD** 硫酸镁给药途径不同，产生的药效也不同。先兆子痫患者可出现血管平滑肌收缩与肌肉痉挛、抽搐，**静脉注射硫酸镁可松弛肌肉、缓解痉挛和抽搐**，松弛血管平滑肌、降低血压，进入中枢神经产生镇静作用，可用于**治疗先兆子痫**。口服硫酸镁可在肠道产生渗透压，使水分停留在肠道，具有**导泻作用**。局部湿敷硫酸镁产生的渗透压可使细胞内水分转移到细胞外，促使**局部炎性水肿**的组织细胞处于脱水状态，从而减轻肿胀。

【20~22】 **DBC** 消渴丸是降糖中成药，含有**格列本脲**。妇科十味片是治疗月经不调、痛经的中成药，含有**碳酸钙**。珍菊降压片是降压中成药，含有**氢氯噻嗪、可乐定**。鼻炎康片是治疗过敏性鼻炎的中成药，含有**氯苯那敏**。

【23~25】 **BDA** **新癀片**可用于咽喉肿痛等，含有化学药吲哚美辛。龙牡壮骨颗粒用于防治小儿佝偻病，含有化学药维生素 D_2 和葡萄糖酸钙。脉络通片用于心胸疼痛、胸闷气短等，含有化学药维生素 C 和碳酸氢钠。

【26~28】 **DEB** 多巴胺不能穿透血-脑屏障，左旋多巴进入中枢神经系统代谢成多巴胺后发挥药效，但在外周的左旋多巴可部分被外周脱羧酶代谢成多巴胺，减少进入中枢神经的剂量；**苄丝肼、卡比多巴**是外周脱羧酶抑制剂，可减少**左旋多巴**在外周的代谢，提高脑内活性。头孢菌素类药物、青霉素类药物可被耐药菌的 β-内酰胺酶分解失效，**克拉维酸、舒巴坦、他唑巴坦**是 β-内酰胺酶抑制剂，与头孢菌素类药物、**青霉素类药物**联合使用可减少后者分解失效。**磺胺类药物**是二氢叶酸合成酶抑制剂，**甲氧苄啶**是二氢叶酸还原酶抑制剂，两者在同一条作用途径上可协同抑制细菌生长繁殖。

【29~30】 **AC** 黄连、磺胺甲噁唑都具有抗菌作用，两者合用治疗痢疾、细菌性腹泻时可产生**协同增效**作用。金银花对耐药性金黄色葡萄球菌有效，可加强青霉素对耐药性金黄色葡萄球菌的杀菌作用。

【31~32】 **EA** 乙醇具有中枢神经抑制、消化道刺激、肝毒性等多种不良反应。**对乙酰氨基酚代谢物具有肝毒性**，乙醇除了具有肝毒性外，还能加快对乙酰氨基酚代谢，两者合用增加肝毒性风险。阿司匹林可刺激消化道，与含乙醇制剂合用增加**消化道出血**风险。

【33~34】 **BC** 吗啡、哌替啶具有呼吸抑制风险，**蛇胆川贝液**中含有苦杏仁苷，也具有呼吸抑制作用，两者同服可致**呼吸衰竭**。奎尼丁、普罗帕酮等抗心律失常药可减慢心率，与具有同样作用的**麝香保心丸、六神丸、益心丹**合用可致心脏骤停。

【35~36】 **EB** 昆布含有碘，在胃酸条件下，碘可氧化异烟肼形成异烟酸，**使异烟肼失去抗结核杆菌作用**。雄黄中含有硫化砷，可**与无机盐反应生成硫化砷酸盐沉淀**，既阻止化学药吸收，也降低雄黄的药效，并有砷中毒风险。

【37~38】 **CE** 黄连上清丸中含有抗菌活性成分黄连素，**不宜与活菌制剂如乳酶生合用**，可抑制活菌制剂的活性。甘草具有抗炎、抗变态反应作用，可协同增强糖皮质激素的抗炎、抗变态反应作用。

【39~40】 **BD** 腹泻患者使用 0.3% 氯化钾葡萄糖输液 500ml，500ml 中含有的氯化钾剂量为 $500 \times 0.3\% = 1.5g$，已知每支氯化钾注射液含有 1g 药物，则需要 1.5 支。心律失常患者使用的氯化钾浓度是 0.6%，正好是腹泻患者的 2 倍，所以需要 $1.5 \times 2 = 3$ 支。

【41~43】 **BAD** 喹诺酮类药物（如洛美沙星）可引起**光过敏**反应，用药后避免过度暴露于阳光下。第一代抗组胺药（如**氯苯那敏**）具有**镇静**、嗜睡作用，用药后**避免驾车**或从事高空作业。胰岛素未开封前应冷处（2℃~8℃）贮存，避免经常从冰箱中取出后温度反复变化引起变质；开封后室温贮存。

三、综合分析选择题

1. A 青霉素类药物的皮肤敏感试验与青霉素相同，采用**皮内注射**给药，药液浓度为 **500U/ml**，给药剂量为 **0.1ml**。

2. D 阿莫西林可被耐药菌的 β-内酰胺酶分解失效，**克拉维酸钾**是 β-内酰胺酶抑制剂，通过抑制 β-内酰胺酶活性，减少阿莫西林分解，二者协同增效。

3. C NS 是生理盐水（0.9% 氯化钠注射液）的处方外文缩写词。

4. B "每日给药 1 次"的处方缩写词是 **qd**，处方中只有左氧氟沙星注射液的给药频次标记"qd"。

5. A 药师书写服药标签应使用**通俗易懂**的语言，避免使用专业词汇或缩写词。处方中标明蒙脱石散用法为 **tid.（每日 3 次）**、**Ac（餐前给药）**、每次 3g（1 袋剂量），应书写成"餐前空腹给药，每日 3 次，每次 1 袋"。

6. D **双歧杆菌三联活菌**散属于活菌制剂，活菌数量多，为保证药效，应**冷处**贮存在 2℃ ~ 8℃；但不能冷冻贮存，冷冻是指 0℃ 以下。

7. A **金银花**具有抗菌作用，可抑制双歧杆菌三联活菌活性，**降低活菌制剂药效**。

四、多项选择题

1. AD 药师审核的处方既包括**纸质处方**，也包括**电子处方和医疗机构病区用药医嘱单**。互联网医院药学服务应坚持线上、线下一致的原则，**互联网处方审核同样应对合法性、规范性、用药适宜性进行审核**。**药师是处方审核工作的第一责任人**，并非医师。审方药师应同时具备以下专业资质：取得**药师及以上药学专业技术职务任职资格**；具备 **3 年及以上门诊、急诊或病区处方调剂工作经验**；经**专业培训并考核通过**。

2. ABDE 根据现行版《中华人民共和国药典临床用药须知》，用药前须做皮肤敏感试验的药品主要涉及**青霉素类**以及**抗毒素类、抗血清类、酶类注射剂、生物制品注射剂**中的部分药品，并非全部，同时要求涉及上述种类的其他药品应参考药品说明书进行皮试。**紫杉醇**可引起过敏，是由于药品中的增溶剂所致，**无需皮试**，用药前进行抗过敏预处理即可。

3. ABCDE 根据现行版《中华人民共和国药典临床用药须知》，用药前须做皮肤敏感试验的药品主要涉及**青霉素类**以及**抗毒素类、抗血清类、酶类注射剂、生物制品注射剂**中的部分药品。选项中五个药物均在必须皮试列表中。

4. BCDE 二甲双胍、阿卡波糖的作用机制不同，两者联合用药可增加降糖效果，不属于重复用药。**感冒清片**中含有对乙酰氨基酚、马来酸氯苯那敏、盐酸吗啉胍；**复方田七胃痛片**中含有**碳酸氢钠、氧化镁**；**鼻炎康片**中含有马来酸氯苯那敏，选项 B、C、D 存在重复用药情形。对乙酰氨基酚和布洛芬的解热、镇痛作用机制相同，**相同作用机制的药物联合使用属于重复用药**。

5. ACD 部分中成药中含有化学药成分，**感冒清片、复方感冒灵颗粒（胶囊、片）、维 C 银翘片**、健

脾生血片、**珍菊降压片**、复方田七胃痛片、复方陈香胃片、海珠喘息定片、脉络通片、妇科十味片、**龙牡壮骨颗粒**、**新癀片**、**鼻炎康**、**消渴丸**都含有化学药成分。

6. AC **吗啡**可用于肾绞痛、胆绞痛，但同时能引起胆道 Oddi 括约肌痉挛性收缩，升高胆内压，可致上腹不适；**阿托品**松弛内脏平滑肌，可缓解内脏平滑肌痉挛痛；两者合用可增强**镇痛作用，具有相加、协同增效作用**；但由于两者都具有便秘、排尿困难副作用，故副作用也具有相加、协同效应。氧氟沙星属于**喹诺酮类**药物，此类药物可与金属离子发生络合反应，造成两者吸收程度均下降。克拉维酸是 β - 内酰胺酶抑制剂，与头孢菌素类药物、青霉素类药物合用可协同增效。硫酸亚铁可与四环素类药物（如**多西环素、米诺环素**等）发生络合反应，降低吸收程度。

7. ACDE 常见的肝药酶诱导剂有**苯妥英钠、苯巴比妥、卡马西平、奥卡西平、利福平、圣约翰草提取物、恩杂鲁胺、米托坦**等。

8. ABCE 常见的肝药酶抑制剂有唑类抗真菌药（如**伊曲康唑、伏立康唑、泊沙康唑、氟康唑、酮康唑、克霉唑**等）、大环内酯类药物（如**克拉霉素、红霉素**）、利托那韦、地尔硫䓬、维拉帕米、西咪替丁、环丙沙星、氟西汀、帕罗西汀、氟伏沙明、葡萄柚汁等。苯巴比妥是肝药酶诱导剂。

9. ABDE **P - 糖蛋白诱导剂**多为肝药酶诱导剂，包括苯妥英钠、苯巴比妥、卡马西平、扑米酮、利福平、圣约翰草提取物。**P - 糖蛋白抑制剂**多为肝药酶抑制剂，包括维拉帕米、红霉素、克拉霉素、利托那韦、环孢素、奎尼丁、普罗帕酮。

10. ABCD 判断药物相互作用有无临床意义的主要依据是**药品说明书**。此外专业的药物相互作用工具书如《药物相互作用基础与临床》、《**Stockley** 药物相互作用》和 **Micromedex** 数据库、**Lexicomp** 数据库也可以用来辅助判断。中国药典主要是提供药品质量标准方面的信息资源。

11. ABCDE 乳酶生是活菌制剂，**黄连、黄芩、黄柏、金银花、连翘、鱼腥草**等及其中成药具有抗菌作用，此类中药或中成药与乳酶生等活菌制剂合用**可抑制活菌的活性**，降低药效。

12. DE 碳酸氢钠、氢氧化铝、复方氢氧化铝、氨茶碱属于**弱碱性药物，不宜与酸性的山楂丸、保和丸、乌梅丸、五味子丸同用**。胰酶、蛋白酶、多酶片与含有**大黄成分**的麻仁丸、解暑片、牛黄解毒片同服，可通过吸收或结合的方式抑制酶类药物的助消化

作用。**苯巴比妥、氯苯那敏**具有中枢神经抑制作用，**含乙醇制剂**（人参酒、舒筋活络酒等）**可加重中枢神经抑制作用。氢化可的松和甘草**均有抗炎、抗过敏反应作用，**两者合用可协同增效**，具有联合用药适宜性。**青霉素**对耐药性金黄色葡萄球菌作用弱，**金银花**可加强青霉素对耐药性金黄色葡萄球菌的抗菌作用，**具有联合用药适宜性。**

13. ACE　马来酸氯苯那敏具有抗组胺作用，可缓解感冒和鼻炎引起的**过敏**症状，**感冒清、复方感冒灵、维 C 银翘片、鼻炎康**中都含有马来酸氯苯那敏成分，禁止与马来酸氯苯那敏片同服。**感冒清、复方感冒灵、维 C 银翘片中**也都含有**对乙酰氨基酚。**

14. BD　配伍禁忌是药物之间在**体外**发生的一种相互作用，**理论上可以避免。温度、浓度、溶媒、混合时间、制剂辅料、光照**等因素都**可导致配伍禁忌。**物理相容性和物理变化是两个概念，凡是配伍后出现**外观改变的配伍均属于存在物理不相容性**，原因可能是发生了物理变化，也可能发生了化学变化。例如：配伍后颜色变化、有气体产生说明有新的物质生产，是化学反应，但属于物理不相容性；配伍后出现渗透压改变、破乳与分层（乳剂易发生此种现象）是物理变化，也是物理不相容性；出现浑浊或沉淀可能是由于物理变化导致，也可能是化学反应导致，但都属于物理不相容性。**化学稳定性**是配伍后外观没有肉眼可见的改变，但药物之间发生了水解、氧化或还原反应，**生成了新的化学物质**，导致不相容性。

第三章　用药咨询与药物治疗管理

第一节　药学信息咨询服务

一、最佳选择题

1. C　国家药品监督**管理局**网站属于**政府**网站。中国药**学会**网站属于专业**学术机构**网站。医学**论坛**网、临床实践和医药**咨讯**网站属于药学**信息**网站。**中国知网、万方医学网属于全文数据库网站**，收集了大量医药方面的论文。

2. E　一级信息是以**期刊**发表的**原创性论著**为主。一级信息资源包括各种药学杂志和期刊，如《中国医院药学杂志》《药学学报》《中国药理学通报》等，名字中常带有**"学报、杂志、期刊、通报"**等字样，其收集的论文为原创性内容。**文摘数据库、全文数据库属于二级信息资源。《**临床用药指南》《治疗学的药理学基础》**等专业书籍属于三级信息资源。**

3. A　**一级信息**一般是**研究性论文**、病例报道等文章，发表在**期刊、杂志**上。研究论文的内容包括研究目的、研究方法、研究对象、研究结果、讨论与结论等，**内容具体、详细**。病例报道会介绍患者的起病时间、临床表现、治疗情况和结果。

4. B　由于期刊、杂志种类较多，且随着时间推移出版的数量越来越多，不方便直接查询，由此诞生了包括**文摘数据库、全文数据库**在内的二级信息。二级信息是一种检索工具，主要作用就是用于**检索一级信息**。由于一级信息发表在前，二级信息建立引文、索引在后，存在一个时间间隔，所以会影响最新一级信息的检索。

5. B　三级信息资源包括医药**图书（工具书、教科书、手册）**、各种指南、综述型文章、药品说明书、药学应用软件等。《中国药学期刊》属于**一级信息资源。**

6. E　三级信息是从原创性研究（一级信息）中提取出被广泛接受的数据信息，然后对之进行整理、评估后以**著作**形式发表。其内容和结论均来自于一级信息，不是作者原创。三级信息因书写**内容广泛，含有基础知识**，所以对某一个具体问题的介绍都比较简明扼要而**不够全面细致**，也**不含有研究的具体细节**。由于编写著作时间长，所以内容**不是该领域最新的。**

7. C　查阅资料时适宜选用针对性的参考书、网站。是否皮试属于临床用药问题，宜选择查询如何使用药物相关的资料。《中华人民共和国药典临床用药须知》一书中规定了哪些药物必须皮试。此外，要想知道是否需要皮试，还可查阅相应药品的说明书。

8. B　医生向药师咨询的基本都是**药学新发展**和药学**专业**知识，**护士**主要咨询药品的正确**使用事项**。患者一般咨询常见用药问题和医保问题。需要注意的是任何人咨询的问题都不是绝对限制在一定范围的。

9. D　**地高辛**的安全范围小，＞2.0μg/L 时可产生毒性反应，需要进行**血药浓度监测**。建议血药浓度控制在 0.5 ~ 0.9μg/L。

10. A 大剂量应用**头孢菌素类**、碳青霉烯类（亚胺培南、美罗培南等）、氧头孢烯类（拉氧**头孢**、氟氧头孢）、头霉素类（**头孢米诺、头孢美唑**）药物可引起**凝血功能障碍**，导致**出血倾向**。

11. C 长期大量使用头孢菌类类、培南类药物时，可致**出血倾向**。**华法林、肝素等抗凝药**具有较高的出血风险，两者合用可致**出血风险增加**。

12. E 他汀类药物可引起**肝毒性**，用药期间应定期监测肝功能。**AST**（天门冬氨酸氨基转移酶）、**ALT**（丙氨酸氨基转移酶）**可用于评价肝功能**。他汀类药物可引起**横纹肌溶解毒性**（肌毒性），**CK**（肌酸激酶）可评估肌功能。阿托伐他汀经 CYP3A4 代谢，与 CYP3A4 抑制剂（如**环孢素、伊曲康唑、酮康唑、克拉霉素、罗红霉素、奈法唑酮等**）合用时，代谢减慢，药效和不良反应增加，应**避免合用**。他汀类药物与**吉非罗齐、烟酸**合用时易增加**横纹肌溶解毒性**，应**避免合用**。多烯磷脂酰胆碱是保肝抗炎药，可减轻他汀类药物的肝毒性。

13. D 司来吉兰是单胺氧化酶抑制剂，可抑制 5 - 羟色胺代谢，帕罗西汀可增加脑内 5 - 羟色胺功能，两者合用有引致 **5 - 羟色胺综合征**风险，应待帕罗西汀从体内彻底清除后方可使用司来吉兰。帕罗西汀在**停药 14 日**左右可基本清除，此时使用司来吉兰更安全。反之，当患者先使用司来吉兰治疗，之后改用帕罗西汀时，也应在停用司来吉兰 14 日后方可使用帕罗西汀。

14. B 多烯磷脂酰胆碱、红霉素在氯化钠注射液中可出现**浑浊或沉淀，存在配伍禁忌**。瑞替普酶在葡萄糖注射液（显酸性）中不稳定，效价降低，**存在配伍禁忌**。头孢曲松不能与含钙注射液配伍，**乳酸钠林格注射液**中含有乳酸钠、氯化钠、氯化钾、氯化钙，两者存在配伍禁忌。青霉素钠在酸性葡萄糖注射液中易裂环失效，可使用氯化钠注射液溶解。

15. C 头孢曲松钠可与**钙离子**发生反应生成头孢曲松钙，为白色细微浑浊或沉淀，可沉积在胆道，故应**禁止使用含钙注射液**作为头孢曲松钠的溶媒。**含钙注射液**包括氯化钙注射液、葡萄糖酸钙注射液、**复方氯化钠**注射液（含有氯化钠、氯化钾、氯化钙）、**乳酸钠林格**注射液（含有乳酸钠、氯化钠、氯化钾、氯化钙）、**复方乳酸钠林格葡萄糖注射液**（含乳酸钠、氯化钠、氯化钾、氯化钙、葡萄糖）。

16. B 万古霉素滴注过快可引起**红人综合征**，是一种非免疫性、剂量相关的由**组胺介导**的反应，以面部、颈部、躯干上部丘疹样红斑为特征。因与剂量相关，故静脉滴注给药时应控制滴速，剂量≤1g 药品的静脉滴注时间应控制在**不少于 1 小时**。

17. C 注射**氯化钾**给药浓度过高、给药速度过快可引起**心脏停搏，切忌直接静脉注射**给药；也**禁止肌内注射**，可引起肌肉坏死。正确给药方法是**稀释后缓慢静脉滴注**。用于一般补充电解质治疗时浓度不宜超过 **0.2% ~ 0.4%**，治疗心律失常时浓度可控制在 **0.6% ~ 0.7%**。

18. B **青霉素钠**属于时间依赖型抗生素，滴注时间控制在 **1 小时**以内既可在短时间内形成较高的血药浓度，也可减少药物分解导致过敏反应。

19. A **多巴胺**含有易氧化的酚羟基结构，在碱性条件下更**易氧化；呋塞米**注射液显碱性，可促进多巴胺氧化，生成黑色聚合物。上述两者应禁止在同一注射容器内给药。

20. E 药师与患者沟通时，应使用**通俗易懂的语言**，避免使用专业词汇，如 "精二类药物、OTC 药物、减鼻充血药、抗炎药" 以及医学术语如 "红人综合征、双硫仑样反应" 等；告知服药剂量时应使用 "每片、每粒"，不要使用 "多少毫克"。

21. E 多数患者对医学、药学词汇不懂，药师与患者沟通时应**尽可能避免使用专业词汇**。开始交流时可多使用**开放性提问**，尽可能获得患者更多信息，当患者带有**抵触情绪时可使用针对性问题**提问。慢性病患者因自身积累了一些相关医药知识，对他们重复指导可能会带来反感情绪。老年患者的记忆力减退，对其应**反复进行用药指导**，直至患者理解并记住。对于一些容易识别错误的药品，可贴附提示标签，或者建议患者使用**分剂量药盒**，避免重复用药或用药错误。

22. A 针对性问题是指仅希望患者回答 "**是/不是**" "**有/没有**" 等直接肯定或直接否定答案的问题，或者所问的问题集中在某一个方面上。**开放性问题通常是药师需要患者详细展开回答的问题**，而不希望患者仅做肯定或否定回答。例如 "您吃药后都有哪些症状？"，药师是希望患者如果有症状，应尽可能多描述一些，患者可回答 "有恶心、呕吐、头痛、失眠等多个症状"；也可能回答 "没有"，但即使患者回答 "没有"，也属于开放性问题。其他四个选项属于针对性问题，药师希望患者有针对性地回答即可。例如 "您是每天早餐前吃药吗？"，药师只想知道患者是餐前还是餐后吃药，然后判断吃药时间是否合理，患者仅需要回答 "是" 或 "不是" 即可。

23. D 伪麻黄碱、麻黄碱属于拟肾上腺素药物，可收缩血管引起血压升高，高血压患者感冒时应避免使用含有麻黄碱、伪麻黄碱成分的药物。

24. E 构型高血压患者的血压变化特点是白天血压高、晚上开始降低，此类患者宜白天给药；服用每日 1 次的降压药时，宜选择清晨 7 时给药；服用每日 2 次的降压药时，宜在清晨 7 时和下午 3～6 时给药。非构型高血压患者的血压特点是夜间血压不降低，容易导致夜间血管破裂而引发脑出血风险，此类患者宜睡前给药，可减轻夜间高血压。高血压患者应长期用药，可有效减少并发症。苯磺酸氨氯地平片属于长效制剂，每日服用 1 次即可。建议高血压患者选用每日 1 次的长效降压药，可提高用药依从性与血压稳定性。

二、配伍选择题

【1～2】DB 一级信息是以期刊发表的原创性论著为主，内容包括实验研究结果、病例报道以及评价性或描述性的研究结果，选项 A、C、E 属于一级信息资源。二级信息一般由引文、书目组成，如文摘数据库或全文数据库，可提供摘要、引文、索引（包括或不包括全文）及目录，主要用于检索一级信息。三级信息以参考书和综述型数据库为主，是从原创性研究中提取出被广泛接受的数据信息，对之进行评估而发表的结果；三级信息资源包括医药图书（工具书、教科书、手册）、光盘或在线数据库、药学应用软件、临床实践指南、综述型文章等。

【3～4】CE 一级信息是原创性论文，论文结果和结论均为作者进行研究后得到的原创性成果，内容比二级、三级信息更新。二级信息是用于检索一级信息的工具，主要提供引文、目录、摘要，也有一些二级信息提供全文的链接。三级信息是专家根据一级信息内容收集整理的著作，具有内容广泛但论述不够细致、信息简明扼要，撰写时间较长导致内容不是最新的（相对不够前沿），含有基础知识、使用方便等特点。

【5～6】EB 一级信息资源包括各种期刊、杂志，名称中常含有"杂志、期刊、学报、通报"等字样。二级信息资源包括文摘数据库、全文数据库。三级信息资源包括专著和指南，常含有"手册、指南"等字样，药典、综述型文章属于三级信息。需要注意的是，综述型文章是对一级信息进行总结写出的文章，本质上属于三级信息，但常发表在期刊、杂志等一级信息资源上。

【7～8】AD 环孢素治疗窗窄，用药周期长，血药浓度低会降低免疫抑制作用、血药浓度高会引起严重不良反应，宜定期进行血药浓度监测。硝普钠稳定性差，易发生光解反应，静脉滴注时应遮光给药。

【9～11】ABD 阿昔洛韦水溶性差，经肾排泄时易析出结晶刺激肾组织，可引起急性肾衰竭。利巴韦林具有致畸胎、溶血性贫血和肿瘤等不良反应。喹诺酮类药物可引起血糖紊乱，加替沙星禁用于糖尿病患者。

【12～13】BD 人促红素作为一种抗原，可诱发机体免疫系统产生针对促红素的抗体，使促红素被抗体破坏而不能发挥促进红细胞生成的作用，即出现单纯红细胞再生障碍性贫血。肝素可通过免疫机制破坏血小板，导致肝素诱导的血小板减少症（HIT），HIT 可促使体内产生大分子免疫复合物，这种复合物可刺激血小板聚集，进一步引起血栓栓塞性并发症。

【14～15】DB 氟西汀、帕罗西汀、舍曲林、（艾司）西酞普兰等选择性 5-羟色胺再摄取抑制剂类药物可提高脑内 5-羟色胺含量，5-羟色胺经单胺氧化酶代谢失活；上述药物与单胺氧化酶抑制剂（如呋喃唑酮、异烟肼、吗氯贝胺、帕吉林、司来吉兰等）合用时，5-羟色胺代谢减慢、功能增强，可引起 5-羟色胺综合征，症状包括高热、兴奋、意识障碍、癫痫发作、肌震颤、高血压危象等兴奋性症状。辛伐他汀经 CYP3A4 代谢，与 CYP3A4 抑制剂（如环孢素、伊曲康唑、酮康唑、克拉霉素、罗红霉素、奈法唑酮等）合用时，代谢减慢，药效和不良反应增加，横纹肌溶解毒性是他汀类药物的主要严重不良反应。

【16～17】DC 氟西汀可增加脑内 5-羟色胺含量，具有抗抑郁作用；单胺氧化酶抑制剂吗氯贝胺可减慢 5-羟色胺代谢，氟西汀联合吗氯贝胺时可使脑内 5-羟色胺功能过强，易引起 5-羟色胺综合征。洛伐他汀可引起横纹肌溶解毒性；伊曲康唑是 CYP3A4 抑制剂，可减慢洛伐他汀代谢，两者联合使用可增加横纹肌溶解综合征风险。

【18～19】DA 两性霉素 B 在盐溶液中可发生盐析反应，析出药物沉淀，禁止使用 0.9% 氯化钠注射液作为溶媒。苯妥英钠是弱酸强碱盐，在酸性的葡萄糖注射液中可析出苯妥英沉淀。

【20～21】BC 阿昔洛韦是弱酸强碱盐，在酸性葡萄糖注射液中可降低溶解度，析出沉淀。青霉素含有不稳定的 β-内酰胺环，在酸性环境下可裂环失效，分解产物还可增加过敏反应。多烯磷脂酰胆碱、氟罗沙星、两性霉素 B 可使用葡萄糖注射液作为溶媒。

【22～23】AB 奥沙利铂不能与含氯化钠溶液配伍，可生成二氯二氨铂，故不能使用生理盐水、葡萄糖氯化钠注射液、乳酸钠林格注射液（含氯化钠）、复方乳酸钠林格葡萄糖注射液（含氯化钠）作为溶媒，可选择5%葡萄糖注射液作为溶媒。**奈达铂不能使用酸性溶媒，包括5%葡萄糖注射液**（pH 3.2～5.5）、5%葡萄糖氯化钠注射液（pH 3.5～5.5）作为溶媒，可选择生理盐水作为溶媒。头孢曲松、利妥昔单抗、万古霉素可使用氯化钠注射液或5%葡萄糖注射液作为溶媒。

【24～26】EAB 紫杉醇可被**PVC**（聚氯乙烯）吸附，造成药效降低。**氯化钾**可影响心脏功能，直接静脉推注可导致短时间血药浓度过高，引起**心脏停搏**。**多巴胺**含有酚羟基，在碱性**呋塞米注射液**中易被氧化为黑色聚合物。

三、综合分析选择题

1. B 万古霉素可直接作用于肥大细胞和嗜碱性粒细胞，释放大量组胺，产生由**组胺介导的红人综合征**。这是一种不需要借助IgE或是补体而直接刺激肥大细胞和嗜碱性粒细胞释放组胺引起症状的类过敏反应。

2. D 灭菌注射用水10ml加上氯化钠注射液100ml，共计110ml，折合成滴数就是$15 \times 110 = 1650$滴。当万古霉素≤1g时，最小滴注时间为1小时（60分钟），故每分钟最多可滴入：$1650 \div 60 = 27.5$滴，D选项中"25滴"是最接近的答案，属于最佳答案。

3. A 部分**头孢菌素类药物**、氧头孢烯类药物、**头霉素类药物**、**碳青霉烯类药物**长期大剂量使用可导致**凝血功能障碍**，引起**出血**。甲硝唑可使尿液呈褐色或暗红色，是代谢物引起的，不会检出尿红细胞。

4. A 大剂量应用头孢菌素类、碳青霉烯类（亚胺培南、美罗培南等）、氧头孢烯类（拉氧头孢、氟氧头孢）、头霉素类（头孢米诺、头孢美唑）药物可引起出血倾向，这些药物可竞争性拮抗**谷氨酸－γ－羧化酶**，从而阻止凝血因子转化为活性形式，同时还**能抑制肠道微生态菌群产生维生素K，导致维生素K依赖性凝血因子合成障碍**（低凝血酶原血症），造成出血倾向。

5. C 长期大量使用头孢菌素类、培南类药物时，可致出血倾向，原因是抑制谷氨酸－γ－羧化酶（维生素K是其辅酶）、减少肠道菌群维生素K，从而降低了体内维生素K生理作用；同时也可抑制肠道菌群合成维生素B。故长期服用上述药物者应适当补充维

生素K、维生素B。

四、多项选择题

1. ACDE 三级信息是一些学术专著，包括工具书、教科书、手册、指南等，**使用方便**。专著编写的内容会介绍一些**基本知识**，所以内容更广泛；但也导致每一部分内容介绍的都比较简明扼要，不够具体，所以**论述不够全面细致**。由于编写论著需要花费较长的时间，所以三级信息的内容一般**不是该领域最新的**，相对不够前沿，内容也会因为专家个人观点存在错误的可能。

2. BC 期刊、杂志属于一级信息资源。文摘数据库、全文数据库属于二级信息资源。医药图书（工具书、参考书、教科书、手册、指南）、药品说明书、药典、综述型文章、临床各种治疗指南等属于三级信息资源。

3. ABCE 临床宜进行血药浓度监测的药物有强**心苷类**（如地高辛）、**氨基糖苷类**（如链霉素）、**抗癫痫药**（如苯妥英钠、卡马西平、苯巴比妥、丙戊酸钠）、**免疫抑制剂**（如环孢素、他克莫司）。

4. BCD 辛伐他汀经CYP3A4代谢，与CYP3A4抑制剂合用可致血药浓度升高，肌毒性风险加大，常见的CYP3A4抑制剂有环孢素、唑类抗真菌药（如伊曲康唑、氟康唑、伏立康唑、克霉唑、酮康唑等）、**大环内酯类药物**（如红霉素、克拉霉素、罗红霉素）、奈法唑酮等。降低三酰甘油药如吉非罗齐、烟酸也有**肌毒性**，应避免与他汀类药物合用。

5. ABCE 选择性5－羟色胺再摄取抑制剂可提高脑内5－羟色胺含量，5－羟色胺经单胺氧化酶代谢失活，此类药物与单胺氧化酶抑制剂合用时可导致5－羟色胺代谢减慢、功能增强，出现**高热、兴奋甚至意识障碍、癫痫、肌震颤、高血压危象**等症状，称为5－羟色胺综合征。常见的**单胺氧化酶抑制剂**有呋喃唑酮、异烟肼、吗氯贝胺、帕吉林、司来吉兰等。

6. BDE 不宜使用氯化钠注射液溶解的药物有**多烯磷脂酰胆碱、奥沙利铂、两性霉素B、红霉素、哌库溴铵、氟罗沙星**等。多烯磷脂酰胆碱、两性霉素B、红霉素、氟罗沙星在氯化钠注射液中可析出沉淀；奥沙利铂在氯化钠注射液中可转变为二氯二氨铂，使药效降低；哌库溴铵在氯化钠注射液中会降低疗效。奈达铂、苯妥英钠可用氯化钠注射液溶解。

7. ABC 不宜使用葡萄糖注射液作为溶媒的药物有青霉素、部分头孢菌素类、瑞替普酶、阿昔洛韦、苯妥英钠、依托泊苷、替尼泊苷、奈达铂等。青霉素

化学性质不稳定，在5%葡萄糖注射液（显酸性，pH 3.2～5.5）中可裂环失效，同时因药物分解致过敏反应增加。部分头孢菌素类药物应避免与酸性的葡萄糖注射液配伍，可裂环失效；但头孢曲松可使用氯化钠注射液、葡萄糖注射液溶解，故使用头孢菌素类药物时应选择药品说明书推荐的溶媒。瑞替普酶与葡萄糖注射液配伍可降低效价。阿昔洛韦、苯妥英钠属于弱酸强碱盐，在酸性葡萄糖注射液中可析出沉淀。依托泊苷、替尼泊苷、奈达铂在葡萄糖注射液中不稳定，可析出细微沉淀。

8. ABD　头孢曲松钠可与**钙离子**发生反应生成头孢曲松钙，为白色细微**浑浊或沉淀**，可沉积在胆道，应禁止使用含钙注射液作为头孢曲松钠的溶媒。**含钙注射液**包括氯化钙注射液、葡萄糖酸钙注射液、**复方氯化钠**注射液、**乳酸钠林格**注射液、**复方乳酸钠葡萄糖**注射液。可使用氯化钠注射液、5%葡萄糖注射液、右旋糖酐注射液作为溶媒。

9. ACDE　喹诺酮类药物（如培氟沙星、莫西沙星、左氧氟沙星等）、**地平类药物**（二氢吡啶类药物，如硝苯地平、尼莫地平等）、**对氨基水杨酸钠、硝普**钠、**长春新碱、放线菌素D、α-硫辛酸**等药物结构中含有对光不稳定基团，遇光易被氧化变色或发生光解反应，在贮存和静脉滴注给药时**必须遮光**。万古霉素无需遮光给药。

10. BC　雷尼替丁静脉注射速度过快可引起**心动过缓**。罂粟碱具有阿片样作用，可引起呼吸抑制，静脉注射速度过快可引起**呼吸抑制、房室传导阻滞、室颤**。维生素K静脉注射速度过快可引起面部**潮红、出汗、胸闷、低血压甚至虚脱，宜采用肌内注射**给药。**左氧氟沙星静脉滴注时间应控制在1小时以上。**

11. ABD　①"您以前吃过这个药吗？"仅需回答"吃过"或"没吃过"；"您漏服过药物吗？"仅需回答"有"或"没有"；"您这个药吃多久了？"仅需回答"几个月"或"几年"。或者药师只需要患者给出肯定或否定回答即可，上述问题属于针对性问题。②"这个药您是怎样服用的？"希望回答"用药时间、用药剂量、用药方法等"；"换了这个药后您感觉如何？"希望回答"效果还行或者不行，有或没有不良反应，具体不良反应包括哪些等等"，希望患者的回答全面细致，上述问题属于开放性问题。

第二节　疾病管理与健康宣教

一、最佳选择题

1. C　复合维生素含有维生素B族，可**增加食欲、促进消化**。**绝经后女性**因雌激素缺乏，易导致骨质疏松，其与**骨质疏松患者**应补充钙剂和维生素D。丹参、当归有**活血化瘀作用**，与**华法林**合用可延长凝血酶原时间，**增加出血风险**。**左甲状腺素**可吸附钙离子，与**钙剂**合用可造成二者**吸收均下降**。纤维素可润滑肠道，**便秘患者**应适当补充富含纤维素的新鲜蔬菜。

2. C　戒烟管理方法包括：①**"5A"戒烟干预法**，包括询问、建议、评估、帮助、安排随访等环节，切实可行且效果较好。②戒烟药物：**一线戒烟药物有尼古丁替代药物、安非他酮、伐尼克兰，二线戒烟药物有可乐定、去甲替林**。安非他酮是一种抗抑郁药，可引起头痛激越、失眠甚至癫痫等中枢神经兴奋性症状，**有出血倾向的患者不建议使用**。③电子烟：电子烟的**安全性尚未完全证实**，所以不属于一线戒烟方案。④中医戒烟：包括针刺、**耳穴、推拿按摩、放血疗法、心理疏导**等方法，常联合使用，效果较好。

3. A　**NIP是第一类疫苗**，由政府**免费**向公民（针对**儿童**）提供，包括乙肝疫苗、卡介苗、脊髓灰质炎疫苗、百白破疫苗、麻腮风疫苗、乙脑疫苗、流脑疫苗、甲肝疫苗等。

4. B　所有**≥6个月且无禁忌的人群都应接种流感疫苗**。优先推荐妊娠期女性、60岁以上人群、罹患慢性病人群、长期接触<6个月婴儿的看护者、长期在易发生流感场所工作或学习的人群（医护人员、中小学生等）。

5. C　重组带状疱疹疫苗的适用接种人群是**50岁及以上且免疫功能正常人群**。人乳头瘤病毒疫苗的适用接种人群是**9～45岁女性**。

6. E　姑息治疗是针对尚无法治愈的、各种严重的、致命性疾病的患者，以**减轻痛苦与不适症状、提高生活质量**为治疗目的，还要考虑适当延长患者生存时间。姑息治疗在疾病的**早期即可进行，贯穿疾病治疗的全程**。**安宁疗护**是姑息治疗的**终末期**重要组成部分，或者说是姑息治疗的**最后一个环节**，主要针对预期寿命不超过**6个月**的患者。安宁疗护**不刻意改变患者的生存时间**。姑息治疗和安宁疗护都是采取**多学科团队协作（MDT）模式**。

7. C　恶性肿瘤终末期患者可出现多种症状，可选择相应的治疗药物缓解症状。伴有疼痛时可选择止痛药，**轻度疼痛者使用非甾体抗炎药**（对乙酰氨基酚、布洛芬等）；**中度疼痛者使用弱阿片类药物**（曲马多、可待因等）；**严重疼痛者使用强阿片类药物**（吗啡、芬太尼等）。伴有**发热**时可选择**非甾体抗炎药和糖皮质激素类药物**。伴有**瘙痒**时可选择**糖皮质激素类药物**，但**抗组胺类抗过敏药对肿瘤患者的瘙痒无效**。伴有终末期**呼吸困难**时可选用阿片类药物（例如吗啡）。伴有**恶心、呕吐**时可选用**甲氧氯普胺、昂丹司琼、氟哌啶醇或糖皮质激素类药物**。糖皮质激素类药物对肿瘤患者终末期的多种症状有效，如疼痛（**辅助镇痛作用**）、**发热、瘙痒、乏力、厌食**。

8. B 肾衰竭时毒素无法随着尿液排出，不仅在血管内蓄积，也会到达人体皮下组织，在皮下组织累积后可刺激周围感觉神经末梢，出现**瘙痒**。毒素也可导致患者出现周围神经炎。可选用对神经活动有抑制作用的药物如**加巴喷丁、舍曲林**缓解瘙痒，也可配合**紫外线**治疗。

9. D 肿瘤患者出现乏力时，可口服**地塞米松片，每次 4mg，每日 2 次**，连续用药**不超过 2 周**，如无效**可停药**。甲氧氯普胺可预防治疗恶心、呕吐，地塞米松、甲羟孕酮可用于缓解厌食症状，洛哌丁胺可缓解腹泻症状。反复输血治疗可缓解患者的乏力和呼吸困难，但作用一般只维持 2 周左右，不建议患者采用此方案治疗。

10. E 硝酸甘油遇光分解，应**避光保存**。使用**雾化吸入器**每次雾化时间不宜超过 **20 分钟**，时间过长可导致呼吸道刺激或水分过多。**眼药膏、滴眼液、涂剂、涂膜剂、鼻用制剂开封后保质期一般为 4 周**。指血血糖仪必须**配合同一品牌**的试纸，不能混用。使用指夹式血氧仪应**指甲向上，破损指甲、涂指甲油或有异物时测量不准**。

11. C 右美沙芬长期应用可产生**成瘾性**，会出现欣快感、高度兴奋、感觉异常、幻听和（或）幻视等症状，被列为**第二类精神药品**。

12. A 麻黄碱、可待因有中枢神经兴奋作用，长期应用可引起**依赖性**，易造成药物滥用。

13. C 对于**新诊断为睡眠障碍**的患者，应首选非苯二氮䓬类药物，如唑吡坦、**佐匹克隆**、扎来普隆，且**按需使用**，不应按时使用。新发失眠患者应避免使用苯二氮䓬类药物如地西泮、艾司唑仑等，此类药物可引起依赖性、戒断症状、宿醉等不良反应。

二、配伍选择题

【1～2】AB 一线戒烟药有尼古丁替代药物、安

非他酮、伐尼克兰。二线戒烟药有可乐定、去甲替林。尼古丁替代药物有咀嚼胶、贴剂、喷鼻剂、吸入剂和舌下片等多种剂型。

【3～4】AE 甲类传染病包括鼠疫、霍乱。丙类传染病包括**流行性感冒**、流行性腮腺炎、风疹等。

【5～7】EDB 利尿剂可消除水肿，伴有心力衰竭、高血压的患者可选用呋塞米；伴有肝功能障碍的肾衰竭患者必须使用利尿剂时，宜首选螺内酯。毛果芸香碱是拟胆碱药，可刺激腺体分泌而使唾液增多，适用于**缓解口干**。洛哌丁胺和复方地芬诺酯可抑制胃肠道蠕动，用于非感染性腹泻治疗。

【8～10】ECB 抗胆碱药可抑制腺体分泌，减轻临终咽喉哮鸣症状，因丁溴东莨菪碱中枢副作用少，一般首选。无明显诱因的腹泻选择抑制胃肠道动力药，如洛哌丁胺、复方地芬诺酯治疗。抗菌药导致的**艰难梭菌相关腹泻**属于二重感染，可选择对艰难梭菌有效的**万古霉素或甲硝唑**治疗。

【11～13】CEA 考来烯胺可与胆汁酸结合，减少胆汁酸的再吸收，可用于**胆汁淤积性瘙痒**，此外也可选用**地塞米松**。老年患者出现**皮肤瘙痒**时，可使用**多磺酸粘多糖**或维生素 E 乳膏。口腔念珠菌属于真菌，可用抗真菌药**制霉菌素局部给药**，或**氟康唑**治疗。

【14～16】ADC 甲羟孕酮、甲地孕酮等**孕激素类药物可促进凝血功能，诱发血栓形成**。毛果芸香碱是拟胆碱药，可收缩气管平滑肌、使心搏减慢，原则上**慢性阻塞性肺疾病、哮喘、心动过缓患者不宜使用**。复方地芬诺酯具有一定的阿片样作用，可抑制中枢神经系统，**不宜与阿片类药物合用**。

三、多项选择题

1. BDE 患者依从性差时，应**简化用药方案**，如建议患者**使用半衰期长的药物或者缓、控释制剂，每天给药 1 次**即可，可减少漏服现象。药师进行用药指导时，应使用**通俗易懂**的语言，使患者听明白，避免出现用法用量错误。在药袋、药盒上粘贴提示标签，或建议使用**分时药盒或电子药盒**，防止漏服、重复用药、用量错误等。部分药品起效慢，患者容易中途停药，应事先告知患者必须坚持用药。注射剂用药不方便，容易降低用药依从性。

2. BCE 一线戒烟药有尼古丁替代药物、安非他酮、伐尼克兰。二线戒烟药有去甲替林、可乐定。

3. ADE 姑息治疗为患者提供多学科团队协作（MDT）模式，治疗的目的不再是治愈疾病，而是在

不影响疗效的前提下，遵循"整体照护"的服务模式，用药通常以改善患者的躯体症状和（或）精神心理症状，提高患者生活质量为主，而不是以完全消除症状为目的，同时还要考虑适当延长患者的生存时间。安宁疗护是姑息治疗的最后一个环节，对于预期寿命少于6个月的患者可提供安宁疗护，不再刻意改变患者的死亡过程。姑息治疗应充分尊重患者和家庭成员的意愿，由患者自主决定需要优先治疗的症状顺序。

4. ABCDE 终末期患者出现骨痛时，肿瘤引起的骨转移疼痛可使用阿片类药物止痛，合并炎症性疼痛时可联合非甾体抗炎药；骨破坏相关的骨痛可联合非甾体抗炎药和双膦酸盐治疗。出现发热时，可选用

对乙酰氨基酚或其他非甾体抗炎药，效果不佳时可考虑地塞米松。肿瘤相关性瘙痒选用地塞米松止痒，使用抗组胺药无效；肾衰竭导致的局部或全身性瘙痒，可选用加巴喷丁、舍曲林治疗；胆汁淤积性瘙痒可使用地塞米松、考来烯胺治疗；精神障碍性瘙痒可使用抗抑郁药米氮平、帕罗西汀治疗；老年皮肤瘙痒可使用多磺酸粘多糖或维生素E乳膏治疗。出现乏力时，可选用地塞米松治疗，预期寿命长的可选择人参治疗。出现厌食时，可使用地塞米松治疗。出现焦虑时可选用苯二氮䓬类药物劳拉西泮、地西泮治疗。出现谵妄时选择抗精神病药物治疗。姑息镇静可选用起效快的苯二氮䓬类药物咪达唑仑。

第三节 药物治疗管理

一、最佳选择题

1. E 诊断疾病、制定和变更药物治疗方案是执业医师的工作，超出了药师的执业范围。当干预方案中包含未明确诊断的疾病、药物治疗方案的变更时，务必及时将患者转诊给执业医师。收集患者信息可采用标准化信息收集和个体化信息收集方式，将收集到的信息进行分析评估；分析评估应从适应证、有效性、安全性、依从性四个维度展开，发现已存在或潜在的药物治疗相关问题，并据此制定药物治疗干预计划。药师应定期随访，评估干预方案的执行情况，必要时对干预方案进行调整。

2. E 糊丸质地坚硬，在胃内崩解迟缓，可缓慢释放药物，延长药效，又能减少对胃肠道的刺激，含毒性饮片或刺激性饮片以及需要延缓药效的方药适宜制备成糊丸。蜡丸表面有蜂蜡，质地坚硬，也适用于含毒性饮片或刺激性饮片。散剂、滴丸起效快，不适用于含毒性饮片或刺激性饮片。散剂在口腔科、耳鼻喉科、伤科和外科多有应用。膏药为油润固体，用前需烘软，利于吸收，常贴于患处或经络穴位。橡胶贴膏全身治疗主要起通络止痛、祛风散寒作用，多用于跌打损伤、风湿痹痛。

3. C 对于妊娠期女性，需要注意禁用、忌用、慎用的中成药品种。妊娠期禁用的中成药包括：牛黄解毒丸、木瓜丸、小金丸、小活络丸、开胸顺气丸、木香槟榔丸、玉真散、失笑散、七厘散、九气拈痛丸、九分散、大黄䗪虫丸、再造丸、当归龙荟丸、苏合香丸。

4. A 妊娠期女性应慎用的中成药包括：活血通脉片、安宫牛黄丸、黄连上清丸、牛黄上清丸、附子理中丸、疏肝止痛丸、清肺抑火丸、女金丸、三妙丸、天麻丸、防风通圣丸、栀子金花丸、凉膈散、通关散、鸡血藤膏。

5. D 和解剂分为和解少阳剂、调和肝脾剂、调和肝胃剂。小柴胡颗粒属于和解少阳剂，适用于邪在少阳证。舒肝健胃丸属于调和肝胃剂，适用于肝胃不和证。上清丸则属于表里双解剂，适用于外有表邪、里有实积之证。玉屏风颗粒属于固涩剂，适用于体虚卫外不固，阴液不能内守证。六味地黄丸属于补益剂，适用于阴虚证。

6. E 脉络通颗粒具有益气活血功效，可引起血压改变和心脏不适等心血管不良反应。马应龙麝香痔疮膏主要引起皮肤不良反应。复方芦荟胶囊主要引起胃肠道反应。妇洁舒洗液主要引起局部炎症性反应或过敏性反应。甘露消毒丸主要引起少尿、排便困难。

7. C "十八反"：乌头反贝母、瓜蒌、半夏、白及、白蔹；甘草反甘遂、京大戟、海藻、芫花；藜芦反人参、丹参、玄参、沙参、苦参、细辛、赤芍、白芍。可采用歌诀方便记忆：本草明言十八反，半蒌贝蔹及攻乌。藻戟遂芫俱战草，诸参辛芍叛藜芦。选项C"藜芦反半夏"不是"十八反"的内容。

8. B "十八反"中，乌头反贝母、瓜蒌、半夏、白及、白蔹。瓜蒌出自《神农本草经》，名为栝楼，仅指其根，即瓜蒌根，列为中品，即《神农本草经》中记载的仅为栝楼根（天花粉）；后世所说之瓜蒌多指瓜蒌实。故选项B不属于反乌头的中药。

9. C "十八反"歌诀中诸参辛芍叛藜芦，选项 C 正确。

10. B "十九畏"：硫黄畏朴硝，水银畏砒霜，狼毒畏密陀僧，巴豆畏牵牛子，丁香畏郁金，川乌、草乌畏犀角，牙硝畏三棱，官桂畏赤石脂，人参畏五灵脂。可采用**歌诀方便记忆：硫黄原是火中精，朴硝一见便相争。水银莫与砒霜见，狼毒最怕密陀僧。巴豆性烈最为上，偏与牵牛不顺情。丁香莫与郁金见，牙硝难合京三棱。川乌草乌不顺犀，人参最怕五灵脂。官桂善能调冷气，若逢石脂便相欺。**选项 B 不属于"十九畏"内容。

11. E 治疗下尿路感染的多数抗菌药物在尿液中浓度较高，病情单纯者使用**小剂量**就可达到治疗效果。肌内注射给药剂量小，**适宜不能口服的轻、中度患者，不适宜重症患者**。合并多种细菌感染、厌氧菌和需氧菌混合性感染、重症患者以及易产生耐药性细菌等复杂或严重患者可联合多种不同机制的抗菌药物治疗。抗菌药物的疗程因感染而异，一般情况下**用至体温恢复正常、主要症状消退后 72～96 小时**。

12. C 围手术期抗菌药物的预防性应用原则包括：**清洁手术（Ⅰ类切口）通常不需要预防性用药，但异物植入手术（人工心脏瓣膜植入、永久性心脏起搏器放置、人工关节置换）、头颅手术或心脏手术需要预防性使用抗菌药；尽可能单一用药，避免联合给药；多为静脉输注给药，应在术前 0.5～1 小时给药；经皮肤**的手术（如心血管、头颈、胸腹壁、四肢软组织、骨科手术）通常选择**第一代、第二代头孢菌素类**药物，因为此类手术主要存在金黄色葡萄球菌感染风险，属于革兰阳性菌；**不应使用第三代头孢菌素类药物**（第三代抗革兰阳性菌作用弱于第一、第二代）。如果术前发现有耐甲氧西林金黄色葡萄球菌（MRSA）定植的可能或该医疗机构 MRSA 发生率高，可使用对 MRSA 有效的**万古霉素**、去甲万古霉素作为预防性用药。

13. A 人工心脏瓣膜植入术属于清洁手术（Ⅰ类切口），但由于**植入异物，应使用抗菌药预防感染**。由于是**经皮手术**，金黄色葡萄球菌（革兰阳性菌）感染风险大，应首选第一代、第二代头孢菌素类药物，但考虑患者有头孢菌素类过敏史，可选择万古霉素、**去甲万古霉素、克林霉素**等对革兰阳性菌有效的药物代替头孢菌素类药物。**氨曲南、阿米卡星**主要对革兰阴性菌有效。

14. E 甲状腺切除术属于清洁手术（Ⅰ类切口），手术器官为人体无菌部位，**无需使用抗菌药预防感染**。

15. A 脑脊液分流术属于清洁手术（Ⅰ类切口），但头颅手术、心脏手术涉及人体重要器官，应**预防性使用抗菌药物**，可能的污染菌是金黄色葡萄球菌、凝固酶阴性葡萄球菌，属于革兰阳性菌，**应选用第一代、第二代头孢，如头孢唑林（第一代）、头孢呋辛（第二代）**。头孢他啶是第三代头孢菌素类药物。

16. C 脑脊液分流术、头颈部手术（不经口咽黏膜）、脊髓手术、颌面外科手术、安装永久性心脏起搏器、乳腺手术、骨内固定术都属于清洁手术（Ⅰ类切口），感染机会小，但一旦感染后果严重，**所以术前预防性使用抗菌药物**。考虑到可能的污染菌是金黄色葡萄球菌、凝固酶阴性葡萄球菌，术前预防性应用**第一代头孢菌素类药物如头孢唑林或第二代头孢菌素类药物如头孢呋辛**。眼科手术（白内障、青光眼）切口类别属于Ⅰ、Ⅱ类，可局部使用妥布霉素或左氧氟沙星滴眼液。

17. E 肾功能减退者使用药物时应尽可能**避免使用肾毒性大的药物**，必须使用时宜监测血药浓度；尽可能选择肾毒性小或无肾毒性的药物。选择**主要经肾排泄的药物**时，无论有无肾毒性，都应**调整给药剂量**，否则会加大肾脏负担。选择主要经肝胆排泄的药物时，因药物对肾脏影响小，可维持原有治疗剂量或剂量略减。选择经肝胆系统、肾双通道排泄的药物时，由于患者肾功能减退，此时药物更多的经肝胆系统排泄，所以可维持原有治疗剂量或剂量略减。

18. A 莫西沙星经肝、肾双通道排泄，对于**肾功能不全者无需调整给药剂量**。左氧氟沙星、诺氟沙星、头孢他啶、头孢唑林主要经肾排泄，对肝功能减退者无需减量，但对于**肾功能减退者应减少给药剂量或延长给药时间。肾功能减退者无需减量**的常用抗菌药有头孢曲松、头孢哌酮、莫西沙星、利奈唑胺、多西环素、米诺环素、**阿奇霉素、克林霉素**、伊曲康唑、伏立康唑等。

19. E 多数药物在肝脏代谢，然后经肝胆系统和（或）肾脏排泄。肝功能减退者应避免使用主要经肝代谢、清除的药物。使用**主要经肝代谢**的药物时，药物代谢减慢，血药浓度升高，应**减量给药**。使用**经肝清除但毒性小的药物时，可加重肝脏清除负担，应慎重使用，必要时减量**。使用经肝、肾双通道清除的药物时，应慎重，**严重肝病患者应减量给药**，同时伴有**肾功能衰竭的患者更应减量给药**。对于肝功能减退患者，应尽可能**选择主要经肾排泄的药物，通常无需减量**。

20. A 青霉素 G 不在肝脏代谢和排泄，基本上全部以原型经肾排泄，对于**肝功能减退者无需减量给药**。对于**肝功能减退者无需减量**的常用抗菌药还有**氨基糖苷类抗生素、万古霉素、氧氟沙星、左氧氟沙星**、诺氟沙星、头孢唑林、头孢他啶、**利奈唑胺**。阿奇霉素、多西环素、头孢曲松、伏立康唑在肝脏代谢，对于肝功能减退者应减量给药。**利奈唑胺对仅肝功能不全或仅肾功能减退者都无需调整剂量，但对于肝、肾功能同时减退者则需减量。**

21. D 青霉素类、头孢菌素类等 β-内酰胺类抗菌药对母体和胎儿都没有明显影响，也无致畸毒性，**妊娠期、哺乳期女性抗菌治疗时首选 β-内酰胺类菌药物治疗。**头孢呋辛酯是第二代头孢菌素类药物。

22. B 利巴韦林是抗病毒药，已报道有明确的**致畸毒性**。

二、配伍选择题

【1~3】EDA 蜜丸具有滋补、润燥等作用，补益类方剂常制成蜜丸。酒辛甘大热，能散寒行血通络。气雾剂、喷雾剂具有速效和定位作用，药物的细小雾滴能够直达作用部位，局部浓度高，起效快。

【4~5】BD 妊娠期禁用的中成药包括：**牛黄解毒丸**、木瓜丸、小金丸、**小活络丸**、开胸顺气丸、木香槟榔丸、玉真散、失笑散、七厘散、九气拈痛丸、九分散、**大黄䗪虫丸**、再造丸、当归龙荟丸、**苏合香丸**。妊娠期忌用的中成药有**舒肝和胃丸**、周氏回生丸、**金匮肾气丸**、三黄片、**牛黄清宫丸**、牛黄清火丸、疏风定痛丸、西黄丸、连翘败毒丸、礞石滚痰丸、紫金锭、梅花点舌丹、**云南白药**。妊娠期应**慎用**的中成药包括：活血通脉片、**安宫牛黄丸、黄连上清丸、牛黄上清丸**、附子理中丸、疏肝止痛丸、清肺抑火丸、女金丸、三妙丸、天麻丸、防风通圣丸、栀子金花丸、凉膈散、通关散、**鸡血藤膏**。

【6~8】BDC 辛温解表剂适用于外感风寒表证、风湿表证，常见品种有**感冒清热颗粒**、桂枝颗粒、九味羌活丸。辛凉解表剂适用于外感风热表证，常见品种有**银翘解毒丸、桑菊感冒片、柴银口服液**。扶正解表剂适用于正气虚弱复感外邪而致表证，常见品种有**玉屏风颗粒**、参苏丸、败毒散。

【9~10】CA 祛暑清热剂适用于夏天**外感暑热**之证，包括清热银花糖浆、暑热康糖浆、暑热感冒颗粒、清暑解毒颗粒。祛暑解表剂适用于暑气内伏兼外感风寒证，包括**藿香正气水、保济丸、沙溪凉茶颗粒**、暑湿感冒颗粒。祛暑利湿剂适用于**伤暑夹湿证**，包括六一散、益元散、六合定中丸、甘露消毒丸。清暑益气剂适用于暑热伤气、津液受灼证，包括清暑益气丸。

【11~13】CEA 理气剂包括行气剂、降气剂，行气剂具有理气疏肝、疏肝散结、理气和中、理气止痛作用，如胃苏颗粒。理血剂包括活血剂和止血剂，活血剂可活血化瘀、益气活血，如丹七片。开窍剂包括凉开剂、温开剂，凉开剂适用于温邪热毒内陷心包的热闭证，如安宫牛黄丸。

【14~16】EDA "十九畏"的药物之间不宜合用。含芒硝的中成药不宜与含硫黄、三棱的中成药同用。含水银的中成药不宜与含砒霜的中成药同用。含狼毒的中成药不宜与含密陀僧的中成药同用。含巴豆的中成药不宜与含牵牛子的中成药同用。含丁香的中成药不宜与含郁金的中成药同用。含川乌、草乌的中成药不宜与含犀角的中成药同用。含肉桂的中成药不宜与含赤石脂的中成药同用。含人参的中成药不宜与含五灵脂的中成药同用。

【17~18】CE "十八反"中药物之间不能同用。含乌头类饮片的中成药不能与含贝母、瓜蒌、半夏、白及、白蔹的中成药同服；含甘草的中成药不能与含甘遂、京大戟、海藻、芫花的中成药同服；含藜芦的中成药不能与含人参、丹参、玄参、沙参、苦参、细辛、赤芍、白芍的中成药同服。

【19~20】CE 髋关节置换术属于清洁手术（Ⅰ类切口），但属于**异物植入手术**（如人工心脏瓣膜植入、永久性心脏起搏器放置、人工关节置换），应**预防性使用抗菌药物**；由于是**经皮手术**，主要针对金黄色葡萄球菌（革兰阳性菌）感染，**首选第一代、第二代头孢菌素类药物**如**头孢唑林、头孢呋辛**；**不应使用第三代药物头孢曲松**，因第三代头孢菌素类药物对革兰阳性菌作用弱于第一、第二代。**经皮冠状动脉介入治疗仅为较小的创伤，无需预防性使用抗菌药物。**

【21~22】EA 美国 FDA 妊娠与哺乳期标示规则（PLLR）中指出，**青霉素**属于妊娠风险分级（旧）**B级，哺乳期用药安全，需要监测新生儿胃肠道反应**。**阿米卡星**属于妊娠风险分级（旧）**D级，哺乳期用药可能安全，需要监测新生儿胃肠道反应**。环丙沙星、万古霉素、利福平属于妊娠风险分级（旧）C级。需要重点掌握的药物有：**青霉素（B级，哺乳期安全、监测新生儿胃肠道反应）、氨曲南（B级，哺乳期安全、监测新生儿胃肠道反应）、头孢菌素（B级，哺乳期安全、监测新生儿胃肠道反应）、厄他培南（B级，哺乳期安全）**、美罗培南（B级，哺乳期可能安

全、需要监测），阿奇霉素（**B 级**，哺乳期安全、监测新生儿胃肠道反应），环丙沙星（**C 级**，哺乳期服药后 3～4 小时避免哺乳，监测新生儿胃肠道反应）。

【23～24】DC　克林霉素、红霉素属于 B 级，但红霉素哺乳期标示"安全"，克林霉素哺乳期则标示："尽量避免使用，需要监测新生儿胃肠道反应"。左氧氟沙星属于 C 级，哺乳期标示"服药后 4～6 小时避免哺乳，需监测新生儿胃肠道反应"。多西环素属于 D 级，哺乳期短程使用安全，需要监测新生儿胃肠道反应。庆大霉素属于 D 级，哺乳期可能安全。

【25～26】CA　靶向抗肿瘤药物选择特异性靶点产生药效，如果未做相关的靶点检测，可能存在用药无效情形。**曲妥珠单抗、帕妥珠单抗、伊尼妥单抗、恩美曲妥珠单抗、德曲妥珠单抗、拉帕替尼、吡咯替尼、奈拉替尼**的作用靶点是 **HER2**。吉非替尼、厄洛替尼、埃克替尼、奥希替尼、阿美替尼、伏美替尼的作用靶点是 **EGFR**。阿来替尼、塞瑞替尼的作用靶点是 **ALK**。

【27～28】CD　蒽环类抗肿瘤药（如**多柔比星**）、**曲妥珠单抗**（抗 HER2 大分子单抗类药物）可引起**心脏毒性**。他莫昔芬可引起静脉血栓栓塞、子宫内膜增厚、子宫内膜癌。芳香化酶抑制剂（如来曲唑）可引起骨质疏松、关节疼痛。**德曲妥珠单抗**的常见或典型不良反应是**间质性肺炎**。恩美曲妥珠单抗的常见或典型不良反应是**血小板减少**。

三、综合分析选择题

1. A　**关节置换术**属于清洁手术（Ⅰ类切口），因**异物植入**需使用抗菌药预防感染，由于是**经皮手术**，感染金黄色葡萄球菌（革兰阳性菌）风险大，应使用对革兰阳性菌作用强的**第一代、第二代头孢菌素**，如头孢唑林（属于第一代）；**不应使用第三代头孢菌素**如头孢曲松、头孢噻肟，第三代头孢菌素类药物对革兰阳性菌作用弱于第一代、第二代。

2. B　对**头孢菌素类药物过敏**的患者，如果围手术期需预防革兰**阳性**菌感染，可改用**万古霉素、去甲万古霉素、克林霉素**。对头孢菌素类药物过敏的患者，如果预防革兰**阴性**菌感染，可改用**氨曲南、磷霉素、氨基糖苷类**药物。根据题干，患者经皮关节置换手术应主要针对金黄色葡萄球菌（革兰阳性菌）预防感染，故应改用万古霉素。

3. C　围手术期预防性使用抗菌药一般在术前 **0.5～1 小时静脉滴注**。但因为**万古霉素**或喹诺酮类的**静脉滴注时间不少于 1 小时**，故应在**术前 1～2 小时**

内静脉滴注万古霉素。

四、多项选择题

1. ABCDE　药物治疗管理的工作内容主要包括：①**收集患者信息**；②对信息进行**分析评估**，根据评估结果为患者制定**药物治疗干预计划**；③为患者**选择、启动**或**管理药物治疗方案**；④**定期随访**；⑤书写**用药档案**。对患者进行药物管理时，如果服务内容超出了执业药师的服务范围，应将患者转诊给**执业医师**，如涉及**未明确诊断的疾病、药物治疗方案的制定或变更**。用药档案常采用 **SOAP 格式**记录，记录内容至少包括主观信息、客观信息、评估和计划。

2. AB　水丸易吸收，起效快，尤其适用于**中药解表和消导制剂**。滴丸生物利用度高，适用于**难溶性药物**的制备。煎膏剂多以滋补为主，兼有缓和的治疗作用。传统茶剂多用于治疗**风寒感冒、食积停滞、泻痢**等疾病。胶剂多有滋补强壮作用，皮胶类补血，角胶类温阳，甲胶类滋阴、活血祛风。

3. ABCDE　配伍禁忌包括禁用和忌用。"十八反"中药之间应禁用；"十九畏"中药之间应忌用。"十八反"提出**乌头和白及、甘草和京大戟**之间应禁用。"十九畏"提出**芒硝和硫黄、狼毒和密陀僧、巴豆和牵牛子**之间应忌用。

4. ABCE　头孢曲松、头孢哌酮、莫西沙星、利奈唑胺、多西环素、米诺环素、阿奇霉素、克林霉素、伊曲康唑、伏立康唑、两性霉素 B 等主要经肝胆排泄或肝、肾双通道排泄，**肾功能减退**患者使用时无需减量，而对于**肝功能减退**患者通常需要**减量给药**。阿米卡星是氨基糖苷类药物，几乎全部以原型经肾排泄，肾毒性大，**肾功能减退**患者应尽量避免使用，必须使用时宜监测血药浓度。

5. ABDE　青霉素 G、氨基糖苷类抗生素（如链霉素、庆大霉素、阿米卡星）、万古霉素、氧氟沙星、左氧氟沙星、诺氟沙星、头孢唑林、头孢他啶、利奈唑胺主要经肾排泄或肝、肾双通道排泄，对于**肝功能减退**者无需减量，但对于**肾功能减退**患者需要**减量给药**。头孢哌酮可在肝内代谢和肝胆排泄，对于肝功能减退患者应减量给药。对于肝、肾功能都出现减退的患者，药物治疗基本上都要减量给药。

6. ACE　抗菌药物临床应用分级分为非限制使用级、限制使用级、特殊使用级三个级别。经培训并考核合格后，具有**高级专业技术职务任职资格**的医师可授予**特殊使用级**抗菌药物处方权，具有**中级专业技术**职务任职资格的医师可授予**限制使用级**抗菌药物处方权，具有**初级专业技术职务任职资格的医师以及乡、镇、村的执业助理医师和乡村医生可授予非限制使用级抗菌药物处方权**。在特殊情况下**可以考虑越级应用**特殊使用级抗菌药物，但使用时间限定在**24 小时内**，之后需要补办审批手续并由具有处方权限的医师完善处方手续。**特殊使用级抗菌药物不得在门诊使用**。

第四节　常用医学检查

一、最佳选择题

1. A　过敏性疾病常引起**嗜酸性粒细胞增多**，如**支气管哮喘、荨麻疹、血管神经性水肿、过敏性肺炎**、药物性**皮疹**、食物过敏等。食物、药物引起**超敏反应**时可出现**嗜碱性粒细胞增多**，**速发型过敏反应**（如过敏性休克）可见**嗜碱性粒细胞减少**。

2. E　**红细胞计数增多**可因体液减少而导致红细胞相对增多引起，常见人群如频繁呕吐、出汗过多、大面积烧伤；红细胞计数增多还可因病理代偿性或继发性增多引起，如**肺心病、肺气肿、高原病**。红细胞计数增多可因红细胞生成过多引起，如**骨髓功能亢进**。消化道溃疡、脾功能亢进症、再生障碍性贫血、葡萄糖 − 6 − 磷酸脱氢酶缺乏症人群常见红细胞计数降低。

3. C　红细胞计数正常参考范围：成年男性 $(4.0 \sim 5.5) \times 10^{12}/L$，成年女性 $(3.5 \sim 5.0) \times 10^{12}/L$。血红蛋白值正常参考范围：成年男性 $120 \sim 160 g/L$，成年女性 $110 \sim 150 g/L$。根据题干，患者**红细胞计数下降、血红蛋白含量下降**。红细胞、血红蛋白减少常见原因有：①失血性疾病，如**消化道溃疡、痔疮**、十二指肠钩虫病。②红细胞生成减少或红细胞破坏过多，如**各种贫血性疾病、脾功能亢进症、葡萄糖 − 6 − 磷酸脱氢酶缺乏症**、血红蛋白病等。

4. D　白细胞计数正常参考范围：成人 $(4.0 \sim 10.0) \times 10^{9}/L$。中性粒细胞占比正常参考范围 $50\% \sim 70\%$。根据题干，患者**白细胞计数、中性粒细胞增多**。引起白细胞或中性粒细胞增多的常见疾病有**细菌感染**（如细菌性肺炎）、某些病毒感染、真菌感染、螺旋体感染、代谢性中毒、糖尿病酮症酸中毒，急性汞中毒、急性铅中毒、白血病等。流行性感冒、风疹、伤寒、疟疾可见白细胞计数下降。

5. B　血小板计数正常参考范围：$(100 \sim 300) \times 10^{9}/L$。根据题干，患者血小板计数降低。骨髓是人体造血器官，**骨髓功能亢进**时可引起**红细胞、白细胞、血小板增多**；骨髓功能抑制时可出现**再生障碍性贫血**，导致红细胞、白细胞、血小板减少。

6. A　脾可吞噬衰老血细胞，脾功能亢进引起多种血细胞计数减少。再生障碍性贫血可引起多种血胞计数减少。**淋巴细胞增多**常见于**传染性疾病**，如**结核病、水痘、风疹、麻疹、流行性腮腺炎**，也见于**器官移植排斥反应**。过敏性休克常见嗜碱性粒细胞减少，牛皮癣常见嗜酸性粒细胞增多。

7. C　头孢菌素类药物具有一定的致敏性，长期应用可引起嗜酸性粒细胞增多。

8. D　糖皮质激素、烟酸、甲状腺素长期应用可引起**嗜酸性粒细胞减少**。部分头孢菌素类药物长期应用可引起**嗜酸性粒细胞增多**。**磺胺类药物、非甾体抗炎药**长期应用可引起**白细胞和中性粒细胞减少**。利奈唑胺可引起**血小板减少**。

9. D　糖皮质激素可升高红细胞、血小板、中性粒细胞的计数，可降低嗜酸性粒细胞、嗜碱性粒细胞、淋巴细胞的计数。

10. E　维生素 C、**氯化铵**具有酸性，可使尿液酸性增强，导致尿 pH 降低。痛风患者尿液中的尿酸增多，尿酸呈酸性，可使尿 pH 降低。**呼吸性酸中毒**和**代谢性酸中毒**会使尿液中氢离子增多，尿液酸性增强，尿 pH 降低。肾小管性酸中毒时不能充分酸化尿液，导致尿液酸性减弱，尿 pH 升高。

11. C　单纯膀胱炎可引起尿中白细胞、红细胞增多，它们含有蛋白质成分，导致尿蛋白增加，但不是尿中血浆蛋白增多，故称为**假性蛋白尿**。

12. C　部分药物具有颜色，随粪便排出时可使粪便染色，如口服**药用炭**使粪便呈灰黑色，**大黄、番泻叶**可使粪便呈**黄色**，**利福平**可使粪便呈**橘红色**或红色。部分药物在肠道可发生反应，反应物使粪便呈色，如**铁剂、铋剂**在肠道与硫化氢结合后可使粪便呈**灰黑色**。部分药物引起消化道出血，引起上消化道出血后，可使粪便呈柏油样黑色；引起下消化道出血或血量过多时，可使粪便呈**红色**，如**抗血小板药阿司匹林、抗凝药华法林**等。

13. E　长期服用大量广谱抗生素可导致菌群失调，出现真菌二重感染，粪便中可见**大量真菌**。

14. C　他汀类药物有肝毒性、肌毒性。**AST、ALT** 是**评价肝功能**的指标，正常参考范围是 $<40 U/L$，报告提示患者数值明显升高，已出现肝功能受损。

CK 是评价肌功能指标，正常参考范围在女性为 40 ~ 200U/L，报告提示患者此数值在正常参考范围内，即肌功能正常。

15. E AST（天门冬氨酸氨基转移酶）、ALT（丙氨酸氨基转移酶）、ALP（碱性磷酸酶）、A/G（白蛋白/球蛋白）比值、Bil（胆红素）都可用于**评价肝功能**，但黄疸是由于胆红素产生过多或排出减少引起。产生过多、排出正常时为溶血性黄疸，患者总胆红素、游离胆红素升高；产生正常、排出减少时为梗阻性黄疸，患者总胆红素、结合胆红素升高，因此 **Bil 检查**可用于**判断有无黄疸、严重程度以及黄疸类型**。

16. B 碱性磷酸酶（ALP）主要存在于骨、肝、小肠、乳腺、肾脏，发生骨损伤、骨疾病、变形性骨炎时可将成骨细胞内的高浓度 ALP 释放至血液中；佝偻病、骨软化症时 ALP 生成增多，所以碱性磷酸酶检测可用于**辅助骨疾病、肝胆疾病的诊断**。肌酸激酶（CK）是存在于**骨骼肌、心肌、脑细胞**内的酶，骨骼肌出现肌病时可使 CK 升高。

17. C 机体正常代谢产物尿素氮、肌酐主要经肾排泄，当**肾功能降低**时，尿素氮、肌酐清除率下降，**导致血肌酐、血清尿素氮升高**。

18. A 当心肌损伤时，心肌肌钙蛋白 T（**cTnT**）和心肌肌钙蛋白 I（**cTnI**）会释放至血液中，可用于**诊断心肌梗死以及判断微小心肌缺血性损伤**。

19. C 心肌肌钙蛋白 T（**cTnT**）、心肌肌钙蛋白 I（**cTnI**）均可用于**诊断心肌梗死和判断微小心肌缺血性损伤**。cTnT 还用来预测肾衰竭患者的**心血管不良事件**发生率。

20. E 糖化血红蛋白中的 HbA1c 是葡萄糖与血红蛋白的结合物，结合后不再解离，一直持续于红细胞的生命周期中。由于红细胞的平均寿命约为 120 天，因此，测定**糖化血红蛋白和血红蛋白的百分率能客观反映测定前 3 个月内的平均血糖水平**，可用于糖尿病诊断、药物治疗效果评估和药物监测。HbA1c 的正常参考范围为 **4.0% ~ 6.0%**。

21. A HDL-C 是高密度脂蛋白胆固醇，可将胆固醇从肝外组织转运至肝脏代谢，能降低血胆固醇含量；HDL-C 越高，体内胆固醇代谢越多，发生动脉粥样硬化的风险越小，两者呈**负相关**。LDL-C 是低密度脂蛋白胆固醇，被认为是动脉粥样硬化的主要致病因子。

22. D 口服避孕药、糖皮质激素、阿司匹林、环孢素等能影响脂肪代谢，可引起胆固醇升高；辛伐他汀是抑制胆固醇合成药，可降低胆固醇水平。

23. A 华法林可引起出血，用药期间**监测国际标准化比值（INR）**，对于患者而言，INR 值应控制在 **2.0 ~ 3.0** 范围内。INR 低于 1.5 时易引起血栓，高于 3.0 时易引起出血。

24. C 肝素属于抗凝剂，可延长凝血酶原时间，引起出血，用药期间应**监测凝血酶原时间（PT）**。

25. D 华法林给药剂量过大可引起出血，用量不足可导致患者出现血栓风险。正常人群的 INR 值在 2.0 ~ 2.5，口服华法林后的 **INR 应控制在 2.0 ~ 3.0**。由于华法林起效慢，通常 3 天后起效，故用药**第 1 天、第 2 天可以不测** INR。

26. C 降钙素原（PCT）在发生**全身性细菌感染**时，可在甲状腺以外的组织合成并释放入血，导致血清 **PCT 显著升高**，且升高程度与感染程度呈正相关。病毒感染或局部细菌感染而无全身临床表现的患者 PCT 仅轻度升高。**PCT 可初步鉴别全身性细菌感染与病毒感染**，成人 PCT < 0.15ng/ml 基本可排除严重全身性细菌感染。检测 PCT 变化**可辅助评价抗生素的治疗效果**。

27. A 降钙素原（PCT）可初步**鉴别全身性细菌感染与病毒感染**，显著升高时提示全身性细菌感染的概率大。白细胞 WBC［正常参考范围（4 ~ 10）× 10^9/L］升高提示可能存在**细菌感染**。C 反应蛋白（CRP）可伴发于多种疾病导致的急、慢性炎症，包括**感染性疾病和非感染性炎症性疾病**，CRP 升高多见于化脓性感染、心肌梗死、结缔组织病，**可初步用于鉴别细菌性感染与非细菌性感染**，细菌性感染时 CRP 升高程度往往高于非细菌性感染。结合题干中的 PCT、WBC、CRP 结果，最有可能出现上述检查结果的是全身性细菌感染性疾病。

28. B 甲状旁腺可促进血钙升高、血磷降低，甲状旁腺功能减退时，可出现**低钙血症**和**高磷血症**。患者血清总钙 < 2.25mmol/L，为**低钙血症**；血磷 >1.61mmol/L，为**高磷血症**，最有可能患上的疾病是甲状旁腺功能减退症。患者的 TSH、FT₃、FT₄ 在正常参考范围内，说明甲状腺功能正常。

29. B 乙肝疫苗可刺激机体产生**表面抗体 HBsAb**，该抗体可提高机体对乙肝病毒的免疫力。

30. A 乙型肝炎病毒表面抗原 HBsAg 俗称"澳抗"。

31. B "大三阳"是 2 个抗原阳性、1 个抗体阳性，即表面抗原和 e 抗原阳性、核心抗体阳性。"小三阳"是 1 个抗原阳性、2 个抗体阳性，即表面抗原阳性、**e 抗体**和**核心抗体**阳性。"大三阳"和"小三阳"的区别在于 e 抗原和 e 抗体。

32. A 选项中 5 个生化指标都能反映甲状腺功能，但由于当甲状腺功能变化时，循环血中 **TSH 波动最迅速、明显**，其含量水平呈对数变化，因此 **TSH 是反映甲状腺功能最敏感、最具价值的客观指标**。

33. C 患者 TT_3、TT_4、FT_3、FT_4 均低于正常值下限，说明甲状腺功能减退。**原发性甲减患者 TSH 升高，继发性甲减、三发性（下丘脑性）甲减患者 TSH 降低**。故应首先考虑患者可能的疾病是继发性甲减或三发性甲减。

34. E 药敏试验有稀释法（肉汤稀释法、琼脂稀释法）、E - test 法、纸片扩散法。其中稀释法、E - test 法通过读取最小抑菌浓度作为药物敏感性判断依据，纸片扩散法是通过读取抑菌圈直径作为药物敏感性的判断依据。药物敏感性判断结果可分为"敏感""中介""耐药""剂量依赖性敏感"四种，但试验结果为"敏感"的药物在临床治疗效果上不一定最佳，所以药敏试验报告仅作为一种参考，不能完全依附报告结果选择治疗药物。试验结果为"剂量依赖性敏感"的药物可通过增加给药剂量提高敏感性或疗效。

35. D 由于同一类抗菌药物数量较多，不可能每一个药物都进行药敏试验，因此通常选择一个代表性药物作为指示药，如果致病菌对指示药敏感，通常可预测对同类药物中的部分药物也敏感。如 β 溶血性链球菌对青霉素敏感，则可预测对氨苄西林、阿莫西林、头孢唑林、头孢曲松、亚胺培南等敏感。对指示药敏感时只能预测对同类药物是否敏感，而不能预测对其他种类抗菌药的敏感性。致病菌对四环素敏感可预测对多西环素、米诺环素敏感；对万古霉素敏感，只能预测对替考拉宁敏感；肺炎链球菌对左氧氟沙星敏感，只能预测对莫西沙星敏感；反之不一定成立，例如对多西环素敏感，不能预测对四环素敏感。

二、配伍选择题

【1～3】AEC 贫血患者红细胞生成减少或破坏过多，常见**红细胞减少**、**血红蛋白减少**。水痘是传染性病毒性疾病，常见**淋巴细胞增多**、**中性粒细胞减少**。荨麻疹是过敏性疾病，常见**嗜酸性粒细胞增多**。

【4～6】AEB 部分皮肤病与寄生虫病常会出现**嗜酸性粒细胞增多**，如牛皮癣、湿疹、天疱疮、疱疹样皮炎、真菌性皮肤病、肺吸虫病、钩虫病等。**再生障碍性贫血**、原发性血小板减少性紫癜、弥散性血管

内凝血常见**血小板减少**。移植排斥反应和部分传染性疾病如结核病、水痘、麻疹、风疹、流行性腮腺炎常见**淋巴细胞增多**。

【7～9】CAE 中性粒细胞计数降低常见于结核菌感染、**病毒感染性疾病（如风疹、肝炎）**、疟疾、流行性感冒等。红细胞计数降低常见于**痔疮**、**消化道溃疡**等失血性疾病和各种**贫血**。嗜酸性粒细胞计数增高常见于过敏性疾病，如支气管哮喘、荨麻疹、血管神经性水肿、过敏性肺炎、药物性皮疹、食物过敏等。

【10～11】CE 糖皮质激素可升高红细胞、血小板、中性粒细胞，可降低嗜酸性粒细胞、嗜碱性粒细胞、淋巴细胞。抗甲状腺药可引起中性粒细胞和白细胞总数降低。

【12～14】ADE 部分皮肤病常见**嗜酸性粒细胞增多**，如牛皮癣、湿疹、疱疹样皮炎等。部分感染性疾病常见单核细胞增多，如感染性心内膜炎、活动性肺结核等。高原病可引起**红细胞代偿性增多**。

【15～17】BCE 肺心病、肺气肿、高原病等肺功能不足的疾病患者可引起**代偿性红细胞增生**。血管神经性水肿是过敏性疾病，可引起**嗜酸性粒细胞增多**。结核病属于传染性疾病，常见**中性粒细胞减少**、**淋巴细胞增多**、**单核细胞增多**等。

【18～19】AB 细菌感染常引起**中性粒细胞增多**，病毒感染常引起**中性粒细胞减少**、**淋巴细胞增多**。

【20～21】AC 红细胞和血红蛋白的增减意义相同，但**血红蛋白能更好地反映贫血程度**。血小板能形成血栓参与止血，是评估**止血和凝血功能**的最重要指标之一。

【22～23】BC 维生素 C、**氯化铵**具有酸性，可经尿液排泄，使尿液酸化，常作为**酸化尿液**药物。碳酸氢钠、碳酸钾、氨丁三醇具有碱性，可经尿液排泄，使尿液碱化，常作为**碱化尿液**药物。氢氧化钠碱性太强，不适用于碱化尿液。

【24～26】BCE 黄疸患者可因胆红素过多或经肝胆排泄减少，引起尿中胆红素增多，尿沉渣可见胆红素结晶。痛风患者尿酸增多，经尿液排泄后可见尿酸盐结晶。磺胺类药物经尿液排泄时，由于溶解度较低，可在尿中析出药物结晶。

【27～28】AB 上消化道出血，如胃、十二指肠溃疡，血液在肠道随粪便下行过程中可逐渐被氧化，颜色变深、变黑，呈柏油样。下消化道出血，如痔疮、肛裂、息肉，血液很少被氧化就随粪便排泄，粪

便呈鲜血红色。

【29～31】ABE ALT（丙氨酸氨基转移酶）、AST（天门冬氨酸氨基转移酶）是肝细胞中常见的氨基转移酶，肝细胞受损后可释放ALT、AST至血液中，血中ALT、AST水平升高幅度可反映肝细胞损伤程度，二者呈正相关。BUN（血清尿素氮）、SCr（血肌酐）经肾小球滤过后随尿液排出，两个数值的升高可反映肾小球滤过功能降低。cTnT（心肌肌钙蛋白T）、cTnI（心肌肌钙蛋白I）存在于心肌细胞内或细胞丝上，当心肌损伤时，两者释放至血液中，它们的血清浓度可反映心肌缺血性损伤程度。

【32～33】AC 发生急性胰腺炎时，炎症因子刺激胰腺细胞释放淀粉酶至血液中，导致短时间内血清淀粉酶（AMY）达到高峰。相比而言，慢性胰腺炎患者因胰腺细胞功能降低，释放的淀粉酶较少，导致血清淀粉酶下降。进行性肌营养不良、肌肉损伤等肌病患者可因横纹肌细胞释放肌酸激酶（CK）至血液中，导致血肌酸激酶（CK）升高。

【34～36】CED 胆固醇（TC）的正常参考范围是<5.2mmol/L；三酰甘油（TG）的正常参考范围是0.56～1.70mmol/L；低密度脂蛋白胆固醇（LDL－C）的正常参考范围是≤3.4mmol/L；高密度脂蛋白胆固醇（HDL－C）的正常参考范围是1.03～2.07mmol/L；成人空腹血糖的正常参考范围是3.9～6.1mmol/L。国际标准化比值（INR）的正常参考范围是2.0～2.5。

【37～38】BE 阿司匹林、贝诺酯（体内可释放出阿司匹林）、利尿剂（氢氯噻嗪、托拉塞米、依他尼酸、呋塞米）、抗结核药（吡嗪酰胺和乙胺丁醇）等可抑制尿酸排泄，长期应用引起高尿酸血症。糖皮质激素类药物长期应用可降低尿酸，升高血糖、血脂和血压。

【39～40】AB 口服避孕药可增加凝血因子活性，缩短凝血酶原时间，促进血栓形成。糖皮质激素类药物可促进尿酸排泄，降低血尿酸水平，还具有升高血脂、血压、血糖作用。

【41～42】EC 全身性细菌感染时降钙素原（PCT）显著升高，而病毒感染时升高不显著，PCT可用于初步鉴别全身性细菌感染和病毒感染。C反应蛋白（CRP）在炎症反应时会升高，包括细菌感染性炎症和非感染性炎症，在细菌感染性炎症时CRP升高更明显，可用于初步鉴别是细菌感染还是非细菌感染。此外，在心肌梗死时，CRP升高，所以CRP还可预测心血管病的风险。

【43～45】BAC 血钾的正常参考范围是3.5～5.5mmol/L；血钠的正常参考范围是135～145mmol/L；

血清总钙的正常参考范围是2.25～2.58mmol/L；血磷的正常参考范围是0.97～1.61mmol/L。

【46～48】BAD 螺内酯是保钾排钠利尿剂，长期应用可引起血钾升高、血钠降低，导致高钾血症。甲状旁腺激素具有调节体内钙、磷代谢作用，甲状旁腺分泌过多时可使骨钙进入血液，加强肾脏对钙的重吸收，激活维生素D_3转化成为活性维生素D_3，促进小肠对钙的吸收，导致血钙升高；并抑制肾脏对磷酸盐的重吸收，导致血磷降低。原发性甲状旁腺功能亢进症可引起高钙血症、低磷血症；甲状旁腺功能减退症则正好相反，可引起低钙血症、高磷血症。醛固酮可引起水钠潴留，导致血钠升高、血钾降低，原发性醛固酮增多症可引起高钠血症。

【49～51】ACD 原发性甲状旁腺功能亢进症可引起骨钙释放至血液中，引起高钙血症；同时抑制磷的肾脏重吸收，引起低磷血症。呋塞米、噻嗪类利尿剂是排钾利尿剂，可引起低钾血症。小儿佝偻病对钙的吸收减少，可引起低钙血症。

【52～54】ADC 肾上腺皮质功能亢进可促进醛固酮分泌，醛固酮具有水钠潴留作用，可引起高钠血症。强心苷类药物可将心肌细胞内的钾离子释放至血液，长期应用可引起高钾血症。维生素D可促进钙、磷吸收，缺乏维生素D可引起低钙血症、低磷血症。

【55～56】BC TSH是促甲状腺激素，负责调节甲状腺细胞的增殖、甲状腺血液供应和甲状腺激素的合成与分泌，与T_3、T_4之间存在负反馈机制。T_3主要由T_4转化而来。当甲状腺功能亢进时，FT_4升高，导致转化的FT_3也升高，通过负反馈机制引起TSH降低。而当患有原发性甲减时，FT_4降低、FT_3降低，TSH则表现为升高。

【57～58】BC 常规推荐剂量的抗菌药物治疗时，抗菌药物在感染部位所能达到的浓度可抑制该菌株的生长，此种结果应判读为"敏感"；如果无法抑制该菌株的生长，应判读为"耐药"。"中介"是指试验药物的最小抑菌浓度与血液中可达到的浓度接近，但分离株的临床应答率可能低于敏感株；或者部分抗菌药在一些感染部位浓度较高，常规剂量可能有效。

【59～61】AEC 在药敏试验中，由某一药物的药敏结果可以"预报"或"指示"其他药物敏感或耐药的药物，称为指示药。指示药主要用于预测同类药物的敏感性。四环素和多西环素、米诺环素同属四环素类，万古霉素和替考拉宁同属糖肽类，左氧氟沙星和莫西沙星同属喹诺酮类，红霉素和克拉霉素同属大环内酯类。

三、综合分析选择题

1. B 他汀类药物具有**横纹肌溶解**毒性，可引起**肌酸激酶升高**。

2. B 患者出现肌毒性，尽管血脂水平仍然很高，但不建议再增加瑞舒伐他汀剂量，可考虑联合其他降低胆固醇药。患者心率 52 次/分，有心动过缓指征，不建议增加美托洛尔剂量（可引起心跳减慢）。粪便中检测出红细胞，应警惕阿司匹林引起的消化道出血，不建议增加阿司匹林剂量。患者血压控制良好，无需增加降压药苯磺酸氨氯地平剂量。患者**血糖较高**，糖化血红蛋白 HbA1c > 6.0%，且无降糖药不良反应发生，可适当增加降糖药剂量，如二甲双胍、达格列净的剂量。

3. C 缓释片、肠溶片通常不能掰开服用和嚼服。**缓释片**单片含药剂量高于普通片，**掰开服用**（目前的刻痕片剂型除外）或嚼服可导致缓释结构破坏，药物释放速度加快后出现**血药浓度过高**。**肠溶片**所含药物通常是对胃肠刺激性大或对胃酸不稳定药物；阿司匹林肠溶片**通常应整片吞服以减少胃肠刺激，规律治疗时避免嚼服**，但在心绞痛急性发作时可嚼服以迅速发挥急救作用。琥珀酸美托洛尔缓释片是刻痕片，可掰开服用，但不能嚼服。二甲双胍缓释片不能掰开服用，也不能嚼服。

四、多项选择题

1. ADE 红细胞、血红蛋白计数降低常见于失血性疾病，如**消化性溃疡**、**痔疮**、十二指肠钩虫病；也见于红细胞生成过少或破坏过多的疾病，如**各种贫血**、**葡萄糖 – 6 – 磷酸脱氢酶缺乏症**、**脾功能亢进症**。骨髓功能亢进可导致多种血细胞计数增加。慢性肺心病患者常见红细胞代偿性增多。

2. ABCE 常见白细胞（中性粒细胞）减少的疾病有伤寒、副伤寒、结核分枝杆菌感染、**病毒感染（风疹、肝炎）**、疟疾、流感、脾亢等。

3. ABCD **氯霉素**可抑制骨髓，降低白细胞、红细胞、血小板数量，引起再生障碍性贫血。具有抗血栓作用的药物多数具有减少血小板的作用，如长期应用**噻氯匹定、阿司匹林、阿加曲班、肝素钠、依诺肝素、磺达肝癸钠**。抗菌药**利奈唑胺**也可引起血小板减少。

4. ABE 长期应用可引起**嗜酸性粒细胞减少**的药物有糖皮质激素（如地塞米松）、**烟酸**、**甲状腺素**。头孢哌酮可引起嗜酸性粒细胞增多。阿司匹林可引起中性粒细胞、血小板减少。

5. ABE 别嘌醇抑制尿酸生成，可降低尿酸水平。长期应用**糖皮质激素**可促进尿酸排泄，**降低尿酸水平**。**贝诺酯**在体内可释放出阿司匹林，阿司匹林可与尿酸竞争排泄，导致尿酸排出减少而重吸收增加，**升高血尿酸**。此外，部分利尿剂（如**氢氯噻嗪、呋塞米、依他尼酸、托拉塞米**）、抗结核药中的乙胺丁醇和吡嗪酰胺也能抑制尿酸排泄，**升高血尿酸**。

6. BCDE 糖皮质激素类药物（如泼尼松、地塞米松等）可调节糖代谢，引起高血糖。甲状腺激素（左甲状腺素）可降低胰岛素水平，引起高血糖。部分利尿剂（如**呋塞米、氢氯噻嗪、依他尼酸**）可抑制胰岛素释放，引起高血糖。**加替沙星**可引起严重或致死性低血糖或高血糖。**非甾体抗炎药**（如阿司匹林、吲哚美辛等）偶尔**可致高血糖**。格列喹酮属于降糖药。

7. ACE "大三阳"是指**表面抗原**、e抗原、**核心抗体**阳性，即 HBsAg 阳性、HBeAg 阳性、HBcAb 阳性。Ag 是抗原缩写，Ab 是抗体缩写。

第四章 用药安全

第一节 药物警戒与药品不良反应

一、最佳选择题

1. C 医务人员发现疑似**药品不良反应**时，应填写**药品不良反应/事件报告表**。医务人员发现**用药错误**时，应填写**用药错误报告表**。医疗机构的药物警戒主要从以下几方面开展：疑似药品不良反应、用药错误、药源性疾病、药品遴选与引进、药物滥用、超说明书用药、高警示药品、药品质量问题、附条件批准和应急特批药品的疑似不良反应。

2. E 药物警戒负责人应将国家药品监督管理局、药物警戒相关网站上关于药品**说明书修改**情况、药品**安全事件**等信息提请药事会关注和处置，不是由科室负责人完成。

3. A 药品不良反应是指合格药品在**正常用法用量**下出现的**与用药目的无关**的有害反应。在**超剂量**使用时出现的与用药目的无关的有害反应称为**用药错误**。

4. D 新的不良反应是指当不良反应的**性质、严重程度、特性、结果**与说明书中的术语或描述**不符**。**不能确定不良反应是新的还是已知的，应当按新的不良反应来处理。导致死亡**的不良反应亦应当被认为是新的不良反应，除非说明书中已明确该不良反应可能导致死亡。同一类药品可能存在某个或某些相同的不良反应，称为"类反应"。对于类反应，仅当在**说明书中已有明确描述时，类反应才能被认为是已知的**不良反应，即：如果说明书中明确"该药品与同类药品具有相同的不良反应"，那么就是已知的不良反应；如果说明书描述"同类药物可引起某些不良反应，但**本品尚未发现该不良反应**"，那么一旦临床使用该药的患者出现这个类反应，则定义为**新的不良反应**。

5. C 符合下列情形的药品不良反应，应当评价为严重药品不良反应：导致死亡、危及生命、导致住院或住院时间延长、导致永久或显著的残疾或功能丧失、导致先天性异常或出生缺陷。患者注射链霉素后出现永久性耳聋属于严重不良反应。

6. B 青霉素可引起速发型变态（过敏）反应，患儿出现过敏症状**与药物已知不良反应相符**，过敏出现的**时间也合理**；**停药后缓解**。但患儿既往无青霉素用药史，第一次使用出现过敏，之后**没有再用药**，可判定为"很可能"级别。

7. D 不良反应因果判定为"**待评价**"的依据是：报告**内容填写不完全，等待补充**后再评价；其与"**无法评价**"不同。无法评价是评价**所需资料根本无法提供**。根据题干，患者目前无法提供药名，待回家整理后可以补充，药师可在补充后再评价，故应判定为"**待评价**"。

8. C 不良反应因果判定为"**可能**"的依据是：出现不良反应的**时间合理**，患者出现的不良反应**与已知的药物不良反应可相符或不符**，停药表现以及二次用药是否有出现相同不良反应两个证据则**不明确**；患者**疾病本身或其他因素与不良反应的关系不明确**。他汀类药物有肝毒性，患者出现肝功能受损**与已知的药物不良反应相符**，不良反应出现的**时间也合理**，但患者目前没有停药，无法判断停药后肝功能是否会恢复，也没有再次用药后是否又出现肝功能受损的证据，而且**高脂血症也可能会导致肝功能的受损**，故只能判定为"**可能**"。

9. A 药品不良反应因果关系评价方法包括定性

法（五步法）和定量法（**Naranjo** 评分法）。CTP 评分法是评价肝功能的评分方法。Centor 评分法是衡量急性扁桃体炎患者被细菌感染可能性的评分方法。HAS – BLED 评分法主要是针对房颤患者的出血风险进行量化评分的方法。$CHA_2DS_2 – VASc – 60$ 评分法是评价房颤患者凝血风险的定量分析法。

10. E 新药监测期是指新药上市不超过 5 年。我国药物不良反应的报告范围是：①新药监测期内国产药品的所有可疑不良反应。②5 年以上的国产药品报告新的和严重的不良反应。③进口药品自首次获准进口之日起 5 年内，报告该进口药品的所有不良反应。④进口药品满 5 年及以上的，报告新的和严重的不良反应。

11. A 高血压患者掰碎服用硝苯地平控释片后出现低血压症状属于用药方法错误，应填写《用药错误报告表》。患者服用**上市 3 年**的新药出现的**所有可疑**不良反应均应报告。**超敏反应、过敏性休克、血小板减少性紫癜**都属于严重不良反应，需要报告。

二、配伍选择题

[1～3] BAE ①口服阿莫西林的患者，过敏反应出现在用药后，**时间合理**，且与阿莫西林**已知的不良反应相符**，**停药后症状减轻**，过敏与患者的疾病不相干，可排除患者因素，但患者无二次用药，判定为"**很可能**"级别。②使用干扰素的患者，脱发出现的**时间合理**，与已知的不良反应也相符，停药后好转，**二次用药又出现**，判定为"**肯定**"级别。③使用左氧氟沙星的患者，用药前即有血小板减小，既往基线的血小板**资料无法补充**，没办法判断是否与药物有关，判定为"**无法评价**"级别。

三、多项选择题

1. ABDE 对严重的**药品质量问题**及风险或由此引发的伤害，应向科主任及药物警戒负责人报告，并及时上报药事管理与药物治疗学委员会和上级**药品监督管理部门及卫生管理部门**。不是直接向药品上市许可持有人报告，防止上市许可持有人转移质量问题药品。

2. ABCE **医疗机构**的药物警戒工作涉及药品从引进**医疗机构到患者使用**这一过程，主要从以下几方面开展：疑似药品的不良反应、用药错误、药源性疾病、药品遴选与引进、药物滥用、超说明书用药、高警示药品、药品质量问题、附条件批准和应急特批药品的疑似不良反应。新药临床前研究是在药品研发单位或药品生产企业开展的一项活动，不属于医疗机构的工作范畴，医疗机构无法监测。

3. ABCD　常用的药品不良反应监测方法包括**自愿呈报制度**、**处方事件监测**、**医院集中监测系统**、**药物流行病学研究**（方法包括**病例对照研究**、**队列研究**）、**计算机监测**等。随机对照试验是指采用随机分配的方法，将符合要求的研究对象分别分配到试验组和对照组，然后给予相应的药物观察药效，药物不良反应监测不能采取随机对照试验方法。

4. BDE　药品不良反应符合下列情形时应当被评价为严重药品不良反应：导致**死亡**、**危及生命**、导致**住院或住院时间延长**、导致**永久或显著的残疾或功能丧失**、导致**先天性异常或出生缺陷**。

5. BD　上市 5 年以内的新药处于新药监测期，**新药监测期内的国产药品应当报告所有**可疑不良反应。小儿误服成人降糖药、嚼碎琥珀酸美托洛尔缓释片、漏服降压药属于用药错误，不属于药物不良反应（正常用法用量下出现）。外用贴剂导致剥脱性皮炎，属于**严重不良反应，新的和严重的药品不良反应须上报。**

第二节　药源性疾病

一、最佳选择题

1. B　按照病因分类，药源性疾病分为 A、B、C、D 型四种。**A 型**为**剂量相关**的药源性疾病，是药物**本身药理作用增强或持续发展**的结果，**可预测**；如非甾体抗炎药（阿司匹林、布洛芬等）引起的**消化道疾病**。**B 型**一般为**剂量不相关**的药源性疾病，与药品本身的**药理作用无关**的异常反应，**难以预测**；变态反应（过敏反应）、**特异质反应**属于 B 型，如青霉素引起的过敏性休克、别嘌醇引起的迟发型超敏反应。**C 型**是由于**长期用药**引起的药源性疾病，**还包括停药反应**；如长期应用**β受体拮抗剂**（比索洛尔、美托洛尔等）的患者突然停药可引起血压反跳，出现**药源性高血压**。**D 型**是由药物的**致癌、致畸、致突变**作用引起的药源性疾病，如鲑鱼降钙素可能增加癌症风险；沙利度胺可引起胎儿"海豹肢"、妊娠期女性服用己烯雌酚可引起所娩女婴在青春期出现阴道腺癌。

2. D　**A 型**为**剂量相关**的药源性疾病，是药物**本身药理作用增强或持续发展**的结果，**可预测**。

3. B　四环素类药物包括**四环素、多西环素、米诺环素**等，可与钙离子结合，导致儿童**牙齿釉质发育不全**，黄色的结合物使牙齿黄染。**氨基糖苷类抗生素**可引起儿童**永久性耳聋**，**氯霉素**可引起儿童**再生障碍性贫血**，喹诺酮类药物（如环丙沙星、左氧氟沙星等）可引起儿童**软骨症**。

4. E　长期服用**地平类药物**（二氢吡啶类钙通道阻滞剂）可引起**牙龈增生、脚踝水肿**，其他降压药没有牙龈增生不良反应。**苯妥英钠**长期应用也可引起**牙龈增生**。

5. D　**D–青霉胺**可影响机体免疫系统，引起天**疱疮样皮炎**。

6. C　按照发生率，不良反应分为十分常见（≥10%）、**常见**（≥1%且<10%）、**偶见**（≥0.1%且<

1%）、**罕见**（≥0.01%且<0.1%）、**十分罕见**（<0.01%），分界值为 10%、1%、0.1%、0.01%。**药源性疾病参考不良反应的分类，也分为十分常见、常见、偶见、罕见、十分罕见** 5 类。

二、配伍选择题

【1～3】CBA　阿司匹林肠溶片引起的**消化道刺激**是其本身药理作用随着疗程延长而持续发展的结果，属于 **A 型药源性疾病**。别嘌醇引起的**迟发型超敏反应**（剥脱性皮炎）是**变态反应**，属于 **B 型药源性疾病**。美托洛尔引起的血压反跳是**停药反应**，是长期用药引起的，属于 **C 型药源性疾病**。

【4～6】BCD　B 型一般为**剂量不相关**的药源性疾病，与药品本身的**药理作用无关**的异常反应，难以预测；**变态反应**（过敏反应）、**特异质反应**属于 B 型药源性疾病。**C 型**是由于**长期用药**引起的药源性疾病，**还包括停药反应**。**D 型**是由药物的**致癌、致畸、致突变**作用引起的药源性疾病。

【7～9】DCB　胰岛素可分解脂肪，长期在同一部位注射可导致脂肪萎缩，每次注射应间隔位置。别嘌醇在每日剂量大于 100mg 时，有引起**剥脱性皮炎**的风险，属于迟发型超敏反应，与基因 HLA–B＊5801 有关。苯妥英钠和地平类药物长期应用可能引起**牙龈增生**。

【10～12】EBA　链霉素属于氨基糖苷类药物，该类药物可影响胎儿第Ⅷ对脑神经发育，导致**先天性耳聋**。炔雌醚属于雌激素，妊娠期女性使用后可引起胎儿性器官发育异常。地塞米松是糖皮质激素，可使**脂肪重新分布**，导致注射部位**皮肤萎缩、表皮变薄、乳突消失**。

三、多项选择题

1. ABCE　在妊娠 3 周至 3 个月内用药不当可引

起胎儿畸形。如**性激素**可引起胎儿**生殖器**或子宫畸形，糖皮质激素类药物和口服降糖药可引起唇腭裂，甲氨蝶呤可引起无脑儿、腭裂，环磷酰胺可引起肢体、外耳畸形，地西泮和氟哌啶醇可引起四肢畸形。**氨基糖苷类**药物（如链霉素、庆大霉素、卡那霉素、阿米卡星、妥布霉素等）可影响第Ⅷ对脑神经的发育，引起**先天性耳聋**。氯霉素可引起**再生障碍性贫血**。

2. CDE 药源性疾病风险因素包括**药物因素**、**患者因素**。药物的选择性、剂型、剂量、辅料、药物相互作用、**服药时间**等属于药物相关性风险因素；**人为因素**（包括**药物滥用**、**用药错误**）也列为药物相关性风险因素。患者的种族、年龄、性别、体重、个体差异、病理状态、遗传因素、高敏性、特殊人群、不良生活方式等属于**患者因素**。对于药源性疾病的防治，应做到：①遵守安全用药的法律法规及国家基本药物制度。②严格设计并评估**新药上市前研究**。③加强上市后的安全性研究与再评价。④确保药物在临床中的合理使用和监管，探究影响合理用药的因素，有针对性地寻求解决办法。⑤充分发挥医务人员在防治药源性疾病中的专业作用。

3. BCE 药源性疾病风险因素中的**患者因素**，包括患者的种族、年龄、性别、体重、个体差异、病理状态、遗传因素、高敏性、特殊人群、不良生活方式等。

第三节 用药错误

一、最佳选择题

1. A 用药错误是指合格药品在临床使用全过程中出现的、**任何可防范的用药不当**。自行停药、嚼服控释片、错服其他药、重复用药都属于可以防范的用药不当。肺炎患者正常用法用量下服用罗红霉素出现恶心、呕吐属于药物不良反应。

2. C 用药错误分为9级 ①A级：客观环境或条件可能引发错误，错误尚未发生，即存在错误**安全隐患**。②B级：发生错误但**未发给患者**，或已发给患者但患者**未使用**。③C级：患者**已使用**，但**未造成伤害**。④D级：患者**已使用**，需要监测错误对患者造成的后果，并根据后果判断是否需要采取措施预防或减少伤害。⑤E级：错误造成患者**暂时性伤害**，需要**采取处置措施**。⑥F级：错误造成患者的伤害导致患者住院或延长住院时间。⑦G级：错误导致患者**永久性伤害**。⑧H级：错误导致患者**生命垂危**，需采取维持生命的措施（如心肺复苏、除颤、插管等）。⑨I级：错误导致患者**死亡**。

3. D 链霉素引起的药源性耳聋是不可逆转的，属于永久性伤害，导致患者**永久性伤害**的用药错误属于**G级**。

4. B 选项A尚未**发生**用药错误，属于**A级**。选项B出现用药错误，但**未发给患者**，属于**B级**。选项C患者已经服用，但**未造成伤害**，属于**C级**。选项D造成患者死亡，属于**I级**。选项E患者出现**暂时性伤害**，经**处理**后得到解决，属于**E级**。

5. B 用药错误分成9级，可归纳为4个层级，第一层级是错误未发生，包括**A级**。第二层级是错误已发生，但**未造成患者伤害**，包括**B、C、D级**。第三层级是发生错误且**造成患者伤害**，包括**E、F、G、H级**。第四层级是造成患者死亡，包括**I级**。

6. D 同一药物如果存在多种规格（如左氧氟沙星胶囊有100mg/粒、200mg/粒等规格），药师对患者**用药指导**或护士给患者用药时，可能会导致对患者交代的用药粒数不正确，出现给药剂量错误。

7. E 处方调剂时实行**双药师签名制度**，可减少错误的发生。发药时可能会发错对象，使用**条形码技术辨别患者身份**可准确识别处方对应的患者，建议采用**2种不同的方法**确认患者身份和药品。向患者交代用药事项时使用**通俗易懂**的语言，如给药剂量是多少片、多少粒等，有助于患者理解。对形似或声似的药品容易出现调剂错误，加贴醒目标识有助于减少错误发生。使用**单剂量自动分包机**、**计算机医嘱系统**、**电子处方**、**整包装发药系统**、**条形码等自动化和信息化设备**可减少用药错误的发生。开处方时使用**药品通用名**可减少用药错误的发生。

二、配伍选择题

【1～3】CBA C级用药错误是指患者**已使用**，但**未造成伤害**。H级是指错误导致患者**生命垂危**，需采取维持生命的措施（如心肺复苏、除颤、插管等）。E级是错误造成患者**暂时性伤害**，需要采取处置措施。

【4～6】AEB 错误用药分为9级：**A级**是客观环境或条件可能引发错误，即**存在错误安全隐患**。**D级**是患者已使用，需要监测错误对患者造成的后果，并根据后果判断是否需要采取措施预防或减少伤害。**I级**是错误导致患者**死亡**。

三、多项选择题

ABCE 当两个药品**名称相似**时，可能医生在书写**处方**时会出现错误；如果由护士**转抄**处方或转录处方，也可能在这一环节出现错误。药师审核这一类药品处方时，如果未仔细核对，也可出现**调剂**错误，并导致**给药**错误。

第四节 特殊人群用药

一、最佳选择题

1. B 妊娠期女性药动学特点 ①吸收：胃酸分泌减少、胃肠道活动减弱可导致**口服药物吸收减慢**、达峰时间滞后，**生物利用度下降**。加之妊娠呕吐可导致口服给药效果降低。②分布：血容量增加可引起**药物分布容积增大**，血药浓度降低。**血浆白蛋白合成增多**，但因血容量增加致使血浆白蛋白浓度降低，可引起**游离型药物增多**。③代谢：妊娠期激素分泌改变可影响药物代谢。④排泄：肾血流量、肾小球滤过率、肌酐清除率增加，可导致主要经肾排泄的药物**排泄加快**，血药浓度降低。

2. A 大多数药物以被动扩散方式通过胎盘进入胎儿体内，被动扩散的药物特点是：**脂溶性高、分子量小、蛋白结合率低**。解离是指药物分子型与离子型之间的转换，解离程度高使离子型药物多，水溶性增大，脂溶性降低；解离程度低使分子型药物多，脂溶性高。

3. B 细胞增殖早期为**受精后 18 天左右**，在此期间胚胎的所有细胞尚未分化，对药物无选择性，此阶段期间用药的结果是**胚胎死亡、流产或存活发育成正常个体，不会引起致畸毒性**。受精 3 周至 3 个月（即妊娠 3~12 周）是胚胎器官的分化时期，此阶段受到药物影响可能产生胎儿形态、功能异常而造成畸形，属于**致畸敏感期**。

4. A 细胞增殖早期为受精后 18 天左右，在此期间胚胎的所有细胞尚未分化，对药物无选择性，在**受精后 18 天之前用药的结果是胚胎死亡、流产或存活发育成正常个体**，不会引起致畸毒性。

5. A 四环素类可引起**胎儿牙齿、骨骼**发育异常，并非大环内酯类药物。**沙利度胺**可引起胎儿**肢体、耳、内脏畸形**，四肢形状如"海豹肢"。雌激素、孕激素、雄激素属于**性激素**，通过胎盘后可影响胎儿**性发育异常**。**第一代抗组胺药、镇静剂**等具有中枢神经抑制性药理作用的药物可抑制胎儿大脑神经活动，甚至引起**大脑发育异常**。阿司匹林、华法林可降低凝血功能，妊娠期用药后可引起**胎儿出血**。

6. D 甲氨蝶呤是二氢叶酸还原酶抑制剂，可抑制叶酸合成，导致胎儿**缺乏叶酸**，叶酸缺乏可引起**神经管发育异常**，胎儿颅面部畸形。

7. E 胎儿体内 CYP 酶的水平约为成人的 1/3，胎儿不表达 CYP2A6 和 CYP2B6，CYP1A2 活性可忽略不计，CYP2C 活性有限，CYP2D6 活性表达水平也很低。胎儿肝脏首要表达的是 **CYP3A7**，CYP3A4 表达则有限。

8. B 许多药物通过被动扩散方式经胎盘转运至胎儿体内，但水溶性维生素、钙离子（Ca^{2+}）、钠离子（Na^+）、钾离子（K^+）、**免疫球蛋白、氨基酸、肌苷**通过**主动转运**进入胎儿体内。药物经胎盘转运的速度受胎盘因素、药物因素影响。胎盘的成熟程度、血流量、生物膜厚度影响药物经胎盘转运。孕初 3 个月和妊娠末期 3 个月药物经胎盘转运的速度较快。妊娠**第 8 周**起胎盘便能参与药物的代谢，胎儿肝脏首要表达的是 **CYP3A7**、CYP3A4 表达则有限。胎儿肾小球滤过面积和肾小球容积都相对不足，许多药物在胎儿体内排泄缓慢，因此，代谢物毒性大的药物对胎儿影响明显。

9. E 多数药物以被动扩散方式分泌至乳汁中，易分泌至乳汁中的药物特点基本同易透过胎盘药物特点，即**脂溶性高、弱碱性、蛋白结合率低、分子量小、解离程度低**的药物易分泌至乳汁中。地西泮脂溶性强，易分泌至乳汁中。红霉素、阿奇霉素属于弱碱性药物，且脂溶性强，易分泌至乳汁中。青霉素 G 属于**弱酸性药物，不易分泌至乳汁中**。华法林蛋白结合率高，不易分泌至乳汁中。

10. D 根据安全性与危险性对哺乳期用药进行分级，可分为 5 级。**L1 级最安全**，没有证实对婴儿有危害或危害甚微，属于 **L1 级**的常用药物有**青霉素、头孢唑林、头孢克洛、头孢地尼、克拉霉素、万古霉素、胰岛素、二甲双胍、泮托拉唑、维生素 B_{12}、曲普利啶**。氯霉素属于 L4 级，哺乳母亲使用该药物有明确危害性证据。

11. B 二甲双胍属于 L1 级药物，相对最安全，且二甲双胍也是 2 型糖尿病的首选降糖治疗药。格列吡嗪属于L2级，瑞格列奈、阿卡波糖、吡格列酮属于L3级。

12. A 氯霉素、利巴韦林属于L4级的药物，哺乳母亲使用后有危害性证据。青霉素、头孢克洛、头孢地尼、克拉霉素属于L1级。**哺乳期女性细菌感染时，在覆盖抗菌谱的前提下，建议首选L1级的抗细菌药。**

13. C 胰岛素、肝素分子量大，乳汁中浓度较小，而且胰岛素、肝素口服生物利用度差，乳汁中少量的胰岛素、肝素**对乳儿无明显影响。**溴隐亭可抑制催乳素的分泌，**减少乳汁分泌。减充血剂**（麻黄碱、伪麻黄碱）、**口服避孕药**（含雌激素、孕激素）也能**减少乳汁分泌。**

14. E 新生儿**胃酸分泌量少**、胃内酸度较低，胃排空慢、肠蠕动不规则，胆汁分泌功能不完全，这些因素导致新生儿对**主要在胃内吸收的药物**吸收更**完全，对主要在十二指肠吸收的药物**吸收减少。新生儿肌肉相对少，皮下脂肪菲薄，局部血液循环差，导致**皮下和肌内注射给药吸收不规则，通常不建议对新生儿采用皮下或肌内注射给药。**新生儿血浆蛋白的结合能力低于成人，导致**游离型药物增多**，药效和不良反应增强。新生儿药物代谢的主要酶系统如P450酶系、细胞色素C还原酶的**活性接近成人，**对大多数药物的肝脏**代谢能力接近成人**，仅有少数例外。新生儿肾小球滤过率和肾小管的**排泄功能低于成人**，主要**经肾排泄的药物**的排出减慢，药物半衰期延长，易导致蓄积中毒。

15. A 氯霉素在体内主要经**酶的催化作用而与葡萄糖醛酸和甘氨酸结合后排出体外，**由于新生儿此**酶的活性低**，导致结合率下降，药物蓄积中毒引起"灰婴综合征"。肾功能低下也是原因之一，但不是主要原因，最佳答案选A。

16. D 氨苄西林是弱酸性药物，主要**经胃吸收**，新生儿对于主要经胃吸收的药物**吸收更完全**，并且由于血-脑屏障发育不全，导致氨苄西林能**进入脑组织**，可用于治疗脑部感染性疾病。新生儿**皮肤薄**，相对体表面积大，经皮肤给药**吸收迅速且完全**，如果**大面积涂抹糖皮质激素可导致吸收过多而引起水钠潴留，**出现**全身性水肿。**新生儿相对总体液量比成人高，**水溶性药物**被细胞外液稀释后浓度降低，**排出减慢，**血药峰浓度也高。新生儿尿液偏酸性，对**酸性药物**而言，尿液中分子型药物增多，**肾排泄减慢；**对**碱性药物肾排泄加快。**新生儿调节酸碱平衡能力比成人差，易出现**酸碱代谢素乱和电解质失衡。**

17. B 儿童胃酸分泌少，胃液pH较高，胃排空慢，肠蠕动不规则，胆汁分泌不完全，上述因素导致儿童对**主要在胃内吸收的药物**吸收比较**完全**，而对主要在十二指肠吸收的药物**吸收减少。**由于儿童胃液酸性较弱，**对酸不稳定的药物**在胃内稳定性提高、**吸收增加**，对弱碱性药物的吸收相比成人也增加；而对**弱酸性药物的吸收减少。**儿童血-脑屏障发育不全，部分药物可穿透血-脑屏障引起中枢神经系统毒性。随着年龄增长，儿童肝药酶发育完全，加之肝相对重量大，因此对药物**代谢速率高于成人。**儿童随着年龄增长，肾功能接近甚至超过成人，对药物经**肾排泄速度加快**，药物作用时间缩短。

18. E 氨茶碱具有中枢兴奋作用，可透过儿童血-脑屏障，引起儿童**兴奋、惊厥。**左氧氟沙星属于**喹诺酮类**药物，此类药物与镁离子络合，导致关节软骨发育异常，出现**软骨病**。米诺环素属于**四环素类**，此类药物可与钙离子结合，导致**牙齿染黄、骨骼发育异常。**人参、蜂王浆则会引起儿童垂体分泌异常。促性腺激素可引起儿童性早熟。**苯妥英钠**可降低钙的吸收，儿童长期服用可导致**骨质疏松。**

19. D 有效血药浓度是产生药效、降低毒性的关键，**在所有的给药方法中，根据测得的血药浓度计算给药量是最精准的方法。**因体表面积与基础代谢、肾小球滤过率相关，所以在**按年龄、体重、体表面积计算儿童给药量时，根据体表面积计算给药量相对最科学。**按成人剂量折算时，计算公式为：**小儿剂量 = 成人剂量 × 儿童体重/70。**

20. E 臀大肌外上方分布一些重要神经，儿童禁止在**臀大肌外上方肌注**给药。含有**苯甲醇**的注射剂可引起肌肉疼痛，**儿童禁止使用。**灌肠法在小儿应用较少，因为药物停留时间短。食物、牛奶、果汁等食物可影响部分药物的口服吸收，应注意避免。儿童皮肤给药吸收好，方便且痛苦小。

21. E 老年人药动学特点　①吸收：口服给药时，大部分药物经**被动转运吸收，**对老年人的**影响很小；主动转运的药物**因转运蛋白减少，导致药物吸收减少，口服生物利用度下降。②分布：老年人**血浆蛋白减少、血容量下降，结合型药物减少、游离型药物增多，**导致药效、不良反应增强。老年人机体含水量减少、脂肪增多，导致水溶性药物分布容积下降，血药浓度升高；**脂溶性药物分布容积增加，**血药浓度下降，**半衰期延长。**③代谢：Ⅰ相代谢反应减慢，药物半衰期延迟。主要是由于肝脏体积缩小，而不是由于肝药酶活性降低所致。④排泄：老年人肾血流量减少，可导致经肾排泄的药物**排泄减慢**，可根据肾小球滤过率调整给药剂量。

22. C 吡格列酮属于噻唑烷二酮类降糖药，可引起**水钠潴留**，容易导致老年患者出现**尿失禁**。

23. E 乳果糖是缓泻药，可用于**治疗便秘**。利尿剂（氢氯噻嗪）因脱水可导致肠道水分减少，粪便干结。**抗胆碱药**（阿托品）因抑制肠道平滑肌收缩，减慢肠道蠕动，可导致便秘。**抗帕金森病药**（左旋多巴）可引起便秘。**阿片类药物**（吗啡）可抑制肠道蠕动引起便秘。

24. A 抗菌药物中，**喹诺酮类**（如左氧氟沙星、莫西沙星等）、**碳青霉烯类**（如亚胺培南、美罗培南等）引起精神异常的比例比其他抗菌药物更高，可表现为精神亢奋甚至**癫痫发作**、**谵妄**、**失眠**等。

25. B 益生菌主要调节肠道菌群平衡，对中枢神经系统影响小。**抗胆碱药**、**阿片类镇痛药**、**碳青霉烯类抗菌药**、**喹诺酮类抗菌药**、**抗组胺药**、**苯二氮䓬类镇静催眠药**可引起老年患者出现中枢兴奋或抑制症状，可表现为**谵妄**。

26. E 选择性5-羟色胺再摄取抑制剂可引起头痛、头晕，**利尿剂**可导致尿频、夜尿增多，**支气管舒张剂**如β受体激动剂、M受体拮抗剂、氨茶碱可引起心动过速，**镇静催眠药**可引起日间、夜间睡眠紊乱，**左旋多巴**因增加脑内多巴胺含量导致神经兴奋，**糖皮质激素**引起的水钠潴留可导致尿潴留，上述药物均可引起睡眠障碍。此外，部分降压药（如**地平类药物**）可因加快心率影响睡眠。

27. C 普萘洛尔属于β受体拮抗剂，沙丁胺醇属于β受体激动剂，两者药理作用**互相拮抗**，导致两者药效均下降。**肝素**是抗凝药，**阿司匹林**是抗血小板药，两者均有出血风险，合用后**出血风险增加**。**钙剂与左甲状腺素**可形成不溶性螯合物，导致**两者吸收均下降**。**红霉素**是**CYP3A4抑制剂**，可抑制辛伐他汀代谢，导致辛伐他汀血药浓度升高，肌毒性增强。布洛芬可减少甲氨蝶呤的肾小管分泌，导致甲氨蝶呤从尿中排泄减少，血药浓度升高，毒副作用增强。

28. E 评价老年人**潜在不适当用药**的标准有美国的**Beers**标准，欧洲的**STOPP/START**标准和中国老年人潜在不适当用药判断标准。罗马Ⅳ标准是肠易激综合征的诊断标准，鹿特丹标准和AES标准是多囊卵巢综合征的诊断标准，Levi分级标准是奥沙利铂的神经毒性分级方法。

29. E 肝功能减低可导致对药物的**代谢**、**清除能力降低**，使药物的**半衰期延长**、**血药浓度升高**、生物

利用度提高，但也增加了不良反应风险。对于**首过效应明显**的药物，因肝功能降低后药物首过效应**减弱**，即被代谢失活减弱，可引起**药效增强**、不良反应增加。肝功能降低时，肝脏合成蛋白质能力下降，导致**血浆蛋白减少**，造成结合型药物减少、**游离型药物增多**，可引起**药效和不良反应增强**。肝脏疾病患者血浆中胆汁酸、胆红素含量升高时，可与药物竞争结合血浆蛋白，导致**游离型药物增多**，对蛋白结合率高的药物影响尤其明显。**前药**需要在体内代谢后显示活性，肝功能降低可导致前药代谢减慢，药理**活性降低**。

30. E 地西泮在肝脏代谢，肝功能不全者对地西泮**代谢减慢**，使其中枢神经毒性增大；**奥沙西泮在肝脏代谢少**，**适宜肝病患者服用**。吗啡可抑制呼吸和加重脑代谢非正常状态，可**加重肝病患者的昏迷**。肝细胞损伤降低了假性胆碱酯酶的水平，导致去极化型肌松药琥珀胆碱药效延长，而非去极化型肌松药筒箭毒碱药效减弱。肝病可减少凝血因子合成和维生素K吸收，使用**维生素K拮抗剂华法林**易导致药效增强、出血风险加大。

31. C 对于肝功能不全患者，应首选经肾排泄且**无明显肝毒性**的药物，可以不减少剂量（如青霉素类药物）。若无具备上述条件的药物，选择**经肾排泄但有明显肾毒性**的药物时，应**减量给药**（如氨基糖苷类药物），避免造成肾功能降低，出现肝肾综合征；也可选用**经肝、肾双通道清除**的药物（如莫西沙星、福辛普利），也需**减量给药**。如果选择**经肝清除但无明显肝毒性**的药物，**必要时减量**，以此减轻肝负担。肝功能不全患者尽可能避免使用肝毒性大的药物。

32. A 肝功能可根据CTP评分法进行评价。**5~6分为A级**，属于**轻度肝功能不全**，一般建议给药量是正常维持剂量的**50%**；**7~9分是B级**，属于**中度肝功能不全**，一般建议给药量是正常维持剂量的**25%**；**10~15分为C级**，属于**重度肝功能不全**，一般建议**停用肝毒性较大的药物**（如伏立康唑），使用不受肝功能影响的药物，或使用经临床试验研究证实安全性好的药物，或使用可进行有效血药浓度监测的药物。

33. E 肾功能不全可改变血浆蛋白结合率，酸性药物的血浆蛋白结合率**降低**，**游离型药物增多**；碱性药物的血浆蛋白结合率**不变或降低**。肾功能不全时大多数药物表现为**分布容积增加**而使药物的肾清除率加快，可导致药物**半衰期缩短**，药效减弱；但由于游离型药物增多又能导致药效增强，综合结果则是难以预料。肾功能不全时可导致**经肾代谢的药物生物转化障碍**。肾功能不全可引起**肾小球滤过率降低**，导致药物

经肾排泄减少；肾小管对酸性药物的分泌减少，易发生肾小管性酸中毒，对**酸性药物的重吸收增加**，排泄减慢。

34. A 维生素 D_3 需要在肝脏、肾脏发生两次羟化代谢后才显示生物活性，促进钙吸收。**肾功能不全**患者对维生素 D_3 的羟化代谢不足，即生物转化障碍，**导致无法产生活性**，因此直接补充维生素 D_3 没有意义，应补充活性形式的维生素 D_3，如**阿法骨化醇、骨化三醇**。由于机体钙水平在夜间和清晨较低，**睡前给予阿法骨化醇、骨化三醇可有效提高夜间和清晨钙吸收，升高血钙**。

35. E 人体代谢物肌酐经肾清除，根据**肌酐清除率可评价肾功能**，并根据肾功能调整给药剂量。对于肝、肾功能不全的患者，可采用**减量法、延长给药间隔**方法给药（减少给药次数）。**减量法**由于给药剂量小，对血药浓度**波动影响小**。延长给药间隔可导致血药浓度**波动较大**。对于肾功能不全患者，应**避免使用肾毒性大**的药物，必须使用时，宜监测血药浓度。对于肾功能不全患者，宜选用**主要经肝清除且无明显肝毒性**的药物，一般无需减量；如果所选药物**经肝清除但有明显肝毒性**，应减量给药，避免造成肝肾综合征。也可选用**经肝、肾双通道清除**的药物，需要**减量**。

36. D 根据肌酐清除率计算公式，成年男性 $CCr = [(140 - 年龄) \times 体重] / (72 \times SCr)$，带入数据，$CCr = [(140 - 68) \times 50] / (72 \times 2.5) = 20ml/min$，然后成年女性 = 成年男性 $CCr \times 0.85 = 20 \times 0.85 = 17ml/min$。应选择每 24 小时给药 1 次，即：首剂 1g，之后每 24 小时 1 次，每次 0.5g。

37. E 为防止过多的食物中的磷从胃肠道吸收，可在**进餐时服用磷结合剂**，常用的磷结合剂有**碳酸钙、碳酸镧、司维拉姆**。因人体在夜间和清晨钙离子水平较低，故治疗骨质疏松或甲状旁腺功能亢进时应选择睡前给予活性维生素 D_3（**如阿法骨化醇、骨化三醇**）。铁剂与钙剂会相互影响吸收，不宜同服，考虑到钙剂治疗高磷血症必须在餐中给药，则铁剂应在**两餐间服用**。开塞露、乳果糖可治疗便秘。治疗**肾性贫血应注射人促红细胞生成素**。

38. C 红霉素是肝药酶抑制剂，可升高环孢素、他克莫司、西罗莫司的血药浓度。**圣约翰草提取物、卡马西平是肝药酶诱导剂**，可降低环孢素、他克莫司、西罗莫司的血药浓度。抑酸剂（如质子泵抑制剂、H₂ 受体拮抗剂）、干扰肠 – 肝循环药物（**考来烯胺**）可降低吗替麦考酚酯的血药浓度。**他克莫司和吗**替麦考酚酯合用时，可导致吗替麦考酚酯血药浓度升高。

39. E 镇静催眠药（如艾司唑仑、地西泮等）、第一代抗组胺药（抗过敏药，如氯苯那敏、苯海拉明等）、抗感冒药（常含抗过敏药）、质子泵抑制剂（如奥美拉唑、兰索拉唑等）可引起嗜睡，不利于驾驶员安全驾驶。解热镇痛药（如布洛芬、双氯芬酸）、镇咳药（如右美沙芬、喷托维林）、抗血小板药（如双嘧达莫）、血管扩张药（如氟桂利嗪、二氢麦角碱、硝酸甘油）等可引起头痛、头晕或眩晕症状，利尿剂（如呋塞米、氢氯噻嗪、螺内酯等）可引起尿频，利血平、硝普钠可引起心悸和体位性低血压，磺酰脲类降糖药可引起低血糖，散瞳药（如阿托品）、抗癫痫药（如卡马西平、苯妥英钠）可引起视物模糊，上述症状均不利于安全驾驶。

40. B 地西泮和右美沙芬可引起嗜睡，**氟桂利嗪可引起眩晕和嗜睡**，双氯芬酸可引起头痛、头晕和视觉障碍等，均不适宜驾驶员在工作期间服用。

41. D 硝酸甘油引起体位性低血压，**呋塞米**引起尿频、尿急，**奥美拉唑**引起嗜睡、疲乏，**阿托品**扩张瞳孔，引起视物模糊，均不利于安全驾驶。

42. E 蛋白同化制剂包括蛋白同化雄性类固醇（十一酸睾酮、司坦唑醇、达那唑等）和其他蛋白同化制剂（如麝香壮骨膏、小金胶囊、同仁大活络丸），具有蛋白同化作用，可使**体格强壮、肌肉发达**，增强**爆发力**。麻醉剂（**吗啡、可待因、哌替啶、芬太尼**等）可使运动员能长时间**忍受肌肉疼痛**，罂粟碱中也含有吗啡、可待因，中成药润湿烧伤膏（**含有罂粟碱**）也具有镇痛作用。**β 受体拮抗剂**（比索洛尔、艾司洛尔、美托洛尔等）可减慢心率、**减少心肌耗氧、增强平衡功能**。β₂ 受体激动剂（沙丁胺醇、沙美特罗、特布他林、福莫特罗等）可舒张血管、增加兴奋性，**大剂量时具有蛋白同化作用**。上述四类药物属于兴奋剂。

43. C 肽类激素（亮丙瑞林、绒促性素）可促进雄激素的合成、分泌，**生长因子**可刺激骨骼、肌肉、组织生长，**促红素类**（促红细胞生成素）可促进红细胞生成和血液携带氧的能力，均被列为兴奋剂。激素及代谢调节剂包括：①芳香化酶抑制剂（**阿那曲唑、依西美坦**）可抑制雄激素转化成雌激素，增加雄激素水平；②抗雌激素作用物质（**氯米芬、他莫昔芬**）可提高睾酮水平；③激活素受体 ⅡB 活化抑制剂（**比玛卢单抗**）可将脂肪转变成肌肉；④代谢调节剂（**曲美他嗪**）通过保护细胞在缺氧或缺血情况下的能量代谢，阻止细胞内 ATP 水平的下降。刺激剂（**肾上腺素、哌甲酯、丁丙诺啡、麻黄碱、士的宁**等）能增强人的精神和体力，提高攻击力，中成药**连花清瘟胶囊、通宣理肺丸、感冒软胶囊、苏黄止咳胶囊含有麻黄碱、伪麻黄碱成分；华佗再造丸含有士的宁成分。**利尿剂（**呋塞米、布美他尼**等）通过利尿作用可减轻体重，还能促进其他兴奋剂的排泄。上述药物均被列为兴奋剂。

44. E 比索洛尔属于 β 受体拮抗剂，可减慢心率，降低心肌耗氧量，同时可**增加人体平衡性**，容易被体操、射击等运动员在赛前使用，减少赛前紧张情绪。

45. B 芬太尼属于阿片类镇痛麻醉剂，可减轻疼痛，部分运动员长期训练导致肌肉疼痛后可能会滥用此类药物。

46. D 奥司他韦是抗病毒药，对增强运动成绩没有影响，运动员可以使用。**亮丙瑞林属于肽类激素，沙美特罗属于 β$_2$ 受体激动剂，依西美坦属于芳香化酶抑制剂**（抗雌激素类药物），**泼尼松属于糖皮质激素**，均被列为兴奋剂。

二、配伍选择题

【1~3】ADE 四环素可与钙离子络合，易集中分布于骨骼、牙齿等部位，造成钙流失，引起**牙齿黄染、骨骼发育异常**。**氯霉素**在分娩前使用可导致新生儿循环障碍，出现**灰婴综合征**。抗疟药（如伯氨喹、氯喹）、**磺胺类药**（如磺胺嘧啶等）、硝基呋喃类（如呋喃妥因）、**解热镇痛药**（如氨基比林）、**大剂量维生素 K** 对红细胞缺乏葡萄糖 - 6 - 磷酸脱氢酶的胎儿可引起溶血。

【4~5】AD L1 级最安全，没有证实对婴儿有危害或危害甚微，**胰岛素和二甲双胍**被列为 L1 级。**L5 级为哺乳期禁用**，多数**抗肿瘤药**物被列为 L5 级，如**环磷酰胺、紫杉醇**等。

【6~7】EA 磺胺类药物可与胆红素竞争结合血浆蛋白，导致游离胆红素升高，引起**黄疸**；对伴有黄疸的新生儿，易导致脑内胆红素升高，引起**胆红素脑病**，也称核黄疸。新生儿调节酸碱平衡能力较成人弱，若大剂量或长期使用**利尿剂**、水杨酸制剂等较易出现**酸碱代谢紊乱和电解质失衡**。

【8~10】EBC 新生儿体重、早产、胎龄（矫正胎龄）、日龄均可影响万古霉素清除率，计算**万古霉素**的给药剂量时应根据**矫正胎龄**计算。对于成人和新生儿决定给药间隔或**给药次数**基本都是根据药物半衰

期来决定。静脉滴注给药的计算公式是 $K_0 = K \times C_{ss}$，K_0 为滴定速度，K 为药物消除速率常数，C_{ss} 为药物稳态血药浓度，所以计算**滴定速度**应根据**稳态血药浓度**计算。

【11~13】ADE **氯霉素**可引起骨髓功能抑制，引起**再生障碍性贫血**。维生素 A、四环素可升高颅内压，导致儿童囟门隆起。**氯苯那敏**可抑制中枢神经系统，对儿童可引起**昏迷**。

【14~16】BCD 华法林、阿司匹林都可引起出血，两者合用后出血风险加大。左甲状腺素可与钙剂形成不溶性螯合物，**降低药物吸收**。红霉素是肝药酶 **CYP3A4 抑制剂**，可以抑制辛伐他汀代谢，使其血药浓度升高，肌毒性增强。

【17~19】BEC 红霉素是肝药酶 CYP3A4 抑制剂，可以**抑制辛伐他汀代谢**，使其血药浓度升高，**肌毒性增强**。华法林、阿司匹林都可引起出血，两者合用后出血风险加大。布洛芬减少甲氨蝶呤的**肾小管分泌**，导致**甲氨蝶呤毒性**反应增加，其主要不良反应有**骨髓抑制**。

【20~22】CBB 肝功能异常患者应**避免使用**肝毒性大的药物，如**唑类抗真菌药**伊曲康唑、伏立康唑、氟康唑等，**棘白菌素类抗真菌药**卡泊芬净，**大环内酯类**药物红霉素、克拉霉素、阿奇霉素等。肾功能异常患者应**避免使用**肾毒性大的药物，如**氨基糖苷类抗生素**阿米卡星、妥布霉素、链霉素等。对于**肾功能正常、肝功能异常**的患者，使用**肾毒性大**的药物时（如氨基糖苷类抗生素）应**减量**给药，以防肝肾综合征的发生。

【23~24】DB 他克莫司可引起腹泻，高脂饮食会加重腹泻，导致他克莫司在肠道停留时间减少，吸收减少，**血药浓度降低**。高脂饮食可促进西罗莫司口服吸收，使其血药浓度升高。服用两个药物期间均应避免高脂饮食，防止血药浓度波动较大。

【25~26】EC 抗排斥药物中环孢素、他克莫司、西罗莫司需要监测血药浓度。吗替麦考酯在调整剂量前、后以及开始或停用合用药物时需要监测血药浓度。糖皮质激素、硫唑嘌呤、咪唑立宾、**来氟米特无需监测血药浓度**。

【27~28】BC 食物对环孢素、咪唑立宾、来氟米特、西罗莫司、糖皮质激素的吸收影响较小，可选择餐前或餐后服用，但**用药时间应一致**。由于**硫唑嘌呤**胃肠道反应明显，建议**与食物同服**。他克莫司、吗替麦考酚酯受食物影响较大，建议**空腹服用**。

【29~31】CEA 吗替麦考酚酯属于**前药**，经肠 -

肝循环后转化为活性代谢物霉酚酸，因此干扰肠－肝循环的药物可影响吗替麦考酚酯的药效，**考来烯胺可干扰肠－肝循环**。硫唑嘌呤对初次免疫反应有较强的抑制作用，但对再次免疫反应几乎无作用，因此仅能**预防性治疗排斥反应**。**来氟米特**耐受性差，一般不作为首选抗排斥药。

【32～34】**ACC**　环孢素的谷浓度在肾移植第 **1** 个月应控制在 **150～300**ng/ml，第 2～3 个月应控制在 150～250ng/ml，第 4～12 个月应控制在 120～250ng/ml，12 个月后应控制在 **80～120**ng/ml。**他克莫司**的谷浓度在第 1 个月应控制在 **8～12**ng/ml，第 2～3 个月应控制在 6～10ng/ml，第 3～12 个月应控制在 4～10ng/ml，12 个月后应控制在 **4～8**ng/ml。**西罗莫司**与不同免疫抑制剂合用时控制谷浓度要求略有不同，与 **CNI**（如环孢素、他克莫司）＋糖皮质激素合用时，谷浓度一直控制在 **8～12**ng/ml；与 **MPA**（吗替麦考酚酯的活性形式霉酚酸）＋糖皮质激素合用时，早期西罗莫司谷浓度控制在 4～10ng/ml，晚期控制在 4～8ng/ml。

【35～36】**CB**　**H$_2$受体拮抗剂**如雷尼替丁、法莫替丁、西咪替丁可引起**幻觉、定向力障碍**；**磺酰脲类降糖药**如格列本脲、**格列吡嗪**等可引起**低血糖**，出现头晕、心慌症状。上述症状都不利于安全驾驶。

【37～38】**EB**　螺内酯是利尿剂，可引起尿频、尿急。阿托品是抗胆碱药，可扩张瞳孔，引起视物模糊。

【39～41】**EDA**　利尿剂可产生脱水作用，**降低体重**，还可通过利尿作用促进其他兴奋剂排泄，呋塞米属于强利尿剂。**麻黄碱**是拟肾上腺素药，可松弛气管平滑肌，有助于改善呼吸，增加供氧，同时还能兴奋中枢，提高攻击力。十一酸睾酮、司坦唑醇、达那唑是蛋白同化药物，可**促进蛋白质合成**，强健体格，增加爆发力。

【42～44】**ACE**　人生长激素可促进人体多种组织、器官**生长发育**，但滥用可造成组织、器官发育异常。人促红细胞生成素可促进红细胞生成，提高血液中携氧量，改善运动员呼吸，滥用可引起肝功能、心脏功能衰竭和糖尿病。大麻酚具有**镇痛、抑制大脑兴奋**作用，滥用可引起中枢神经系统毒性。呋塞米可快速利尿**降低体重**和促进其他兴奋剂排泄，滥用可导致脱水、肾衰竭。美托洛尔可减慢心率，**缓解紧张，提高平衡力**，滥用可导致**支气管哮喘、心动过缓**。

【45～47】**BEC**　沙丁胺醇是 β$_2$ 受体激动剂，可舒张血管、增加兴奋性，**大剂量可促进蛋白质合成**。**去氨加压素**是掩蔽剂，可减少尿液排出、稀释血液、

降低其他兴奋剂的血浆药物浓度，**干扰其他兴奋剂的检测**。曲美他嗪可改善代谢，从而改善心脏功能。

【48～50】**DEA**　部分中成药含有一些运动员禁用的药物，罂粟碱中含有吗啡、可待因，这些成分属于麻醉剂类兴奋剂，可使运动员能长时间忍受肌肉疼痛，**湿润烧伤膏**含有罂粟碱。麻黄碱、伪麻黄碱、士的宁属于刺激剂类兴奋剂，增强人的精神和体力，增加攻击性，**连花清瘟胶囊、通宣理肺丸、感冒软胶囊、苏黄止咳胶囊**含有麻黄碱、伪麻黄碱成分；**华佗再造丸**含有士的宁。麝香含有雄酮等成分，属于蛋白同化制剂类兴奋剂，可促进蛋白质合成，**麝香壮骨膏、小金胶囊、同仁大活络丸**含有麝香。

【51～52】**BC**　蛋白同化激素、肽类激素、生长因子、人促红素、β$_2$受体激动剂、激素和代谢调节药、利尿剂和掩蔽剂是所有场合禁用。刺激剂、麻醉剂、大麻（酚）、**糖皮质激素**（如甲泼尼龙）是**赛内禁用**。β **受体拮抗剂**（如艾司洛尔）是**特殊项目禁用**。

三、综合分析选择题

1. E　大多数药物以被动扩散方式通过胎盘进入胎儿体内，被动扩散的药物特点是：**脂溶性高、分子量小、血浆蛋白结合率低、解离程度低**（分子型药物、疏水性药物）。

2. A　尿路感染常见致病菌是大肠埃希菌，属于革兰阴性菌，常用治疗药物是 β－内酰胺类、喹诺酮类、磺胺类。喹诺酮类可引起胎儿软骨发育异常，磺胺类可引起胎儿发生溶血性贫血，妊娠期禁用。阿莫西林属于 **β－内酰胺类**，具有弱酸性，很少穿透胎盘，属于妊娠毒性 B 级，**适宜妊娠期、哺乳期、儿童**作为抗菌治疗的**首选**。

3. B　为防止过多的食物中的磷从胃肠道吸收，可在**进餐时**服用磷结合剂，常用的磷结合剂有**碳酸钙、碳酸镧、司维拉姆**。碳酸钙用于补钙时选择睡前给药。

4. D　阿司匹林具有抗血小板聚集作用，**出血风险大，透析患者禁止使用**阿司匹林制剂止痛。

5. B　食物对**环孢素、泼尼松**的影响较小，可选择餐前或餐后给药，但**用药时间要求一致**，即都选择餐前或者都选择餐后。环孢素、吗替麦考酚钠需要每 12 小时给药 1 次，每日 2 次。泼尼松需要每日给药 1 次。环孢素软胶囊应整粒吞服，掰开服用有可能导致血药浓度过高或增加胃肠道刺激。吗替麦考酚钠**肠溶片宜空腹服用**，减少肠溶片在胃内停留时间，增加药

物稳定性。

6. D　环孢素的血药浓度主要监测谷浓度，肾移植第 1 个月谷浓度应控制在 **150 ~ 300**ng/ml，第 2 ~ 3 个月为 150 ~ 250ng/ml，第 4 ~ 12 个月为 120 ~ 250ng/ml，12 个月后控制在 **80 ~ 120**ng/ml。

四、多项选择题

1. BCDE　抗疟药（如伯氨喹、氯喹）、磺胺类药（如磺胺嘧啶等）、硝基呋喃类（如呋喃妥因）、解热镇痛药（如氨基比林、阿司匹林等）、大剂量维生素 K 对红细胞缺乏葡萄糖 – 6 – 磷酸脱氢酶的胎儿可引起溶血。

2. ACD　脂溶性高（如地西泮）、弱碱性（如红霉素）、蛋白结合率低的药物容易分泌至乳汁中。弱酸性（如青霉素 G）、蛋白结合率高（如华法林）、水溶性药物不易分泌至乳汁中。

3. BCE　新生儿胃酸分泌量少，胃内酸度较低，胃排空慢，可导致药物在胃内停留时间长，对于主要在胃内吸收的药物而言，新生儿对其吸收更完全。新生儿相对体表面积比成人大，其皮肤角化层薄，皮肤给药吸收快且多，大面积使用糖皮质激素软膏可引起全身性水肿。新生儿相对总体液量比成人高，水溶性药物的浓度降低，排出也较慢，蓄积后可使血药峰浓度较高。调节酸碱平衡的能力较成人弱，大剂量使用利尿剂较易出现酸碱代谢紊乱和电解质失衡。尿液偏酸性，有助于酸性药物在肾小管的重吸收，碱性药物的排出增多。

4. ACE　儿童血 – 脑屏障发育不全，具有中枢神经作用的药物更容易穿透血 – 脑屏障，产生中枢神经毒性，如儿童服用抗组胺药、氨茶碱、抗胆碱药可出现昏迷或惊厥；使用氨基糖苷类药物可损伤第Ⅷ对脑神经；使用维生素 A、四环素类药物可出现颅内压增高、囟门隆起。儿童对泻下药、利尿剂更敏感，易出现电解质紊乱和酸碱失衡。儿童长期应用糖皮质激素可引起发育迟缓、免疫力低下、骨质疏松或骨折。儿童使用对氨基水杨酸、磺胺类药物可抑制甲状腺激素合成，出现甲状腺功能减退。

5. BCDE　老年患者共病管理和药物治疗需遵循的原则有　①受益原则：例如在安宁疗护阶段，应采取恰当的对症治疗，而非对因治疗和一级预防。②个体化原则：选择最佳优化的个体化治疗方案。③优先治疗原则：优先解决危及生命的急性问题。④小剂量原则：起始给药宜小剂量，逐渐增量给药，遵循缓慢滴定原则。⑤连续管理原则：定期进行药物核查和药

物重整。⑥重视非药物治疗原则：在药物治疗前应先考虑非药物治疗，或二者联合。⑦人文关怀原则：提高用药依从性。

6. ABCDE　部分药物可松弛泌尿系统平滑肌，导致尿潴留或尿道口阻力下降，引起尿失禁，如 α 受体拮抗剂（如哌唑嗪、特拉唑嗪）、钙通道阻滞剂（如硝苯地平、非洛地平等）、麻醉类镇痛药（如吗啡、哌替啶等）、苯二氮䓬类镇静催眠药（如地西泮、阿普唑仑等）、抗胆碱药（如托特罗定、阿托品等）。利尿剂（如呋塞米、氢氯噻嗪等）可促进尿液生成，导致尿频，从而引起老年人尿失禁。噻唑烷二酮类胰岛素增敏剂（如罗格列酮、吡格列酮等）因引起水钠潴留可导致尿失禁。

7. BCD　具有肌肉松弛、中枢神经抑制性药理作用、头痛或头晕等的药物容易引起老年患者跌倒。地西泮有肌松、宿醉作用；其他镇静药（如唑吡坦、苯巴比妥等）亦有中枢神经抑制作用；抗抑郁药可引起头痛、头晕；抗精神病药可引起迟发性运动障碍。老年人使用上述药物后应防止跌倒。

8. ABDE　肝脏受损越严重，肝细胞被破坏的越多，导致肝药酶越少，代谢越慢，因此药物代谢的改变与肝脏疾病的严重程度呈正相关，尤其是失代偿期肝硬化患者对药物代谢清除的降低最明显。肝脏功能减退可造成药物代谢减慢、经肝清除减少，使药物半衰期延长，还可引起游离型药物增多，最终导致药效增强、不良反应增加，因此应减少口服药物剂量和（或）延长给药时间间隔。前药需经代谢后产生活性，肝功能降低可使前药代谢减慢，活性代谢物生成减少，药效降低甚至失效。如果患者肾功能正常，建议患者使用经肾排泄的药物，且对肝脏无明显毒性的药物，可减少肝负担。

9. BDE　肝功能障碍患者服用前药时，因肝代谢能力下降（生物转化能力下降），导致前药的活性代谢物生成减少，药效降低，本题 5 个选项中属于前药的是可待因、依那普利、环磷酰胺。吗啡的首过效应明显、蛋白结合率高，肝功能障碍患者用药后药效增强。普萘洛尔的蛋白结合率高且肝内浓度高，肝功能障碍可导致其游离型药物增多、代谢减弱，药效增强。

10. ABCD　他克莫司可引起腹泻，进食脂肪餐易加重腹泻，导致他克莫司吸收减少，血药浓度降低。利福平是肝药酶诱导剂，可加快环孢素、他克莫司代谢，降低两者血药浓度。葡萄柚汁、伊曲康唑是肝药酶抑制剂，可减慢环孢素、他克莫司代谢，升高两者

血药浓度。抗排斥药血药浓度应稳定，血药浓度过低易出现排斥反应；而血药浓度过高可导致免疫力低下，增加感染、肿瘤风险。

11. ACE　西罗莫司片压碎、咀嚼或掰开后的生物利用度资料缺乏，**不推荐**这样的服药方法，避免血药浓度控制不佳。甲泼尼龙无需肝脏代谢就可产生活性，泼尼松、可的松需要肝脏代谢后显示活性，故对于**肝脏移植术后患者应避免服用泼尼松、可的松**，防止加重肝脏负担，**可服用甲泼尼龙**。吗替麦考酚酯空腹服用可减少胃内停留时间，减小食物对药效的影响，提高药物稳定性。**他克莫司**可引起腹泻，与脂肪餐同服加重腹泻，导致**药物吸收减少**。因为器官移植术后多采用几种免疫抑制剂合用，尤其西罗莫司、他克莫司、环孢素需经 CYP3A4 代谢，应**避免与肝药酶抑制剂或诱导剂合用**，防止血药浓度不易控制。免疫抑制剂应联合给药，产生协同作用。

12. ACD　镇静催眠药、第一代抗组胺药、抗感冒药、质子泵抑制剂、解热镇痛药、镇咳药、抗血小板药、血管扩张药、利尿剂、降压药、磺酰脲类降糖药、散瞳药、抗癫痫药可引起不利于安全驾驶的症状，如嗜睡、头晕、眩晕、视物模糊、体位性低血压、幻觉、定向力障碍等。

13. ABDE　达那唑属于蛋白同化激素，**可待因**属于麻醉剂，**大麻酚**属于大麻类，**哌甲酯**属于刺激剂，均可"不正常地"提高竞技能力，增强人的精神和体力，上述药品**属于兴奋剂**。布洛芬是非甾体抗炎药，不属于兴奋剂。

14. ABCD　糖皮质激素（泼尼松、甲泼尼龙、地塞米松等）具有抗炎镇痛作用，可调节蛋白质、糖类和脂类代谢。利尿剂（呋塞米、布美他尼等）、**掩蔽剂**（去氨加压素、丙磺舒、甘露醇、静脉输入白蛋白等）、**激素和代谢调节剂**（阿那曲唑、依西美坦、氯米芬、他莫昔芬、比玛卢单抗、曲美他嗪）、**肽类激素和生长激素**（亮丙瑞林、绒促性素、人促红素、生长因子）**均被列为兴奋剂**。

15. ACDE　湿润烧伤膏含有罂粟碱。连花清瘟胶囊、通宣理肺丸、感冒软胶囊、苏黄止咳胶囊含有麻黄碱、伪麻黄碱成分；华佗再造丸含有士的宁。麝香壮骨膏、小金胶囊、同仁大活络丸含有麝香。上述中成药均含有兴奋剂成分，运动员慎用。

16. CD　麝香壮骨膏、小金胶囊、同仁大活络丸含有麝香。麝香具有雄酮成分，可促进蛋白质合成。

第五章　急救、中毒解救及职业防护

第一节　急救的意义、原则和常见急症及处置

一、最佳选择题

1. D　对于**气道异物梗阻患者**可运用**海姆立克急救法**快速排除异物。自动体外除颤仪是心脏骤停患者的抢救方法。

2. B　正确的胸外按压法操作是：两手掌根重叠，十指相扣，掌心翘起，按压患者胸骨中下 1/3 交界处（不是中上 1/3），按压深度**至少 5cm**（成人），频率**每分钟 100～120 次**，确保每次按压后胸壁充分回弹，按压 30 次后进行 2 次人工呼吸，如此反复，形成不间断的心肺复苏循环。

3. C　**鼻腔出血、口腔出血、头皮撕裂**可使用浸有止血剂的敷料直接压迫，至少 **3 分钟**。如果伤口较深（包括鼻腔出血）可用纱布或外用止血剂（凝血酶、明胶、云南白药、稀释后的肾上腺素）填塞。咯血、消化道出血、阴道出血可口服云南白药、氨甲环酸，消化道出血也可口服凝血酶；出血量多者可静脉使用卡络磺钠、氨甲环酸、酚妥拉明、垂体后叶素止血。凝血功能异常者也可对症输注血浆、血小板、人纤维蛋白原、凝血酶原复合物等。对伤口使用碘伏清创及消毒。

4. C　出现咬伤时应及时用肥皂和清水清洁伤口 15～20 分钟。被猫、狗咬伤需预防狂犬病、破伤风和细菌感染。预防破伤风时，使用**破伤风抗毒素必须皮试**，阴性者可用；或者使用**破伤风人免疫球蛋白**，无需皮试。预防狂犬病时，注射**狂犬病疫苗和狂犬病免疫球蛋白**。预防细菌感染应使用抗菌药，对于猫、狗咬伤者，抗生素应覆盖需氧菌和厌氧菌，如**阿莫西林-克拉维酸钾联合甲硝唑**，对 β-内酰胺类药物过敏者可改用复方磺胺甲噁唑联合甲硝唑。在伤口处皮下浸润注射**利多卡因注射液**可产生局麻作用，用于止痛。

5. B 擦伤、割伤或咬伤后应积极使用**过氧化氢**或**碘伏**清洁伤口，无条件者可用**生理盐水**或流动的清水冲洗伤口。伤者应预防或治疗感染，首**选口服 β - 内酰胺类药物**，如**阿莫西林 - 克拉维酸钾片**。预防感染的疗程一般为 **3 ~ 5 日**；治疗感染的患者在感染症状和体征缓解后应继续使用抗生素不少于 **1 ~ 2 日**。兔咬伤患者还应预防兔热病，在**抗生素治疗基础上加用左氧氟沙星**或**多西环素**。伤者应预防破伤风，可注射**破伤风抗毒素**，需要**皮试**；也可注射**破伤风人免疫球蛋白**。

6. E **蚊虫**叮咬可引起**过敏**、皮肤**炎症**反应，可外用含有**炉甘石**或**普莫卡因**的外用制剂止痒；可口服抗组胺药如**氯雷他定**、**西替利嗪**抗过敏治疗。创可贴适用于止血，不适用于蚊虫叮咬。

7. C 创面**不可涂抹带有颜色的药物**如**汞溴红**、**甲紫**，以免影响后续治疗中清创和对创面深度的判断。烫伤后应立即**除去**被热液浸湿的**衣物**，并**冷敷**创面，可减轻疼痛和创面损伤深度。可用纱布、三角巾、**中单（护理垫）**、清洁被单或衣服简单包扎，**切忌用塑料布包扎**，以免加速创面感染。轻至中度烫伤患者可口服烧伤饮料或含盐饮料，**不宜饮用白开水**，否则影响血液渗透压；重度患者应静脉补液。烫伤处出现**水疱或异物**时，可交替使用**碘伏和过氧化氢**小心冲洗，**防止水疱破坏**而致再次污染。

8. A 海姆立克急救法为**胸部冲击法**或**腹部冲击法**，通过冲击力将异物从气道推送至口腔中，所以用力应同时**向上、向内**。海姆立克急救法包括几种操作方法，适用于不同情形下的急救：①患者宜采取**站立位**，操作者将两臂环绕患者的腰，**一手握拳**，置于患者脐上方，**另一手紧握该拳**，给予患者同时向内、向上的冲击。②对于**仰卧位**的患者，操作者可**面对患者**尝试向上、向内的类似冲击。③对于成人自救，患者可利用椅背等水平光滑且固定的物体进行**腹部冲击**。④对于 1 岁以下婴儿，可采用**拍背法**，即：孩子趴在施救者手臂上，该侧手部握住孩子的两侧颌骨，另一只手的掌根部在孩子的**两侧肩胛骨之间用力击打 1 ~ 5次**）；对 1 岁以下婴儿还可采取**压胸法**，即：让孩子仰卧于施救者手臂上，该侧手部握住孩子的后颈部，另一只手的**示指（食指）**或中指按压孩子的**胸骨下端**。

9. A 劳力性热射病目前尚**无特异性药物**治疗，**非甾体抗炎药等退热剂无效**，且可能增加肾衰竭、肝衰竭、弥散性血管内凝血等并发症。**快速降温**是最大程度降低热射病并发症发生率和死亡率的最有效策略，应在发病 **30 分钟内尽快**开始，包括**脱去衣物**，采取**降温措施**（冷湿毛巾与冰袋敷在体表、冷水浸泡、冷盐水灌肠、吹风扇等），直到直肠温度约为 **38.3℃**或者患者出现**寒战**。患者容易出现电解质紊乱，应积极**补液和纠正电解质紊乱**。伴有**抽搐**的患者可使用**地西泮** 5mg，静脉注射或肌内注射。

10. A 中暑是因为体温过高导致的一系列症状，炎热的中午锻炼、长时间待在**高温**环境容易中暑。先兆中暑、轻度中暑者可采取**快速降温**、口服**电解质饮料**或运动饮料、口服**藿香正气水**缓解。**不宜饮用含酒精或咖啡**的饮料，会刺激中枢，加快心跳和血液循环，使身体更加虚弱。

二、多项选择题

1. ABCE 擦伤、割伤和咬伤的轻微患者可使用**碘酒**、**酒精**对创口消毒处理，并除去肉眼可见的异物；无法获得碘酒、酒精等消毒用品时，也可使用**生理盐水或流动的清水冲洗伤口**。如果需要扩大伤口取出异物，处理时可**交替使用过氧化氢和碘伏**多次冲洗。伤口处可以涂抹**莫匹罗星或多黏菌素 B** 软膏，并以**创可贴或无菌纱布覆盖**，防止感染。创面**出血**时可使用无菌纱布垫**直接压迫 10 ~ 15 分钟**，时间过长会导致局部缺血、组织坏死。**持续出血**时可使用 **1% 利多卡因加肾上腺素**注射或直接用于伤口止血。创面**不可涂有颜色的药物**，如**汞溴红（红汞）**或**甲紫**，以免影响伤口判断。

2. ABDE 烫伤可依据严重程度施行针对性治疗。**轻度烫伤且面积较小者**，可居家治疗，外涂**京万红软膏**或**（美宝）润湿烧伤膏**。对中等或大面积烫伤患者应进行镇痛与镇静治疗、补液治疗、抗感染治疗。镇痛、镇静治疗原则为：轻者口服止痛片或肌注阿片类药物，重者静脉滴注阿片类药物或联合异丙嗪，伴有**脑外伤的患者可使用地西泮**。**体液渗出期应防治休克**，补液治疗原则为：轻至中度患者口服**烧伤饮料**或**含盐饮料，不宜饮用白开水**；重者静脉补液（包括血浆、血浆代用品、**等渗盐水**等）。急性感染期应防治感染，抗感染治疗原则是注射**破伤风抗毒素**（或**破伤风人免疫球蛋白**）和使用**抗生素**。

3. ABD 充分镇痛是急性骨折的重要处理措施，可口服或外用**非甾体抗炎药**。**开放性骨折患者除冲洗患处外，还需注射破伤风疫苗**；骨髓炎是开放性骨折的潜在风险，患者可能需要使用**抗生素预防骨髓炎**。骨折患者可采取**固定、手术治疗**，常用的**固定方法**包括**夹板、石膏、支具、并指贴扎和悬带 - 包裹绷带**

等。**扭伤患者需要冷敷、压迫和抬高患处减轻肿胀**，热敷会加重疼痛和肿胀。骨折和扭伤患者应**多休息**。

　　4. ACE　进行心肺复苏循环时，应先将患者平卧于硬质的表面，面部朝上，身体平直无扭曲。施救者双手交叠，掌根置于胸骨下半部、双乳头连线中点，即**胸骨中下 1/3 交界处**，利用施救者上半身力量垂直向下按压。按压深度**至少 5cm**（成人），但不超过 6cm；频率每分钟 **100 ~ 120 次**，确保每次**按压后胸壁充分回弹**。按压 30 次后进行 2 次人工呼吸，如此反复，形成不间断的心肺复苏循环。**5 个循环后重新判断脉搏及呼吸，评估时间为 5 ~ 10 秒**，若仍无脉搏和呼吸，应继续按压。人工呼吸时施救者一只手放在患者前额，用拇指和示指**捏住患者的鼻孔**，另一只手使其头部尽可能后仰，保持气道通畅。施救者深吸一口气，然后张开嘴封闭住患者口唇周围，向患者体内**连续吹气 2 次**，每次吹气时间 **1 ~ 1.5 秒**，直至患者**胸廓抬起**。如果有自动体外除颤器（AED）并推荐除颤，则应实施电击除颤；在**放置 AED 电极片之前**，需要脱掉患者的湿衣服，**擦干胸部、颈部和上腹部**。对核心温度**低于 33℃**的低体温患者应**尝试复温**，根据实际条件采用被动或主动复温方法。

第二节　中毒解救和细胞毒性药物的职业防护

一、最佳选择题

　　1. C　经皮肤和黏膜吸收中毒时，应先**除去衣物**，然后用**大量温水冲洗**被污染的部位，毛发部位难清洗干净，特别要**注意清洗被污染的毛发**；水溶性毒物可用温水清洗，水不溶性毒物可用合适的溶剂冲洗。接触**腐蚀性毒物**时，应予大量温水冲洗**至少 15 ~ 30 分钟**，之后用适当的中和液或解毒液冲洗。毒物**经伤口进入**时，应使用**止血带结扎**，必要时进行**局部引流排毒**。毒物**进入眼部**时，应予大量**清水冲洗**，之后滴入相应的**中和剂**；眼部进入固体毒物时，可用眼科器械取出。

　　2. D　洗胃液每次使用 **300 ~ 400ml 为宜**，过多可造成压力太大，导致毒物进入肠道而被吸收；过少又耽误抢救时间。阿扑吗啡是催吐剂，皮下注射多可在 3 ~ 5 分钟后呕吐。患者呕吐时为防止呕吐物误吸入气管引起窒息或吸入性肺炎，应**将患者头部放低或转向一侧**。先抽出胃内容物可快速清除掉大部分胃内毒物，增加洗胃效率。多数毒物进入体内 **6 小时后已基本吸收，洗胃意义不大**，但少数药物存在胃 - 血 - 胃循环，此类药物经血循环后会再次进入胃中，仍具有洗胃意义。

　　3. E　高锰酸钾是强氧化剂，可将对硫磷氧化为毒性更强的物质，故含硫有机磷中毒时**禁止使用高锰酸钾溶液洗胃**。氰化物进入体内后迅速水解生成氢氰酸气体，活性炭对氢氰酸不具有吸附作用，**使用活性炭混悬液洗胃无效**。牛乳可缓和硫酸铜、**氯酸盐**对胃肠道的刺激。**鸡蛋清**含有蛋白质，可吸附**砷**、沉淀**汞**。1% ~ 2% **氯化钠溶液**或生理盐水与一般中毒物质不发生化学反应，可作为**不明物质中毒时**的洗胃液。

　　4. B　血红蛋白分子中二价铁被氧化为三价铁时即成为高铁血红蛋白血症，失去携氧能力，**小剂量亚甲蓝**可将三价铁转化为二价铁，适用于治疗**高铁血红蛋白血症**。亚硝酸钠虽然也是氰化物中毒解救药，但**可引起高铁血红蛋白血症**。

　　5. A　**苯巴比妥**是弱酸性药物，可使用弱碱性药物使尿液呈碱性，促进苯巴比妥溶解于尿液中，加速排泄，临床常用**碳酸氢钠和枸橼酸氢钾钠碱化尿液**。氢氧化钠属于强碱，禁止使用。**维生素 C 和氯化铵**是常用的**酸化尿液药物**。

　　6. C　地西泮、硝西泮、氯硝西泮、氟西泮等**西泮类药物**以及艾司唑仑、三唑仑、阿普唑仑等**唑仑类药物属于苯二氮䓬受体激动剂**，中毒后用苯二氮䓬受体拮抗剂**氟马西尼**解救，是特异性解救药物。

　　7. B　复方樟脑酊含有樟脑、**阿片酊**等成分，中毒后可出现阿片类药物中毒症状，应给予阿片受体拮抗剂**纳洛酮或烯丙吗啡**拮抗治疗。

　　8. A　曼陀罗浸膏含有**颠茄碱**，具有**抗胆碱作用**，应使用拟胆碱药**毛果芸香碱**拮抗治疗。

　　9. B　药物及其代谢物如果呈碱性，且经尿液排泄，可通过酸化尿液提高毒物在尿中溶解度，促进其经尿液排泄。苯巴比妥是弱酸性药物，应碱化尿液促进其排泄。苯丙胺、甲基苯丙胺（冰毒）、二亚甲基双氧苯丙胺（摇头丸）是碱性药物，且可经尿液排泄，临床可使用**维生素 C 或氯化铵酸化尿液**。

　　10. E　香豆素类杀鼠药与华法林作用机制相同，是**维生素 K 拮抗剂**，可抑制维生素 K 的反复利用，导致凝血因子失去活性，引起**出血反应**。维生素 K_1、维生素 K_3、维生素 K_4 均有止血作用，**维生素 K_3 和维生素 K_4 起效慢、作用时间短，用于香豆素中毒时无效**；

维生素 K$_1$ 作用强、起效快，**可用于香豆素类中毒解救**。

11. C 氟乙酰胺在体内水解为氟乙酸，氟乙酸可抑制三羧酸循环，导致毒性反应。乙酰胺在体内可水解为乙酸，竞争性拮抗氟乙酸的药理作用，**可用于氟乙酰胺中毒解救**。

12. C 乙醇吸收迅速，**催吐、洗胃和药用炭不适用于单纯酒精中毒患者**。轻者无需治疗，居家观察即可。乙醇可扩张血管散热，降低体温，患者应注意**保暖**。过量饮酒可引起呕吐，为防止呕吐物误吸入气管，应采取侧卧位休息。乙醇可引起**低血糖**，严重中毒者应静脉注射葡萄糖。美他多辛是乙醛脱氢酶激活剂，可**促进乙醛代谢为乙酸，减轻乙醛蓄积毒性**。

13. D 二巯丙醇注射液常使用精制花生油作为溶媒，因此对花生或花生制品过敏者不可应用。青霉胺禁用于青霉素过敏者。

14. C 含有**巯基**的化合物能与金属离子络合，可用于**金属中毒解救**，如二巯丙醇、二巯丁二钠、青霉胺、谷胱甘肽。硫代硫酸钠结构中含有的硫原子能与金属离子络合，可用于**金属中毒解救**。依地酸钙钠虽然不含有巯基或硫原子，但其结构中含有羧酸根负电基团，可与金属离子发生络合反应，可用于**铅和铜等金属中毒**解救。

15. A 阿托品是**抗胆碱药**，中毒后可使用**拟胆碱药毛果芸香碱解救**。

16. C 配制细胞毒性药品时，药师应正确穿戴帽子、口罩、双层手套、隔离防护服，每半小时或一小时更换一次手套。掰开安瓿前轻弹瓶颈部，使附着的药粉或药液降至瓶底。溶媒应**沿瓶壁缓慢注入**，以防溢出。使用注射器抽药**不超过容器 3/4**，防止针筒滑落（不是 1/2，否则药品浪费严重）。抽药注射器**排气时，垫无菌纱布或带针帽操作**，以免药液外流。操作台应覆盖**一次性防护垫**，减少污染，操作完毕或发生药品外溢后**立即更换防护垫**。尖锐器物放置于生物安全柜的一次性锐器桶中。操作后使用肥皂、流动水彻底清洗双手。

二、配伍选择题

【1~2】DE 碘可与淀粉发生反应，**碘遇淀粉变蓝**，**碘中毒**后可使用**淀粉溶液**洗胃，应洗至洗胃液不显蓝色为止。地高辛属于强心苷类，此类药物可与鞣酸结合，中毒后可用**鞣酸溶液洗胃**。

【3~5】DCA 硫酸钠、硫酸镁在肠道可产生较强的渗透压，是强力**泻药**。阿扑吗啡可兴奋催吐中枢，属于**催吐剂**。盐水、温水、肥皂水可用于**灌肠**。

【6~8】ADB 药用炭可吸附毒物，鸡蛋清液（蛋白）、牛乳可沉淀重金属，属于通过**物理性拮抗**原理降低毒物吸收。弱酸中和强碱、弱碱中和强酸，二巯丙醇与金属发生络合反应，属于通过**化学反应**进行拮抗。阿托品是 **M 受体拮抗剂**，可拮抗有机磷农药产生的 M 样症状，属于**生理性拮抗**。呋塞米促进毒物经肾排泄，肥皂水促进毒物从肠道排泄，不属于拮抗解毒。

【9~10】CD 米汤、面糊含有淀粉，可**替代淀粉溶液**作为碘中毒的洗胃液。浓茶含有大量鞣酸，可**替代鞣酸溶液**作为生物碱中毒的洗胃液。

【11~13】EBC 氰化物中毒的特异性解毒剂有亚甲蓝、亚硝酸钠、硫代硫酸钠、羟钴胺。亚甲蓝、亚硝酸钠可使血红蛋白氧化为正铁血红蛋白，硫代硫酸钠可使氰离子转化为低毒的硫氰酸盐，羟钴胺可直接与氰离子结合而解毒。阿片类药物是阿片受体激动剂，中毒后可使用阿片受体拮抗剂如烯丙吗啡、纳洛酮解救。苯二氮䓬类药物是苯二氮䓬受体激动剂，中毒后可使用苯二氮䓬受体拮抗剂**氟马西尼**解救。

【14~16】ADC 青霉胺含有巯基，能与金属发生络合反应，可用于汞、铜等**金属中毒**解救。纳洛酮、烯丙吗啡是阿片受体拮抗剂，可拮抗吗啡、芬太尼、美沙酮、哌替啶等**阿片受体激动剂的中毒**症状。氟马西尼是苯二氮䓬受体拮抗剂，可拮抗西泮类、唑仑类等苯二氮䓬受体激动药物的中毒症状。

【17~19】CAB 香豆素类杀鼠药和华法林属于同一类结构物质，可引起包括鼻出血、齿龈出血、咯血、便血、尿血等广泛性出血症状。吩噻嗪类药物可阻断黑质-纹状体通路的 D$_2$ 样受体，使纹状体中的多巴胺功能减弱，出现**锥体外系反应**。吸入高浓度氰化氢气体后患者呼出的气体可有**苦杏仁气味**，皮肤黏膜呈樱桃红色（氢氰酸使血氧静脉饱和度增加）。阿片类药物中毒可有"昏迷、呼吸抑制和针尖样瞳孔"三联征。

【20~22】EBC 美他多辛是乙醛脱氢酶激活剂，促进乙醛代谢为乙酸，并能拮抗酒精中毒后出现的乙醇脱氢酶活性下降，加速乙醇、代谢物乙醛和酮体经尿液排泄，属于**促乙醇代谢药**。纳洛酮是阿片受体拮抗剂，可解除酒精中毒后出现的中枢神经抑制症状，并能促进乙醇在体内转化，缩短患者的昏迷时间，有催醒作用。吗啡是阿片受体激动剂，可引起**呼吸抑制**，酒精中毒者应**禁用**。

【23~24】BE 有机磷可与胆碱酯酶不可逆结

合，抑制胆碱酯酶活性，使患者乙酰胆碱功能过强引起毒性反应，应使用胆碱酯酶复活药碘解磷定或氯解磷定，同时**联合阿托品**对抗胆碱功能过强症状。氰离子在体内易与三价铁结合，再同硫结合形成硫氰酸盐随尿液排出；**亚硝酸钠**可将二价铁氧化为三价铁，促进氰化物与三价铁结合，属于高铁血红蛋白生成剂，**硫代硫酸钠**可提供硫，促进硫氰酸盐生成，属于供硫体，两者合用可治疗氰化物中毒。

【25～27】EBA 甲氨蝶呤、甲氧苄啶是二氢叶酸还原酶抑制剂，可抑制体内四氢叶酸的生成，中毒时引起**叶酸缺乏**，可补充活性的四氢叶酸类药物如**亚叶酸钙**治疗。羟钴胺可与氰离子直接结合解除毒性，用于**氰化物中毒**的解救。巯乙胺含有巯基，可与金属离子结合，用于四乙基铅等**金属中毒**的解救。去铁胺可和体内铁离子结合，用于**铁中毒**解救。

【28～29】EC 阿托品是 M 受体拮抗剂，可拮抗有机磷引起的 M 样激动症状。贝那替秦能缓解平滑肌痉挛，可**拮抗有机磷引起的 N 样激动症状**。

三、综合分析选择题

1. C 对乙酰氨基酚在体内可代谢为 *N* - 乙酰 - **对苯醌亚胺**，该代谢物与肝脏的内源性谷胱甘肽上的巯基结合；当谷胱甘肽耗竭后，该代谢物**与含有巯基的肝蛋白结合**，直接损伤肝细胞，造成肝坏死。乙醇可加快对乙酰氨基酚代谢，使其代谢物增多。

2. B 乙酰半胱氨酸含有巯基，可与含有巯基的肝蛋白竞争与 *N* - 乙酰 - 对苯醌亚胺结合，**减轻肝细胞坏死**。

3. B 对乙酰氨基酚用于退热和骨关节病止痛的剂量不同，成人用于**退热时，每次 0.3～0.6g，每 4 小时给药 1 次**，或一日 4 次，一日安全剂量不宜超过 2g；用于骨关节病止痛时，每次 0.5～1g，一日 3～4 次，一日安全剂量不宜超过 4g。成人摄入 6g/日可能会引起中毒。酒精可加快对乙酰氨基酚代谢，易引起肝毒性甚至发生肝坏死，用药期间应**避免摄入含有酒精的饮品和药品**。很多复方抗感冒药含有对乙酰氨基酚，服用这种感冒药时应避免合服对乙酰氨基酚单方制剂，否则重复用药会加重肝细胞坏死风险。

4. E 吗啡可引起瞳孔括约肌收缩，使瞳孔缩小，中毒时可引起**针尖样瞳孔**，与昏迷、呼吸抑制合称为吗啡中毒三联征。

5. B 纳洛酮、烯丙吗啡是阿片受体拮抗剂，可用于**阿片类药物**如吗啡、哌替啶、芬太尼、美沙酮、可待因等**中毒的解救**。

6. C 如果患者对阿片类药物已经产生耐受性，当使用烯丙吗啡或纳洛酮治疗时，因拮抗了体内阿片类药物的作用，**易引起阿片类药物的戒断症状**。本题患者已经使用吗啡 1 个月，通常已出现耐受性。烯丙吗啡、纳洛酮没有依赖性（成瘾性）。

四、多项选择题

1. BCDE 经消化道吸收中毒后可进行**催吐、洗胃、导泻、灌肠、利尿、血液透析**等办法加速毒物排泄。洗胃应越早越好，多数药物在进入体内 **4～6 小时内具有洗胃指征**。活性炭具有吸附作用；常用的**灌肠液包括 1% 微温盐水、1% 肥皂水或清水**，也可将**活性炭加入灌肠液**中，加速毒物吸附后排出。经肾排泄的毒物可使用**强利尿剂**加速毒物排泄。硫酸钠和硫酸镁可产生较强的渗透压，是强力**泻药**。

2. BCDE 氰化物中毒的特异性解毒剂有**亚甲蓝、亚硝酸钠、硫代硫酸钠、羟钴胺**。亚甲蓝、亚硝酸钠可使血红蛋白氧化为正铁血红蛋白，硫代硫酸钠可使氰离子转化为低毒的硫氰酸盐，羟钴胺可直接与氰离子结合而解毒。

3. ABC 三环类抗抑郁药引起**快速型心律失常**时，可使用**普鲁卡因胺或利多卡因**治疗；引起**心力衰竭**时，可使用**毒毛花苷 K 或毛花苷丙**治疗；引起**低血压**时，可扩充血容量，必要时使用**去甲肾上腺素，避免使用肾上腺素**（肾上腺素可引起血压翻转）；出现**癫痫**时选用**苯妥英钠**治疗，**避免使用苯二氮䓬类和巴比妥类**，这两类药物可加重中枢抑制和呼吸抑制。出现抗胆碱样症状时，通常可自行缓解，**不建议使用毒扁豆碱常规治疗**，毒扁豆碱可加重患者心脏毒性表现并促发癫痫发作。

4. ABDE 急性乙醇中毒严重者可静脉注射**葡萄糖**缓解低血糖症状；同时肌注**维生素 B_1、维生素 B_6** 及烟酸各 100mg 促进乙醇氧化代谢，可适当补充**维生素 C** 促进乙醇氧化代谢。静脉滴注**美他多辛** 0.9g 可促进乙醇代谢。患者**过度兴奋时**可小剂量使用**苯二氮䓬类药物镇静，禁用吗啡和巴比妥类药物**。患者出现**昏迷**等中枢抑制症状时，可肌注或静脉注射**纳洛酮**。

5. AD 有机磷可与胆碱酯酶不可逆结合，抑制胆碱酯酶活性，造成体内乙酰胆碱蓄积，出现毒蕈碱样症状（M 样症状）、烟碱样症状（N 样症状）、中枢症状。**碘解磷定、氯解磷定**是胆碱酯酶复活剂，可解除有机磷与胆碱酯酶结合，促进体内乙酰胆碱水解。**阿托品是 M 受体拮抗剂**，是抗胆碱药，可缓解患者已出现的 M 样症状。联合阿托品和胆碱酯酶复活剂可协同治疗有机磷中毒。

6. AB　敌百虫在碱性溶液中可转化为毒性更强的敌敌畏，**增加毒性**。香豆素类杀鼠药在酸性环境下溶解度较差，易形成沉淀；使用 2% 碳酸氢钠溶液洗胃可提高胃液 pH，导致香豆素类杀鼠药溶解度提高，反而**加快其吸收**。

7. ABCD　药师静脉配置细胞毒性药品时，应正确穿戴帽子、口罩、双层手套、隔离衣，一旦发生溢

出污染还应佩戴护目镜。发生溢出污染时的操作流程如下：用纱布或棉垫覆盖污染区域→擦干或**小心除去溢出物（小心碎玻璃）**→先后用清水、消毒清洁剂、**75% 乙醇清洗、擦拭**（清理时先从污染边界开始，逐渐向污染中心进行反复冲洗、擦拭）。被污染的物料和废弃物应丢弃在**双层密封**的医疗垃圾袋，贴上"**细胞毒性废弃物**"标识。废弃物应 **1000℃ 高温焚烧**处理，**不能采用机械压缩处理**。

第六章　常见病症的健康管理

第一节　发热与疼痛

一、最佳选择题

1. C　儿童在感染病毒性疾病时应用水杨酸类药物（如阿司匹林、贝诺酯）可出现 Reye's 综合征，对肝脏、大脑影响明显，因此儿童发热时应避免使用阿司匹林、贝诺酯制剂。

2. E　患儿仅 7 月龄，且有腹泻、呕吐症状，不宜选择口服制剂如布洛芬混悬液、对乙酰氨基酚滴剂、布洛芬片。双氯芬酸钠贴主要用于局部止痛，全身治疗作用差。对乙酰氨基酚栓剂经直肠给药吸收后可产生全身治疗作用，适宜抗拒口服药或不适宜口服给药途径的患者，可用于该患儿退热。

3. D　发热、疼痛是很多疾病的常见症状，在病因未明确时，自行服用解热镇痛药用于退热通常不应超过 3 日，用于止痛通常不应超过 5 日，不能自行长期服用，以免耽误病情诊断。对乙酰氨基酚、布洛芬是临床常用的退热药。对乙酰氨基酚解热作用强、胃肠道刺激小，是首选的退热药。解热镇痛药不宜联合 2 种或多种同时使用，也不宜交替使用。对于儿童发热，<38.5℃ 时首先考虑物理降温，一般建议体温 ≥38.5℃ 开始使用退热药；但对于有高热性惊厥病史的儿童，一旦发热应积极使用药物退热。非甾体抗炎药一般推荐餐后服药，可减轻消化道刺激；但肠溶制剂推荐空腹服用或餐后 2 小时服用，可减少制剂在胃内停留时间，加快药物进入肠道，提高药物稳定性。

4. B　患儿年龄尚小，经消化道给药时，不宜选择片剂、胶囊等口服固体制剂，适宜选择口服液体制剂或栓剂，给药方便，对乙酰氨基酚滴剂或栓剂、布洛芬混悬剂适宜儿童患者。

5. D　布洛芬用于退热时，每日给药不应超过 4 次，对于儿童每 6 小时给药一次。对于 12 岁以上人群，布洛芬（普通制剂）的退热用量 0.2~0.4g/次；12 岁以下人群按体重给药，每次 5~10mg/kg。每日总剂量不超过 1.2g（非处方药）。因具有胃肠道刺激，布洛芬应餐后给药，但不能餐后太久，餐后 2 小时与空腹意义接近，因此在餐后半小时内给药比较合适。布洛芬不宜与其他非甾体抗炎药联合应用或交替使用。

6. A　非甾体抗炎药抑制前列腺素合成的同时增加了白三烯合成，可导致过敏反应，如哮喘、荨麻疹等，因此对服用阿司匹林或其他非甾体抗炎药后出现哮喘、荨麻疹等过敏反应的患者应禁用布洛芬，否则也会引起相似的过敏反应；可选择对乙酰氨基酚。对于活动性消化道溃疡患者或出血者应禁用非甾体抗炎药，尤其是非选择性环氧化酶（COX）抑制剂，可加重溃疡和出血。非甾体抗炎药具有肝、肾毒性，老年患者由于肝、肾功能降低，其与肝、肾功能不全者都应减量使用非甾体抗炎药；血小板减少症者、有出血倾向者、既往有消化道溃疡病史者也应减量服用非甾体抗炎药，否则可诱发出血。发热可导致体内水分流失，体能下降，患者应多补充能量、蛋白质、电解质，多饮水和果汁。对于高热者应使用温水擦拭全身进行物理降温辅助退热。

7. D　类风湿关节炎患者应使用非甾体抗炎药止痛，非甾体抗炎药分为非选择性 COX 抑制剂、选择性 COX-2 抑制剂两种。非选择性 COX 抑制剂包括对乙酰氨基酚、阿司匹林、布洛芬、双氯芬酸等，此类药物可作用于消化道 COX-1，长期应用可引起消化

道溃疡、出血，**禁用于活动性消化道溃疡者**，慎用于既往有消化道溃疡病史者。**选择性 COX－2 抑制剂有塞来昔布**，此类药物对消化道 COX－1 没有作用，几乎不会导致消化道溃疡，相比非选择性 COX 抑制剂，更适合既往有消化道溃疡病史患者应用，但也需谨慎。

8. A　牙痛可使用**非甾体抗炎药**止痛，如布洛芬缓释片。双氯芬酸二乙胺乳胶剂是外用制剂，用于关节、软骨、肌肉的局部止痛。阿片类镇痛药（如芬太尼、吗啡）因具有成瘾性和戒断症状，**仅在非甾体抗炎药无效的情况下方可考虑使用**。对于牙周炎患者，因甲硝唑抗菌治疗时就可减轻疼痛症状，如果加用止痛药增强止痛效果，通常仅需加用非甾体抗炎药即可。

9. C　非甾体抗炎药适用于**头痛、牙痛、术后痛、创伤痛、运动损伤性疼痛以及肌肉、关节、软组织等的轻至中度疼痛**；对剧烈疼痛无效，不适于创伤性剧痛；也不产生松弛平滑肌作用，对内脏痉挛性疼痛无效。氨基葡萄糖是关节软骨成分，可阻断**骨关节炎患者的病情发展**，同时减缓关节疼痛。阿片类药物镇痛作用强，但因成瘾性大，使其应用受到限制，适于**癌症晚期患者疼痛、创伤性剧痛**（如烧伤后疼痛、骨折后疼痛等）。

10. D　自行服用非甾体抗炎药患者用于止痛时，连续用药**不宜超过 5 天**，5 天后仍未缓解者应及时就医，避免耽误病因诊断。**硫酸氨基葡萄糖有胃肠道刺激副作用，宜餐后服用**。山莨菪碱属于抗胆碱药，可引起心跳加快、胃肠道平滑肌松弛，伴有**胃食管反流病、溃疡性结肠炎、快速型心律失常**的患者应慎用。对阿司匹林有严重过敏的患者应**禁用布洛芬的任何制剂**，可使用**对乙酰氨基酚替代治疗**。规律服用非甾体抗炎药止痛效果不佳者，可考虑加用含有阿片类药物的复方制剂，如氨酚待因、氨酚双氢可待因、氨酚羟考酮、氨酚曲马多，但由于阿片类药物具有成瘾性，患者加用此类复方制剂应**按需使用、短期使用**，同时应**避免对乙酰氨基酚过量**。

11. E　曲马多是一种兼具有 5－羟色胺和去甲肾上腺素再摄取抑制作用和阿片 μ 受体激动剂作用的中枢性镇痛药，因增加脑内 5－羟色胺和去甲肾上腺素功能，可引起大脑兴奋，**禁用于经治疗未能充分控制的癫痫患者**。

12. A　对于急性偏头痛，可选用 5－羟色胺受体 1B/1D 激动剂佐米曲普坦、舒马曲普坦。此外含有咖啡因的对乙酰氨基酚复方制剂、阿司匹林、罗通定、

双氯芬酸、麦角胺咖啡因等药物也用于治疗急性偏头痛。拉莫三嗪、普瑞巴林、巴氯芬可治疗三叉神经痛；阿托品可治疗内脏平滑肌痉挛痛。

二、配伍选择题

【1～2】BA　儿童使用对乙酰氨基酚按体重计算给药量应为 **10～15mg/kg**，男患儿体重 10kg，每次应给予 100～150mg 的对乙酰氨基酚。**12 岁以下儿童服用布洛芬按体重计算给药量应为 5～10mg/kg**，女患儿体重 14kg，每次应给予 70～140mg 的布洛芬。

【3～5】BAD　山莨菪碱属于**抗胆碱药**（M 受体拮抗剂），可松弛内脏平滑肌，适于**胃绞痛、肠绞痛、胆绞痛、肾绞痛**等内脏平滑肌痉挛痛患者止痛治疗。关节痛（骨关节炎、类风湿关节炎）、头痛、牙痛、颈肩痛、软组织痛（如肌肉痛、肩痛、腱鞘炎、滑囊炎等）以及手术后、创伤后、劳损和运动后等损伤痛可选用非甾体抗炎药止痛，可缓解**轻至中度疼痛**。抗惊厥药/抗癫痫药（如卡马西平、加巴喷丁、苯妥英钠、普瑞巴林等）或抗抑郁药（如阿米替林）可减慢神经电传导、抑制神经元过度兴奋，从而缓解神经性病理疼痛，可用于**三叉神经痛、带状疱疹后神经痛、肋间神经痛**等的止痛治疗。

【6～8】DCB　感冒等引起的头痛可使用非甾体抗炎药（如布洛芬、对乙酰氨基酚等）止痛。三叉神经痛、肋间神经痛等传入神经病理性疼痛可使用**抗惊厥药/抗癫痫药**（如卡马西平、加巴喷丁、苯妥英钠、普瑞巴林等）或抗抑郁药（如阿米替林）止痛。内脏平滑肌痉挛性疼痛（如胃绞痛、肠绞痛、胆绞痛、肾绞痛等）可使用**解痉药如阿托品、山莨菪碱、颠茄浸膏**等止痛。

【9～11】BEC　山莨菪碱属于抗胆碱药，此类药物可减少腺体分泌，引起口干、**皮肤干燥**；可舒张血管，引起**皮肤潮红**；可松弛肠道平滑肌，引起**便秘**。双氯芬酸二乙胺属于非甾体抗炎药，适于肌肉、软组织、关节等部位止痛，其乳胶剂适于局部外用给药。氨酚待因是复方制剂，含有对乙酰氨基酚和可待因，长期应用含有可待因的制剂可引起便秘、**耐受性、成瘾性**，突然停药后可产生**戒断症状**。

【12～14】ABE　对乙酰氨基酚代谢物具有肝毒性，易引起不可逆性肝损伤，应**避免长期大剂量服用**。羟考酮属于阿片类药物，可产生**成瘾性和戒断症状**，长期用药后应**逐渐减量至停药**。山莨菪碱可松弛食管平滑肌，加重胃食管反流，**食管反流患者应慎用**。

【15~16】**BD**　对于存在**肌肉紧张、僵硬和痉挛**的慢性疼痛患者，可酌情联合**肌松药**（例如**乙哌立松、替扎尼定、巴氯芬**）等药物治疗。对于疼痛严重且**关节活动功能受限**的患者，临床可采取关节腔注射技术，配合使用局麻药**利多卡因**和糖皮质激素**曲安奈德**等药物进行关节腔阻滞治疗。

三、多项选择题

1. BC　成人使用**对乙酰氨基酚退热**治疗时，每次 **0.3~0.6g**，每 **4~6** 小时给药 1 次，但每日最多给药 **4 次**，一日安全剂量不应超过 **2g**。成人使用**布洛芬退热**治疗时，每次 **0.2~0.4g**，每日**最多 4 次**。**对乙酰氨基酚对妊娠期女性较安全**，可在**正常剂量范围内短期使用**。**布洛芬在妊娠早期、晚期**可有**致畸风险**，应**禁用**；在妊娠中期如必须使用应在医生指导下短期应用。**对乙酰氨基酚、布洛芬**对**哺乳期**女性**可用**。非甾体抗炎药可引起**血压升高、水钠潴留**，高血压和心力衰竭患者应**慎用**，但不是禁用。非甾体抗炎药可引起**消化道溃疡**，活动性消化道溃疡患者应**禁用**。

2. BCE　**曲马多及其复方制剂**（如**氨酚曲马多**）被列入第二类精神药品管理。将口服固体制剂每剂量单位含羟考酮碱不超过 **5mg**，且不含其他麻醉药品、精神药品或药品类易制毒化学品的氨酚羟考酮列入**第二类精神药品**管理；将口服固体制剂每剂量单位含**羟考酮碱大于 5mg**，且不含其他麻醉药品、精神药品或药品类易制毒化学品的氨酚羟考酮列入**第一类精神药品**管理。

第二节　呼吸系统问题

一、最佳选择题

1. B　长期应用**血管紧张素转换酶抑制剂**（普利类药物，如卡托普利、福辛普利等）可抑制缓激肽降解，缓激肽蓄积后**可引起干咳**。坎地沙坦是**血管紧张素Ⅱ受体拮抗剂**，不影响缓激肽，此类药物**没有干咳**副作用。氨溴索是祛痰药，无干咳副作用；右美沙芬、苯丙哌林是镇咳药。

2. A　**咳嗽超敏反应**如果无法改善，考虑患有难治性慢性咳嗽。治疗咳嗽超敏反应，包括非药物治疗、加巴喷丁和低剂量吗啡。

3. E　**右美沙芬**属于**镇咳药**，具有一定的**嗜睡**作用，半衰期较长，药效可维持 8~12 小时，能有效抑制夜间咳嗽以保证睡眠。

4. A　机体通过咳嗽将痰液咳出，对**干咳**患者可单用镇咳药。**痰多**患者宜用**祛痰**药物治疗，此时应**慎用镇咳药**，防止痰液稀释后无法咳出。**氨溴索是祛痰药**；可待因、右美沙芬、喷托维林是镇咳药，且**可待因具有成瘾性**。沙丁胺醇是平喘药。

5. E　可待因属于弱阿片类药物，在体内可少量代谢为吗啡，长期应用会引起成瘾性（**依赖性**），突然停药可产生戒断症状。可待因可抑制呼吸，**分娩期妇女**用药后可能引起**新生儿呼吸抑制**。可待因可经乳汁分泌，**哺乳期妇女应慎用**，否则将引起乳儿出现嗜睡、烦躁等神经症状不良反应。**婴幼儿禁用**可待因。可待因可抑制支气管腺体的分泌而使痰液黏稠不易咳出，**痰多者禁用**。

6. D　胃食管反流病是多种因素造成的胃－食管动力障碍性疾病，引起胃酸、胃蛋白酶、胆汁酸和胰酶反流至食管，刺激并损伤食管黏膜。70% 的食管反流患者具有典型症状，即烧心（**胃灼热**）、反流；不典型症状有咽喉炎、哮喘、咳嗽，主要原因是胃酸经食管进入呼吸道引起。**过饱和睡前进食**可刺激胃酸分泌；**油腻食物**可降低食管下括约肌压力；**咖啡、辛辣食物、酸性食物和饮料**可直接刺激食管黏膜，患者应尽可能避免摄入上述饮食。**抬高床头**可减少胃酸反流，**不应平放床头**。**质子泵抑制剂**如兰索拉唑等可抑制胃酸分泌，用于**治疗胃食管反流病**。

7. E　压力性尿失禁是由于盆底肌松弛、固有括约肌功能不全，致使尿道阻力不足而引起尿液漏出。压力性尿失禁在打喷嚏、咳嗽、大笑或运动时可能会出现不自主的漏尿。**抗胆碱药**可松弛膀胱平滑肌，**加重压力性尿失禁**症状，患者应避免使用。**减轻体重、避免强负重体力劳动**可减轻压力性尿失禁症状。**调节膀胱功能和加强盆底肌训练**可增加控尿能力。

8. C　普通感冒主要由**鼻病毒**引起，目前尚无**特效的抗病毒药**，也没有合适的普通感冒**疫苗**，因此临床以**对症治疗为主**，并非对因治疗。由于普通感冒主要是病毒感染性疾病，因此在无细菌感染指征前提下，**抗菌药**对成人和儿童的普通感冒**无效**，不宜使用。**流感疫苗对普通感冒无效**。无并发症的普通感冒是**自限性疾病**。

9. D　普通感冒主要对症治疗。患者有**流鼻涕、打喷嚏**等卡他样症状，可使用**抗组胺药**（如**氯苯那敏）；**鼻塞症状**可使用**鼻减充血剂**（如**伪麻黄碱**）；患者有全身酸痛、咽痛、**发热症状**，可使用**解热镇痛药**（如**对乙酰氨基酚**）；患者有**干咳**症状，可使用**锌含片**缓解咳嗽和流涕。患者没有痰多症状，无需使用祛痰药氨溴索。

10. D　妊娠早期、晚期女性应避免使用布洛芬，可存在致畸风险。**妊娠期**女性出现**体温过高**时，可在**物理降温、充足补水**的基础上，短期正常剂量使用**对乙酰氨基酚**退热。患有**心血管疾病**的患者通常会服用阿司匹林肠溶片抗血小板治疗，可使用**对乙酰氨基酚**退热，**不建议使用其他非甾体抗炎药退热**，防止加重消化道溃疡、出血风险。**心血管疾病**患者常常患有高血压，麻黄碱可升高血压，**不建议使用麻黄碱缓解鼻塞**，且麻黄碱可加快心率，**鼻减充血剂中推荐伪麻黄碱**。对阿司匹林过敏者禁用布洛芬等非甾体抗炎药，可选择对乙酰氨基酚解热镇痛。**妊娠3个月内女性禁用愈创木酚甘油醚和右美沙芬**。

11. E　不建议6岁以下儿童感冒使用**镇咳药、抗组胺药、减充血剂、祛痰剂**和**阿司匹林**。对症治疗包括**盐水鼻腔冲洗、蜂蜜（巴氏消毒）止咳、镇痛药**。**对乙酰氨基酚**和布洛芬作用机制相同，**不建议联合使用和交替使用**。氯苯那敏是**抗组胺药**，伪麻黄碱是**鼻减充血剂**，右美沙芬是**镇咳药**，都不适合6岁以下儿童应用。每天6次生理盐水清洗鼻腔可有效缓解鼻塞，睡前口服蜂蜜可缓解咳嗽。

12. C　**<2月龄婴儿发热建议采用物理降温**。≥2月龄的人群均可应用**对乙酰氨基酚退热**。布洛芬在≤6月龄人群的安全性证据不足，建议≥**6月龄**的患儿可使用**布洛芬**。阿司匹林及其衍生物可引起 **Reye's（瑞氏）综合征，不推荐**作为退热药在**儿童**中使用。普通感冒应首选口服给药，避免盲目补液，仅在患者脱水（如腹泻、呕吐、高热脱水）时静脉输注电解质和水以维持基础代谢。

13. B　成人普通感冒可对症使用**退热药**（如对乙酰氨基酚、布洛芬）、**抗组胺药**（如氯苯那敏）、**鼻减充血剂**（如伪麻黄碱）、**锌含片、镇咳药**（如右美沙芬）、**蜂蜜**以及**抗感冒药复方制剂**（通常包含抗组胺药、鼻减充血剂、解热镇痛药中的2种或3种）。**维生素C**对生活在寒冷地区且经常参加剧烈运动（如马拉松、滑雪运动员或士兵）和体力劳动的人群治疗感冒有益。利巴韦林是抗病毒药，对于**免疫功能低下的**感冒人群**建议服用**，雾化吸入给药；对于**免疫功能正常**的人群**不建议使用**。本题患者既往体健，不建议服用利巴韦林颗粒。

14. A　奥司他韦是神经氨酸酶抑制剂，**对流感病毒有效**。伐昔洛韦对疱疹病毒有效，恩替卡韦、阿德福韦对乙型肝炎病毒有效。流感患者无细菌感染指征时不应使用抗菌药阿莫西林。其他**抗流感病毒药**有**帕拉米韦、扎那米韦、玛巴洛沙韦、法维拉韦、阿比多尔**。目前已不建议使用金刚烷胺和金刚乙胺。

15. E　流感疫苗有灭活流感疫苗、减毒流感活疫苗。接种减毒流感活疫苗时，应**与抗病毒药奥司他韦错开时间**，防止奥司他韦抑制疫苗活性；通常接种2周后产生有保护意义的抗体，因此**接种减毒流感活疫苗2周内不应服用奥司他韦**；奥司他韦在体内经过48小时后基本排除干净，因此服用奥司他韦**48小时后可接种减毒流感活疫苗**。奥司他韦对灭活流感疫苗没有影响，两者**可同时使用**，即灭活流感疫苗可在服用奥司他韦前、后的任何时间接种。流感疫苗对小于6月龄人群禁用，对于≥**6月龄且无禁忌证的人群均可接种流感疫苗，包括妊娠期、哺乳期女性**，孕妇在妊娠期的任一阶段都可以接种流感疫苗。

16. B　玛巴洛沙韦在体内代谢生成巴洛沙韦后发挥药效，巴洛沙韦是**金属离子螯合剂**，能与多种金属离子形成螯合物，服药时应避免同用**牛奶及其他钙强化饮料**（含钙离子）、**抗酸剂**（如碳酸钙、氢氧化铝、铝碳酸镁）、**泻药硫酸镁**、部分营养补充剂（含有钙、镁、硒、锌）。

17. A　急性细菌性扁桃体炎**首选**治疗药物包括**青霉素类药物**（青霉素V钾、阿莫西林、苄星青霉素）、第一代头孢菌素类药物（头孢氨苄）。阿奇霉素、克林霉素对急性细菌性扁桃体炎的治疗效果与青霉素类药物相当，但由于A组β溶血性链球菌对阿奇霉素和克林霉素的耐药率较高，且可引起更多的不良反应，所以阿奇霉素、克林霉素仅作为青霉素过敏者的备选治疗方案。复方磺胺甲噁唑、四环素类药物（米诺环素、多西环素）对A组β溶血性链球菌的抗菌有效性不足且可能增加不良反应，所以这两种药物不用于治疗急性细菌性扁桃体炎。喹诺酮类药物的治疗效果理想，但因抗菌谱广，可能延误对肺结核的诊断，因此**不建议使用喹诺酮类药物常规治疗急性细菌性扁桃体炎**。

18. A　青霉素V钾、阿莫西林是时间依赖型抗菌药，每次**500mg**，每日给药**2次**，疗程**10日**。青霉素V钾也可将一日剂量分成4次给药，即250mg qid，疗程10日。头孢氨苄也是时间依赖型抗菌药，每次**500mg**，每日给药**2~3次**，疗程通常为**5~7日**。苄星青霉素属于长效青霉素，肌注后可在体内缓慢溶解释放青霉素，肌注 **120 万单位**药效可维持 15 日左右，因此治疗急性细菌性扁桃体炎时只需**肌注一次**即可。**克林霉素**属于时间依赖型抗菌药，每次给药 **300mg**，每日给药 **3 次**，疗程 **5 ~ 7 日**。阿奇霉素属于时间依赖型且作用时间长的抗菌药，每日给药 **1 次**即可，每次 **500mg**，连续用药 **3 日**。

19. A　急性扁桃体炎**多由病毒感染**所致，**少数为细菌感染**。常见症状有发热、扁桃体渗出、咽喉痛和颈前淋巴结肿大。改良的 **Centor 评分法**就是根据有无**发热、咳嗽、扁桃体渗出、颈前淋巴结肿大**四个症状和**年龄**进行打分，**4 分或 5 分**的患者可予经验性**抗菌药物治疗**。快速检测法包括抗原快速检测和 DNA 探针等方法，可在几分钟内测出咽拭子中的链球菌。咽拭子培养用于确证性检测及监测化脓性链球菌的耐药性，但用时长，不提倡作为常规检查。

20. E　普通感冒引起的**急性病毒性鼻窦炎**可选用对症治疗普通感冒的一些药物，如**解热镇痛药**（对乙酰氨基酚）**或非甾体抗炎药、抗组胺药**（氯苯那敏）、**鼻减充血剂**（伪麻黄碱）、锌制剂。**抗胆碱药**（异丙托溴铵）对改善**鼻腔滴漏**有效。多西环素是抗菌药，对急性病毒性鼻窦炎无效。

21. C　使用鼻喷剂时操作流程：轻微**擤鼻→鼻喷剂摇晃均匀→移开喷嘴套→头部向前轻微倾斜→**用右手将喷嘴轻置入左侧鼻腔，调整喷嘴方向**远离鼻中隔**（右侧鼻孔保持通畅，**切勿闭塞未用药侧**）**→喷药**，取出喷嘴，**用嘴轻轻呼气→**在另一侧鼻孔重复操作喷药→取出喷嘴，用嘴轻轻呼气→**清洁喷嘴**并更换喷嘴套。糖皮质激素鼻喷剂每天使用 **1 ~ 2 次**，每侧鼻腔喷不少于 **100μg**，持续用药不少于 **12 周**。根据布地奈德鼻喷剂（64μg × 120 喷），每次鼻孔至少喷 2 次，即 128μg。

22. C　**急性细菌性鼻窦炎**抗菌治疗的疗程均为 **5 日**，首选口服**青霉素 V 钾片**，严重者或治疗效果较差时**改用阿莫西林 – 克拉维酸钾片**；对青霉素过敏者选用**多西环素或克拉霉素**。急性病毒性鼻窦炎可选用针对感冒的一些治疗药物缓解，如**抗组胺药、减充血剂、对乙酰氨基酚或非甾体抗炎药、锌制剂等**，也可使用**桉叶醇、穿心莲**治疗感冒症状。**急性病毒感染后鼻窦炎**可使用**天竺葵滴剂、桃金娘油胶囊**缓解症状。**慢性鼻窦炎**的主要治疗手段是**鼻用糖皮质激素和生理盐水**，使用鼻用糖皮质激素治疗慢性鼻窦炎，每天使用 **1 ~ 2 次**，每侧鼻腔喷不少于 **100μg**，持续用药不少于 **12 周**。

23. C　**间歇性过敏性鼻炎**的一线治疗方案有两个：①口服第二代抗组胺药，如西替利嗪片，每次 5 ~ 10mg，每日 1 次。②鼻用抗组胺药，如阿扎司汀、奥洛他定、氮䓬斯汀。

24. D　**口服糖皮质激素**是治疗过敏性鼻炎的二线药物，对于**症状严重**难以控制的患者可考虑**短期口服糖皮质激素**，早晨 7 ~ 8 时顿服，疗程 4 ~ 7 日。**免疫治疗**是一线治疗方案，口服第二代抗组胺药是一线治疗药物。**鼻塞严重**者可加服**伪麻黄碱或鼻用减充血剂**。持续性过敏性鼻炎患者在鼻用糖皮质激素治疗欠佳时，可**改用或联合鼻用抗组胺药**。

25. C　单纯急性支气管炎通常为**病毒感染性疾病**，**不建议**常规应用**抗菌药**，通常为对症治疗。患者主要为**咳嗽**症状，应选用**镇咳药右美沙芬**，每日 3 次，每次 30mg。

26. E　引起急性气管 – 支气管炎的主要病因是**病毒感染**。此外，**过敏原**（如花粉）、香水、水蒸气、细菌、刺激性物质（如烟雾、污染空气、粉尘）也可导致急性气管 – 支气管炎。当由细菌感染所致时，通常与引起社区获得性肺炎的病原体相同，如肺炎链球菌。患者的症状主要为**咳嗽**，通常持续不超过 3 周。其他症状有呼吸困难、喘息、咳痰、上呼吸道感染的前驱症状（如流鼻涕、咽喉痛、发热、全身不适）。痰液多呈白色或淡黄色，但脓痰并不明确意味着细菌感染。患者可表现有低热，通常不出现高热。

27. D　使用**美敏伪麻溶液**（含右美沙芬、盐酸伪麻黄碱、马来酸氯苯那敏）可缓解**咳嗽、流鼻涕、鼻塞**症状；使用 **N – 乙酰半胱氨酸片**可用于**祛痰**；使用**多索茶碱注射液或沙丁胺醇气雾剂可缓解喘憋、胸闷**。患者实验室检查白细胞计数升高、**C 反应蛋白阳性**；降钙素原正常参考范围 < 0.15ng/ml，即 0.15μg/L，当**降钙素原 ≥ 0.25μg/L** 时，提示下呼吸道细菌感染可能性高，建议启用**经验性抗菌治疗**。甲硝唑主要治疗厌氧菌感染，细菌感染性支气管炎的致病菌主要是**肺炎链球菌，甲硝唑对其无效；可使用喹诺酮类药物**如左氧氟沙星。

28. D　β – 内酰胺类药物、喹诺酮类药物（左氧氟沙星、莫西沙星）、四环素类药物（多西环素、米诺环素）、大环内酯类药物（阿奇霉素、克拉霉素）常用于治疗社区获得性肺炎。单一药物治疗时，一般**不推荐使用阿奇霉素**，原因一是药物有 **QT 间期延长**的心血管不良反应，二是我国的肺炎链球菌、肺炎支原体对其耐药率较高；如果明确是**肺炎衣原体感染，可首选阿奇霉素治疗**。既往体健患者的经验治疗一般推荐口服阿莫西林、头孢克洛，每日 **3 次**；疑似非典型病原体（支原体/衣原体）感染时也可考虑多西环素和米诺环素，每日**2次**。

29. B　支原体肺炎一般首选**多西环素**、**米诺环素**。备选方案为**阿奇霉素**、**喹诺酮类药物**。由于四环素类药物可引起牙齿、骨骼异常，**8岁以下儿童不推荐使用四环素类药物**。由于**喹诺酮类药物可引起软骨病**，**18岁以下人群禁用**喹诺酮类药物。该患儿5岁，适宜选用阿奇霉素治疗支原体肺炎。阿莫西林、头孢呋辛酯等β-内酰胺类药物对肺炎支原体无效。

30. A　喹诺酮类药物、大环内酯类药物都存在**QT间期延长**的不良反应，不适宜该患者使用。大环内酯类药物和四环素类药物的抗菌谱相同，**联合应用无意义**。

31. E　抗感染经验治疗后应在**72小时**对病情进行**评估**，此时细菌培养和药敏试验结果也会出炉，两者相结合后考虑是否需要调整抗菌药物种类。一般可在**热退2~3天**且主要呼吸道症状明显改善后停用抗菌药，但具体疗程还应看患者的病情改善结果；但**不必以肺部X线阴影完全吸收为指征**，肺部阴影吸收较慢，滞后于临床症状。通常情况下，**轻至中度**患者的抗菌疗程一般为**5~7天**，严重者、**非典型病原体**感染者可延长至**10~14天**，而金黄色葡萄球菌、铜绿假单胞菌、克雷伯菌属、厌氧菌的抗感染疗程可根据需要延长至**14~21天**。

32. C　儿童社区获得性肺炎应首选毒性低的**β-内酰胺类抗生素**治疗。米诺环素等**四环素类**药物可引起**牙齿**、**骨骼**发育异常，8岁以下儿童不推荐使用。环丙沙星等**喹诺酮类**药物可引起**软骨病**，**18岁以下人群禁用**。阿米卡星等**氨基糖苷类**药物可引起**药源性耳聋和肾毒性**，在儿科中应慎用。甲硝唑主要用于**厌氧菌感染性疾病**。

33. D　阿莫西林-克拉维酸钾复方制剂应每日**2次**，每次1~2g；单方阿莫西林则是每日**3次**，每次0.5~1g。左氧氟沙星每日**1次**，每次500~750mg；莫西沙星每日**1次**，每次**400mg**；环丙沙星每日**2次**，每次400mg。阿奇霉素每日**1次**，每次**500mg**，连续用药一般为**3天**；或者每日**1次**，第一天500mg，第2~4天每天**250mg**，连续用药**4天**。克拉霉素每日**2次**，每次500mg。多西环素和米诺环素每日**2次**，每次100mg，首剂量加倍。头孢曲松每日**1次**，每次2g。上述药物中，阿奇霉素因半衰期长、易在体内蓄积，要求连续用药不超过3天或4天。

34. A　铜绿假单胞菌阳性者，青霉素类药物中**哌拉西林**对其有效，阿莫西林、氨苄西林无效。部分第三代头孢菌素类药物对其有效，如头孢他啶、头孢哌酮；第四代头孢菌素类药物对其都有效，包括头孢吡肟、头孢匹罗、头孢匹胺。培南类药物对其均有效。喹诺酮类药物中，环丙沙星、左氧氟沙星对其药效更强，莫西沙星疗效中等，故在治疗铜绿假单胞菌感染时，喹诺酮类药物中应首选左氧氟沙星或环丙沙星，一般不选用莫西沙星。此外，阿米卡星对铜绿假单胞菌也有效。上述对铜绿假单胞菌有效的药物常单用β-内酰胺类药物，或β-内酰胺类药物联合环丙沙星、左氧氟沙星或阿米卡星治疗铜绿假单胞菌感染性肺炎。

35. E　患者合并流感病毒和细菌感染性肺炎，应选用**抗病毒药奥司他韦**、**抗菌药头孢哌酮**；奥司他韦的使用无需等待病原学检查结果，即使发病超过48小时也推荐应用。患者伴有气喘、多痰，应雾化吸入支气管舒张剂沙丁胺醇、口服或静脉注射祛痰药**氨溴索**。患者虽然伴有咳嗽，但呼吸困难的患者禁用可待因；且湿咳患者的治疗应以祛痰为主，禁用可待因。

36. B　患者近3个月内服用过抗菌药，出现社区获得性肺炎时，是耐药肺炎链球菌感染的危险因素，宜**联合给药**，包括青霉素类药物（如阿莫西林、氨苄西林-舒巴坦、阿莫西林-克拉维酸钾）、四环素类药物多西环素、米诺环素，大环内酯类药物阿奇霉素、克拉霉素；首选联合方案包括**β-内酰胺类+大环内酯类**、**β-内酰胺类+四环素类**。喹诺酮类药物（莫西沙星、左氧氟沙星、吉米沙星、奈诺沙星）可作为**备选方案**。

37. A　肺炎链球菌疫苗有2种，分别是23价肺炎链球菌多糖疫苗（**PPV23**）和13价肺炎链球菌结合疫苗（**PCV13**）。PPV23建议≥**65岁**以上人群和<**65岁**伴有慢性病如心肺疾病、肾病、肝病、糖尿病患者接种；PPV23的抗体滴度可维持5年左右，因此接种2剂的间隔时间至少5年；对于≥65岁以后首次接种的人群无需复种。2种疫苗都接种时，应遵循下列接种原则：①**PCV**应在**65岁**后接种；②接种**PCV**者如果接种PPV，应在接种PCV **6~12**个月后接种**PPV**；③接种**PPV**者如果接种PCV，应在接种PPV至少**1年**后接种**PCV**；④多次接种**PPV**者，2剂间至少间隔**5年**。

二、配伍选择题

【1~3】EEC　嗜酸性粒细胞气道疾病患者出现**咳嗽**时，应检查T2型哮喘炎症生物标志物，包括呼出气一氧化氮（FeNO）、血液嗜酸性粒细胞计数（BEC）。当患者肺活量正常且T2型哮喘炎症生物标

志物低时，应避免使用吸入性糖皮质激素；当患者 FeNO > 25ppb、BEC ≥ 0.3 × 10^9/L 时，应考虑吸入性糖皮质激素 4 周的试验性治疗，例如布地奈德干粉吸入剂、丙酸倍氯米松吸入气雾剂等。慢性鼻窦炎引起的咳嗽可选择鼻用糖皮质激素治疗，例如丙酸倍氯米松鼻喷雾剂、布地奈德鼻喷剂等。胃食管反流病引起的咳嗽可选择质子泵抑制剂治疗，例如兰索拉唑、艾司奥美拉唑等。戒烟患者可因尼古丁戒断症状引起咳嗽，宜选择尼古丁替代制剂缓解。沙丁胺醇是平喘药，对咳嗽无效。

【4~6】AEC 右美沙芬具有嗜睡副作用，可造成患者用药后出现困倦、头晕、乏力、注意力不集中，因此用药后短时间内不宜驾车、高空作业或操作机器。苯丙哌林具有口腔黏膜麻醉作用，应整片吞服，不能掰开或嚼碎后服用。喷托维林兼有阿托品样作用，可引起眼内压升高和心跳加快，青光眼、心功能不全患者应慎用。

【7~8】ED 对于有大量痰液的患者应及时使用祛痰药，如羧甲司坦、氨溴索、乙酰半胱氨酸、愈创木酚甘油醚等，应慎重使用镇咳药。可待因可抑制支气管腺体的分泌而使痰液黏稠不易咳出，禁用于痰多者。

【9~11】BAE 布洛芬是非甾体抗炎药，可缓解患者头痛、肌痛等疼痛和发热症状。氯苯那敏属于抗组胺药，主要缓解打喷嚏、流鼻涕症状，对鼻塞效果差。右美沙芬是镇咳药，缓解咳嗽症状。普通感冒是病毒性疾病，患者没有细菌感染指征时使用抗菌药（如阿奇霉素、阿莫西林等）无效，患者白细胞计数、C 反应蛋白正常说明没有细菌感染指征。利巴韦林具有广谱抗病毒作用，但不建议免疫功能正常人群使用。

【12~13】CD 急性病毒性鼻窦炎患者通常使用治疗普通感冒的药物，包括对乙酰氨基酚或非甾体抗炎药、抗组胺药、减充血剂、锌制剂等。急性细菌性鼻窦炎首选青霉素 V 钾，效果不显著时可改用阿莫西林 – 克拉维酸钾，青霉素过敏者可用多西环素或克拉霉素。慢性鼻窦炎患者首选鼻用糖皮质激素，如布地奈德鼻喷剂。

【14~15】AE 伪麻黄碱是拟肾上腺素药，可促进肾上腺素释放，引起血压升高、心跳加快，中枢兴奋而导致失眠和躁动。苯海拉明是抗组胺药，具有一定的抗胆碱作用，可抑制腺体分泌，导致口干、眼睛干涩；可松弛膀胱平滑肌，导致尿潴留。

【16~17】AE 糖皮质激素可增加房水的生成，

升高眼内压，加重青光眼，青光眼和白内障患者慎用糖皮质激素鼻喷剂。孟鲁司特被黑框警示，可能会增加焦虑、抑郁和噩梦等不良神经精神事件风险。

【18~19】BC 间歇性过敏性鼻炎的一线治疗方案有两个：口服第二代抗组胺药、鼻用抗组胺药，轻症患者选择单药治疗；中重症患者选择联合使用上述两类药物。持续性过敏性鼻炎的一线治疗方案是：轻症患者选择鼻用糖皮质激素；中重症患者根据严重程度，可选择鼻用糖皮质激素、鼻用抗组胺药，或二者联合。

【20~22】DBC 如果怀疑是流感引起的咳嗽，应使用抗流感病毒药奥司他韦治疗。如果怀疑是百日咳，应使用大环内酯类抗生素（阿奇霉素、克拉霉素等）或者磺胺甲噁唑治疗。沙丁胺醇是平喘药，可缓解喘息症状。

【23~24】CD 氯化铵甘草合剂具有祛痰、止咳作用，其中氯化铵属于祛痰药、甘草可镇咳。愈美片含有祛痰药愈创木酚甘油醚和镇咳药右美沙芬。复方甲氧那明含有甲氧那明、那可丁、氨茶碱、氯苯那敏；甲氧那明具有平喘、镇咳和一定的抗过敏作用；那可丁属于镇咳药；氨茶碱可平喘；氯苯那敏属于抗过敏药。女性患者因接触花粉导致过敏性支气管炎的患者服用复方甲氧那明可缓解其临床相关症状。美敏伪麻溶液含有右美沙芬、氯苯那敏、伪麻黄碱；右美沙芬属于镇咳药，伪麻黄碱属于鼻黏膜血管收缩剂，可缓解鼻塞；氯苯那敏可有效对抗流鼻涕、打喷嚏等卡他样症状。男性患者出现的症状可经验性诊断为感冒，美敏伪麻溶液可有效缓解患者出现的临床症状。

【25~27】CDB CAP 患者中，嗜肺军团菌感染的首选药有喹诺酮类药物（如左氧氟沙星、莫西沙星）、大环内酯类药物（如阿奇霉素、克拉霉素）；备选方案有多西环素。铜绿假单胞菌感染的首选药物是头孢他啶、头孢吡肟、头孢哌酮、哌拉西林、亚胺培南、美罗培南，也可联合左氧氟沙星、环丙沙星、阿米卡星。对耐甲氧西林金黄色葡萄球菌有效的药物有万古霉素、替考拉宁、利奈唑胺。利奈唑胺对革兰阴性菌包括铜绿假单胞菌无效。

【28~29】BA 莫西沙星等喹诺酮类药物可与金属离子络合，影响药物吸收，应避免与钙剂、铁剂、抗酸剂等合用。红霉素、克拉霉素是肝药酶 CYP3A4 抑制剂，非洛地平是 CYP3A4 底物，与克拉霉素合用可导致非洛地平血药浓度升高，易出现低血压。

【30~32】CBE 妊娠期、哺乳期、儿童感染社区获得性肺炎时，应首选毒性低的 β – 内酰胺类药物

治疗，如**阿莫西林、头孢克洛**等。肺炎衣原体的首选治疗药是**大环内酯类药物阿奇霉素**，可备选克拉霉素、多西环素、米诺环素和喹诺酮类药物。对耐甲氧西林金黄色葡萄球菌感染性肺炎有效的药物有**万古霉素、替考拉宁、利奈唑胺**。

【33～34】AC　对**青霉素敏感**的肺炎链球菌（青霉素 MIC＜2mg/L）首选治疗药是**注射用青霉素 G、阿莫西林及其复方制剂、氨苄西林及其复方制剂**；备选第二代或第三代头孢菌素类、多西环素和喹诺酮类药物。嗜肺军团菌首选治疗药是**喹诺酮类药物、大环内酯类药物**，备选多西环素。

【35～37】BDA　喹诺酮类药物可与金属离子络合，与镁离子络合后可造成关节**软骨病，18 岁以下人群禁用**。支原体肺炎的首选药是**多西环素、米诺环素**，备选药物是喹诺酮类、阿奇霉素。青霉素类药物须做皮试。

【38～39】CD　米诺环素、多西环素属于四环素类药物，可与金属离子络合，造成**牙齿、骨骼**发育异常。**阿奇霉素**半衰期长达 35～48 小时，连续用药可导致蓄积，治疗社区获得性肺炎时，如果每日 500mg，qd，连续用药为 **3** 天；如果第一天剂量 500mg，之后每日 250mg，应连续用药 **4** 天。

三、综合分析选择题

1. B　一旦怀疑流感应**尽早开始使用抗流感病毒药治疗**，包括神经氨酸酶抑制剂（奥司他韦、帕拉米韦和扎那米韦）、病毒 RNA 聚合酶抑制剂（**玛巴洛沙韦、法维拉韦**）、血凝素抑制剂（**阿比多尔**）。流感患者**发病 48 小时内**使用抗流感病毒药可减少并发症；但对于**重症患者即使超过 48 小时，也能从抗病毒治疗中获益**。本题患者既往有慢性阻塞性肺疾病，易出现肺炎并发症，因此即使超过 48 小时仍需抗病毒治疗。患者有发热、疼痛症状，可使用对乙酰氨基酚或布洛芬退热、止痛。右美沙芬是镇咳药，可缓解患者咳嗽；氯苯那敏是抗组胺药，可缓解鼻塞、流鼻涕等卡他样症状。

2. E　玛巴洛沙韦代谢成巴洛沙韦发挥药效，巴洛沙韦是**金属离子螯合剂**，应避免**与牛奶及其他钙强化饮料、含金属类药物**（如抗酸剂氢氧化铝、铝碳酸镁；**铁剂、锌制剂**等）同服。

3. E　患者出现细菌感染症状，包括咳脓痰、呼吸困难，因此应增加抗感染治疗、平喘治疗、祛痰治疗。考虑患者肺炎是由于流感诱发所致，因此不排除细菌、病毒混合感染性肺炎可能，应**继续使用抗病毒药**。

4. C　流感疫苗和肺炎链球菌疫苗是两种不同的疫苗，对于**慢性阻塞性肺疾病患者，最好两种疫苗都要接种**。流感疫苗通常在接种 2 周后可产生具有保护水平的抗体（即 2 周后可产生预防作用），但 6～8 个月后抗体滴度开始衰减，逐渐失去预防流感作用；因此**流感疫苗应每年接种一次**，最好在流感暴发季之前接种，通常建议 **10 月底前**完成。肺炎链球菌疫苗接种后一般可保持 5 年以上的有效滴度，对于一般患者通常不少于 5 年接种一次；但对于年龄大于 65 岁以上的人群，建议接种一次即可。

5. E　急性扁桃体炎**主要由病毒感染**所致，细菌感染较少。在细菌感染性扁桃体炎中，最主要的病原体是 **A 组 β 溶血性链球菌**，即化脓性链球菌。

6. B　患儿对**青霉素过敏**，不应使用青霉素 V 钾、阿莫西林、注射用苄星青霉素。复方磺胺甲噁唑、四环素类药物对 A 组 β 溶血性链球菌抗菌有效性不足，**不用于治疗急性细菌性扁桃体炎**。喹诺酮类药物对 A 组 β 溶血性链球菌有效，但因为抗菌谱广，过度使用可能延误肺结核的诊断，结核杆菌对喹诺酮类药物也容易产生耐药性，而且喹诺酮类药物对 **18 岁以下人群禁用**。阿奇霉素、克林霉素是治疗急性细菌性扁桃体炎的有效药物，常用作青霉素过敏者的备选治疗方案。

7. D　阿奇霉素属于时间依赖型且抗菌持续时间长的药物，半衰期长，易在体内蓄积，所以**每日给药 1 次**即可，在治疗同一种感染性疾病时与其他种类抗菌药物相比疗程更短，治疗**急性细菌性扁桃体炎的疗程为 3 日**。成人每次口服阿奇霉素剂量 **500mg**；儿童应按体重 **10mg/kg** 给药，该患儿体重 20kg，应每次给予 200mg。故正确治疗方案是每次口服 200mg，每日 1 次（qd），疗程 3 日。

8. C　扁桃体炎患者应**增加液体饮食**摄入，减少固体食物对炎症部位的刺激，以免加重疼痛。扁桃体炎可**经飞沫传播**，患者咳嗽、打喷嚏时使用**一次性纸巾遮住口鼻，勤洗手**。保持**环境湿润和无烟雾**可减轻对炎症部位的刺激，减轻疼痛；**保持足够的通风可降低传染性；不要强行发声**，可增加患者疼痛而使病情加重；**环境温度应稳定**，不能突然变化。

9. D　患者每周发作**不少于 4 天**，每次持续时间**不少于 4 周**，属于**持续性过敏性鼻炎**。首选一线治疗方案：轻症首选**鼻用糖皮质激素**；中重症首选**鼻用糖皮质激素、鼻用抗组胺药**，或二者联合治疗。而鼻用减充血剂（盐酸麻黄碱滴鼻液）、肥大细胞膜稳定剂

（色甘酸钠鼻喷剂）常与糖皮质激素鼻喷剂联合作为二线、三线或四线治疗方案。**布地奈德鼻喷剂属于鼻用糖皮质激素。**

10. A　对于**持续性**过敏性鼻炎，中至重症患者的一线治疗方案是选用鼻用糖皮质激素、鼻用抗组胺药，或者二者联合治疗。本题患者在鼻用糖皮质激素效果未达到理想状态时，**可联合鼻用抗组胺药**，如阿扎司汀、奥洛他定的鼻用制剂。

11. E　根据前面题目的正确答案，患者治疗药物包括布地奈德鼻喷剂、奥洛他定鼻喷雾剂。其中**布地奈德鼻喷剂可升高眼内压，青光眼和白内障患者慎用。**

12. E　对于**急性支气管炎**患者，若无合并慢性阻塞性肺疾病，目前**不推荐应用糖皮质激素。**

13. E　扁桃体炎患者应保持周围环境**湿润**，避免干燥导致咽喉不适。应增加**液体摄入量**，饮食以**清淡**为主，减少对咽喉部的刺激。吸烟、污染环境、粉尘等可刺激呼吸道，是诱发急性支气管炎的外界因素。**过冷环境可诱发急性支气管炎**，环境温度突然变化亦不利于急性咽炎和扁桃体炎的恢复。

14. B　根据公式套入题干提供的数据：CCr ＝〔（140 － 58）×70〕/（0.814×180）≈39.2ml/min。**肌酐清除率计算公式有 2 种**，当血肌酐以"μmol/L"为单位时，使用题干中的公式 CCr ＝〔（140 － 年龄）× 体重〕/（0.814 × Cr）计算；当血肌酐以"mg/dl"为单位时，使用 CCr ＝〔（140 － 年龄）× 体重〕/（72 × Scr）计算。

15. A　长期口服**糖皮质激素**（≥2 周，每日 > 10mg 泼尼松龙）、**反复入院治疗**（4 次/年）、**FEV$_1$ < 30% 预计值**或近期服用过**抗生素**（最近 3 个月）的患者感染铜绿假单胞菌的风险较高。本题患者长期服用糖皮质激素并多次住院治疗，因此经验治疗时应首选对铜绿假单胞菌作用强的抗菌药。在第三代头孢菌素类药物中，**头孢他啶、头孢哌酮**对铜绿假单胞菌作用强；头孢曲松、头孢噻肟作用较弱。第一代、第二代头孢菌素类药物对铜绿假单胞菌无效，如头孢呋辛。第四代头孢菌素类药物对铜绿假单胞菌作用普遍较强，如头孢吡肟、头孢匹罗。广谱青霉素中阿莫西林、氨苄西林对该菌无效，**哌拉西林有效。**

16. E　根据前面两道题目得知，**患者肌酐清除率 39.2ml/min**，并按照**铜绿假单胞菌**感染制定给药方案，所以患者的疗程可延长至 **14 ~ 21 天**（铜绿假单胞菌可能会导致肺组织坏死）。结合表格数据，患者应选择 **7 ~ 14 日、肌酐清除率 20 ~ 49ml/min 的给药方案**，即首剂 500mg，随后每 24 小时 250mg 的用药方案。

17. D　在非严重社区获得性肺炎成人患者中，**不常规使用糖皮质激素**；对于重症患者和呼吸衰竭患者可给予糖皮质激素。长期应用糖皮质激素患者**不能突然停药**，否则可引起**停药反跳**，即一旦停用泼尼松会造成患者肾病综合征恶化。综合上述因素，患者不能停用糖皮质激素。

四、多项选择题

1. BDE　蜂蜜可以**减轻因上呼吸道感染所致急性咳嗽症状**，每次使用 **10g**，但由于婴儿可能出现肉毒杆菌中毒，因此**不应给 1 岁以下的儿童服用**。口服或吸入**沙丁胺醇**等支气管舒张剂对缓解咳嗽症状**没有益处**，反而增加了震颤等不良事件，不应向单纯急性咳嗽的患者提供支气管舒张剂。**接种疫苗**是预防流感、肺炎链球菌肺炎等疾病最有效、最经济的手段，可减少上呼吸道感染和咳嗽的风险。**过敏原、冷空气、烟雾、油漆、烟草**是咳嗽的诱发因素，患者应避免接触，及时戒烟并避免被动吸烟。

2. ABE　感冒患者应对症治疗，可选用**复方抗感冒药**，例如**抗组胺药 + 鼻减充血剂**的组方、**抗胆碱药 + 鼻减充血剂**的组方都可对症治疗**流涕、打喷嚏、鼻塞**；抗组胺药 + 镇痛剂组方可对症治疗流涕、打喷嚏、**发热和疼痛**；镇痛药 + 鼻减充血剂组方可对症治疗发热和疼痛、**鼻塞**；抗组胺药 + 镇痛剂 + 鼻减充血剂可对症治疗**发热和疼痛、流涕、打喷嚏、鼻塞**。生活在**寒冷地区**且经常参加剧烈**运动**和体力**劳动**的人群建议**加服维生素 C**。免疫功能低下人群或疑似**呼吸道合胞病毒感染成人**建议雾化吸入利巴韦林，**不建议用于免疫功能正常成人使用**。起病 **24 小时内**多次含服锌片，每日剂量≥**75mg** 但 <100mg。含**蜂蜜**制剂或**右美沙芬**可缓解**咳嗽**症状。

3. ADE　儿童普通感冒的治疗方法包括口服**对乙酰氨基酚或非甾体抗炎药（布洛芬）**退热、止痛，生理盐水清洗鼻腔缓解鼻塞和鼻分泌物增多，睡前口服**蜂蜜减轻咳嗽**。6 岁以下儿童**不建议使用镇咳药、抗组胺药、鼻减充血剂、祛痰药和阿司匹林**。复方抗感冒药中常含有镇咳药、镇痛药、抗组胺药和鼻减充血剂，如氨酚麻敏含有对乙酰氨基酚、伪麻黄碱、氯苯那敏，酚麻美敏含有对乙酰氨基酚、伪麻黄碱、右美沙芬、氯苯那敏，**6 岁以下儿童不能使用这种复方抗感冒药。**

4. BE　流感患者应在患病后 **48 小时内尽快进行抗病毒治疗**，不必等到病毒核酸检测结果出炉，妊娠期女性可使用**奥司他韦**，本题患者可立即服用奥司他韦。妊娠期高热可短期正常剂量服用**对乙酰氨基酚**解热镇痛，避免服用阿司匹林和布洛芬。**妊娠 3 个月内禁用愈创木酚甘油醚、右美沙芬**。患者白细胞计数、C 反应蛋白正常，说明**没有细菌感染指征，不宜应用阿莫西林等抗菌药**。

5. ABCE　流感病毒潜伏期一般为 **1 ~ 7 天**，多为 2 ~ 4 天。无并发症者的病程**多呈自限性**，一般在发病 3 ~ 4 天后体温逐渐降至正常。流感患者的症状多以**发热、头痛、肌痛**和全身不适起病，体温可达 **39℃ ~ 40℃**，可有畏寒、寒战、全身肌肉和关节酸痛、乏力、食欲减退等症状。**接种流感疫苗是预防流感最有效的手段**，通常接种流感疫苗 2 ~ 4 周后，**可产生具有保护水平的抗体**，抗体滴度一般在 6 ~ 8 个月后开始衰减；故流感疫苗宜每年接种，且最好在 **10 月底前流感暴发前完成免疫接种**。流感病毒对乙醇、碘伏、碘酊等常用消毒剂敏感，**对紫外线和热敏感**，可采用上述方法消杀体外流感病毒以预防感染。

6. CE　对青霉素过敏者应禁用青霉素 V 钾、阿莫西林、苄星青霉素。对青霉素过敏者**可使用阿奇霉素和克林霉素**。多西环素属于四环素类药物，对急性细菌性扁桃体炎的治疗**有效性不足**。**18 岁以下人群禁止使用喹诺酮类药物**（如左氧氟沙星）。

7. ABE　使用鼻滴剂、鼻喷剂时**切勿屏住呼吸**，不要闭塞另一侧鼻孔。使用鼻滴剂应保持下颌成为头部最高点，防止药液流出鼻腔，应仰卧位平躺，头部悬于床缘。用药前应**轻微擤鼻**，保证鼻腔清洁，鼻滴剂使用前应摇晃均匀，保证给药剂量准确。给药后应**保持姿势 2 分钟**，防止药液流出。

8. CD　急性细菌性鼻窦炎的抗菌治疗疗程均为 5 日。首选青霉素 V 钾片，严重者或治疗效果欠佳时**改用阿莫西林 - 克拉维酸钾片**。对青霉素过敏者选用**多西环素或克拉霉素**，其中多西环素第 1 日服用 200mg，第 2 ~ 5 日服用 100mg，每日 1 次。由于题干提示患者**青霉素过敏**，故正确答案是 C 和 D。

9. BC　治疗间歇性过敏性鼻炎的**一线治疗方案**：口服第二代抗组胺药（如非索非那定、西替利嗪、左西替利嗪、氯雷他定、地氯雷他定）、**鼻用抗组胺药**（如氮䓬斯汀、奥洛他定、阿扎司汀）。糖皮质激素鼻用制剂（如氟替卡松、莫米松、环索奈德、布地奈德）在间歇性过敏性鼻炎被列为二线治疗方案。羟甲唑啉鼻喷雾剂（鼻用减充血剂）、色甘酸钠鼻喷剂（肥大细胞膜稳定剂）主要作为联合药物使用。

10. ACE　急性支气管炎主要**对症治疗**，患者主要是咳嗽、咳痰且痰量增多、不易咳出症状，应选用**氨溴索、N - 乙酰半胱氨酸**治疗，也可选用具有祛痰和镇咳的复方制剂氯化铵甘草合剂。患者无发热、气喘和卡他样症状，无需应用布洛芬、沙丁胺醇、氯苯那敏。

11. ACDE　急性单纯性支气管炎主要由**病毒**引起，常见致病病毒有呼吸道合胞病毒、甲型和乙型流感病毒、副流感病毒以及鼻病毒等，也可由**过敏原**所致。急性单纯性支气管炎很少有细菌感染，**常规治疗不建议应用抗菌药物**，除非伴有肺炎。该病主要采用对症治疗和支持疗法。花粉**过敏**导致的支气管炎**可应用抗组胺药**进行抗过敏治疗；有**鼻塞**症状的患者可使用鼻黏膜血管收缩剂，如伪麻黄碱、麻黄碱、赛洛唑啉、羟甲唑啉。对呼吸困难患者，给予短效 β_2 受体激动剂沙丁胺醇平喘，吸入给药起效快且全身副作用少，应为**首选给药方式**；静脉滴注可引起全身不良反应。流感引起的急性单纯性支气管炎可选用抗病毒药，如奥司他韦、扎那米韦、玛巴洛沙韦。

12. ACE　妊娠期、哺乳期女性感染社区获得性肺炎应**首选**毒副作用小的 **β - 内酰胺类药物**，如阿莫西林、头孢噻肟、亚胺培南。妊娠期、哺乳期**禁止使用喹诺酮类药物**，可引起胎儿软骨病。**禁止使用四环素类药物**，可引起牙齿、骨骼发育异常；**不建议使用大环内酯类药物**，该类药物脂溶性强，易透过胎盘屏障且易分泌至乳汁中。

13. CDE　通常轻至中度社区获得性肺炎患者抗菌治疗的疗程为 **5 ~ 7 天**，重症患者应适当延长。非典型病原体（如肺炎衣原体、肺炎支原体）疗程延长至 **10 ~ 14 天**。金黄色葡萄球菌、铜绿假单胞菌、克雷伯菌属或厌氧菌等容易导致肺组织坏死，抗菌药物疗程可延长至 **14 ~ 21 天**。降钙素原动态监测有助于**指导抗菌药物停药**。**重症和呼吸衰竭患者可短期大剂量使用糖皮质激素**，有生存获益；**流感或曲霉菌肺炎患者避免使用糖皮质激素**。对于不同症状的患者，可酌情考虑给予营养支持、补充电解质和氧疗。高危人群应接种流感疫苗和肺炎链球菌疫苗。

14. ABD　头孢曲松属于 β - 内酰胺类抗生素，不宜联合其他 β - 内酰胺类抗生素如氨苄西林、厄他培南。**可联合作用机制不同的抗菌药物**，包括喹诺酮类、大环内酯类、四环素类中的多西环素或米诺环素。联合用药时可根据患者严重程度，选择两种药物**均注射给药或一种注射给药、另一种口服给药**。

15. BCDE　CAP 患者应在**热退 2 ~ 3 天后**且**主要呼吸道症状明显改善**后方可停药，不以肺部阴影吸收程度作为停药指征。轻至中度患者一般疗程为 **5 ~ 7**

天，严重者或有肺外并发症者需要适当延长疗程。非**典型病原体，如肺炎支原体、肺炎衣原体引起的 CAP通常抗感染治疗 10 ~ 14 天，严重者再适当延长。金黄色葡萄球菌、铜绿假单胞菌、克雷伯菌属或厌氧菌可导致肺组织坏死，疗程可延长至 14 ~ 21 天。**降钙素原（PCT）的升高程度与感染程度呈正相关，PCT动态监测有助于**指导抗菌药物停药。**

16. BCE 18 岁以下人群禁用喹诺酮类药物，可引起**关节软骨病。**8 岁以下人群**不推荐使用**四环素类药物，如米诺环素、多西环素，可引起**牙齿、骨骼**发育异常。

第三节 消化系统问题

一、最佳选择题

1. D 糖皮质激素吸入剂（如布地奈德、倍氯米松、氟替卡松等吸入剂）可分解蛋白质，引起口腔局部组织萎缩；损伤口腔黏膜，可引起**口腔溃疡；**降低口腔免疫力，诱发真菌感染。故在吸入给药后应**立即漱口并将漱口水吐出。**

2. E 阿司匹林和其他非甾体抗炎药、尼可地尔、**β 受体拮抗剂（洛尔类，如比索洛尔）、柳氮磺吡啶**长期应用后可引起口腔溃疡。冰硼咽喉散有清热解毒、消肿止痛功效，可缓解口腔溃疡症状。

3. B 糖皮质激素类药物局部长期频繁使用可引起局部组织萎缩，使由皮肤、黏膜等部位侵入的病原菌难以得到控制，引起**继发性真菌感染，口腔内有真菌感染者禁用。**常用的治疗口腔溃疡的糖皮质激素类药物有曲安奈德口腔糊剂、**地塞米松软膏、喷雾剂、含漱液，泼尼松龙软膏，**倍他米松含漱液，**氢化可的松黏附片，氟轻松乳膏，丙酸倍氯米松**喷雾剂、乳膏等。

4. D 复发性阿弗他口炎亦称口腔溃疡，是一种**自限性疾病，通常在 7 ~ 14 日内愈合。轻者**通常不需要药物治疗，否则首选**局部给药，包括止痛药（利多卡因凝胶、喷剂，苯佐卡因凝胶）、消毒防腐药（氯己定含漱液、西吡氯铵含漱液、聚维酮碘含漱液、复方硼砂含漱液）、糖皮质激素抗炎药（曲安奈德口腔**糊剂、地塞米松软膏、喷雾剂、含漱液，泼尼松龙软膏，倍他米松含漱液，氢化可的松黏附片，**氟轻松乳膏，丙酸倍氯米松**喷雾剂、乳膏等）、**促进溃疡愈合药（重组人表皮**生长因子**凝胶、外用溶液，重组牛碱性成纤维细胞**生长因子**凝胶、外用溶液等）、肥大细胞膜稳定剂（**氨来呫诺口腔粘贴片）。严重者**可给予**糖皮质激素**在病损局部**黏膜下注射，**也**可全身给予糖皮质激素。**口腔溃疡患者应保持**口腔清洁，**可采用软毛牙刷、含蜡的带式牙线和软头牙龈刺激器轻柔地清除牙菌斑。

5. A 多数消化不良属于功能性消化不良（FD），发病机制与**胃肠动力紊乱、内脏敏感性增高有关，饮食和感染**是消化不良的主要诱发因素。FD 患者一般治疗包括：**少食多餐，进餐时不要摄入过多液体，以低脂饮食为主，减少膳食纤维摄入，**鼓励**活动。**

6. E 多潘立酮属于**促动力药，**促进胃肠道平滑肌向下蠕动，对于**胃肠道穿孔者、胃肠道出血者**可加重出血，对于**机械性肠梗阻者**可加重梗阻，上述患者应**禁用。**多潘立酮可促进垂体分泌催乳素，对**分泌催乳素的垂体肿瘤患者禁用。**多潘立酮可引起心脏 **QT间期延长，**经 CYP3A4 代谢，与 **CYP3A4 抑制剂合用可增加多潘立酮的 QT 间期延长风险，**因此禁止与大环内酯类药物（如红霉素、克拉霉素）、唑类抗真菌药（如氟康唑、伏立康唑、伊曲康唑等）、胺碘酮等 CYP3A4 抑制剂合用。多潘立酮具有止吐作用，但因其心脏毒性，故仅建议伴有恶心、呕吐的消化不良患者使用。

7. A 胰腺分泌不足者应补充胰酶片，**餐中整片吞服。**胃酸分泌过多引起的胃灼烧痛患者，如果症状常发生在白天，可早餐前 **30 ~ 60 分钟整片吞服质子泵抑制剂（如奥美拉唑肠溶片）；**症状常发生在**晚上或清晨，可睡前服用 H$_2$ 受体拮抗剂（如法莫替丁）；**也可服用**抗酸剂（如氢氧化铝、铝碳酸镁），宜嚼服，**可在**症状出现前 30 分钟或餐前 1 小时用药，**也可临时服用。**食欲减退者可服用干酵母片或维生素 B$_1$、维生素 B$_6$促进食欲。**中成药气滞胃痛颗粒、香砂六君子颗粒可显著改善**餐后饱胀、早饱症状**严重程度和发作频次；**荜铃胃痛颗粒可显著减轻患者上腹痛程度，**降低上腹痛发作频率及铝碳酸镁片使用率。**消化酶制剂和质子泵抑制剂都是肠溶制剂，肠溶制剂应整片吞服，不能掰碎或嚼碎后服用。**

8. C 伴有胆绞痛的胆石症患者使用**止痛药，首选非甾体抗炎药，**仅对**禁用非甾体抗炎药**或其止痛效果**欠佳者使用阿片类药物**镇痛。阿片类药物中，**哌替啶**是胆绞痛或胆石性胰腺炎患者**首选**的镇痛药，因为其对 Oddi 括约肌影响小于吗啡。对于**近 1 年来有胆绞痛发作的患者以及胆石过大的患者（胆石直径 > 2cm），建议外科手术排石**。伴有**感染**时，应选择对**革兰阴性菌和厌氧菌有效的药物联合抗菌治疗**，如**第三代头孢菌素类药物**（头孢曲松、头孢哌酮、头孢他啶等）、广谱青霉素类的**哌拉西林**对**革兰阴性菌**有效；**甲硝唑**对**厌氧菌**有效。伴有**消化不良**时，应服用**复方阿嗪米特肠溶片**或其他胰酶肠溶制剂，改善胆源性消化不良、腹胀等症状。

9. A　熊去氧胆酸由于能加速胆固醇从胆囊向肠道转运排泄，有利胆作用，应**禁用于胆道完全梗阻和严重肝功能减退**患者，适宜胆囊有收缩功能和直径较小的胆固醇结石患者使用。

10. D　对于胆石症和胆囊炎患者，**无症状时无需治疗**，仅需观察、等待，但应**定期进行 B 超检查**，提前预警胆囊癌的发生。患者应摄入**低胆固醇食物**，减少结石的生成；**增加膳食纤维摄入**。肥胖者应**减重**，但**快速减重和不吃早餐可增加结石形成风险**。急性胆囊炎恢复期患者可服用具有清热、祛湿、利胆的药物如**消炎利胆片**。

11. C　匹维溴铵可**刺激食管溃疡形成**，所以**不能嚼碎或咀嚼服用药物**；应在进餐时整片吞服，服用时**应用水吞服**，可冲刷食管，减轻食管刺激；**不宜卧位或睡前服药**，否则身体平躺后药物可随胃酸逆行至食管，加重食管刺激；给药及给药后 30 分钟内**应保持上身直立**，如坐位或站位，可减少药物对食管的刺激。

12. D　**抗组胺药、解痉药（抗胆碱药）、利尿剂、阿片类药、含铝或钙的抗酸药、钙剂、铁剂**等长期使用可**引起便秘**。山莨菪碱属于抗胆碱药，可松弛胃肠道平滑肌，减慢胃肠道蠕动，引起便秘。**聚卡波非钙、复方角菜酸酯制剂、乳果糖、甘油栓是治疗便秘药物**，过量可引起腹泻。

13. A　肝性脑病患者多存在血氨升高。乳果糖是导泻药，在体内可分解为乳酸和果糖，其中的乳酸能与血氨中和，可**治疗肝性脑病，伴有肝性脑病的便秘患者可首选乳果糖治疗**；但同时因乳果糖分解为果糖可升高血糖，糖尿病患者应慎用。对于本题患者，可首选乳果糖治疗肝性脑病和便秘，但应密切关注血糖变化。

14. B　比沙可啶可刺激肠黏膜，长期服用可导致色素异常沉着，引起**结肠黑变病**。

15. E　比沙可啶可**与金属离子发生络合反应**，降低药物的吸收，服药前后 2 小时不能服用牛奶和抗酸剂（如氢氧化铝、铝碳酸镁）。

16. A　益生元是一类不被吸收，但可促进肠道优势菌生长的寡糖类物质，以乳果糖为代表，其一方面可作为**渗透性泻药**治疗便秘，同时又**作为益生元**促进肠道优势菌的生长，通过**双重机制**治疗便秘。

17. D　欧车前、聚卡波非钙、麦麸（膳食纤维）属于**容积性泻药**，滞留粪便中的水分，增加含水量和粪便体积，促进排便。

18. B　聚乙二醇、乳果糖、盐类（硫酸镁）属于**渗透性泻药**，在肠内形成高渗状态，吸收水分，增加粪便体积，刺激蠕动。

19. E　比沙可啶、蒽醌类、蓖麻油属于**刺激性泻药**，作用于肠神经系统，增强肠道动力和刺激肠道分泌。

20. D　炎性腹泻、血性腹泻的主要特点是伴有腹痛、发热。洛哌丁胺是肠道动力抑制剂，可抑制肠道蠕动，对于疑似**炎性腹泻**或**血性腹泻**的患者，使用洛哌丁胺可**加重出血**、延长细菌或病毒在肠道停留时间，反而加重症状。因此，**对于伴有发热、腹痛的疑似炎性腹泻或血性腹泻患者应避免使用洛哌丁胺**。

21. B　腹泻患者排黏液脓血便伴**体温升高**时，感染性腹泻、炎症性肠炎的可能性较大，可使用抗菌药物治疗，首选喹诺酮类药物如诺氟沙星、左氧氟沙星，次选复方磺胺甲噁唑。因为患者**年龄小于 18 岁**，禁用喹诺酮类药物，因此可选用复方磺胺甲噁唑。**感染性腹泻早期避免使用益生菌**（双歧三联活菌制剂）治疗，后期可用。**胰蛋白酶用于胰腺功能不全导致的腹泻**，洛哌丁胺避免用于感染性腹泻、炎性腹泻或血性腹泻。

22. C　所有腹泻患者在无禁忌证前提下均可使用**蒙脱石散治疗**。洛哌丁胺可治疗**动力性腹泻**，但避免用于伴有**发热**、腹痛等疑似**炎性腹泻或血性腹泻**患者，避免病情加重。对于**消化不良性腹泻**，因胰腺功能不足导致的腹泻可补充胰酶和抑制胃酸治疗（**抑酸剂或抗酸剂**），改良脂肪饮食（即**摄入低脂肪饮食**）。对于感染性腹泻，轻至中度者一般**不使用抗感染药**，对于伴有**发热**、黏液脓血便的患者可考虑**使用抗感染药**；对于**中至重度旅行者腹泻**患者可考虑**使用抗感染药**。急性水样泻患者排除霍乱后，**多为病毒感染引起**，不应常规使用抗感染药物治疗。

23. A　美沙拉秦可在肠道内发挥局部黏膜抗炎作用，缓解**溃疡性结肠炎**及其并发症。

24. B　麸质饮食具有导泻作用，乳糜泻患者应**进食无麸质饮食**，避免大麦、小麦、黑麦等为原料的食品。饮用牛奶后习惯性腹泻是**乳糖不耐受导致的腹泻**，患者应**避免含乳糖的食物**，如奶制品、冰淇淋，可使用**乳糖酶补充剂治疗**。治疗**功能性慢性腹泻**可使用动力调节药**曲美布汀**、胃肠道解痉药**匹维溴铵**、复方枸橼酸**阿尔维林**治疗。**药用炭**通过药物表面吸附作用，吸附肠道中水、气、致病微生物及毒物，阻止它们被肠黏膜吸收或损害肠黏膜而止泻。肠道动力抑制剂**洛哌丁胺**直接作用于肠壁平滑肌，**多用于无侵袭性腹泻症状的轻至中度旅行者腹泻**，可以缩短 1 天的腹泻病程。

25. A 治疗痔疮常用**外用药**有复方片仔癀软膏、九华膏、太宁膏（栓）、肛泰膏（栓）以及马应龙麝**香痔疮膏**等药名中带有"痔疮"字样的制剂，可外用涂抹（软膏剂）或经肛门置入（栓剂）。硝酸咪康唑栓是治疗真菌性阴道炎药；京万红软膏是治疗烫伤药；红霉素软膏是治疗细菌感染药；他克莫司软膏属于免疫抑制剂，是治疗白癜风、银屑病的药物。

26. B 痔疮的主要临床症状是**便血、肛周瘙痒、刺痛和肿胀**等。**内痔**发生于肛门齿状线**以上**，**外痔**发生于齿状线**以下**。**软膏剂**常用于治疗**外痔**，**栓剂**常用于治疗**内痔**。痔疮患者应加强锻炼、**避免久坐久立**，常做提肛运动；应**定时排便**，便后用**温水熏洗肛门**。

二、配伍选择题

【1 ~ 2】ED 利多卡因是局部麻醉药，具有止痛作用，**餐前涂抹**在溃疡创面，可缓解进餐时的疼痛。**冰硼咽喉散**、西瓜霜粉、珠黄吹喉散等散剂在给药时，应**吹敷于溃疡创面**，给药时**不能吸气**，防止药粉进入呼吸道引起呛咳。

【3 ~ 5】ECA 曲安奈德属于**糖皮质激素**，可分解蛋白质，导致给药部位的局部组织萎缩，加之可降低免疫力，从而使口腔容易**诱发真菌感染**。氯己定会吸附在牙齿表面，食物中的色素也会随之吸附在牙齿上，**使牙齿着色**，建议刷牙后含漱。聚维酮碘含有碘，可促进甲状腺激素合成，**甲亢患者禁用含碘药物**。

【6 ~ 8】BAD 利多卡因、苯佐卡因属于**局部麻醉药**，可**缓解溃疡引起的疼痛**，常用剂型有喷剂、凝胶剂。**氯己定、西吡氯铵、聚维酮碘、复方硼砂**具有**消毒防腐**作用，常用剂型是溶液剂。重组人**表皮生长因子**、重组牛碱性成纤维细胞生长因子可促进溃疡愈合，常用剂型有凝胶剂、溶液剂。

【9 ~ 11】CAD 铝碳酸镁有吸附胆汁作用，可用于**胆汁反流引起的腹痛**、胃食管反流病，宜嚼服。阿

嗪米特是一种强效促进胆汁分泌的药物，适用于**胆汁分泌不足**患者；复方阿嗪米特肠溶片含有胰酶，应整片吞服，**不能掰开或嚼碎**。**胃蛋白酶**、乳酶生可分解蛋白质，促进蛋白食物消化，用于治疗**蛋白食物消化不良**的患者。

【12 ~ 14】BCA 法莫替丁是 H_2 **受体拮抗剂**，对夜间基础胃酸分泌抑制作用强，应**睡前给药**。奥美拉唑是质子泵抑制剂，因对胃酸不稳定，临床使用的均为肠溶制剂，肠溶制剂在餐前给药可减少胃中停留时间，提高药物稳定性，所以多数肠溶制剂选择**餐前30 ~ 60 分钟给药**（少数例外，如复方阿嗪米特肠溶制剂选择**餐后给药**，胰酶肠溶制剂选择**餐中给药**）；因拉唑类作用持续时间长，建议**早餐前服用**。多潘立酮是促动力药，每日给药 3 次，**餐前 30 分钟给药**可在进餐时发挥药效。

【15 ~ 17】EBC 酵母片属于助消化药，助消化药通常于餐中或紧邻餐时服用，**嚼服酵母片**可促进药物的吸收，嚼碎后还可减少黏性块状物的形成。胰酶可分解蛋白质引起口腔溃疡，且对胃酸不稳定，临床常用肠溶片，应**整片吞服**；其作用靶点为食物，应**餐中给药**。双歧三联活菌胶囊是微生态**活菌制剂**，**抗菌药**可抑制活菌作用，降低药效，两者必须合用时应**间隔 2 ~ 3 小时服用**。

【18 ~ 19】BE 胃酸分泌过多可引起上腹痛综合征，以烧灼感为主，可使用**抑酸剂或抗酸剂**治疗，如艾司奥美拉唑、法莫替丁、氢氧化铝等。干酵母片、维生素 B_1、维生素 B_6 可促进食欲，可用于**食欲减退（纳差）**人群增进食欲。

【20 ~ 22】CEB 质子泵抑制剂（拉唑类）长期应用可导致钙流失，引起**骨质疏松**；可改变胃肠道pH，引起**小肠细菌过度生长导致肠感染风险**。多潘立酮可引起 **QT 间期延长**，诱发心律失常。米氮平可促进食欲，长期用药后可**增加体重**。

【23 ~ 24】EB 伴有正常进食量餐后**恶心、呕吐**的功能性消化不良可选用**促动力药**，如西尼**必利**、伊托**必利**、莫沙**必利**、多潘立酮、曲美布汀。伴有焦虑、抑郁的功能性消化不良可选用**抗抑郁药**，如阿米替林、米氮平、（艾司）西酞普兰、氟西汀、帕罗西汀、氟哌噻吨美利曲辛。

【25 ~ 26】BC 气滞胃痛颗粒、香砂六君子颗粒对改善**餐后不适综合征**有较好的疗效，可改善餐后饱胀、早饱症状严重程度和发作频次。荜铃胃痛颗粒可显著减轻上腹痛综合征，降低上腹痛程度、发作频率及铝碳酸镁片使用率。

【27~28】CA　头孢曲松可与钙离子形成肉眼难以观察到的沉淀，沉淀在胆管处可形成泥砂；故配制头孢曲松输液时，禁止使用含钙注射液，如氯化钙注射液、复方氯化钠注射液、乳酸钠林格注射液等。熊去氧胆酸可与考来烯胺、蒙脱石、氢氧化铝形成结石，必须使用时应至少间隔2小时。

【29~31】EBC　匹维溴铵属于钙通道阻滞剂，可松弛肠壁平滑肌，起到解痉、镇痛作用。熊去氧胆酸可抑制肝脏胆固醇的合成，降低胆汁中胆固醇的含量，从而有利于结石中胆固醇逐渐溶解，加速胆固醇从胆囊向肠道排泄清除；还能增加胆汁酸分泌，有利胆作用。复方阿嗪米特或其他胰酶制剂可改善胆源性消化不良症状，改善腹胀。

【32~33】CA　比沙可啶具有胃肠道刺激性，临床使用肠溶片，比沙可啶肠溶片不能掰开或溶于水服用，可增加胃肠道刺激。聚乙二醇4000散中含有山梨糖醇辅料，禁用于果糖不耐受患儿，散剂应溶于水后服用。

【34~36】ADC　利那洛肽属于促分泌泻药，在空腹时刺激肠液分泌作用更好，至少餐前30分钟服用，主要用于便秘型肠易激综合征。乳果糖属于渗透性泻药，在体内分解为乳酸和果糖，禁用于半乳糖血症。普芦卡必利是促动力药，但因作用时间长，可在一天中任何时间服用，餐前、餐后均可。

【37~39】BCA　感染性腹泻多为病毒引起，轻至中度患者可不用抗感染药，对于发热伴有排黏液脓血便、老年人等特殊人群、中至重度旅行者腹泻可考虑使用抗感染药，首选喹诺酮类药物如诺氟沙星、左氧氟沙星等，次选复方磺胺甲噁唑，也可使用小檗碱抗菌治疗。胰腺功能不全可导致胰酶分泌减少，患者对淀粉、蛋白质、脂肪等吸收减少，排脂肪泻，应补充胰酶（含有淀粉酶、蛋白酶、脂肪酶）或多酶片，单用胃蛋白酶效果较差。动力性腹泻是由于胃肠道蠕动过快所致，可使用肠道动力抑制剂洛哌丁胺、地芬诺酯、复方樟脑酊治疗。

【40~42】DCB　痔疮患者常用的缓泻药有纤维素类（小麦纤维素颗粒、卵叶车前子、车前草）、刺激性泻药（番泻叶、比沙可啶）、粪便软化剂（液体石蜡、种籽油）、渗透剂（乳果糖、氢氧化镁、山梨醇和乳酸）。常用的静脉活性药有地奥司明、草木犀流浸液片、迈之灵片。局部止痛和抗炎治疗药有丁卡因及利多卡因外用制剂、含激素类成分的外用制剂。此外，一些中药软膏和栓剂也是常用的治疗痔疮药物，如复方片仔癀软膏、九华膏、太宁膏（栓）、肛泰膏（栓）以及马应龙麝香痔疮膏等药名中带有"痔疮"字样的制剂。

三、综合分析选择题

1. A　Charcot三联征是指腹痛、寒战高热、黄疸，是胆囊炎、胆管炎患者常见表现。"中性粒细胞升高、C反应蛋白阳性"是实验室检查结果，不是患者体征表现。其他选项均不是胆管炎患者的常见表现。

2. C　对伴有胆绞痛的胆石症患者优先使用非甾体抗炎药止痛，如布洛芬、酮咯酸氨丁三醇、双氯芬酸、替诺昔康、氟比洛芬及酮洛芬。对于禁用非甾体抗炎药人群以及用药后效果欠佳者，可改用阿片类镇痛药。在阿片类镇痛药中首选哌替啶，因为其对Oddi括约肌影响小于吗啡。

3. C　胆道感染常由肠杆菌科引起，也可见非发酵菌，因此抗菌治疗需要覆盖革兰阴性菌和厌氧菌。第三代头孢菌素（如头孢曲松、头孢他啶）对革兰阴性菌作用较强，甲硝唑对厌氧菌有效，两者应联合使用。严重感染者使用亚胺培南、美罗培南（该类药物对革兰阴性菌和厌氧菌都有效）。

4. E　患者急性期出现胆绞痛，应卧床休息，运动会加剧疼痛。禁食可减轻消化系统负担；胃肠减压有助于解除梗阻、降低胆囊张力；必要时应考虑手术取石或引流。

5. B　蒙脱石散是肠黏膜保护剂和吸附剂，可覆盖消化道，形成保护层，防止胃酸、病毒、细菌、毒素对消化道黏膜的侵害，空腹服用可避免药物与食物混合引起分布不均匀，更有利于形成有效的保护层，故建议两餐间服用。蒙脱石散不溶于水，在水中搅匀后饮下，可均匀分布在消化道上。蒙脱石散有吸附性，可吸附病毒、细菌、毒素，减轻腹泻；也能吸附合用的药物使合用药物的吸收减少，故其服药时间应与其他药物至少间隔2~3小时。不经消化道吸收，其连同所固定的攻击因子随着消化道自身的蠕动而排出体外。

6. C　双歧杆菌三联活菌散属于微生态制剂，抗菌药、小檗碱可抑制活菌的活性，两者应尽可能避免同服，至少间隔2~3小时。蒙脱石散可吸附活菌，与双歧杆菌三联活菌散应至少间隔2~3小时服用。鞣酸蛋白在小肠分解为鞣酸，使肠黏膜表层蛋白凝固，形成保护膜，可吸附活菌，与双歧杆菌三联活菌散应至少间隔2~3小时服用。活菌制剂应用温水或温牛奶送服，遇热可降低活性。双歧杆菌三联活菌散中所含活菌数量多，应在 **2℃~8℃** 环境下贮存。

7. B　氯化钾注射液用于 **心律失常补钾** 治疗时，浓度一般为 **0.6%~0.7%**；用于 **其他疾病补钾** 治疗时，浓度一般为 **0.2%~0.4%**。该患儿为腹泻导致低钾血症，应将氯化钾溶液稀释至 **0.2%~0.4%** 静脉滴注，故正确答案是 **0.3%**。

四、多项选择题

1. ABD　消化不良应根据症状选择用药。上腹痛综合征主要由胃酸分泌过多引起，以胃灼烧痛为主要表现，患者可选用 **抑酸剂**、**抗酸剂**；白天出现症状为主的患者可使用 **质子泵抑制剂**（如奥美拉唑），但应 **早餐前 30~60 分钟** 服用；夜间出现症状为主的患者可选用 **H₂受体拮抗剂**（如雷尼替丁、法莫替丁），**睡前给药**。胆汁反流引起的上腹痛可选用铝碳酸镁，宜嚼服。**餐后不适综合征** 主要因胃肠道动力不足和消化不良引起，可选用 **促动力药**（如 **多潘立酮、莫沙必利**）或助消化药，助消化药包括消化酶制剂、微生态制剂、干酵母。缺乏胆汁者可补充复方阿嗪米特，胰酶缺乏者补充胰酶，萎缩性胃炎或胃蛋白酶缺乏者补充胃蛋白酶或乳酶生；胃动力不足者使用 **促动力药**，促动力药应 **餐前 30 分钟给药**。

2. BCE　多潘立酮经 **CYP3A4** 代谢，与 **CYP3A4** 抑制剂合用，可导致多潘立酮 **代谢减慢**，血药浓度升高，不良反应增加。红霉素、克拉霉素、泰利霉素、伊曲康唑、氟康唑、伏立康唑、胺碘酮 等都是 **CYP3A4** 抑制剂，且本身也有 QT 间期延长不良反应，应 **避免与多潘立酮合用**。

3. ABCDE　消化不良可分为器质性消化不良、功能性消化不良（FD），**诊断 FD 首先要除外器质性、系统性或代谢性疾病所致的继发性消化不良**。多种因素引起的 **肠–脑互动异常** 是 FD 发生、发展的 **重要机制，饮食和感染** 是重要的 **诱发因素**。幽门螺杆菌阳性也可引起消化不良，但不是 **FD** 的常见原因，对经验性治疗无效的消化不良患者可行 **幽门螺杆菌检测**。西尼必利、伊托必利、莫沙必利、多潘立酮、曲美布汀都是 **促动力药**，可用于 **伴有恶心或呕吐的 FD** 患者。**难治性 FD** 或合并 **焦虑、抑郁** 的 FD 患者可选择 **抗抑郁药治疗**，阿米替林的作用优于艾司西酞普兰，丁螺环酮对早饱症状有效，米氮平可使患者食欲旺盛、增加患者体重。

4. ABCDE　胆石症的病因不完全明确，但 **高脂饮食、高脂血症、肥胖、激素、妊娠、肝硬化** 等因素可引起胆石症。胆囊结石可导致胆囊功能异常，引起

胆囊管或胆总管梗阻，可导致 **肠道细菌逆行** 感染胆囊，加之结石刺激胆囊黏膜，从而引起 **慢性胆囊炎**。胆管结石可刺激胆管，引起胆管炎，胆管炎患者可表现为 **腹痛、寒战高热、黄疸**，这三者称为 **Charcot 三联征**。对胆管炎患者进行体格检查时，可发现肝大、右季肋部有叩击痛、**Murphy 征可呈阳性**。胆石症及慢性胆囊炎患者有时无明显症状，或仅出现 **餐后上腹饱胀、嗳气、恶心、呕吐**；症状明显者可表现为 **胆绞痛**，这也是 **就诊的常见原因**。

5. ABCDE　含有铝、钙、铁的金属药可引起便秘。**抗组胺药**（如氯苯那敏）、**抗胆碱药**（如山莨菪碱、阿托品等）、**阿片类药物**（如吗啡）可松弛肠道平滑肌，减慢肠蠕动，引起便秘。利尿剂（如氢氯噻嗪）可引起体内水分减少，肠道水分缺失后可导致粪便干结，出现便秘。此外，非二氢吡啶类 **钙通道阻滞剂**（如维拉帕米）、**非甾体抗炎药** 也可能引起便秘。

6. BCD　病毒性腹泻属于感染性腹泻，**不应常规使用抗感染药**，左氧氟沙星属于抗细菌药，不适于治疗病毒性疾病，且不能用于 18 岁以下人群。**洛哌丁胺** 是抑制胃肠道蠕动药物，**禁用于 6 岁以下人群**。患儿可选用 **蒙脱石散** 保护消化道，可选用 **微生态制剂** 平衡肠道菌群，可使用口服 **补液盐** 补充水分和电解质。

7. ABE　腹泻会导致体内水分流失和电解质紊乱，应尽早补液，补液原则为 "**先浓后淡，先盐后糖，先快后慢，见尿补钾**"。首选低渗的 **口服补液盐Ⅲ**，严重者静脉补液。儿童腹泻时建议补锌，可缩短腹泻病程、减轻症状。**母乳喂养** 患儿应 **继续喂养**，因为母乳不会加重腹泻。非母乳喂养患儿继续 **正常饮食**，配方奶喂养者伴有乳糖不耐受时可选择低乳糖或无乳糖配方。由于胃肠液中钾离子浓度较高，腹泻可导致钾离子过量丢失，低血钾可影响心脏功能，伴有 **心血管疾病** 的腹泻患者应注意补钾。部分患者因腹泻可能发生一过性乳糖酶缺乏，**最好避免牛奶摄入**。进食少油腻、易消化、富含微量元素和维生素的食物，尽可能 **增加热量摄入**。避免进食罐装果汁等 **高渗性液体**，以防腹泻加重。

8. CDE　痔疮的临床治疗以非手术为主，无症状的痔无需治疗，有症状的痔无需根治，即 **保守治疗为主**。骑马、骑自行车运动会造成长期坐位，增加腹压，可 **加重痔疮**。**辛辣饮食** 会引起肠道充血而 **加重痔疮**。**酒精** 会使直肠静脉扩张充血。**暴饮暴食** 会引起便秘，加重痔疮。痔疮患者可使用 **缓泻药** 防止、减轻便

秘，**摄入足够的富纤维素食物**可减少便秘发生风险。痔疮治疗药物还包括**静脉活性药物**，如**地奥司明片**、**迈之灵片**、**草木犀流浸液片**。

第四节　泌尿生殖系统问题

一、最佳选择题

1. B　正常阴道内的微生态环境以产生过氧化氢的乳杆菌占优势；当**乳杆菌减少**时，阴道环境酸性降低，**pH升高**，可导致菌群失衡，其他微生物大量繁殖，以**厌氧菌**为主，从而引起**细菌性阴道病**。阴道局部使用乳杆菌可恢复患者阴道菌群平衡，对巩固疗效、预防复发有一定作用。

2. D　有症状的细菌性阴道病应给予**治疗**，对无症状妊娠期女性无需常规进行细菌性阴道病的筛查和治疗。治疗细菌性阴道病的药物主要是硝基咪唑类药物（**甲硝唑**、**替硝唑**）和**克林霉素**；甲硝唑可抑制厌氧菌但对乳杆菌影响小，是**理想**的治疗药物。细菌性阴道病可**全身或局部用药**治疗，**哺乳期以选择局部用药为宜**；**妊娠期**女性阴道局部用药可能存在胎膜早破风险，**建议口服用药**。阴道环境呈弱酸性，**反复阴道灌洗**可降低酸性，pH升高，诱发细菌性阴道病。

3. C　外阴阴道假丝酵母菌病的典型特征是阴道分泌物呈白色**豆渣样或凝乳状**；滴虫性阴道炎典型特征是阴道分泌物呈**稀薄脓性**、**泡沫状**并有**异味**。滴虫性阴道炎无症状者可在6个月内出现症状，且可**传染给性伴侣**，所以**无论有无症状均应积极治疗**，性伴侣应常规**治疗**，治疗期间应**避免无保护性行为**。滴虫性阴道炎患者可同时存在尿道、尿道旁腺、前庭大腺等多部位滴虫感染，**治愈此病需全身用药**。甲硝唑可少量分泌至乳汁中，**应将哺乳时间推迟**。

4. E　氟康唑、伊曲康唑、伏立康唑等**唑类抗真菌药**具有典型的**肝毒性**，患者可出现氨基转移酶、胆红素升高。

5. D　硝基咪唑类药物如甲硝唑、替硝唑与含乙醇饮料及含乙醇或丙二醇的制剂合用可引起面部潮红、头晕、头痛、血压降低等症状，称为"**双硫仑样反应**"。无论全身给药还是局部给药，在**治疗期间及停药后3日内均不可摄入含乙醇和丙二醇的饮料或药物制剂**（如**藿香正气水**、**消肿止痛酊**、**氢化可的松注射液**等）。

6. B　外阴阴道假丝酵母菌病应选用**抗真菌药治疗**，包括唑类抗真菌药（如**克霉唑**、**咪康唑**、**氟康唑**、**伊曲康唑**）、**制霉菌素**。妊娠期外阴阴道假丝酵

母菌病患者禁止口服抗真菌药，**以局部治疗为主**，可选用**克霉唑栓剂阴道给药**，每次**0.5g**，分别在第**1日**和第**4日**给药，共**2次**；或者每次**0.15g或0.2g**，每晚**1次**，共**7日**。

7. C　**萎缩性阴道炎**主要是因为绝经前后雌激素减少导致外阴阴道干涩、烧灼、性交痛等症状，可使用**阴道保湿剂和润滑剂**、**阴道雌激素制剂**联合治疗。常用的阴道保湿剂和润滑剂有人源Ⅲ型胶原蛋白、**透明质酸凝胶**、**Replens**阴道凝胶、**甘油类制剂**等。常用的阴道雌激素制剂有**普罗雌烯阴道胶丸**、**雌三醇乳膏**、**结合雌激素乳膏**、**氯喹那多－普罗雌烯阴道片**等。

8. C　单纯性外阴阴道假丝酵母菌病阴道给药治疗方案可分为**大剂量单次给药**、**小剂量多次**给药两种方式。**大剂量单次给药**包括**克霉唑0.5g**、**咪康唑1.2g**。**小剂量多次**给药包括**克霉唑0.15g**或0.2g，每晚**1次**，连用**7日**；**咪康唑0.4g**，每晚**1次**，连用**3日**；**咪康唑0.2g**，每晚**1次**，连用**7日**。制霉菌素阴道给药方法是每次**10万U**，每晚**1次**，连续**14日**。

9. B　滴虫性阴道炎患者可同时存在尿道、尿道旁腺、前庭大腺等多部位滴虫感染，**治愈此病需全身用药**。给药推荐方案包括**甲硝唑2g**，单次顿服；**替硝唑2g**，单次顿服。替代方案是**甲硝唑400mg**，口服，每日**2次**，连用**7日**。

10. D　哺乳期急性乳腺炎患者的非药物治疗方法包括：①**乳房按摩**，哺乳前局部热敷，哺乳后局部冷敷。②合理使用**吸乳器**和超声脉冲电导等物理疗法。③**乳头皲裂**及疼痛患者在每次排乳后以**母乳或羊脂膏外涂**。药物治疗包括：①可使用**25%硫酸镁溶液**、**高渗盐水**局部湿敷，减轻肿胀。②使用**对乙酰氨基酚**或**布洛芬**解热镇痛。③不宜继续哺乳的患者可使用**己烯雌酚**、**苯甲酸雌二醇**、**炒麦芽**进行回乳处理。④感染者使用耐酶青霉素（如**苯唑西林钠**）、第一代头孢菌素（如**头孢拉定**）、第二代头孢菌素或头霉素类（如**头孢美唑**）；青霉素过敏者可使用大环内酯类抗生素（如**红霉素**、**阿奇霉素**）、**克林霉素**进行抗感染治疗。哺乳期乳腺炎患者**不用停止母乳喂养**，因为频繁哺乳有利于消除肿胀；但耐甲氧西林金黄色葡萄球菌感染时应**停止对早产儿哺乳**。

11. B 怀疑导管周围乳腺炎感染非结核分枝杆菌时，目前临床仍使用**抗结核分枝杆菌药物治疗**，如**异烟肼**、**利福平**、**乙胺丁醇**、**吡嗪酰胺**，平均疗程 9～12 个月。上述药物普遍具有**肝毒性**，乙胺丁醇可影响**视力和听力**、**升高血尿酸**，患者长期服用应定期监测**肝毒性**、**听力**、**视力**、**血尿酸**。上述药物对心脏影响较小，通常不引起心脏毒性。

12. E 哺乳期乳腺炎患者除**非药物治疗**、**硫酸镁溶液局部湿敷**消肿治疗外，还应进行**抗感染治疗**。推荐经验性使用耐酶青霉素类（如**苯唑西林钠**）、**第一代头孢菌素**（如头孢拉定）/**第二代头孢菌素或头霉素类**（如头孢美唑）；若青霉素或头孢菌素**过敏**时，建议使用大环内酯类（如红霉素、**阿奇霉素**）或**克林霉素**，但**克林霉素**用于**分娩 1 个月内**的产妇时可能引起婴儿**伪膜性肠炎**，应引起重视。怀疑**耐甲氧西林金黄色葡萄球菌**感染时可使用**万古霉素**、**利奈唑胺**或利福平。抗生素应足量、足疗程使用，推荐抗生素使用疗程为 **10～14 日**。

13. D 糖皮质激素**不能突然停药**，可引起停药反跳，应**逐渐减量**，通常每 1～2 周减少 4mg，待每周服用 4mg 时，下一周停止给药。按每 1 周减少 4mg 计算，第 1 周每天服用 16mg、第 2 周每天服用 12mg、第 3 周每天服用 8mg、第 4 周每天服用 4mg，第 5 周停药。

14. A 在病原菌和药敏试验结果未出时，急性下尿路感染（膀胱炎）的**经验治疗**药物宜选用**磺胺甲噁唑-甲氧苄啶**、**呋喃妥因**、**磷霉素氨丁三醇**、**阿莫西林-克拉维酸**，可选第一代头孢菌素类药物**头孢氨苄**、**头孢拉定**。喹诺酮类药物（如左氧氟沙星）可以用于膀胱炎、肾盂肾炎，但 **18 岁以下人群禁用**，可引起**关节软骨病**。

15. C 对于**妊娠期女性**的**膀胱炎**宜选**呋喃妥因**（呋喃妥因**禁用于妊娠 38 周以上**的足月妊娠期女性，避免新生儿发生**溶血性贫血**）或头孢克肟，可选**磷霉素氨丁三醇**或阿莫西林-克拉维酸。**磺胺类**药物可引起**溶血性贫血**，喹诺酮类药物可引起**软骨病**，妊娠期应禁用。尿路感染多数由大肠埃希菌引起，属于革兰阴性杆菌，不适宜选择阿奇霉素和甲硝唑治疗。

16. B 对于**妊娠期女性**的**膀胱炎**宜选**呋喃妥因**，但呋喃妥因可引起新生儿**溶血性贫血**，禁用于**妊娠 38 周以上**的足月妊娠期女性。妊娠期女性急性膀胱炎可选用广谱青霉素类、第三代头孢菌素、碳青霉烯类（亚胺培南等）、**磷霉素氨丁三醇**。

17. D 急性肾盂肾炎在病原菌和药敏试验结果未

出前，经验治疗可选用**广谱青霉素**类药物以及它们与 β-内酰胺酶抑制剂的**复方制剂**，如阿莫西林-克拉维酸钾、氨苄西林-舒巴坦、哌拉西林-他唑巴坦；也可选择**第一、二、三代头孢菌素**类药物、**喹诺酮类药物**、**碳青霉烯类药物**（如亚胺培南、美罗培南）。开展经验**治疗前应留取清洁中段尿**做尿细菌培养和药敏试验，抗感染治疗 **72 小时**后有明显疗效时无需换药，否则应按尿细菌培养与药敏试验结果更换抗菌药物。上尿路感染（**肾盂肾炎**）疗程一般为 **14 日**，下尿路感染（**膀胱炎**）疗程一般为 **3～5 日**。

18. C 上尿路感染是指**肾盂肾炎**，因细菌感染部位为实质器官，治疗难度相对大，疗程通常为 **14 日**。下尿路感染是指**膀胱炎**、尿道炎，感染部位为体腔，治疗难度相对小，疗程通常为 **3～5 日**，对于**妊娠期**、老年人、合并**糖尿病**等特殊人群可采用**较长疗程**。急性膀胱炎患者服药 3 天后 90% 的患者可治愈，**停服抗菌药物 7 天**后需进行尿细菌定量培养；阴性者表明已治愈，仍有菌尿者应继续 **2 周**的抗菌治疗。复发患者的疗程不少于 **6 周**，再感染患者的疗程为 **6 个月**。

19. C 妊娠期无症状菌尿导致**早产儿**或低出生体重儿的发生率可增加 20～30 倍，所以建议妊娠期**前 3 个月**应每月行一次尿培养，**筛查无症状菌尿**。妊娠期**无症状菌尿**和有症状的尿路感染都应**使用抗菌药积极治疗**，彻底根治。广谱青霉素类药物及其复方制剂、**第三代头孢菌素类药物**、**磷霉素氨丁三醇**、**呋喃妥因**都可用于妊娠期女性，但妊娠 **38 周以上**的女性**禁用呋喃妥因**。妊娠期、**18 岁以下**人群**禁用喹诺酮类药物**。

20. E 导尿管上生物被膜的形成是细菌定植和繁殖的有利条件，也是尿路感染的重要发病机制。**全身应用抗菌药**、**膀胱冲洗**、**局部应用消毒剂**、**多饮水并勤排尿**均不能将其彻底清除，只能延迟感染或降低感染发生率。**最有效的减少导管相关性尿路感染的方式是避免不必要的导尿管留置**，并尽早拔除导尿管。如**必须留置导尿管，前 3 天给予抗菌药物**可延迟尿路感染的发生。

21. B 喹诺酮类药物可引起**关节软骨病**，还可引起 **QT 间期延长**、**胃肠道反应**、**精神兴奋和谵妄**、**血糖紊乱**等不良反应。

22. C 大多数抗抑郁药与勃起功能障碍（ED）相关，特别是**选择性 5-羟色胺再摄取抑制剂**，具体药物有西酞普兰、艾司西酞普兰、氟西汀、氟伏沙明、帕罗西汀、舍曲林。H_2 受体拮抗剂中，仅西咪替丁可致 ED，其他替丁没有该不良反应。十一烯酸睾酮、酚妥拉明、罂粟碱可用于治疗 ED。

23. A 常见磷酸二酯酶 - 5 抑制剂（PED5i）有西地那非、伐地那非、他达拉非、阿伐那非，可引起**体位性低血压**；硝酸酯类药物（如硝酸甘油）也可引起体位性低血压。**PED5i 和硝酸酯类药物禁止合用。**

24. A 治疗男性勃起功能障碍的药物有 PDE - 5 抑制剂（如西地那非）、雄激素（如十一烯酸睾酮）、抗氧化剂（如左卡尼汀、硫辛酸、胰激肽原酶）、阿扑吗啡、育亨宾，**阴茎海绵体注射**（前列腺素 E₁、罂粟碱、酚妥拉明）、**经尿道给药**（前列腺素 E₁）。也可采取负压吸引提高勃起功能。目前 PDE - 5 抑制剂是首选治疗方法。

25. A 西地那非、伐地那非可选择性抑制视网膜 PDE - 6，引起**眩光、蓝视**等视觉异常；但他达拉非对 PDE - 6 没有作用，不会引起视觉异常。

26. C α 受体拮抗剂（尤其是多沙唑嗪）可引起**体位性低血压**，不宜与具有同样不良反应的药物 PDE5i 合用，必须合用时，应在服用 α 受体拮抗剂 **4 小时**后使用 PDE5i。

27. A 前列腺增生引起的尿失禁通常为**充盈性尿失禁**，是由于前列腺增生导致一定程度的尿潴留，引致膀胱内压增高，从而引起尿失禁。治疗**充盈性尿失禁**可使用**选择性 α₁ 受体拮抗剂**，如多沙唑嗪、特拉唑嗪、阿夫唑嗪等以及高选择性 α₁ₐ 受体拮抗剂坦索罗辛，此类药物可松弛膀胱颈和前列腺肌肉，减轻尿流阻力；也可联合使用 **5α 还原酶抑制剂**，如非那雄胺、**度他雄胺**等，此类药物可缩小前列腺体积，减轻尿流阻力。

28. E 根据题干，患者分娩后发现在**咳嗽、打喷嚏**以及**运动**时会出现漏尿，应是**盆底肌松弛**或固有括约肌功能不全所致，属于**压力性尿失禁**。抗组胺药具有一定的**抗胆碱作用**，可引起**尿潴留**，压力性尿失禁、**充盈性尿失禁**患者应避免使用。轻至中度的压力性尿失禁以**非手术治疗为主**，**盆底肌训练**可增强盆底支撑尿道的肌肉力量，是无创性治疗的基础；中至重度患者可口服 **α₁ 受体激动剂米多君**增加尿道阻力，缓解压力性尿失禁症状。严重的压力性尿失禁患者可进行手术康复，如**阴道前壁修补术、耻骨后膀胱尿道悬吊术和尿道下方悬吊带术**；子宫脱垂患者可使用**子宫托**。

29. D 急迫性尿失禁与膀胱逼尿肌不自主收缩或逼尿肌过度活动有关，应选择松弛逼尿肌的药物治疗，如**抗胆碱药**（奥昔布宁、**托特罗定、索利那新**）、**β₃ 肾上腺素受体激动剂**（米拉贝隆）。由于**抗胆碱药**

可松弛胃肠道平滑肌，引起便秘、**加重胃潴留**，因此，伴有肌无力、胃潴留的患者应禁用抗胆碱药，**可以使用 β₃ 肾上腺素受体激动剂米拉贝隆**治疗。

30. E 抗胆碱药（如山莨菪碱、奥昔布宁、索利那新等）可抑制膀胱逼尿肌的不自主收缩，造成尿潴留，从而可引起**药物性尿失禁**；但其同时**可治疗急迫性尿失禁**。氯苯那敏等抗组胺药具有一定的抗胆碱作用，也可加重尿潴留，诱发药物性尿失禁。镇静催眠药（如地西泮、艾司唑仑等）具有肌松作用，可造成尿潴留而引起**药物性尿失禁**。氢氯噻嗪等利尿剂由于其利尿作用，可引起**尿失禁**。**非那雄胺**主要抑制雄激素合成，**缩小前列腺体积**，并不影响泌尿系统平滑肌的张力，故非那雄胺与患者的药物性尿失禁无关。此外，**麻醉性镇痛药**（如吗啡、芬太尼等）能提高膀胱外括约肌张力和膀胱容积，可引起**尿潴留**，诱发药物性尿失禁。

31. A 绝经过渡早期卵巢功能衰退、黄体功能不良，导致孕酮分泌减少，可引起月经紊乱。**可单用孕激素补充方案调整月经紊乱。**服药起始时间：月经或撤退性出血的第 14 天起开始使用 10～14 天。单孕激素补充方案有口服地屈孕酮、醋酸甲羟孕酮或微粒化孕酮，也可宫腔内放置左炔诺孕酮宫内缓释系统。

32. C 治疗目的仅为**改善泌尿生殖系统绝经综合征**时，建议首选阴道局部雌激素治疗，如雌三醇乳膏、结合雌激素乳膏、**普罗雌烯阴道胶丸、氯喹那多 - 普罗雌烯阴道片**。此外，普拉睾酮阴道栓也对泌尿生殖系统萎缩症状有效。左炔诺孕酮宫内缓释系统属于单孕激素补充方案，主要治疗月经问题。

33. E MHT 可用于治疗绝经相关症状、泌尿生殖系统萎缩，防治绝经后骨质疏松。年龄 > 60 岁或绝经超过 10 年的女性体内雌激素受体减少，使用 MHT 治疗效果欠佳，故 **MHT 仅对年龄 < 60 岁及绝经 10 年内女性骨质疏松性骨折有预防作用**。原因不明的阴道流血、子宫内膜癌、近 6 个月内有活动性静脉血栓或动脉血栓属于 MHT 禁忌证；子宫内膜增生属于 MHT 相对禁忌证（慎用）。

34. B MHT 使用性激素治疗，雌激素可导致胎儿性发育异常，**妊娠或可疑妊娠者禁用**。可引起子宫突破性出血，**不明原因阴道流血患者禁用**。可提高机体性激素水平，**性激素依赖性恶性肿瘤**（如**子宫内膜癌、乳腺癌、卵巢上皮性癌**）患者禁用；对肝肾有毒性，**严重肝肾功能不全者禁用**。可增加凝血因子活性，诱发血栓，近 6 个月内有活动性静脉血栓和动脉血栓患者禁用。**良性子宫相关性疾病**（子宫肌瘤、子宫内膜异位症、子宫腺肌病、子宫内膜增生）患者**慎用**。有血栓形成倾向、胆石症、免疫系统疾病（如**系统性红斑狼疮**）、偏头痛、哮喘、血卟啉病、耳硬化症患者慎用。**脑膜瘤患者禁用孕激素**。

35. B　**子宫良性疾病**（如子宫肌瘤）、胆石症患者**慎用 MHT**。MHT 不增加良性乳腺疾病转化成乳腺癌以及有乳腺癌家族史女性罹患乳腺癌的风险。服用拉莫三嗪的**癫痫**患者，使用 MHT 治疗可降低拉莫三嗪血药浓度，导致癫痫复发。MHT 可增加凝血功能，诱发血栓，**近 6 个月有活动性静脉血栓或动脉血栓的患者禁用 MHT**。

36. A　MHT **适用于年龄 <60 岁、绝经不超过 10 年的女性**，获益更大。对于年龄≥60 岁、绝经超过 10 年的女性启动 MHT 可增加冠心病风险。MHT 方案中使用孕激素可防止子宫内膜癌的发生，对于**已切除子宫**的女性通常**不必加用孕激素**。雌激素可增加肝脏合成凝血因子，增强凝血功能；血栓形成倾向者**经皮给药**可减少药物经肝代谢，降低血栓风险。

37. E　**短效复方口服避孕药**（COC）、**孕酮类衍生物**（醋酸甲羟孕酮、醋酸环丙孕酮）、**螺内酯**、**糖皮质激素**（地塞米松）可用于**治疗 PCOS 女性的高雄激素表型症状**（多毛症、痤疮、男性样脱发）。患者拒绝使用激素类药物治疗，可选用具有抗雄激素作用的**螺内酯**。

38. B　单纯无排卵性不孕的多囊卵巢综合征患者，**首选来曲唑诱导排卵**。虽然我国未将促排卵用法列入本药的药品说明书中，但其具有不增加致畸性和多胎风险较低的临床优越性。

39. C　氯米芬促进排卵，可导致**多胎妊娠**；同时具有**抗雌激素效应**，表现为血管舒缩性潮热、视物模糊或持久性视觉延迟等。

40. C　多囊卵巢综合征女性容易出现代谢紊乱，可引起胰岛素抵抗。**胰岛素抵抗可引起黑棘皮症**，在阴唇、颈背部、腋下、乳房下和腹股沟等处皮肤皱褶部位出现灰褐色色素沉着。胰岛素抵抗可使胰岛素分泌高峰延迟 2 ~ 4 小时，当患者早餐经 2 ~ 3 小时吸收完毕后血糖开始下降，此时患者胰岛素的高峰才开始出现或尚未回落，易引起低血糖。**胰岛素抵抗可使用二甲双胍、吡格列酮、罗格列酮、阿卡波糖治疗**。

41. C　**周期性使用孕激素**是青春期、围绝经期 PCOS 女性的**首选**，也可用于育龄期有妊娠计划的 PCOS 女性，可调节月经周期并保护子宫内膜。**短效 COC 含有孕激素和雌激素**，可调节月经周期，也能改善高雄激素表型症状，适用于**无生育要求的 PCOS**

女性选用，治疗期间应**严格避孕**。雌、孕激素**序贯治疗**适用于无生育要求的 POCS 女性。含有雌激素的药物不能用于有生育要求的患者。

42. B　**短效 COC** 含有孕激素和雌激素，可调节月经周期，也能**改善高雄激素表型症状**，适用于无生育要求的 PCOS 女性选用，治疗期间应严格避孕。周期性使用孕激素能改善月经问题，但不能改善**高雄激素表型**症状。

43. D　雌激素经肝药酶代谢，具有一定肝毒性；与肝药酶抑制剂合用时，雌激素代谢减慢，血药浓度升高，可致肝毒性。**伏立康唑**是肝药酶抑制剂，同时也具有**肝毒性**，服用短效复方口服避孕药期间应**避免合用肝药酶抑制剂和肝毒性明显的药物**。

44. B　雌激素经肝药酶代谢，与肝药酶诱导剂合用时，雌激素代谢加快，血药浓度降低，可导致**避孕失败**，常见的肝药酶**诱导剂**有卡马西平、奥卡西平、苯妥英钠、苯巴比妥、利福平、圣约翰草提取物。服用短效复方口服避孕药期间应**避免合用肝药酶诱导剂**。

45. D　COC 的正确使用方法多为**连续口服 21 天，停药 7 天**，之后服用下一周期药物。COC 由雌、孕激素组成，主要通过抑制排卵产生避孕机制，同时可**缓解原发性痛经**，是 40 岁以下伴有避孕需求的痛经女性首选药。一般停药后 **1 ~ 2 天有撤退性出血**，若有漏服，应及早补服，且须警惕妊娠可能。

46. A　**依托孕烯 - 炔雌醇阴道环在月经第 5 日放入，放置 3 周，取出 1 周**；再重新放置 1 只新环。**依托孕烯植入剂可维持药效 3 年**。左炔诺孕酮埋植剂有两种规格，维持药效时间为 **3 年或 5 年**。**左炔诺孕酮宫内节育系统可维持药效 5 年**。左炔诺孕酮硅胶棒有两种规格，可维持药效 **4 年或 5 年**。甲地孕酮硅胶环可维持药效 1 年。

47. E　女性分娩后血中雌激素和孕激素浓度大幅降低，催乳素开始发挥泌乳作用，**产后 21 天内女性使用复方避孕药可影响催乳素的作用，应禁忌**。雌激素可增强凝血功能，**禁用于活动性静脉血栓和动脉血栓患者**。雌激素可舒缩脑血管，加重偏头痛，**有先兆的偏头痛患者禁忌**。雌激素经肝代谢，有肝毒性，对**肝炎急性期和发作期患者禁忌**。绝经后骨质疏松患者是由于缺乏雌激素所致，复方口服避孕药**有利于患者改善症状**。

48. D　短效复方口服避孕药含有雌激素、孕激素，患者用药后可出现雌激素和孕激素相关的不良反应，包括类早孕反应（恶心、食欲不振、头晕等）；

阴道流血（常因漏服、错服所致）；月经量减少或闭经（抑制子宫内膜增殖所致）；乳房胀痛；体重增加（引起水钠潴留所致）；皮肤褐斑；血栓栓塞事件（增强凝血功能所致）；轻度升高血压（引起水钠潴留所致）；对血脂代谢影响不显著（雌激素、孕激素彼此作用抵消）。

49. E 短效复方口服避孕药服药21天（3周），停药7天，之后服用下一周期药物。漏服补救措施原则：①漏服不超过12小时：除立即补服1片，还应按常规服用1片；无需采取额外避孕措施。②漏服超过12小时或≥2片：若漏服发生在第一周、第二周时（即剩余药片>7片），立即补服（即使接近下一次用药时间也应补服），之后每天继续正常服药，但须采取额外避孕措施至少7天，服用完21天后停药7天，再进入下一周期用药；若漏服发生在第三周时（即剩余药片<7片），常规服完剩余药片，21天结束后直接进入下一周期用药，没有7天停药期。若漏服无激素活性药片，无论几片，可丢弃未服用的无活性药片，照常继续服药。

50. B 建议女性在其末次月经周期后应继续使用避孕措施一段时间，年龄≥50岁者继续采取避孕措施1年，<50岁者则为2年。避孕贴剂应连续使用3周，每周更换1次，之后暂停1周。左炔诺孕酮宫内节育系统在月经周期第3~7日放入，宫内节育器在绝经过渡期停经1年内应取出。复方口服避孕药通常选择在月经第1天开始服用，连用21天，可以有效抑制排卵，之后停药7天，再进入下一周期用药。

51. D 含铜第二代宫内节育器对铜过敏者禁用。具有长期避孕作用，也具有紧急避孕作用，作为紧急避孕目的时，应在无保护性生活后5天内放入，有效率可达95%以上。宫内节育器取出太早容易导致意外妊娠，取出太晚又增加操作难度，建议绝经过渡期1年内应取出。因不含雌、孕激素，含铜第二代宫内节育器适合对激素应用有禁忌者。可引起阴道出血，一般无需处理，3~6个月后会逐渐恢复。此外，妊娠及可疑妊娠人群禁用；放入后应注意休息，2周内禁盆浴和性交；产后48小时至4周内不建议使用。

52. B 米非司酮是孕激素受体拮抗剂，可用于药物流产，但不能引起足够的子宫兴奋活性，应序贯合用米索前列醇，既可增加完全流产率，也可降低米非司酮不良反应。

二、配伍选择题

【1~3】BBD 阴道炎可根据白带特点进行经验判断，细菌性阴道病阴道分泌物稀薄、量多，致病菌主要是厌氧菌，因厌氧菌产生胺类物质，故白带有鱼腥臭味；可使用对厌氧菌有效的甲硝唑、替硝唑、克林霉素治疗。滴虫性阴道炎阴道分泌物为稀薄脓性、呈泡沫状；可使用对毛滴虫有效的甲硝唑、替硝唑治疗。外阴阴道假丝酵母菌病阴道分泌物为白色稠厚的凝乳状或豆渣状，可使用对真菌有效的克霉唑、咪康唑等唑类抗真菌药和制霉菌素治疗。

【4~6】EAD 细菌性阴道病是由多种致病菌引起的疾病，以厌氧菌为主，治疗药物常选用抗厌氧菌药，克林霉素对革兰阳性菌和厌氧菌均有效。甲硝唑、替硝唑不仅对厌氧菌有效，对阴道毛滴虫也有效，既可治疗细菌性阴道病，也可治疗滴虫性阴道炎。假丝酵母菌是一种真菌，咪康唑是唑类抗真菌药，可治疗外阴阴道假丝酵母菌病。

【7~8】DB 阴道保湿剂和润滑剂属于萎缩性阴道炎的一线治疗，在缓解症状方面与阴道雌激素治疗相当，但不能逆转阴道萎缩性改变，常用制剂包括人源Ⅲ型胶原蛋白、透明质酸凝胶、Replens阴道凝胶、甘油类制剂等。充分的雌激素治疗可恢复正常阴道酸性pH及微生物菌群，使阴道上皮增厚、阴道分泌物增加，有效改善外阴阴道干涩或不适症状如烧灼、刺激感，常用制剂有普罗雌烯阴道胶丸、雌三醇乳膏、结合雌激素乳膏、氯喹那多–普罗雌烯阴道片等。

【9~10】BD 非白假丝酵母菌引起的阴道炎建议选用非唑类抗真菌药治疗，如硼酸、制霉菌素，不建议选择克霉唑、咪康唑等唑类抗真菌药治疗。制霉菌素阴道栓每次使用10万U，每晚1次（qn），疗程14日。哺乳期细菌性阴道病建议局部给药，可选择甲硝唑阴道用制剂和克林霉素阴道用制剂；甲硝唑凝胶每次5g（qd），应连用5日；克林霉素乳膏每次5g（qd），每晚1次（qn），疗程7日。

【11~13】ACD 哺乳期乳腺炎患者乳房局部皮肤红肿时，可使用25%硫酸镁溶液、高渗盐水湿敷患处，减轻肿胀，但禁用于皮肤破损或局部有皮疹者。对于不宜继续母乳喂养的患者，应给予回乳处理，可口服己烯雌酚或者肌注苯甲酸雌二醇；也可炒麦芽加水煎汤后温服。对于伴有体温高于38.5℃、白细胞计数>12×10^9/L或乳头皲裂伴感染等感染指征患者，可使用抗生素抗感染治疗，推荐使用耐酶青霉素（如苯唑西林钠）、第一代头孢菌素（如头孢拉定）、第二代头孢菌素或头霉素类（如头孢美唑）；青霉素过敏者可使用大环内酯类抗生素（如红霉素、阿奇霉素）、克林霉素。

【14～15】AD　非哺乳期乳腺炎主要包括导管周围乳腺炎（PDM）和肉芽肿性小叶乳腺炎（GLM），二者治疗方法不同。PDM 在急性期应使用广谱抗生素抗感染治疗，如阿莫西林－克拉维酸钾；急性期过后进行手术治疗。GLM 以类固醇激素治疗为主，如甲泼尼龙；难治性 GLM 可使用甲氨蝶呤治疗。

【16～18】EEB　糖皮质激素（如甲泼尼龙）可降低机体免疫力，长期应用可诱发或加重感染；可减少前列腺素生成，长期应用可诱发或加剧消化道溃疡；长期应用后突然停药，可引起停药反跳，使原有病情加重，应逐渐减量停药，每 1～2 周减量 1 次。甲氨蝶呤是二氢叶酸还原酶抑制剂，长期应用需同时补充叶酸。

【19～21】ACE　万古霉素、利奈唑胺、利福平对耐甲氧西林金黄色葡萄球菌有效。甲硝唑对厌氧菌有效。异烟肼对非结核分枝杆菌有效，但可能存在耐药性，因此对于难治性非结核分枝杆菌感染患者可使用三联疗法，联合异烟肼、利福平和乙胺丁醇（或吡嗪酰胺），疗程 9～12 个月。

【22～23】AC　妊娠 38 周以上时呋喃妥因可引起胎儿溶血性贫血。喹诺酮类药物可与镁离子络合，引起软骨病，妊娠期、哺乳期和 18 岁以下人群禁用。

【24～25】BD　磺胺类药物及其代谢物在尿液中溶解度降低，可引起结晶尿，造成泌尿系统损害，同服碳酸氢钠碱化尿液可促进其在尿中溶解。腐生葡萄球菌（MRS）阳性时宜选用糖肽类抗菌药，如万古霉素。

【26～28】CAD　十一酸睾酮属于雄激素，可促进红细胞增生，具有肝毒性，对红细胞增多症、严重肝功能障碍、心功能衰竭患者禁忌。他达拉非属于磷酸二酯酶－5 抑制剂，可引起体位性低血压，对不稳定型心绞痛、充血性心力衰竭、低血压、心肌梗死、脑卒中患者禁忌。左卡尼汀、硫辛酸是抗氧化剂，可通过抗氧化和改善微循环辅助治疗勃起功能障碍。

【29～31】ECD　达泊西汀是选择性 5－HT 再摄取抑制剂，可口服给药，能延迟射精，缓解早泄症状。利多卡因是局部麻醉药，可降低阴茎头的敏感性，延迟射精。前列腺素 E_1 可治疗男性勃起功能障碍，可涂抹在尿道口或置入尿道内，也可经阴茎海绵体注射给药。

【32～33】CE　曲马多具有阿片受体激活以及 5－HT 和去甲肾上腺素再摄取抑制双重作用，与选择性 5－HT 再摄取抑制剂合用可引起 5－HT 综合征。西酞普兰等选择性 5－HT 再摄取抑制剂起效慢，需要受体脱敏后才能起效，通常须给药 1～2 周才能起效；同时应避免突然停药或快速减量，避免出现停药综合征。

【34～36】EBA　压力性尿失禁是由于盆底肌松弛、固有括约肌功能不全引起尿液漏出；α_1 受体激动剂米多君可激活尿道平滑肌 α_1 受体和躯体运动神经元，增加尿道阻力，用于治疗压力性尿失禁。急迫性尿失禁与膀胱逼尿肌不自主收缩或逼尿肌过度活动有关，抗胆碱药（M 受体拮抗剂）奥昔布宁、托特罗定、索利那新等可通过抗胆碱作用，竞争性抑制乙酰胆碱，从而抑制膀胱逼尿肌的不自主收缩，用于治疗急迫性尿失禁。充盈性尿失禁与膀胱逼尿肌收缩功能减退和（或）膀胱出口梗阻有关，常见于前列腺增生症患者、前列腺癌患者，α_1 受体拮抗剂特拉唑嗪、阿夫唑嗪、坦索罗辛等可松弛膀胱颈和前列腺肌肉，减轻尿流阻力，可治疗充盈性尿失禁。

【37～39】DAB　米多君属于 α_1 受体激动剂，通过收缩血管作用可引起卧位和坐位时的高血压、头部感觉异常（头皮瘙痒、毛发竖立）；因增加尿道阻力可引起尿潴留和尿频。索利那新属于 M 受体拮抗剂，作用于腺体 M 受体可引起腺体分泌减少，出现口干；抑制肠道 M 受体可引起肠道蠕动减慢，出现便秘；作用于眼部 M 受体，可升高眼内压，引起视物模糊；作用于心脏 M 受体，引起心动过速；作用于膀胱逼尿肌 M 受体，松弛膀胱逼尿肌可引起尿潴留；作用于中枢 M 受体可引起认知障碍。多沙唑嗪属于 α_1 受体拮抗剂，可扩张脑血管引起体位性低血压、头晕、头痛。

【40～41】EC　奥昔布宁、托特罗定、索利那新等抗胆碱药物可引起眼内压升高，禁用于闭角型青光眼患者；此外，也禁用于严重肌无力、胃潴留、尿潴留患者；由于可引起认知障碍，老年患者应慎用。米多君属于 α_1 受体激动剂，可收缩血管引起卧位和坐位高血压，也能收缩肾脏血管，可增加心肌收缩力和心率；因此，严重器质性心脏病、急性肾脏疾病、甲亢、高血压控制不佳者、嗜铬细胞瘤（此类患者血压升高）应禁用本品。

【42～44】BEA　索利那新属于抗胆碱药，抑制腺体分泌，可引起口干、皮肤干燥；松弛胃肠道平滑肌，可引起便秘、胃潴留；能升高眼内压，可引起视物模糊，加重青光眼症状；阻断心脏 M 受体，可引起心动过速。米拉贝隆属于 β_3 肾上腺素受体激动剂，可引起高血压、鼻咽炎、尿路感染等不良反应。米多君是 α_1 受体激动剂，可引起卧位或坐位时高血压、头部感觉异常、尿潴留和尿频等不良反应。

【45~47】BDC　长期单用雌激素治疗可使子宫内膜异常增生和子宫内膜癌危险性增加，联合雌、孕激素治疗一般不会增加子宫内膜癌风险。所以，对于**已切除子宫的绝经期妇女可选用单雌激素补充方案**，无需联合孕激素，通常为连续给药。对**有子宫**的绝经期妇女**适宜选用雌、孕激素联合治疗**，其中**序贯方案**是模拟自然月经周期中卵巢分泌激素的特点，**先给予雌激素治疗**，**之后使用雌激素 + 孕激素，该方案可维持月经样出血**；**连续联合方案**治疗是连续应用雌激素 + 孕激素，因与女性卵巢分泌激素特点不同，故**不出现月经样出血**。

【48~49】DB　短效 COC 可改善多囊卵巢综合征的**高雄激素表现和月经紊乱**问题，降糖药二甲双胍、吡格列酮、罗格列酮、阿卡波糖可**改善胰岛素抵抗**问题。

【50~52】AED　螺内酯具有抗雄激素作用，可**改善多毛症**。短效 COC 可调整月经紊乱，也产生**抗雄激素作用**，可缓解痤疮、多毛症。**周期性使用孕激素可调整月经**，但对多毛症、痤疮无效。

【53~55】BDE　吡格列酮是胰岛素增敏剂，可改善胰岛素抵抗引起的相关症状。**异维 A 酸**是**治疗痤疮药**，可用于严重痤疮患者。**奥利司他**抑制脂肪吸收，可用于**减重**。

【56~57】AC　吡格列酮可导致水钠潴留，引起体重增加。利拉鲁肽、度拉糖肽、司美格鲁肽等 GLP-1 受体激动剂可引起**体重下降**，用于患者减重。

【58~59】AB　炔雌醇作用时间短，含有炔雌醇的口服复方避孕药属于短效类。**戊酸雌二醇**脂溶性强，作用时间**长**，含有戊酸雌二醇的复方避孕针属于长效类。

【60~61】AE　阴茎套为男性所用，可阻断精液进入女性体内且阻断性病传播。每天固定时间给药的是**短效复方口服避孕药**，可维持血药浓度稳定，保障避孕效果。避孕贴剂、阴道避孕环、皮下埋植剂都可以维持长效，不是每天固定时间给药。

三、综合分析选择题

1. C　"尿频、尿急、尿痛、尿异味"提示患者可能患有泌尿系统感染，阴道炎主要表现为阴道分泌物异常。患者伴有**发热**、**腰痛**、**肾区叩痛**，提示可能**为上尿路感染**，即**肾盂肾炎**。膀胱炎通常体温不超过 38℃，主要表现为膀胱刺激征（尿急、尿频、尿痛）。无症状菌尿是指尿培养的菌落计数 > 10^5 cfu/ml，但没有临床症状出现。

2. A　引起尿路感染的主要病原体是革兰阴性杆菌，其中以**大肠埃希菌最常见**。

3. B　尿培养必须在应用抗菌药之前或停用抗菌药 7 天后留取，避免抗菌药物降低培养阳性率。建议留取**晨尿**或尿液在膀胱中保留时间**大于 6 小时**，以此保证尿液中细菌数量，且留取前**避免大量饮水稀释尿液**，提高培养阳性率。留取尿液时应采用**清洁中段尿**，以提高培养阳性率。

4. E　甲硝唑主要用于治疗**滴虫感染**、**厌氧菌感染**，不适宜治疗革兰阴性杆菌感染。

5. B　患者甲生育 3 子，均为**自然分娩**，可造成**盆底肌松弛**，在腹压骤增的情况下出现尿失禁，属于**压力性尿失禁**。患者乙是由于**尿道出血对膀胱产生刺激**，引起**急迫性尿失禁**。患者丙是由于**前列腺增生导致尿道出口梗阻**，造成排尿困难和尿潴留，尿潴留可引起**充盈性尿失禁**。

6. C　患者乙为**急迫性尿失禁**，急迫性尿失禁与膀胱逼尿肌不自主收缩或逼尿肌过度活动有关，**应选择松弛逼尿肌的药物治疗**，如**抗胆碱药**（奥昔布宁、托特罗定、索利那新）、**β₃ 肾上腺素受体激动剂（米拉贝隆）**。由于**抗胆碱药可引起眼内压升高**，加重青光眼，因此伴有**闭角型青光眼患者应禁用抗胆碱药**；故患者乙可以使用 β₃ 肾上腺素受体激动剂米拉贝隆治疗。

7. E　患者丙是**前列腺增生引起的充盈性尿失禁**。前列腺增生患者因为排尿困难、尿潴留症状导致尿失禁时，**应禁用抗胆碱药奥昔布宁**，否则奥昔布宁可松弛膀胱逼尿肌而进一步加重尿潴留和尿失禁症状。患者丙排尿后仍感觉有较多残余尿，说明尿潴留症状明显，应禁止使用抗胆碱药奥昔布宁。故本题干所述处方存在**禁忌证用药**。

8. E　生活方式干预是多囊卵巢综合征（PCOS）女性首选的**一线治疗策略**，可有效改善 PCOS 女性健康相关的生命质量，包括适量**运动**、控制**体重**、规律**饮食**、良好生活习惯、**心理**干预等。生活方式干预应**在药物治疗之前和（或）伴随药物治疗同时进行**。

9. A　女性排卵期是从下次月经第一天开始计算，倒数 14 天为排卵日，排卵日的前 5 天和后 4 天加一起称为排卵期。服用氯米芬应在排卵日之前，即宜选择**在月经第 2~5 天开始连续用药 5 天**，产生药理作用，然后在排卵日到来时发挥药效。

四、多项选择题

1. ABCD　妊娠期滴虫性阴道炎可引起**胎膜早破**、

早产、低出生体重儿等不良妊娠结局，应积极治疗。硝基咪唑类药物（甲硝唑、替硝唑）可能存在妊娠期用药风险，尽量避免在妊娠早期应用硝基咪唑类药物。阴道局部用药可能存在胎膜早破等风险，建议口服用药。给药方案是甲硝唑400mg，口服，每日2次，共7日；也可甲硝唑2g，单次口服。

2. BCE　萎缩性阴道炎主要是由雌激素缺乏引起，表现为阴道干涩、灼烧，常使用阴道保湿剂和润滑剂、阴道雌激素制剂治疗。当伴有细菌性、滴虫性、真菌性感染时，则加用相应的抗感染治疗药。常用的阴道保湿剂和润滑剂有人源Ⅲ型胶原蛋白、透明质酸凝胶、Replens阴道凝胶、甘油类制剂等。常用的阴道雌激素制剂有普罗雌烯阴道胶丸、雌三醇乳膏、结合雌激素乳膏、氯喹那多－普罗雌烯阴道片等。

3. BCDE　细菌性阴道病和外阴阴道假丝酵母菌病患者的性伴侣无需常规治疗，但滴虫性阴道炎患者的性伴侣必须同步治疗。阴道炎患者治疗期间尽量避免性生活或者性伴侣使用安全套。甲硝唑代谢物呈深红色，经尿液排泄。乳杆菌制剂有助于恢复阴道微生态平衡，对预防需氧菌、厌氧菌阴道感染复发有一定作用。复发性外阴阴道假丝酵母菌病患者应强化治疗，之后还要进行6个月的巩固治疗。单用雌激素可能增加子宫内膜癌风险，阴道低剂量雌激素补充治疗长期用药（超过1年）应监测子宫内膜安全性。

4. ABD　哺乳期乳腺炎患者可分为三种情形，即乳汁淤积型、急性炎症型、乳腺脓肿。对于乳汁淤积型可采用非药物治疗手段，如按摩乳房、交替进行热敷和冷敷、使用吸乳器等；也可使用硫酸镁溶液或高渗盐水局部湿敷进行消肿。急性炎症型在上述乳汁淤积型治疗办法基础上还应抗感染治疗，常使用耐酶青霉素（如苯唑西林钠）、第一代头孢菌素（如头孢拉定）、第二代头孢菌素或头霉素类（如头孢美唑）；青霉素过敏者可使用大环内酯类抗生素（如红霉素、阿奇霉素）、克林霉素进行抗感染治疗。乳腺脓肿患者除给予非药物治疗、抗感染治疗外，提倡微创治疗。耐甲氧西林金黄色葡萄球菌感染时，应使用万古霉素、利奈唑胺或利福平治疗。对不宜继续哺乳（仅限于医疗原因）的患者已禁止使用溴隐亭或卡麦角林进行回乳处理，可使用己烯雌酚、苯甲酸雌二醇或炒麦芽。

5. BCD　尿路感染多为革兰阴性杆菌引起，以大肠埃希菌最为常见。尿路感染分为上尿路感染、下尿路感染，均会出现尿路感染体征，如尿频、尿急、尿痛。上尿路感染是指肾盂肾炎，通常会出现体温＞38℃，伴有全身感染症状如寒战、发热、腰痛、恶心、呕吐等，体格检查可出现输尿管点压痛、肋脊角压痛、肾区叩痛。下尿路感染是指膀胱炎、尿道炎，主要表现为尿频、尿急、尿痛、尿异味，体格检查可出现下腹痛，30%患者可出现血尿，但体温通常不超过38℃，一般无全身感染症状。老年患者出现急性肾盂肾炎时不一定表现典型症状，可仅有纳差、淡漠、谵妄等。

6. AD　推荐无症状菌尿筛查和治疗的人群有妊娠期女性、接受尿路侵入性器械操作的患者。无症状菌尿可导致早产儿和低出生体重儿的发生率增加，建议妊娠期前3个月加强无症状菌尿筛查和治疗。接受尿路侵入性器械操作的患者可存在尿道出血风险，一旦出现无症状菌尿，可能会造成菌血症。其他人群出现无症状菌尿后即使引起尿路感染，但后果也相对不严重，无需进行筛查。

7. ABCDE　泌尿系统感染主要由大肠埃希菌引起，可选用对其有效且尿药浓度较高的的喹诺酮类药物、半合成青霉素或头孢菌素类药物、磺胺类药物、磷霉素氨丁三醇、呋喃妥因。

8. ACD　急性膀胱炎可选用喹诺酮类药物、磺胺类药物、半合成青霉素类或头孢菌素类治疗；但该患者年龄13岁，不应使用左氧氟沙星等喹诺酮类药物治疗。抗菌治疗前应留取清洁中段尿进行尿细菌培养和药敏试验，以便初始治疗失败后及时调整给药方案。急性膀胱炎连续抗感染治疗3日，多数患者可治愈；停药7日后应复查尿培养，以明确是否治愈。

9. ABD　大多数抗抑郁药与勃起功能障碍相关，特别是选择性5－羟色胺再摄取抑制剂，具体药物有西酞普兰、艾司西酞普兰、氟西汀、氟伏沙明、帕罗西汀、舍曲林。其他药物包括利尿剂氯噻酮、促性腺激素释放激素激动剂（亮丙瑞林、戈舍瑞林、曲普瑞林和布舍瑞林）、螺内酯、可乐定、酮康唑、西咪替丁（但其他的 H_2 受体拮抗剂如雷尼替丁、法莫替丁没有致勃起功能障碍作用）。

10. ABCDE　伐地那非可引起QT间期延长，禁忌与Ⅰα类（奎尼丁、普鲁卡因胺）或Ⅲ类（胺碘酮）抗心律失常药合用。伐地那非可引起体位性低血压，硝酸酯类药物（硝酸异山梨酯）和α受体拮抗剂（多沙唑嗪）也可引起体位性低血压，禁止与伐地那非合用。伐地那非经CYP3A4代谢，禁止与CYP3A4抑制剂（如葡萄柚汁、克拉霉素等大环内酯类药物、伊曲康唑等唑类抗真菌药）合用，否则伐地那非的血药浓度升高，可增加不良反应风险。

11. ACDE 托特罗定属于**抗胆碱药**，可引起**口干、心动过速、视物模糊**；因抑制胃肠道蠕动，可引起**胃潴留和便秘**；因抑制中枢 M 受体，可引起**认知损害**。

12. BCE 急迫性尿失禁可选用**抗胆碱药**（如奥昔布宁、**托特罗定**、**索利那新**）和**β₃肾上腺素受体激动剂米拉贝隆**治疗。多沙唑嗪和非那雄胺可用于治疗充盈性尿失禁。

13. ABCD 米多君属于 α_1 受体激动剂，可加快心率、增强心肌收缩力，**严重器质性心脏病、甲亢患者禁用**。可收缩肾部血管，减少肾血流，**急性肾脏疾病患者禁用**。嗜铬细胞瘤可释放去甲肾上腺素和肾上腺素，使患者血压升高，应**禁用拟肾上腺素药物**，包括 α_1 受体激动剂米多君。米多君可升高血压，对低血压患者不存在禁忌。

14. CD 序贯方案是模拟自然月经周期中卵巢分泌激素的特点，先给予雌激素治疗，之后使用**雌激素 + 孕激素**，该方案可维持月经样出血。单孕激素补充方案仅能调整月经问题，对患者其他症状无改善作用。单雌激素补充方案仅适用于子宫已切除女性。雌、孕激素连续联合方案补充雌激素、孕激素不符合自然月经周期中卵巢分泌激素的特点，**不会有月经样出血**。

15. AE 绝经综合征的近期症状主要有：**月经紊乱、血管舒缩症状**（潮热、出汗等）、**自主神经失调症状**（心悸、眩晕、头痛、失眠、耳鸣等）、**神经精神症状**（情绪波动大、激动易怒、焦虑、抑郁等）；远期后果主要有：泌尿生殖系统绝经综合征（泌尿生殖道萎缩、阴道干燥、反复阴道感染等）、骨质疏松、阿尔茨海默病、心血管病（动脉硬化、冠心病等）。

16. CDE MHT 禁用情形包括：**妊娠或可疑妊娠、不明原因阴道流血、乳腺癌或可疑乳腺癌、已知或可疑患有性激素依赖性恶性肿瘤**（如子宫内膜癌、卵巢上皮性癌）、**最近 6 个月内有活动性静脉血栓或动脉血栓栓塞性疾病、严重肝肾功能不全**。脑膜瘤患者禁止使用孕激素。慎用情形包括：血卟啉病、耳硬化症、**良性子宫相关性疾病**（子宫肌瘤、子宫内膜异位症、子宫腺肌病、子宫内膜增生）、有血栓形成倾向、胆石症、**系统性红斑狼疮、哮喘、癫痫**。

17. AD 短效复方口服避孕药和雌、孕激素周期序贯治疗既可控制**月经紊乱**，又可缓解**低雌激素症状**（高雄激素表型症状）。**螺内酯、地塞米松**可控制**高雄**激素表型症状，但不能调整月经周期。**周期性使用孕激素可调整月经周期**，但对高雄激素表型症状治疗无效。

18. ABCD 多囊卵巢综合征（PCOS）症状主要包括**月经紊乱、不孕、胰岛素抵抗、肥胖、高雄激素样表现**。治疗 PCOS 一线策略是生活方式干预，应在药物治疗前和（或）伴随药物治疗同时进行。如合理运动、减肥、合理饮食、心理干预等。**短效复方口服避孕药可增强凝血功能，诱发血栓**；血栓风险高的女性应避免使用短效复方口服避孕药治疗多囊卵巢综合征。

19. ABDE **卡马西平、奥卡西平、苯妥英钠、苯巴比妥、利福平、圣约翰草提取物**都是肝药酶**诱导剂**，可加快复方口服避孕药代谢，使其**失去避孕作用**。胺碘酮是肝药酶抑制剂。

20. ABD 复方避孕药的常见不良反应有：**类早孕反应**（恶心、食欲降低、头晕等）、**阴道流血、月经量减少或停经、乳房胀痛、体重增加、皮肤褐斑、血栓栓塞性疾病**。对**血压有轻微升高作用**，对血总胆固醇没有明显影响。

21. ADE 药物流产应联合使用**米非司酮和米索前列醇**，采用**序贯给药**方式。可在第 1 日服用 150～200mg 米非司酮，第 3 日早上服用米索前列醇，称为**顿服法**；也可在第 1 日早上服用 50mg 米非司酮，之后每隔 12 小时服用 25mg，第 3 日早晨服用完米非司酮 1 小时后，服用米索前列醇，称为**分次服药法**。两个药物**均应空腹服用**，且米索前列醇必须在医疗机构服用，**禁止居家服用**，以免服用后发生意外。药物流产**适用于停经≤49 日**患者，但妊娠 8～10 周的患者也可使用。米非司酮**可被肝药酶代谢**，用药期间应**避免使用肝药酶诱导剂**，可导致流产率降低。米索前列醇的禁忌证包括癫痫、青光眼、结肠炎、哮喘、心血管疾病。

22. ABCE 复方口服避孕药的禁忌包括：**妊娠期、产后 21 天以内、血栓性静脉炎或血栓栓塞性疾病、年龄≥35 岁的吸烟女性、严重偏头痛、严重肝功能障碍**、严重肝硬化、活动性乙肝、恶性肝脏肿瘤、**血压 > 160/100mmHg**、缺血性心脏病、复杂瓣膜性心脏病、乳腺癌、**系统性红斑狼疮**抗磷脂抗体阳性、大手术后。绝经综合征患者可使用雌、孕激素。

第五节　皮肤及黏膜系统问题

一、最佳选择题

1. A　口服抗病毒药治疗带状疱疹时，建议发病 24～72 小时内用药。伐昔洛韦、泛昔洛韦、膦甲酸钠氯化钠注射液、溴夫啶的治疗疗程为 7～10 日；阿昔洛韦的治疗疗程为 10～14 日。轻至中度疼痛可使用对乙酰氨基酚或非甾体抗炎药布洛芬止痛，中至重度者可使用加巴喷丁、普瑞巴林、阿米替林、多塞平止痛。疱疹未破时，可使用炉甘石洗剂，具有止痒、收敛作用，可加快疱疹干燥；也可涂抹阿昔洛韦软膏、喷昔洛韦软膏，增加局部抗病毒作用，并起到消炎作用，促进疱疹干燥。防止感染时，可使用夫西地酸、莫匹罗星等抗菌外用药。中成药如龙胆泻肝汤、除湿胃苓汤、柴胡疏肝饮等可用于治疗带状疱疹。营养神经治疗可选择口服甲钴胺片、维生素 B_1 片或肌内注射维生素 B_1、腺苷钴胺注射液。

2. B　加巴喷丁、普瑞巴林、阿米替林、多塞平等可以缓解神经病理性疼痛，但具有头晕、嗜睡作用，宜夜间起始给药，逐渐增加剂量，停药时逐渐减量。

3. D　治疗带状疱疹后神经痛（PHN）的药物包括神经病理性疼痛治疗药（加巴喷丁、普瑞巴林）、三环类抗抑郁药（阿米替林、多塞平），也可以局部使用 5% 利多卡因贴剂。

4. A　中医中药治疗带状疱疹常以清热利湿、疏肝理气、活血止痛为主，诸如龙胆泻肝汤、除湿胃苓汤、柴胡疏肝饮等成方。

5. D　阿昔洛韦水溶性差，容易在肾脏析出结晶，刺激肾组织，引起急性肾衰竭，患者应多饮水，必要时监测肾功能。

6. E　布洛芬属于非甾体抗炎药，具有胃肠道刺激性，宜餐后服药。阿昔洛韦水溶性差，可引起急性肾衰竭，服用时应大量饮水促进药物经尿排泄。普瑞巴林可引起头痛、头晕，宜睡前给药，应小剂量起始，逐渐加量；长期用药后应逐渐减量停药；具有肾毒性，肾功能不全者服用普瑞巴林胶囊应监测肾功能。伐昔洛韦、泛昔洛韦、膦甲酸钠氯化钠注射液、溴夫啶的抗病毒治疗疗程为 7～10 天；阿昔洛韦的治疗疗程为 10～14 天。

7. C　尚无证据表明单纯疱疹病毒（HSV）与癌症发生相关联，应消除对 HSV 感染导致癌症的误解。

HSV 具有传染性，新生儿及免疫功能低下者应尽可能避免接触 HSV 感染者。对患有生殖器疱疹的产妇宜行剖宫产，避免胎儿分娩经产道时被感染。使用阴茎套是降低生殖器 HSV-Ⅱ 传播风险的有效手段。可应用 HSV 疫苗进行预防接种。HSV 感染一般症状呈自限性，无并发症的轻度单纯疱疹无需特殊治疗。

8. B　单纯疱疹可局部治疗和（或）全身治疗。局部治疗以收敛、干燥和防止继发感染为主；水疱未破时可涂抹炉甘石洗剂、阿昔洛韦乳膏、喷昔洛韦乳膏；有继发感染可外用新霉素乳膏、莫匹罗星软膏、夫西地酸乳膏；疱疹性齿龈口腔炎宜保持口腔清洁，用新洁尔灭溶液含漱，或中药金银花、连翘煎水含漱；疱疹性角膜结膜炎可用阿昔洛韦滴眼液、疱疹净（碘苷）溶液滴眼。局部治疗忌用糖皮质激素乳膏，可增加继发性感染风险。对生殖器疱疹可用过氧化氢溶液清洗患部，然后涂以甲紫溶液，或用高锰酸钾溶液泡洗。咪喹莫特和雷西莫特外用对治疗生殖器复发性单纯疱疹有效。对首次发作的患者，可口服阿昔洛韦全身治疗，每次 0.2g，每日 5 次或每次 0.4g，每日 3 次，疗程 7～10 天；口服伐昔洛韦治疗时每次 1g，每日 2 次或每次 0.25g，每日 3 次，疗程也是 7～10 天。

9. A　甘草酸苷制剂具有类似糖皮质激素的药理作用，可引起水钠潴留，体液增多，血压升高；水钠潴留可导致电解质紊乱，钾离子流失，引起低钾血症。白芍总苷胶囊的主要不良反应是消化道反应。

10. E　白癜风的发病可以发生于全身的任何部位，无性别差异，任何年龄均可发病，好发于青壮年。好发部位主要是暴露及摩擦部位。白癜风治疗目的在于给予局部异常的黑素细胞再生黑素的能力，或刺激黑素细胞的形成。应少食富含维生素 C 食品，如橙子、猕猴桃、百香果、沙棘汁等；应少进食糖。多进食黑色食物，如黑米、黑豆、黑木耳。多食含铜高的食品，如鹅肝、肉类、坚果。稳定期应避免使用系统性糖皮质激素，可口服中成药、免疫调节剂或光疗。

11. D　糖皮质激素不能突然停药，应逐渐减量。治疗白癜风时，口服泼尼松剂量通常为 15mg，连续服用 1.5～2 个月；见效后开始递减剂量，每 2～4 周递减 1 片（5mg），直至隔天口服 1 片（5mg），维持 3～6 个月。复方卡力孜然酊、补骨脂注射液是光敏剂，**联合光疗**效果更佳；如果配合日光照射，以皮损出现**微微发红**为主。白癜风患者**不宜进食富含维生素C食物和糖类食物**，**宜进食含铜高的食物和黑色食物**。

12. D 红皮病型银屑病系统性治疗**一线方案**包括**阿维A、甲氨蝶呤、环孢素**，二线方案包括 TNF-α 抑制剂（阿达木单抗）、IL-17A 抑制剂（司库奇尤单抗、依奇珠单抗）、IL-12/23 抑制剂。**环孢素、阿达木单抗起效快，阿维A、甲氨蝶呤起效较慢。阿达木单抗是治疗病情重和不稳定患者的首选**。阿维A可引起**血脂升高、肝毒性、肾毒性、生殖毒性、骨质增生、皮肤黏膜干燥**等不良反应，应注意监测。外用药可选择维A酸类（**他扎罗汀、维A酸**）、维生素 D_3 类似物（**卡泊三醇、他卡西醇、卡泊三醇倍他米松**）、免疫抑制剂（**他克莫司、吡美莫司**）、焦油制剂（煤焦油、松馏油等）、糖皮质激素（卤米松、曲安奈德、氢化可的松等）。**外用药宜联合2种不同作用机制的药物，可协同增效。不推荐大面积外用糖皮质激素或系统性应用糖皮质激素**。

13. C 阿维A可引起**血脂升高**，用药期间须监测血清胆固醇/甘油三酯/高密度脂蛋白。可引起**肝毒性**，应定期监测肝酶（最初 2 个月每个月 1 次，然后每 2~3 个月 1 次）。对老年人或有轻度至中度**肾功能不全**的患者应**监测血清肌酐**。每年至少评估 2 次病史，检查治疗效果。可**促进骨骼生长**，应通过**脊柱 X 线**检查来监测掌握**骨质增生**的情况，接受长期治疗的患者，则每年至少评估 1 次。具有**妊娠毒性**，可致畸，育龄妇女在整个治疗期间应做妊娠试验，育龄妇女在**停药后的 2 年内，亦应采取避孕**措施。可引起腺体分泌减少，服药期间可有唇、眼、鼻黏膜干燥，皮肤弥漫性脱屑及**毛发脱落**。

14. B 维A酸类药物存在**光分解**现象，不宜白天使用，建议**睡前涂抹**。过氧化苯甲酰具有**强氧化性**，可氧化维A酸，两者不宜同时使用，应间隔时段。因此，建议白天涂抹过氧化苯甲酰，睡前涂抹维A酸软膏。

15. D 异维A酸片初始按体重计算给药量，可根据患者耐受性和疗效**逐渐调整剂量**，一般用药 **3~4 周后起效**，待皮损控制后可适当**减少剂量，继续巩固治疗 2~3 个月**或更长时间，总疗程通常**不少于 16 周**。异维A酸可引起**皮肤黏膜干燥**，用药初期可加重皮损，建议**配合皮肤屏障修复剂**使用。脂肪餐可促进异维A酸口服吸收，提高生物利用度，**应与脂肪餐同服**。异维A酸可**升高血脂**，具有**肝毒性**而引起肝酶异

常，必要时应定期**监测肝功能和血脂水平**。

16. A 患者有粉刺加炎性丘疹，但无脓疱、结节和囊肿，属于 **Ⅱ 度**痤疮，可**外用维A酸类**制剂，也可**联合使用维A酸**制剂（如阿达帕林凝胶，通常作为一线选择）**和过氧化苯甲酰凝胶**，但须**交替**使用，错开用药时段，可选择早、晚交替或隔日交替。抗菌外用药**首选过氧化苯甲酰凝胶**（无耐药性），不建议首选红霉素软膏（有耐药性）。地塞米松、米诺环素、异维A酸主要用于伴有脓疱、结节或囊肿等严重炎症性痤疮患者。

17. A 口服维A酸类药物如**异维A酸片**、维胺酯胶囊是能够覆盖痤疮发病 4 个关键病理生理环节唯一的口服药物，是**结节性囊肿型重度痤疮的一线治疗药**。

18. C 轻度痤疮**首选外用药**，单一给药时首选维A酸外用制剂，如阿达帕林凝胶、维A酸软膏、他扎罗汀乳膏；单用效果不理想时**可联合过氧化苯甲酰凝胶**。炎症性痤疮外用药**首选过氧化苯甲酰凝胶**，效果不理想时**可与维A酸外用制剂联合使用**，也**可联合红霉素、氯霉素、林可霉素**等外用制剂；联合多种外用制剂仍不理想时，可联合口服抗生素如米诺环素、多西环素。对于**严重炎症性**痤疮患者可考虑**序贯口服米诺环素、异维A酸片**。对于有**瘢痕**形成倾向的痤疮患者应**尽早口服异维A酸**。暴发性痤疮、聚合性痤疮等**变异型痤疮早期可使用口服抗生素，首选四环素类；炎症明显时可加用口服糖皮质激素**。

19. D 治疗**急性荨麻疹首选口服第二代非镇静性抗组胺药**，如西替利嗪、左西替利嗪、**氯雷他定**、地氯雷他定、非索非那定、阿伐斯汀、依巴斯汀、依匹斯汀、咪唑斯汀、苯磺贝他斯汀、**奥洛他定**等。重症或伴有**喉头水肿**的患者可静脉注射、肌内注射**糖皮质激素**；伴有**过敏性休克或血管神经性水肿**患者应皮下或肌注肾上腺素。

20. D 急性荨麻疹伴有**过敏性休克或血管神经性水肿**患者应首选**皮下或肌注肾上腺素**，可同时给予糖皮质激素。

21. A 荨麻疹是一种过敏性疾病，抗组胺药、糖皮质激素具有抗过敏作用。由于第一代抗组胺药具有中枢镇静副作用，不推荐作为首选治疗药，症状轻微的患者首选非镇静性的第二代抗组胺药。慢性荨麻疹患者口服抗组胺药无效时，可考虑**联合 H_2 受体拮抗剂**（雷尼替丁、法莫替丁等）、肥大细胞膜稳定剂（曲尼司特、酮替芬）、白三烯受体拮抗剂（**孟鲁司特**）。为防止抗组胺药出现耐药性，在应用一种抗组胺药无效

的情况下**可考虑更换另一种抗组胺药。严重的荨麻疹**患者应考虑加用**糖皮质激素**甚至**肾上腺素**治疗，例如伴有**喉头水肿**者、伴有**血管神经性水肿**者、出现**过敏性休克**者，可以联合**糖皮质激素和肾上腺素治疗。**

22. E　慢性荨麻疹优先选择**第二代抗组胺药**治疗，如**西替利嗪、左西替利嗪、氯雷他定**等。研究表明，西替利嗪、左西替利嗪、氯雷他定在**增加剂量 2 ~ 4 倍**后药效增强但不增加毒副作用。口服抗组胺药无效时，可考虑**联合 H_2 受体拮抗剂、肥大细胞膜稳定剂、白三烯受体拮抗剂。糖皮质激素不作为慢性荨麻疹常规治疗方案，但严重病例可短期口服糖皮质激素治疗。**患者可联合应用**降低血管壁通透性**药物减轻症状，如**维生素 C、维生素 P（芦丁）、钙剂**。抗组胺药（H_1 受体拮抗剂）可抑制皮肤对组胺的反应，拟进行**变应原皮试者，应在停止使用抗组胺药 48 ~ 72 小时后进行。**

23. D　湿疹是一种**炎症性皮肤病**，多与**过敏**有关。常用系统治疗药包括**抗组胺药、免疫调节剂（复方甘草酸苷、雷公藤多苷、白芍总苷）、降低血管壁通透性药（维生素 C、葡萄糖酸钙）、中成药（皮敏消胶囊、当归拈痛丸、四妙丸、润燥止痒胶囊）。糖皮质激素毒副作用大，全身给药不作为常规治疗药物；**对糖皮质激素全身治疗无效者或不耐受者可考虑使用**免疫抑制剂（甲氨蝶呤、环孢素）、生物制剂（度普利尤单抗）**；伴有感染时给予抗生素。治疗湿疹的**外用药以糖皮质激素软膏最常用，急性湿疹时使用抗菌药物湿敷（硼酸洗液、皮肤康洗液、复方黄柏洗液、中药散剂等）后外用糖皮质激素软膏。**

24. C　羟氯喹易沉积在视网膜的色素上皮细胞，引起**视网膜变性**而致**失明**，服药半年左右应检查眼底视网膜。

25. B　沙利度胺曾作为镇静止吐药用于临床，可作用于中枢神经系统导致**嗜睡、头痛、头晕、神经麻木**等不良反应。

26. E　**皮敏消胶囊、当归拈痛丸、四妙丸、润燥止痒胶囊**具有清热利湿、健脾除湿、养血润肤止痒功效，可用于**治疗湿疹**。六味地黄丸具有滋阴补肾之功效，用于肾阴亏损、头晕耳鸣、腰膝酸软、骨蒸潮热、盗汗遗精、消渴症。

27. A　甲沟炎主要是由细菌感染引起，急性甲沟炎主要是**葡萄球菌**感染，慢性甲沟炎可由化脓性球菌、铜绿假单胞菌等感染引起，可使用**夫西地酸乳膏、莫匹罗星乳膏、复方多黏菌素 B 乳膏**抗菌消炎，不推荐使用克立硼罗软膏、他克莫司乳膏、地塞米松

乳膏消炎，可降低局部免疫力，加重感染。喷昔洛韦是治疗带状疱疹的外用制剂。

28. B　特应性皮炎（AD）的发病与免疫功能异常、皮肤屏障功能障碍、皮肤菌群紊乱等相关。**Th2 型炎症是 AD 的基本特征，Th1/Th2 不平衡是特应性皮炎的主要免疫学机制。干性皮肤是特应性皮炎的主要症候。**药物治疗 AD 基本类似于湿疹，口服给药**首选第二代抗组胺药；糖皮质激素全身给药不作为常规治疗药物；重度特应性皮炎且常规治疗控制不佳**的患者，可选用**环孢素、甲氨蝶呤**等免疫抑制剂或生物制剂。**外用药以糖皮质激素为主，超强效、强效类糖皮质激素**适用于**肥厚性斑块和皮损，中效类、弱效类**适用于**皮肤菲薄**的部位。面部、皱褶等部位可使用**吡美莫司乳膏或他克莫司乳膏。**

29. C　特应性皮炎口服给药时**首选第二代抗组胺药，外用药以糖皮质激素为主。**轻至中度患者以局部治疗为主。

30. B　对于**丘疹鳞屑型和角化过度型**足癣，局部抗真菌治疗多直接使用**半固体制剂**，如**复方土荆皮凝胶、特比萘芬乳膏、酮康唑乳膏**等以及作用强的**阿莫罗芬搽剂**等。蛇脂参黄软膏是治疗**湿疹**药。

31. C　真菌感染性皮肤病的治疗疗程与感染部位有关，通常**足癣、股癣、花斑癣**治疗周期需要 **2 ~ 4 周，甲癣**治疗需要 **3 ~ 6 个月**，并根据治疗结果决定是否延长治疗时间。对不同的足癣，根据特点合理选择剂型，则给药效果更佳，**趾间糜烂型**建议首先外用**枯矾粉**或脚气粉收敛拔干后外用抗真菌药膏；**水疱型**足癣先选用复方水杨酸酊剂、复方间苯二酚**溶液**、冰醋酸涂剂等后外用抗真菌药膏；合并**细菌感染**者建议联合**夫西地酸乳膏、莫匹罗星乳膏、复方多黏菌素 B 乳膏**等。外用抗真菌药物同时短时间联合弱效糖皮质激素药膏（如氢化可的松乳膏）抗炎治疗疗效**更佳**。**甲癣**的局部治疗建议将病甲适当**修薄**后外用**阿莫罗芬搽剂、30% 冰醋酸涂剂**。花斑癣的局部治疗一般建议先外用酮康唑洗剂或二硫化硒洗剂清洗患处，停留约 **5 分钟**后冲洗干净，再外用**抗真菌药膏**。

32. A　非那雄胺起效慢，一般 **3 个月**左右见效，头发脱落减少，通常而言非那雄胺用药 **1 年**后的有效率可达 **65% ~ 90%**。非那雄胺可抑制雄激素合成，全身给药时可引起**抗雄性化副作用**，如男性**乳房发育、睾丸疼痛、性功能受损（勃起功能障碍、射精功能障碍、射精量减少或性欲减退等）**。非那雄胺可使**前列腺特异性抗原减少**。

33. D　醋酸环丙孕酮是强效孕激素和雄激素受体

拮抗剂，可透过胎盘对胎儿产生**抗雄性化作用**，可能有导致**男性胎儿女性化**等致畸的危险，育龄女性用药时必须同时做好**避孕**措施。醋酸环丙孕酮的不良反应还包括抑郁、恶心、**月经不规律、体重增加、乳房触痛**及**性欲减退**。

34. A 男性可选择米诺地尔、非那雄胺、毛发移植或使用假发；**女性**可选择米诺地尔、螺内酯、醋酸环丙孕酮、毛发移植或使用假发。维甲酸通过刺激中间发的生长而发挥治疗作用，它可以**与米诺地尔联合**应用以获得更好的毛发再生，其作用**比二者单独应用要强**。酮康唑有抗炎作用，同时存在**脂溢性皮炎**和**脂溢型银屑病**患者可应用含有酮康唑的洗发水。螺内酯具有**抗雄性化**副作用，主要不良反应为**月经紊乱、性欲降低、乳房胀痛**。辅助治疗雄激素性脱发的代表性药物是**氨基酸、维生素类、抗氧化剂**和植物药制剂，如锯棕榈（锯叶棕）。

35. A 痈的病变范围**大**且**深部有波动感**的皮损应及时在**局部麻醉下切开引流**，引流后留置**碘伏纱条**，并使用**抗生素全身治疗**。其他方法都是轻症的局部治疗措施。

36. E 疖痈的**轻症**患者以**局部治疗**为主。早期红肿**未破溃**的炎性结节可局部热敷及**红外线、紫外线、超短波照射**等治疗，促进皮损成熟、恢复循环；外用2%莫匹罗星软膏或2%**夫西地酸乳膏、2.5%碘酊、10%鱼石脂软膏**2~3次/日，**7~10**日，但已经化脓时不宜使用。出现脓头时，可用**碘伏点涂脓点**，也可用针尖或小刀将脓栓剔除，但禁忌挤压；出脓后可外敷**碘伏湿纱条**。

37. E 疖痈主要由**金黄色葡萄球菌**引起，经验治疗应**首选耐酶的青霉素类药物**，如氯唑西林、苯唑西林或第一代头孢菌素类药物如头孢唑林。由耐甲氧西林葡萄球菌引起时，轻症患者可选用**多西环素、米诺环素或磺胺甲噁唑**；重症患者首选**万古霉素或去甲万古霉素**。

二、配伍选择题

【1~3】EDA 炉甘石洗剂具有**收敛、拔干**和**止痒**作用。喷昔洛韦是**抗病毒药**，局部涂抹可抑制局部的病毒繁殖。**夫西地酸**是**抗菌药**，可**防止继发性感染**。

【4~6】DCB 治疗带状疱疹的**抗病毒药**有阿昔洛韦、伐昔洛韦、泛昔洛韦、膦甲酸钠氯化钠注射液、溴夫啶等。**营养神经治疗**可口服**甲钴胺**（维生素B$_{12}$）**片、维生素B$_1$片**；或者肌内注射维生素B$_1$注射

液、**腺苷钴胺注射液**。止痛药物有非甾体抗炎药如对乙酰氨基酚、布洛芬等，疼痛严重时可给予加巴喷丁、**普瑞巴林、阿米替林、多塞平**。

【7~8】CA 利多卡因具有局麻止痛作用，适用于无破损皮肤。夫西地酸是抗菌药，可预防细菌感染。

【9~11】CBA 黄连上清丸适用于**外感风热证**，症状主要表现为口角、唇缘、鼻周或颜面的其他部位出现簇集性小水疱，脉浮数。龙胆泻肝胶囊适用于**湿热蕴结证**，症状主要表现为成簇水疱，易破溃糜烂，脉滑数。知柏地黄丸适用于**阴虚内热证**，症状主要表现为皮疹反复发作，迁延难愈，脉细数。

【12~14】CBD 治疗白癜风的药物分类如下。①**糖皮质激素**：全身用的甲泼尼龙片、复方倍他米松注射液等，外用的卤米松乳膏、糠酸莫米松乳膏等。②**免疫调节剂**：复方甘草酸苷片、白芍总苷胶囊、贞芪扶正颗粒、螺旋藻胶囊、他克莫司软膏、吡美莫司乳膏、卡泊三醇软膏、他卡西醇软膏。③**光敏剂**：复方卡力孜然酊、祛白酊、补骨脂注射液、茜草增色液、甲氧沙林溶液。④**微量元素补充剂**：硒酵母胶囊、甘草锌颗粒、甲钴胺片。⑤**中药制剂**：白灵片、驱白巴布期片、白驳丸、白蚀丸、六味地黄丸、当归丸、归脾丸。

【15~17】ECB 甲氨蝶呤是二氢叶酸还原酶抑制剂，可造成机体叶酸缺乏，治疗期间应每日补充叶酸**5mg**，中毒后使用活性四氢叶酸制剂亚叶酸钙解救，并大量饮水，碱化尿液。维A酸类药物如他扎罗汀乳膏、维A酸乳膏易被光解氧化，宜选择睡前给药，避免光晒。卡泊三醇属于维生素D$_3$衍生物，可促进钙吸收，每周用量不宜超过100g（指的是膏剂总量，不是有效成分剂量），过量可引起**高钙血症**；有局部刺激性，不宜用在面部和腹股沟部。

【18~20】ECD 阿达木单抗给药方式是：第**0**周皮下注射**80**mg；第1、3、5、7、9、11、13、15周各给药1次，即**每2周1次**，每次**40**mg；治疗的第16周评估效果。司库奇尤单抗给药方式是：每次均为300mg，分别在第0、1、2、3、4周皮下注射，**每周1次，共5次**；随后维持该剂量，**每4周给药1次**。依奇珠单抗给药方式是：第0周皮下注射160mg，之后分别在第2、4、6、8、10、12周各注射80mg，即**每2周1次，共7次**；然后维持该剂量，**每4周给药1次**。

【21~22】BE 甲氨蝶呤可采取**每周给药1次**的方式，起始剂量5~10mg/w，每周增加2.5~5mg，每周总剂量通常不超过30mg。生物制剂（如阿达木单

抗、司库奇尤单抗等）可引起机体免疫力下降，诱发感染和肿瘤。

【23~24】AC 根据糖皮质激素抗炎强度分超强效类（丙酸氯倍他索、卤米松和倍他米松二丙酸酯）、强效类（氯氟舒松、糠酸莫米松）、中效类（曲安奈德、丁酸氢化可的松）、弱效类（氢化可的松）。一般红皮病型和脓疱型银屑病选用弱效或中效的糖皮质激素，寻常型银屑病可选用中效或强效的糖皮质激素。掌跖的银屑病可选用超强效或强效类糖皮质激素。

【25~27】ABE 闭合性粉刺（白头）和开放性粉刺（黑头）是最轻微的痤疮，属于 I 级痤疮，是非炎症性损害，维 A 酸类外用制剂（如维 A 酸软膏、阿达帕林凝胶、他扎罗汀乳膏）可单独作为一线治疗药。炎性丘疹属于 II 级痤疮，是痤疮丙酸杆菌引起的炎症反应表现，过氧化苯甲酰具有抗菌作用且不产生耐药性，是炎性痤疮的首选外用治疗药；红霉素、四环素类、林可霉素、克林霉素、氯霉素、夫西地酸等抗菌药因耐药性问题，不推荐作为首选治疗药。雌激素适用于伴有高雄激素表现的痤疮，如多毛、月经紊乱等；也适用于月经前期明显加重的痤疮和女性青春期后痤疮。

【28~30】CAF 异维 A 酸有明确的致畸毒性，育龄期女性患者及其配偶应在治疗前 1 个月、治疗期间及治疗结束后 3 个月内严格避孕。在四环素类药物中，米诺环素可引起少数患者出现前庭神经紊乱，表现为头晕、眩晕。过氧化苯甲酰是强氧化剂，可将衣物、毛发氧化漂白。

【31~33】ADB 维 A 酸类药物可发生光分解现象，外用制剂应睡前涂抹，避免白天给药后接触日光导致药效降低。短效复方口服避孕药含有雌激素，可增加凝血功能，有家族性血栓栓塞性疾病史患者禁止使用。口服维 A 酸类药物如异维 A 酸、维胺酯能够覆盖痤疮发病 4 个关键病理生理环节，是治疗结节性囊肿型痤疮的首选药。

【34~36】AEC 西黄胶囊具有解毒散结、消肿止痛功效，适应证为痰瘀结聚证及热毒壅盛证痤疮，尤其适用于皮疹以结节、囊肿为主伴疼痛者。防风通圣颗粒（丸）具有解表通里、宣肺清热功效，适应证为肺经风热证及湿热蕴结证痤疮。丹参酮胶囊具有抗菌消炎功效，适应证为冲任不调证痤疮。大黄䗪虫丸具有活血破瘀、通经消癥功效，适应证为血瘀证痤疮。

【37~38】BC 慢性荨麻疹一线治疗药是第二代非镇静性抗组胺药，如咪唑斯汀、西替利嗪、氯雷他

定等；二线治疗药是联合 2 种第二代抗组胺药，或者 1 个第二代联合 1 个第一代抗组胺药；三线治疗药是雷公藤多苷、糖皮质激素、奥马珠单抗。

【39~41】ACE 雷公藤多苷可引起造血系统毒性、肝毒性和生殖毒性；奥马珠单抗采取注射给药，每 4 周 1 次；糖皮质激素全身不良反应多，不主张常规使用，疗程不宜超过 2 周。

【42~43】CA 粟粒样丘疹伴瘙痒是湿疹的主要特点，应选用具有抗炎作用的糖皮质激素外用制剂如地塞米松乳膏治疗。脚趾间出现糜烂、浸渍发白伴瘙痒是趾间糜烂型足癣特点，应选用抗真菌药外用制剂如硝酸咪康唑乳膏治疗。

【44~45】AB 湿疹患者应根据皮损特点选择用药。急性期常因抓挠出现渗出，应选用硼酸溶液、皮肤康洗液、复方黄柏洗液、中药散剂等预防感染，待无渗出后改用糖皮质激素软膏。亚急性期可选用糊剂配合糖皮质激素软膏；慢性期可有皮损增厚、苔藓样变，应选用糖皮质激素软膏联合维 A 酸软膏制剂、尿素霜等。

【46~48】DEA 环孢素是免疫抑制剂，血药浓度过高可降低机体免疫力，有诱发感染和肿瘤风险，应定期监测血药峰浓度、谷浓度。复方甘草酸苷片可引起水钠潴留，升高血压，使血钾流失而导致低钾血症。白芍总苷可引起腹泻等消化道反应。

【49~51】BAD 甲泼尼龙是糖皮质激素类药物，可增加钙流失，长期应用可引起骨质疏松。度普利尤单抗的主要不良反应是结膜炎、睑缘炎、口腔疱疹等感染风险。雷公藤多苷可引起骨髓抑制、生殖毒性、肝毒性。巴瑞替尼用药前应排除自身免疫性疾病、肿瘤、结核和乙肝，排除后方可使用。

【52~53】CB 依巴斯汀是第二代抗组胺药，具有抗过敏、止痒作用。夫西地酸是抗菌药，可治疗细菌感染。

【54~56】DBE 治疗雄激素性脱发时，男性可使用米诺地尔、非那雄胺、度他雄胺；女性可使用米诺地尔、螺内酯、醋酸环丙孕酮。

【57~58】AC 螺内酯是保钾排钠利尿剂，可引起高钾血症，应定期监测血钾。酮康唑是唑类抗真菌药，该类药物普遍具有肝毒性，应监测肝酶（AST、ALT）。

三、综合分析选择题

1. E 克霉唑是治疗真菌感染的药物，对带状疱疹无效。带状疱疹患者可使用抗病毒药伐昔洛韦、营

养神经药物腺苷钴胺注射液、**神经病理性疼痛治疗药多塞平、收敛干燥药炉甘石洗剂**。

2. C　夫西地酸乳膏、莫匹罗星乳膏、新霉素乳膏都是**抗菌药**，可外用预防皮肤感染。

3. B　异维A酸片是能够覆盖痤疮发病4个关键病理生理环节唯一的口服药物，是**结节性囊肿型重度痤疮**的一线治疗药，有瘢痕或瘢痕形成倾向的痤疮患者应尽早口服异维A酸片。

4. A　异维A酸可减少皮脂腺分泌，最常见的不良反应就是**皮肤黏膜干燥**甚至皮损加重，以**口唇干燥最常见**。异维A酸的少见不良反应包括**肌肉–骨骼疼痛、血脂升高、肝毒性**（引起肝酶异常升高），可能引起**骨骺过早闭合、骨质增生、骨质疏松**，具有明确的**致畸毒性**。异维A酸和抑郁、自杀倾向的关系不明确，但已有抑郁或自杀倾向的患者慎用。

5. E　口服异维A酸片治疗结节性囊肿型痤疮一般**3～4周起效**，疗程视皮损消退情况和用药剂量而定，**通常不少于16周**。

6. D　痤疮患者应**避免摄入奶制品**，包括全脂和脱脂牛奶；尤其是脱脂牛奶，因为脱脂牛奶中雌激素含量比全脂牛奶低，雌激素的缺乏会加重痤疮。

7. E　全身用免疫抑制剂应慎用，仅限于其他疗法无效、有糖皮质激素应用**禁忌证**的重症患者，或者短期系统应用**糖皮质激素**无效患者需减停糖皮质激素时使用。

8. D　糖皮质激素可分为超强效类、强效类、中效类、弱效类。**氢化可的松属于弱效类**，适用于**轻度湿疹患者**，对面部及生殖器部位皮损可**短期使用**。曲安奈德、丁酸氢化可的松属于**中效类**，适应于**中度湿疹**患者。氯氟舒松、糠酸莫米松属于**强效类**，丙酸氯倍他索、**卤米松**和**倍他米松二丙酸酯属于超强效类**，强效和超强效类适用于**重度肥厚性**皮损患者，此两类糖皮质激素连续应用一般**不超过2周**，可减少耐受性和不良反应。

四、多项选择题

1. BCE　因患者疱液中含有病毒，具有**传染性**，建议**避免接触妊娠期女性、婴幼儿**等免疫力低下人群，**避免传染**。**50岁以上**中老年人可以提前注射**带状疱疹疫苗**，可有效降低发病率及减轻发病症状。在发病**24～72小时内**用药，可快速有效达到并维持血药浓度，**有效缩短病程**。对于仅有**神经痛症状、无皮损**或皮损消退患者**可外贴利多卡因贴剂**，缓解疼痛；喷昔洛韦软膏是抗病毒、减轻皮损症状的药物。局部治疗

以消炎、干燥、收敛、防止继发感染为原则，如炉甘石洗剂、喷昔洛韦软膏、夫西地酸乳膏。

2. BDE　中医中药治疗带状疱疹常以清热利湿、疏肝理气、活血止痛为主，例如**龙胆泻肝汤、除湿胃苓汤、柴胡疏肝饮**等成方。

3. ABE　单纯疱疹可局部治疗和（或）全身治疗。局部治疗以收敛、干燥和防止继发感染为主。**水疱未破时可涂抹炉甘石洗剂、阿昔洛韦乳膏、喷昔洛韦乳膏**。有继发感染可外用**新霉素乳膏、莫匹罗星软膏、夫西地酸乳膏**。**疱疹性齿龈口腔炎**宜保持口腔清洁，用新洁尔灭溶液含漱，或中药金银花、连翘煎水含漱。**疱疹性角膜结膜炎**可用阿昔洛韦滴眼液、**疱疹净**（碘苷溶液）滴眼。局部治疗忌用糖皮质激素乳膏，可增加继发性感染风险。对**生殖器疱疹**可用过氧化氢溶液清洗患部，然后涂以甲紫溶液，或用高锰酸钾溶液泡洗。**咪喹莫特**和**雷西莫特外用**对治疗**生殖器复发性**单纯疱疹有效。

4. ABCDE　治疗白癜风的药物分类如下。①**糖皮质激素**：泼尼松片、复方倍他米松注射液、卤米松乳膏、糠酸莫米松乳膏等。②**免疫调节剂**：复方甘草酸苷片、白芍总苷胶囊、他克莫司软膏等。③**光敏剂**：复方卡力孜然酊、祛白酊、补骨脂注射液等。④**微量元素补充制剂**：硒酵母胶囊、甘草锌颗粒、甲钴胺片。⑤**中药制剂**：白灵片、驱白巴布期片等。

5. BCE　白癜风患者饮食上应**少食维生素C**含量偏高的食物，诸如**橙子、猕猴桃、柚子、草莓、番茄、柠檬、冬枣、百香果、沙棘汁**等。**多进食黑色食物**诸如黑米、黑豆、黑芝麻、黑木耳、黑枸杞、黑枣，**多进食含铜高的食物**诸如**动物内脏**（鹅肝、鸡胗）、**肉类、谷类**（青稞、麸皮）、**坚果类**（榛子、松子、腰果、核桃）、**贝类**（牡蛎、扇贝、鲍鱼）、**菌菇类**（松茸、口蘑）、蔬菜（油菜）。食糖过多会影响人体对铜的吸收，所以**应少吃糖**。叮嘱患者适当增加户外锻炼及接受日光浴。

6. ABCD　斑块状银屑病急性加重时常出现**蜡滴现象、薄膜现象**和**点状出血现象**。红皮病型银屑病临床表现为全身皮肤弥漫性**潮红、浸润性肿胀**伴大量**糠状鳞屑**，银白色鳞屑及点状出血等银屑病特征往往消失。**轻、中度**银屑病患者大多数可**单独外用药物治疗**，如维A酸类外用制剂、维生素D_3类似物外用制剂、免疫抑制剂外用制剂、焦油制剂、糖皮质激素外用制剂。中、重度银屑病患者可用药物联合系统药物和物理疗法，**系统治疗一线药物有阿维A、甲氨蝶呤、环孢素**。**阿维A**是**泛发型脓疱型银屑病首选药**，

开始剂量要大；治疗**红皮病型银屑病**时阿维 A 应**低剂量起始给药**。

7. ABCD　治疗银屑病的外用药可选择维 A 酸类外用制剂（**他扎罗汀、维 A 酸**）、维生素 D_3 类似物外用制剂（**卡泊三醇、他卡西醇、卡泊三醇倍他米松**）、免疫抑制剂外用制剂（**他克莫司、吡美莫司**）、焦油制剂（**煤焦油、松馏油**等）、糖皮质激素外用制剂（**倍他米松、莫米松、曲安奈德**等）。

8. ACDE　可用于治疗银屑病的中成药有**消银颗粒、复方青黛胶囊、克银丸、银屑胶囊、疗癣卡西甫丸、紫丹银屑胶囊、苦丹丸**。

9. BCD　环孢素、甲氨蝶呤、阿维 A 是治疗红皮病型银屑病的**一线方案**；生物制剂阿达木单抗、依奇珠单抗、司库奇尤单抗是二线方案。

10. BCE　雄激素升高可能是诱发痤疮因素之一，患者应避免使用雄激素类药物。**妊娠期女性应禁用西黄胶囊和大黄䗪虫丸。维胺酯和异维 A 酸片与脂肪餐同服可提高口服生物利用度。多西环素**（或米诺环素）与**异维 A 酸片**（或维胺酯）同时口服可导致**颅内压升高**风险加大。红蓝光与光动力疗法、果酸疗法可辅助治疗痤疮。

11. ABCD　目前用于治疗痤疮的中成药均性味苦寒或兼有活血化瘀之效，常用的有**西黄胶囊、防风通圣颗粒、丹参酮胶囊、大黄䗪虫丸**。黄疸茵陈颗粒具有清热利湿、退黄疸的功效，用于急、慢性黄疸型传染性肝炎。

12. ABC　荨麻疹为变态反应性疾病，**急性荨麻疹多为 I 型（速发型）变态反应，氯雷他定、依巴斯汀**经肝代谢，肝功能不全者应**尽量避免服用，可选择经肾排泄的西替利嗪**。西替利嗪主要经肾排泄，肾功能不全者**应避免服用，可选择经肝清除的氯雷他定或依巴斯汀**。防参止痒颗粒适用于急性荨麻疹属风热证，症见风团色红、灼热、瘙痒且遇热加重，或皮肤划痕阳性，舌红，苔薄白或白腻、黄腻等。玉屏风颗粒适用于**表虚不固证**，自汗恶风，或体虚易感风邪者。

13. ABCE　第一代抗组胺药具有一定的抗胆碱作用，可引起中枢镇静（**嗜睡**）、腺体分泌减少（**口干**）、内脏平滑肌松弛（**便秘**）、睫状肌松弛（**视物模糊、升高眼内压、加重青光眼**）、膀胱逼尿肌松弛（诱发加重**尿潴留、排尿困难**）、引起**心跳加快**（可快速型心律失常）。

14. BCD　介意使用激素等特殊需求患者可选用局部外用免疫调节剂或中草药药膏，如他克莫司软膏、吡美莫司乳膏、克立硼罗软膏、青鹏软膏、肤痔清软膏、蛇脂参黄软膏、龙珠软膏等。选项中吡美莫司乳膏、克立硼罗软膏是**免疫抑制剂**，不符合题干要求的中成药制剂。

15. ABCDE　甲沟炎主要是**细菌感染**引起，可使用**碘伏、双氧水、生理盐水**冲洗创面，之后局部涂抹**夫西地酸乳膏、莫匹罗星乳膏、复方多黏菌素 B 乳膏**等。症状严重或慢性甲沟炎可考虑**手术切开排脓、拔甲、切除多余增生性肉芽**组织。可根据病情严重程度选择局部外用治疗或联合口服药物。建议患者避免将指（趾）甲处于**潮湿环境**中，应保持干燥。患者**避免外伤如撕拉甲皱襞皮肤、倒刺**，修剪指甲**避免过短，避免口咬指甲**等不良嗜好。

16. ACDE　对于 1～18 岁患者口服**益生菌**有助于调节肠道微生物稳态和肠道上皮的完整性，**诱导免疫耐受**，可预防特应性皮炎的发生。维生素 D 参与人体天然免疫和适应性免疫的调节，**补充维生素 D 有助于皮肤屏障修复**、增加皮肤抗微生物肽和诱导免疫耐受。**氧化锌糊剂、黑豆馏油**等对有渗出的特应性皮炎治疗**有效**，急性渗出期亦可选择外用**生理盐水、硼酸洗液**湿敷。**糖皮质激素可降低免疫力，诱发感染**；可引起**水钠潴留、体重增加**；可造成钙流失，导致**骨质疏松**，不应长期系统使用。

17. ABCDE　治疗特应性皮炎的药物**基本同湿疹治疗药**。系统用药包括抗组胺药、糖皮质激素、免疫抑制剂、生物制剂、中成药。外用药包括糖皮质激素、钙调磷酸酶抑制剂、抗菌药、中药软膏。

18. BCD　特比萘芬的口服制剂和外用制剂对花斑癣无效，可使用其他抗真菌药治疗。联苯苄唑、酮康唑、阿莫罗芬都是抗真菌药。

19. ABCDE　治疗雄激素性脱发的**中成药**有四妙丸、除脂生发胶囊、九味肝泰胶囊、精乌胶囊；植物药制剂有**锯棕榈**（锯叶棕）胶囊。

20. ABE　雄激素性脱发具有**遗传倾向**，父系明显高于母系。**男性雄激素性脱发**早期表现为前额、双侧额角和（或）双侧鬓角发际线后移，或顶部进行性脱发。**女性雄激素性脱发**主要表现为头顶部与发际缘之间的头发弥漫性稀疏、纤细，但前额发际线位置不改变。**米诺地尔外用可治疗雄激素性脱发，口服是治疗高血压的二线药物。非那雄胺**治疗男性雄激素性脱发时，既可口服也可外用。

21. ACDE　螺内酯具有**抗雄性化作用**，可透过胎盘，对**男性胎儿可引起女性化**，育龄女性必须同时采用适当的**避孕**措施。其他不良反应有**月经紊乱、性欲**

降低、乳房胀痛。

22. CDE 清解片适用于**热毒蕴结证**，六神丸适用于**暑热浸淫证**。初起小者用**千捶膏**盖贴或三黄洗剂外搽；**大者用金黄膏或玉露膏**，以金银花露或菊花露调成糊状敷于患处，或紫金锭水调外敷。脓成宜**切开排脓**，九一丹、太乙膏盖贴，可用 2% ~ 10% **黄柏溶液或生理盐水洗涤**，以免脓水浸淫；深者可用药线引流。脓尽用**生肌膏、白玉膏收口**。

23. ABCDE 疖痈**切忌挤压**。糖尿病、免疫力低下人群易发病，应及时治疗原发病。局部可用 50% **硫酸镁溶液**或 75% **乙醇湿敷**。保持**皮肤清洁**，适当洗澡、洗头、勤剪指甲等，**避免过度潮湿**、受热出汗、**避免拔毛**、与感染者密切接触、表皮损伤等。对于复发性毛囊炎、疖、痈患者及其亲密接触者，**鼻腔应用莫匹罗星软膏** 5 ~ 10 日，每日 2 次。

第六节 眼睛问题

一、最佳选择题

1. B 治疗视疲劳的药物主要有七叶洋地黄双苷滴眼液、抗胆碱药滴眼液（如山莨菪碱滴眼液、托吡卡胺滴眼液、阿托品滴眼液等）、人工泪液。缓解眼部干涩症状应选用**人工泪液**，如**玻璃酸钠、羧甲基纤维素、羟丙基甲基纤维素、聚乙烯醇、聚乙二醇、聚乙烯吡咯烷酮、聚丙烯酸的滴眼液**。眼部干涩症状应**避免使用抗胆碱药滴眼液**，抗胆碱药可抑制腺体分泌，**加重眼部干涩症状**，此类药物主要缓解眼部平滑肌和血管痉挛引起的眼部抽搐、眼睑跳动、眼部**酸胀与肿痛等**视疲劳症状。七叶洋地黄双苷主要增强睫状肌功能和增加睫状肌血流量，改善眼部调节功能，缓解视疲劳。阿托品滴眼液可延缓近视进展。

2. D 到目前为止，**阿托品滴眼液**仍是唯一经循证医学验证能**有效延缓近视进展**的药物，如 **0.01%** 阿托品滴眼液。毛果芸香碱滴眼液是治疗青光眼药物。

3. C 烟酸可扩张血管，使体内水分散发，引起皮肤干燥、**眼部干燥**，干眼症患者应避免使用。玻璃酸钠滴眼液、羧甲基纤维素滴眼液、聚乙二醇滴眼液、聚乙烯醇滴眼液可缓解眼部干涩。

4. E 自体血清和小牛血去蛋白提取物眼部制剂含有各种生物活性成分，其作用为促进眼表上皮修复、改善眼表微环境，适用于伴有眼表上皮损伤及角膜神经痛等多因素的中、重度干眼。瑞巴派特滴眼液是促进黏蛋白分泌的 P2Y2 受体激动剂，可刺激眼表上皮细胞分泌黏蛋白，适用于**黏蛋白异常型及混合型干眼**的治疗。

5. B **糖皮质激素**类眼部用药可导致房水循环障碍，引起**眼内压升高**，也可导致**晶状体后囊膜浑浊**，一旦出现应立即停药，否则可导致白内障。

6. D 沙眼潜伏期为 5 ~ 14 日，一般起病缓慢；急性期症状包括畏光、流泪、异物感、黏液脓性分泌物、眼睑红肿等。在消灭沙眼的集体药物治疗措施中，局部用药的依从率可能极低，所以**推荐使用口服阿奇霉素进行集体治疗**，而非局部用四环素。沙眼具有**传染性**，可通过"眼→手→眼"途径传播，个人用的毛巾、浴巾、手绢和脸盆等应**与他人分开**，以免传染。沙眼及眼部有感染者**切勿配戴隐形眼镜**，减少物理性刺激，避免加重炎症反应。滴眼液或眼膏剂开封后保质期一般为 **28 天**。对沙眼衣原体有效的药物主要有**四环素类**（如四环素眼膏、金霉素眼膏）、大环内酯类药物（如**红霉素眼膏**）、磺胺类药物（如**磺胺醋酰钠滴眼液**）、喹诺酮类药物（如左氧氟沙星滴眼液）以及**氯霉素滴眼液**。

7. C 麦粒肿（睑腺炎）**多由金黄色葡萄球菌感染引起**，但也有些是无菌性炎症；起病急，**1 天左右就可出现**，多数患者在 **1 ~ 2 周可自行缓解**。目前**没有证据表明局部或全身性使用抗生素和（或）糖皮质激素能促进愈合**；所以**最佳治疗方法就是热敷患处**，促进引流，每次热敷 15 分钟，一日 **4 次**，热敷后按摩和轻轻擦拭患侧有助于分泌物排出，但**不要挤压或弄破麦粒肿**，以防加重病损。患者应注意个人卫生，勤洗手，**触摸眼睛前洗手**尤为重要。完全好转前不要使用眼部化妆品和配戴**角膜接触镜**，防止加重病情。

8. A 目前没有证据表明局部或全身性使用抗生素和（或）糖皮质激素能促进睑腺炎愈合；所以**最佳治疗方法就是热敷患处**，促进引流，每次热敷 15 分钟，一日 4 次，热敷后按摩和轻轻擦拭患侧有助于分泌物排出，但不要挤压或弄破麦粒肿，以防加重病损。

9. E **病毒性**结膜炎主要由腺病毒引起，目前尚无治疗病毒性结膜炎的局部用或全身用特异性抗病毒药物。全身性抗生素治疗没有作用。**可使用抗组胺药眼用制剂缓解症状**，如非尼拉敏/萘甲唑啉滴眼液、酮替芬滴眼液、**奥洛他定滴眼液**；也**可热敷或冷敷**、使用非抗生素类眼用**润滑剂**。

10. A **眼痒**是**过敏性**结膜炎的主要特征，且患者去植物园可能接触花粉，因此初步可判断患者为过敏性结膜炎。**过敏性结膜炎**患者可选用抗过敏药物治疗，如**非尼拉敏/萘甲唑啉滴眼液**（H₁ 受体拮抗剂联合减充血剂）、**酮替芬滴眼液**（肥大细胞膜稳定剂，也是 H₁ 受体拮抗剂）、**奥洛他定滴眼液**（H₁ 受体拮抗剂）。病毒性结膜炎**尚无有效的抗病毒药物治疗**，可使用上述抗过敏药缓解症状。细菌性结膜炎可使用四环素、红霉素、金霉素、多黏菌素 B/甲氧苄啶、左氧氟沙星等抗菌药物的眼用制剂治疗。

11. D 细菌性结膜炎主要产生**脓性分泌物**，病毒性结膜炎和过敏性结膜炎的分泌物多为**水样或黏液样**。细菌性结膜炎多为**自限性**，给予抗菌药物的眼用制剂可缩短病程。**病毒性**结膜炎也是**自限性疾病**，临床病程**类似普通感冒**，但无有效治疗药物，可**给予抗过敏药眼用制剂缓解症状**。眼痒是过敏性结膜炎的主要症状。流行性角膜结膜炎由腺病毒 8、19、37 型引起。

二、配伍选择题

【1~2】CE 眼部干涩可使用人工泪液缓解，如玻璃酸钠、羧甲基纤维素、羟丙基甲基纤维素、聚乙烯醇、聚乙二醇、聚乙烯吡咯烷酮、聚丙烯酸的滴眼液。山莨菪碱、托吡卡胺是抗胆碱药，可松弛睫状肌，缓解眼部肿胀、**视物模糊**等睫状肌痉挛症状。

【3~4】AD 地夸磷索钠、瑞巴派特、半乳糖凝集素 –3 是促进黏蛋白分泌的 P2Y2 受体激动剂，可刺激眼表上皮细胞分泌黏蛋白，适用于**黏蛋白异常型及混合型干眼**的治疗。成纤维细胞生长因子、表皮生长因子、含维生素 A 为主要有效成分的滴眼液，具有促进上皮增生、维护眼表微环境的作用，适用于伴有明显**角膜上皮损伤**的中、重度干眼症。

【5~6】EA 糖皮质激素滴眼液治疗干眼症相关眼部炎症时，宜使用**低浓度药物**，**短疗程给药**，待炎症反应控制后**逐渐减量停药**，避免停药反跳。短疗程给药的目的是避免引起眼内压升高和药源性晶状体后囊膜浑浊。甲硝唑对蠕形螨、厌氧菌有效，可用于治疗蠕形螨或厌氧菌感染相关的睑缘炎及干眼症。

【7~8】AC 治疗**角膜接触镜**配戴者的细菌性结膜炎时首选**氟喹诺酮类**药物如左氧氟沙星滴眼液、氧氟沙星眼膏，因为**假单胞菌感染**的发生率高。糖皮质激素滴眼液虽具有抗炎作用，但有**诱发微生物感染**、

延缓创伤愈合、升高眼压和导致**晶状体浑浊**等风险，应在专科医生指导下使用。

【9~10】BE **过敏性**结膜炎患者可使用抗组胺药物、肥大细胞膜稳定剂治疗，例如**非尼拉敏/萘甲唑啉滴眼液**、**酮替芬滴眼液**、**奥洛他定滴眼液**。干眼症可选人工泪液，如**玻璃酸钠**、**羧甲基纤维素**、**羟丙基甲基纤维素**、**聚乙烯醇**、**聚乙二醇**、**聚乙烯吡咯烷酮**、**聚丙烯酸**的滴眼液。

三、综合分析选择题

1. D 过敏性结膜炎可因**接触过敏原如花粉、动物皮毛、尘螨**等引起，可出现眼痒、流泪、水样分泌物等特征。患者接触了朋友家的宠物猫，最有可能是过敏性结膜炎。

2. A 过敏性结膜炎可选用抗过敏药如**非尼拉敏/萘甲唑啉滴眼液**、**酮替芬滴眼液**、**奥洛他定滴眼液**治疗。

四、多项选择题

1. ABCE **抗组胺药**（如氯苯那敏）、**抗胆碱药**（如阿托品、山莨菪碱）具有抗胆碱作用，可减少腺体分泌，导致眼部干涩。**异维 A 酸、烟酸、选择性5 – 羟色胺再摄取抑制剂**（如氟西汀、帕罗西汀、舍曲林、艾司西酞普兰等）可扩张血管，使体内水分蒸发，导致眼部干涩。**利尿剂**（如呋塞米、氢氯噻嗪）可加快体内水分排出，导致眼部干涩。此外，**胺碘酮、雌激素、β 受体拮抗剂**也可加重眼部干涩。**缺乏维生素 A** 可加重眼部干涩。

2. BCDE 阿托品是抗胆碱药，抑制腺体分泌，引起口干；扩大瞳孔，引起**视近物模糊**；可扩张血管，引起**面色潮红**、头痛；可作用于心肌，引起**心动过速**；可松弛睫状肌，引起**眼内压升高**；可松弛膀胱平滑肌，导致**尿潴留和排尿困难**。

3. CE 过敏性结膜炎患者会有毛细血管渗出，早期**冷敷**双眼可减少渗出。其他类型的早期结膜炎患者宜**热敷**双眼，减少细菌、病毒繁殖，减轻症状。长期配戴隐形眼镜也是引起结膜炎的因素之一，患者**治疗期间及治愈后 24 小时内应禁止配戴隐形眼镜**，防止加重结膜炎症状。**细菌性**和**病毒性**结膜炎具有**传染性**，与他人共用毛巾、脸盆、枕巾可发生交叉感染。**奈瑟菌引起的超急性细菌性结膜炎通常需要全身性药物治疗**，因为病原体通常是由生殖器经手传播至眼部，通常合并尿道炎。

第七节 其他病症

一、最佳选择题

1. C 缺铁性贫血采用铁剂进行对因治疗，三价铁只有转化为二价铁后才能被吸收，吸收率低，且刺激性大于二价铁，故**临床使用二价铁**治疗缺铁性贫血，**首选口服给药**。口服吸收差、胃肠道反应严重或病情严重而需要快速补铁的患者考虑注射给药，包括肌注或静注。患者血红蛋白 75g/L，属于中度贫血，宜首选口服给药。治疗目标不但要纠正缺铁性贫血，还要**补充已耗竭的储存铁**，故当血红蛋白恢复至 120g/L（男性）、110g/L（女性）时，**仍需继续补铁 4~6 个月以补足储存铁后方可停止治疗**；或者用药至**血清铁蛋白升至 30~50μg/L** 时可停止治疗。蛋白质食物可促进铁剂吸收，治疗期间应**保证蛋白质（氨基酸）食物的摄入**。

2. B 缺铁性贫血应使用**铁剂治疗**，对于口服吸收好、病情**轻至中度**患者宜首选口服给药；对于口服吸收差、胃肠道反应大、病情严重而需要快速补铁的患者应注射给药。本题患者有**慢性腹泻**，会降低铁剂的胃肠道吸收，**宜静脉注射右旋糖酐铁**治疗。亚叶酸钙、维生素 B_{12} 是治疗巨幼细胞贫血药；丙酸睾酮属于雄激素，可改善骨髓的造血功能，是治疗再生障碍性贫血的药物；人促红素是治疗肾性贫血药。

3. A 巨幼细胞贫血应选择**叶酸、维生素 B_{12} 或两者联合**治疗。在不明确是缺乏叶酸还是维生素 B_{12}，以及神经症状明显时，应联合给药。

4. D 铁剂在酸性环境下**易吸收**，胃酸缺乏者可与稀盐酸合用有利于铁剂吸收；硫酸亚铁在体内可部分被氧化为三价铁，降低药效，**维生素 C 可将被氧化的三价铁还原为二价铁，促进铁剂吸收**。质子泵抑制剂（如艾司奥美拉唑）、H_2 受体拮抗剂（如法莫替丁）可抑制胃酸分泌，降低胃液酸性，**影响铁剂吸收**。四环素类药物（如米诺环素、多西环素）、喹诺酮类药物（如氧氟沙星）、考来烯胺可与铁发生**络合反应，影响铁剂吸收**。碳酸氢钠可与铁剂形成难溶性碳酸铁，**降低铁剂吸收**。茶、咖啡、**牛奶、钙剂、磷酸盐、草酸盐等饮食也降低铁剂吸收**。

5. D 铁剂可引起消化道不良反应，包括便秘、恶心、呕吐、黑便，但**不会引起消化道溃疡**。引起黑便的原因是二价铁在肠道与硫化氢形成黑色硫化亚铁所致。**出现黑便时**，应考虑是铁剂所致，还是患者存在消化道溃疡，可通过粪便潜血试验判断，**防止误以为药物引起出血而担惊受怕或延误消化道溃疡的诊治**。空腹服用可**提高吸收程度**，但易产生胃肠道反应，**患者不耐受**，影响依从性；**餐后服药可减轻胃肠道反应，建议餐后服药**，但餐后服药可**降低生物利用度**。蛋白质食物、**氨基酸、果糖、瘦肉、维生素 C 可促进铁剂吸收**，治疗期间要有足够蛋白质的摄入。铁剂可经尿液排泄，会使尿液酸化，**加重尿路感染和血尿风险**，故**未经药物治疗的尿路感染者不宜应用铁剂**。

6. B 硫酸亚铁用于**治疗**缺铁性贫血时，采用 **0.3g tid** 方案；用于**预防**缺铁性贫血时，采用 **0.3g qd** 方案。铁锅烹饪有助于铁元素的补充。有机铁剂的胃肠道刺激较硫酸亚铁轻，如患者**无法耐受硫酸亚铁**，可使用缓释制剂或更换为**其他有机铁剂**。患者治疗 4 周后血红蛋白较治疗前无改变或下降，需要进一步追查原因。

7. B 可供注射给药的铁剂有蔗糖铁、右旋糖酐铁、羧基麦芽糖铁、异麦芽糖酐铁。其中右旋糖酐铁也有口服制剂供临床使用。

8. D 缺乏维生素 B_{12} 可引起神经精神损害，如肢体麻木、深感觉异常、共济失调、步态不稳、抑郁、失眠、记忆力下降等。长期服用叶酸可加重维生素 B_{12} 缺乏，联合使用维生素 B_{12} 可避免加重患者的神经精神损害。

9. E 中国成年人正常 BMI（kg/m^2）为 **18.5~23.9**，24.0~27.9 为超重，**≥28.0 为肥胖**；男性腰围 **≥90cm**，女性腰围 **≥85cm** 为腹型肥胖。根据公式计算患者 BMI，BMI = 体重/身高的平方 = 85/（1.7×1.7）= 29.4（kg/m^2），属于肥胖。肥胖患者均应**首选控制饮食和增加运动进行减重**，经 **3~6 个月无效者可考虑药物减重**。

10. C 达格列净、恩格列净等钠-葡萄糖协同转运蛋白-2 抑制剂具有降血糖、**减轻体重**作用；二甲双胍具有降血糖、**减轻体重**作用，但不能单一作为减重药，说明书适应证也未包括减重，因此，患者在没有糖尿病前提下，不能单一使用上述药物进行减重。**西布曲明因存在心脏毒性风险已在我国禁止生产、销售和使用**。奥利司他是脂肪酶抑制剂，可**抑制脂肪吸收**，具有**减重作用，是目前常用的减重药**。多酶片可促进脂肪、蛋白、淀粉食物的消化和吸收，不适用于减重。

11. B 奥利司他是脂肪酶抑制剂，抑制脂肪性食物吸收，应在**进餐时**服用。长期服用奥利司他可影响**脂溶性维生素 A、D、E、K 的吸收**，治疗期间宜补充脂溶性维生素；但奥利司他**不能与脂溶性维生素同时服用**，否则也可**降低脂溶性维生素吸收**，两者应至少间隔 2 小时服用。对于**慢性吸收不良、胆汁淤积症**患者禁用奥利司他。由于奥利司他抑制脂肪性食物吸收，可引起脂肪泻，表现为**腹胀、便急、便失禁**和**油样便**，也可引起**皮脂溢出增多**。

12. C 司美格鲁肽应**皮**下注射，**每周给药 1 次**，可在一天中**任意**时间注射，遵循低剂量作为**初始剂**量，**每 4 周递增剂量**；如果在递增期间对某一剂量不耐受，则延迟 4 周再递增。起始给药剂量通常为 0.25mg，逐渐递增，**最高剂量不超过 2.4mg**。

13. E 目前使用的晕动病治疗药物包括**抗胆碱药、抗组胺药、钙通道阻滞剂和镇吐药**。抗胆碱药常用**东莨菪碱、盐酸苯环壬酯**。抗组胺药常用**茶苯海明、苯海拉明、氯苯那敏**。**氟桂利嗪**属于钙通道阻滞剂，适用于晕动病。**多潘立酮、甲氧氯普胺、地芬尼多**属于镇吐药，适用于晕动病。丁溴东莨菪碱也是抗胆碱药，但因为是季铵盐结构，使其无法进入中枢产生镇静作用，不能用于晕动病。

14. A 东莨菪碱的中枢神经抑制作用强，但该药口服不易吸收，**透皮贴剂**可在保持血药浓度水平较低的情况下，提供长达 **72 小时**的保护；因贴剂中药物释放、吸收缓慢，为保证出行时达到有效血药浓度，需**提前 6～8 小时使用**。其他片剂多在半小时内吸收，通常在出行前半小时给药。

二、配伍选择题

【1～2】ED 硫酸亚铁属于无机铁剂，是亚铁离子与硫酸根（无机酸）形成的铁剂；**其他铁剂均为有机铁剂**。多糖铁复合物胶囊含铁量为 **46%**，是目前上市铁制剂中**元素铁含量最高**的药物。

【3～4】CB 维生素 C 有利于铁剂吸收，对于缺铁性贫血患者，在服用铁剂基础上宜联合应用维生素 C。巨幼细胞贫血患者在**缺乏维生素 B_{12}** 时，**神经症状**明显，在使用叶酸治疗的同时应联合使用维生素 B_{12}，避免神经症状加重。

【5～6】CE 静脉补铁需要注意滴定速度，不能过快，**100mg 铁至少滴定 15 分钟；200mg 铁至少滴定 30 分钟；300mg 铁至少滴定 1.5 小时；400mg 铁至少滴定 2.5 小时；500mg 铁至少滴定 3.5 小时**。

【7～8】CE 奥利司他是脂肪酶抑制剂，抑制脂肪性食物吸收，应在**进餐时**服用，使脂肪吸收减少。司美格鲁肽是 GLP-1 受体激动剂，主要通过增加葡萄糖依赖性胰岛素分泌、降低胰高血糖素分泌，减缓胃排空、增加饱腹感，从而降低血糖；司美格鲁肽注射剂用于减重时，**每周皮下注射 1 次**，可在一天中**任意时间给药**。

三、综合分析选择题

1. A 铁剂可能存在过敏反应，但**不要求做皮肤敏感试验**。首次用药前应先给予**试验剂量缓慢给药**。每次给药时，应做好防治过敏反应的**准备**，可以先缓慢滴定 **15 分钟**，若无不良反应发生，可将剩余剂量在规定时间内滴毕。**200mg 元素铁要求滴注时间不少于 30 分钟**。

2. B 铁剂的主要不良反应是**胃肠道刺激**，可引起胃灼热感、恶心、上腹不适、腹泻、便秘、黑便。刺激胃肠道黏膜可引起腹泻，抑制胃肠道蠕动可引起便秘。铁剂一般**不会引起消化道溃疡出血**，但**会加重消化道溃疡症状**，伴有消化道溃疡的患者应**慎用**。

3. C 牛奶、钙剂、咖啡、茶都可**降低铁剂吸收**，**不宜同服**。空腹服用铁剂可增加口服生物利用度，但也**增加胃肠道刺激性，减少耐受性**，影响依从性。铁剂在肠道可与硫化氢形成黑色物质，使粪便呈灰黑色，可能会掩盖消化道出血而延误病情。

四、多项选择题

1. ABCD 茶、咖啡中的鞣质可与铁形成不可吸收的盐，**降低铁剂吸收**。牛奶、钙剂中含有钙，可与铁竞争吸收，**降低铁剂吸收**。磷酸盐、草酸盐可抑制铁剂吸收。考来烯胺可与铁发生络合，**降低铁剂吸收**。此外，**质子泵抑制剂、H_2 受体拮抗剂、四环素、碳酸氢钠**也能降低铁剂吸收。氨基酸具有酸性，可**促进铁剂吸收**。

2. ACDE 稀盐酸可促进铁剂吸收，对于胃酸缺乏者服用铁剂时可加用稀盐酸。**维生素 C 可促进铁剂吸收，并非维生素 D**。**肉类、蛋白质、果糖、氨基酸**可促进铁剂吸收。含铁丰富的食物有**猪肝、黑木耳、芝麻、黄豆、蔬菜、水果、大枣、蜂乳等**。

3. ABCD 可供静脉注射的铁剂有低分子量**右旋糖酐铁、蔗糖铁**以及第三代铁剂，如**羧基麦芽糖铁、异麦芽糖酐铁**等。

4. ABCD 缺铁性贫血的临床症状包括原发病表现、贫血表现和组织细胞缺铁表现。妇女月经过多、消化道溃疡可引起失血增多，出现原发病表现的同时可见贫血症状。贫血可引起皮肤黏膜**苍白**、**乏力**、**困倦**、**头晕**、**头痛**、**耳鸣**、**眼花**、**心悸**、**气短**等。组织细胞缺铁可引起口角炎、舌炎、舌乳头萎缩、**慢性萎缩性胃炎**等，吞咽时可表现梗阻感；外胚叶组织营养障碍可出现**毛发干燥**、**脱落**、**指甲扁平**、**反甲**或**脆裂**。缺铁可影响小儿生长发育，导致心理 – 行为障碍。"牛肉样舌"是巨幼细胞贫血表现。

5. BCDE BMI（kg/m^2）在 24.0 ~ 27.9 属于超重。对于**超重人群**，如果**合并**高血压、高血糖、高血脂、脂肪肝、负重关节疼痛或阻塞性睡眠呼吸暂停综合征其中一种时，**可考虑药物减重**，但**需先经过 3 ~ 6 个月**单纯控制**饮食**和增加**运动**处理，如果体重不减轻甚至有上升趋势，此时可启用药物减重。BMI（kg/m^2）≥28.0 属于肥胖，**肥胖人群无论是否有合并症，均可考虑药物减重**，但**也是需要先经过 3 ~ 6 个月**单纯控制饮食和增加运动处理，如果体重不减轻甚至有上升趋势，此时可启用药物减重。

6. ACDE 奥利司他可**减少脂溶性维生素的吸收**，

用药期间宜**适当补充**，脂溶性维生素包括 **A、D、E、K**，但脂溶性维生素与奥利司他**至少间隔 2 小时**服用；因奥利司他是餐中给药，故所有脂溶性维生素至少在**餐前 2 小时之前或餐后 2 小时之后**给药。奥利司他不影响水溶性维生素的吸收，维生素 B 虽然也需要补充，但不符合题干要求"药物可造成患者吸收减少"的补充原因。

7. ABCD 东莨菪碱的中枢神经抑制作用最强，但该药口服不易吸收，透皮贴剂可在保持血药浓度水平较低的情况下，提供长达 **72 小时**的保护。因**贴剂**中药物释放、吸收缓慢，为保证出行时达到有效血药浓度，需**提前 6 ~ 8 小时**使用。

8. ABDE 氯雷他定是**第二代抗组胺药**，几乎没有中枢镇静作用，**不用于晕动病**。**第一代抗组胺药**具有中枢镇静作用，部分**用于防治晕动病**。常用的晕动病防治药物有东莨菪碱、盐酸苯环壬酯、茶苯海明、苯海拉明、氯苯那敏、氟桂利嗪、多潘立酮、甲氧氯普胺、地芬尼多。

第七章 呼吸系统常见疾病

第一节 哮 喘

一、最佳选择题

1. A 支气管哮喘出现**急性发作**时应选用**支气管舒张剂**治疗，短效 β_2 受体激动剂（**SABA**）如**沙丁胺醇**、**特布他林**，起效快，疗效可维持数小时，是缓解轻至中度哮喘急性症状的首选药物，并采用**吸入给药**方式，可供吸入的 SABA 包括**气雾剂**、**溶液**等。使用 SABA 的同时**应联合吸入低剂量的 ICS**（吸入性糖皮质激素），但**单独使用 ICS 不能迅速缓解**急性症状。所以最佳答案是沙丁胺醇吸入气雾剂。

2. D 对于单纯的季节性过敏性哮喘（如对**花粉过敏**），可在**症状出现时**立即开始 **ICS** 治疗，持续到花粉季节**结束后 4 周**，可产生有效的抗炎和平喘作用。沙丁胺醇是支气管舒张剂，在花粉播撒前 2 周开始使用起不到预防作用，也不能按时使用。口服糖皮质激素（**OCS**，如泼尼松片）常用于大剂量 **ICS** + **LABA** 控制不佳时，加用小剂量 OCS 联合治疗，不用于预防哮喘，也**不建议大剂量长期治疗**。倍氯米松气

雾剂和布地奈德干粉吸入剂都是 **ICS**，因为 ICS 是抗炎药，不是支气管舒张剂，单独按需使用起不到缓解急性哮喘发作的作用。

3. C 沙丁胺醇属于**短效 β_2 受体激动药**，起效快，作为**缓解治疗药（急救药）**可用于急性发作，但作用时间短，**不用于维持治疗**，应按需使用。布地奈德、倍氯米松、氟替卡松属于吸入性糖皮质激素，具有抗炎作用，对缓解支气管痉挛作用弱，仅用于**维持治疗**。福莫特罗是长效 β_2 受体激动药，给药后 1 ~ 3 分钟起效，具有**起效快**、**作用持久**特点，既可作为**维持治疗**药，也可作为**缓解治疗**药。沙美特罗也是长效 β_2 受体激动药，但起效慢，给药后 15 ~ 20 分钟起效，**仅作为维持治疗**药，不适用于缓解治疗。茶碱可扩张支气管，**其短效制剂可作为缓解治疗**药；缓释制剂起效慢，仅作为维持治疗药。

4. A 沙丁胺醇激动心脏 β_2 受体可引起**心悸**（**心跳加快**）、心律失常。茶碱可增加内源性儿茶酚胺释放，产生强心作用，**加快心跳**，引起心律失常。

5. B 噻托溴铵干粉吸入剂装置操作顺序依次是：打开防尘帽→打开吸嘴→取出药物胶囊，将胶囊放入中央室→合上吸嘴（听到"咔嗒"声）→按下刺针按钮→吸药→关闭吸药器并擦拭吸嘴→漱口。合上吸嘴时听到的**咔嗒声表明吸嘴已合上**，并非胶囊被刺破。**按下刺针按钮才能刺破胶囊**，释放药粉，此时应保证**吸嘴朝向上方**，防止药粉漏出来。吸药前**先呼气**，含住吸嘴，然后通过缓慢深吸气吸入药粉。"**屏住呼吸 10 秒左右**"目的是让药粉尽可能停留在下呼吸道，最后**缓慢呼气可减少药粉随气流离开肺部**。所有的吸入性平喘药在给药后都应**立即漱口**，可避免药物残留口腔并进入胃肠道引起**全身不良反应，吸入性糖皮质激素**及时漱口还可**减轻口咽部的不良反应**。

6. A **长期不用**可能会出现喷嘴处堵塞，应向空气中**试喷一次**，以确保能正常使用。拔下罐帽时**吸嘴应朝下**，上下用力摇晃几次确保药液均匀（尤其是混悬液制剂），但摇晃会造成罐内压力增大，此时如果喷嘴朝上可能会有药品喷射到脸部。药罐具有一定压力，应 30℃ 以下避光保存，但温度太低可导致药效降低，故在**凉暗处避光贮存**，不能在冰箱中贮存。因药罐内含有抛射剂，不论是否装药，**刺破或火烤药罐**均可导致内容物喷出，**造成事故**。按压罐体的同时深吸气。

7. D 阿司匹林属于**非甾体抗炎药**，该类药物可增加白三烯合成与释放，**诱发过敏性哮喘**。茚达特罗是 β_2 受体激动药，可舒张支气管，属于平喘药。曲安奈德是糖皮质激素，通过抗炎作用可缓解支气管哮喘。卡托普利可引起干咳，不会引起哮喘。孟鲁司特是白三烯受体拮抗剂，可用于治疗阿司匹林性哮喘。

8. E 肺功能测定是诊断哮喘的主要方法，临床上用于哮喘诊断和评估的通气功能指标主要为 FEV_1 和呼气流量峰值（PEF）。呼出气一氧化氮（FeNO）测定可以作为评估气道**炎症类型**和哮喘控制水平的指标，可以用于预判和评估**吸入激素治疗**的反应。痰嗜**酸性粒细胞**计数可作为评价哮喘诱导气道炎性指标之一，也是评估**糖皮质激素治疗**反应性的敏感指标。外周血嗜酸性粒细胞增高可作为判定以嗜酸性粒细胞增多为主的**哮喘临床表型**，并作为评估**抗炎治疗是否有效**的指标之一。

9. B 糖皮质激素不宜大剂量长期应用，口服泼尼松治疗哮喘每日剂量**不宜超过 10mg**，可**每天顿服**，也可将 2 日的剂量合在一起隔日顿服。糖皮质激素在早 8 时左右应用对肾上腺皮质功能抑制副作用最低，**建议早 8 时左右服药**。糖皮质激素可引起钙离子流

失，长期用药可引起**骨质疏松**；可减少前列腺素生成，长期用药可引起**消化道溃疡**；可升高眼内压，使晶状体后囊膜浑浊，长期用药可引起**青光眼、白内障**；可改变脂肪分布，引起向心性肥胖和皮肤变薄；可分解蛋白质，引起肌无力；降低免疫力，可**诱发或加重感染（如肺炎、肺结核）**；可兴奋中枢，引起神经精神系统症状。

10. A 急性发作时应首选**吸入沙丁胺醇气雾剂**，快速舒张支气管，缓解症状；同时**应联合吸入性糖皮质激素**，进行抗炎治疗。**甲磺司特**是 Th2 细胞因子抑制剂，可减轻嗜酸性粒细胞浸润，适用于**过敏性哮喘**的治疗。茶碱的个体差异大，建议进行**血药浓度监测**。ICS 作为每日**常规用药**，轻度患者可**按需使用 ICS – 福莫特罗**。经评估后处于两相邻级别之间者建议**选择较高的级别治疗方案**，以保证初始治疗的成功性。

二、配伍选择题

【1～3】EAD 噻托溴铵属于抗胆碱药，该类药物能松弛膀胱平滑肌，诱发或加重**排尿困难**，尤其是老年男性患者，故**前列腺增生患者慎用**；也能升高**眼内压，青光眼患者慎用**。二丙酸倍氯米松属于吸入性糖皮质激素，该类药物降低口腔免疫力，可引起**声音嘶哑、咽喉不适**和**白色念珠菌感染**。茶碱的不良反应较多，包括**恶心、呕吐、心律失常、血压下降、多尿**等。

【4～5】CE 沙美特罗属于 β_2 受体激动剂，该类药物能兴奋骨骼肌细胞膜上的 Na^+，K^+ – ATP 酶，使 K^+ 进入细胞内引起血钾降低，出现**低钾血症**。异丙托溴铵属于**抗胆碱药**，经面罩给药时易接触到眼部，拮抗眼部 M 受体，致瞳孔括约肌松弛、瞳孔扩大，从而阻碍房水回流进入巩膜静脉窦，造成**眼压升高**，表现为视物模糊、眼胀、头痛等。

【6～8】DAB 布地奈德是吸入性糖皮质激素，在口咽部的主要不良反应是**声音嘶哑、咽喉不适**，降低口腔局部免疫力而易**诱发念珠菌感染**。沙丁胺醇是**短效 β_2 受体激动药**，长期、大量应用可导致受体下调，使药效降低，从而**产生耐受性，应按需使用**，不宜长期、单一、大剂量应用。异丙托溴铵属于抗胆碱药，抑制腺体分泌可导致口干；松弛瞳孔括约肌可诱发、**加重青光眼**；松弛膀胱平滑肌可加重前列腺增生患者的**尿潴留和排尿困难**。

【9～11】ACE 孟鲁司特是半胱氨酸白三烯受体拮抗剂，可抑制半胱氨酰白三烯引起的炎症反应，阿

司匹林可通过增加白三烯的合成与释放引起哮喘，孟鲁司特可有效**治疗阿司匹林性哮喘**。伴有过敏性鼻炎的哮喘患者使用**孟鲁司特**既可**缓解过敏性鼻炎的鼻塞、流鼻涕、打喷嚏症状**，又可降低支气管炎症反应，**控制哮喘症状。茶碱代谢具有种族差异**，与美国人相比，中国人用药后的血浆药物浓度高，总体清除率低，只需要较小剂量就可产生药效。**班布特罗**是特布他林的**前药**，在体内水解后逐渐释放出特布他林，具有起效慢、作用持久的特点，**药效可维持 24 小时**，每日给药 1 次即可，适用于**夜间哮喘**患者的预防和治疗。

【12～13】 BE　在中、高剂量 ICS－LABA 治疗下仍有持续哮喘症状的患者，口服**阿奇霉素**治疗可减少哮喘的急性发作和改善生活质量，但要注意其所致腹泻、**QT 间期延长、听力下降**等不良反应。治疗哮喘时加用阿奇霉素每周 3 次，属超适应证用药。**大剂量 ICS－LABA** 不能控制的慢性重度持续性哮喘可附加**小剂量口服糖皮质激素**，宜选择半衰期短的药物，如**泼尼松**；沙美特罗属于 LABA、布地奈德属于 ICS，不能再加用。

三、综合分析选择题

1. E　准纳器装置形状似碟，也称碟剂，使用步骤如下：①一手握住装置，一手向外推开**拇指柄**，可**露出吸嘴**，将吸嘴对向自己。②向外推开**滑动杆**，直至听到"咔嗒"声，表明一次标准剂量的**药物已装好**，可供吸入。推开滑动杆后要保持基本水平，**不要摇晃准纳器**，以免药品漏出。③避开吸嘴的方向，尽可能呼气，然后含住吸嘴，通过缓慢**深吸气**吸入药粉，吸完后马上将吸入器**移开嘴部**，并屏气约 10 秒，最后避开吸嘴的方向缓慢呼气。④用纸巾**擦净吸嘴**，向内推动**拇指柄**，听到"咔嗒"声表明准纳器已关闭，此时滑动杆会自动复位。⑤如果每次 2 吸，则需要将①②③④步重复操作一次，原因一是滑动杆不能连续推动两次；二是只有关闭了准纳器后，滑动杆才能自动复位，复位后再次推动滑动杆才能装药。⑥给药后及时**漱口并将漱口水吐出**。剂量指示窗口的数字表示剩余药量，推动一次滑动杆，药物的使用次数将会减少一次；**红色出现**即表示仅剩余 **5 次剂量**，提示应及时另配一个准纳器以备使用。

2. B　沙丁胺醇是 β_2 **受体激动剂**，可激动骨骼肌慢收缩纤维 β_2 受体，引起**肌肉震颤**，好发于四肢与面颈部。

3. C　**非甾体抗炎药**（如阿司匹林）能促进白三

烯释放，**β 受体拮抗剂**（如普萘洛尔）能收缩支气管平滑肌，两者都可**诱发、加重哮喘**。目前没有足够证据证明**益生菌**可用于哮喘的预防，但其与诱发哮喘无关。**螨虫暴露**与哮喘发生的相关性已得到公认。孕妇**吸烟**对年幼儿影响大，产后母亲吸烟只与年长儿的哮喘相关。

四、多项选择题

1. BE　应在哮喘症状控制并肺功能稳定 **3 个月**以上方可考虑降级治疗，如果患者具有每个月 SABA 用量**大于 1 支、FEV_1 ＜60％**预计值或持续暴露于变应原环境等情形，则**不建议降级治疗**。降级治疗应选择合适时机，应**避开妊娠期、旅行期、呼吸道感染期**。降级治疗的**先后顺序**依次是**减少给药剂量、减少给药次数、减去合并的支气管舒张剂**，最后以**最低有效剂量 ICS 维持治疗**。每 3 个月可视为一次降级周期，在这一周期内 **ICS 剂量可尝试减少 25％～50％**，每一个周期均应视为一次试验，如果期间症状加重，应恢复原来的给药方案。

2. ABCDE　长期大量应用糖皮质激素可引起**骨质疏松症、高血压、糖尿病、肾上腺皮质轴抑制、肥胖症、白内障、青光眼、皮肤菲薄及肌无力、消化道溃疡、神经精神系统症状、诱发或加重感染**等。对于伴有真菌、细菌、病毒感染的患者，**严重高血压、严重糖尿病**患者，**骨质疏松症、青光眼、严重抑郁**或消化性溃疡的哮喘患者，**应禁用或慎用**全身性糖皮质激素。

3. BDE　新购买的都保装置应先进行初始化，具体操作是：①第一步：将**红色旋柄朝下**，旋松并拔出瓶盖；②第二步：两手分别握住旋柄和装置中部，将**旋柄朝某一方向旋转到底**，然后**再反方向旋转到底**，可听到"咔嗒"声；③**再重复 1 次第二步操作，才表明初始化完成**。即：初始化需要将旋柄旋转 **4 次**。每次吸药时，需要将**旋柄朝某一方向旋转到底**，然后**再反方向旋转到底**，听到"咔嗒"声表明一次装药完成，即：**新买的都保装置在第一次吸药时**相当于旋转了 **6 次旋柄**。关注药物是否用完应观察装置上的剂量指示窗，当指示窗**显示红色**时，表明还剩 **20 吸**；红色记号"**0**"达到指示窗中部时，提示药物已**用完**。

4. ABD　哮喘患者在服用阿司匹林数分钟或数小时后可诱发哮喘急性发作，这是患者对 NSAIDs 不耐受的表现，称为**阿司匹林性哮喘**；该类患者**必须应用阿司匹林时，可先进行脱敏治疗**。对哮喘患者的管理应做到**评估→调整给药方案→监测治疗反应**，三者形成**循环过程**，力争达到整体控制。**母乳喂养可降低儿**

童哮喘**发生率**，但可能无法预防哮喘的进展。研究表明，孕期进食富含**维生素 D** 和**维生素 E** 的食物，可以**降低儿童喘息的发生风险**；剖宫产儿童哮喘发生率明显高于正常分娩儿童。

5. BDE　布地奈德的不良反应主要是**声音嘶哑**、**咽部不适**、**口腔念珠菌感染**；用药不当可致糖皮质激素的全身不良反应。茶碱的不良反应包括**恶心**、**呕吐**、**多尿**、**血压下降**、**心律失常**。福莫特罗的不良反应包括**低钾血症**、**骨骼肌震颤**、**心悸**。尿潴留是抗胆碱药（如异丙托溴铵、噻托溴铵）的不良反应。

6. ABCE　长效 β₂ 受体激动剂中，**沙美特罗起效慢**，**作用时间长**，用于**维持治疗**，**不用于缓解治疗**；**福莫特罗**、**茚达特罗**、**维兰特罗**、**奥达特罗起效快**，**作用时间长**，既可用于**维持治疗**，也可用于**缓解治疗**。布地奈德、氟替卡松、倍氯米松属于**吸入性糖皮质激素**，与长效 β₂ 受体激动剂的复方制剂适于**中至重**

度持续哮喘患者**长期**应用，可有效控制夜间哮喘的发作。沙丁胺醇属于**短效 β₂ 受体激动剂**，**异丙托溴铵是短效抗胆碱药**，两者用于哮喘急性发作的治疗，**不用作维持治疗**药物。替卡松 – 沙美特罗干粉剂中的替卡松是指丙酸氟替卡松。

7. ABCDE　哮喘症状加重时可能需要考虑升级治疗，升级治疗包括**持久升级治疗**、**短期加强治疗**、**日常调整治疗**。有些因素可导致哮喘症状加重，如**依从性差**、**吸入方法不正确**、**服用非甾体抗炎药与 β 受体拮抗剂**、**并发肺炎**等。对于这些因素导致的哮喘加重，应先尽可能**消除**这些因素，必要时可进行**短期加强治疗或日常调整治疗**，而不是持久升级治疗。

8. BDE　β₂ 受体激动剂可兴奋骨骼肌细胞上 β₂ 受体，引起**骨骼肌震颤**；同时促进血钾进入心肌细胞，引起**快速型心律失常**；并导致血钾降低，可出现**低钾血症**。

第二节　慢性阻塞性肺疾病

一、最佳选择题

1. E　茶碱个体差异大，安全范围窄，血药浓度 >5mg/L 即有治疗作用，> 15mg/L 不良反应明显增加，**监测其血药浓度**对估计疗效和减轻不良反应有一定意义。

2. A　FEV₁ 是第一秒用力呼气容积，测定慢阻肺患者**肺功能**时，给予患者吸入支气管舒张剂后，测定 FEV₁ 占预计值%，作为分级标准。**CAT 法和 CCQ 法**是慢阻肺患者**症状评估**的方法。改良的 **Centor** 评分法是衡量扁桃体炎患者被细菌感染可能性的评分方法。**HAS – BLED** 评分法是针对房颤患者的**出血风险**进行量化评分的方法。

3. C　罗氟司特可能会增加神经系统的不良反应，如**睡眠障碍**、**头痛**；也可能增加**自杀倾向**，有抑郁症的患者用药前应仔细**权衡利弊**。罗氟司特对消化系统的不良反应包括**腹泻**、恶心、**食欲减退**、**体重下降**；治疗期间应**监测体重**，并避免对低体重患者使用此药。

4. E　吸入性糖皮质激素（**ICS**，如布地奈德、倍氯米松、氟替卡松等）、长效 β₂ 受体激动剂（**LABA**，如福莫特罗、沙美特罗、茚达特罗等）、长效抗胆碱药（**LAMA**，如噻托溴铵、格隆溴铵、乌美溴铵等）都可用于哮喘和慢阻肺的治疗。慢阻肺**稳定期用药原则**是：首选 **1 种长效**支气管舒张剂，如 **LABA** 或

LAMA；1 种支气管舒张剂疗效欠佳时，可**联合 2 种支气管舒张剂 LABA + LAMA**；LABA + LAMA 效果欠佳时，可考虑**更换吸入装置或药物成分**；伴有血**嗜酸性粒细胞（EOS）计数≥300/μl** 时，则联合 **LABA + ICS** 治疗，效果欠佳时则联合 **LABA + LAMA + ICS**；**伴有哮喘的患者初始宜选择 LABA + ICS**，效果欠佳时联合 **LABA + LAMA + ICS**。因此，在慢阻肺治疗中，**不单独、规律使用 ICS** 治疗；如果发生肺炎或糖皮质激素相关不良反应，可以**考虑撤除 ICS**。但轻症哮喘患者可以单一、规律使用 ICS 治疗。

5. C　根据慢阻肺 ABE 评估工具，患者每年中度急性加重≥2 次或每年住院治疗≥1 次，则列为 E 组，E 组患者应联合 LABA + LAMA 治疗，伴有嗜酸性粒细胞（EOS）计数**≥300/μl** 时还应加用 ICS。格隆溴铵 – 福莫特罗气雾剂是 LAMA + LABA 组合复方制剂。

6. C　患者 FEV₁ >80% 预计值、症状评估 CAT < 10 分，根据慢阻肺 ABE 评估工具，应列为 A 组，选择 **1 种长效支气管舒张剂**；由于患者血嗜酸性粒细胞**计数≥300/μl**，应**加用 ICS**，所以最佳治疗方案是选择布地奈德 – 福莫特罗干粉吸入剂（ICS + LABA）。

7. B　对慢阻肺患者，痰多时可使用**黏液溶解剂和抗氧化剂**如羧甲司坦、**N – 乙酰半胱氨酸**祛痰治疗，且**定期使用黏液溶解剂和抗氧化剂**还可**减少急性加重风险并改善健康状况**。

8. A　慢阻肺有**急性加重倾向**的患者接受阿奇霉

素 250mg qd 或 **500mg**、每周 **3** 次治疗，也可选择红霉素 250mg、每日 **2** 次治疗，可降低急性加重风险，但阿奇霉素可引起耐药性、**QT 间期延长和听力受损**等不良反应。

二、配伍选择题

【1～3】DAE　罗氟司特是磷酸二酯酶－4 抑制剂，具有**抗炎**作用，无直接舒张支气管作用，最常见的不良反应是**腹泻、恶心、食欲减退、体重降低**，建议在治疗期间**监测体重**并避免对低体重患者使用此药。此外，罗氟司特还有**头痛、睡眠障碍**等中枢神经不良反应。**噻嗪类利尿剂**（如氢氯噻嗪）和 **β₂ 受体激动剂**（如茚达特罗）均可引起**低钾血症**，联合应用时更易发生。倍氯米松是**糖皮质激素**，吸入给药可降低口腔、肺部免疫力，可**诱发肺炎、口腔念珠菌感**染；糖皮质激素能使毛细血管变脆、皮肤萎缩变薄，可出现**皮肤瘀斑**。

【4～5】CE　茶碱是**非选择性**磷酸二酯酶抑制剂，具有甲基黄嘌呤结构，不良反应广泛，包括房性**心律失常、室性心律失常、癫痫**大发作、头痛、失眠、恶心和烧心、多尿、低血压等。罗氟司特是磷酸二酯酶－4 抑制剂，不良反应包括腹泻、恶心、食欲减退及体重下降、腹痛、睡眠障碍和头痛；可能加重自杀倾向，抑郁症患者应慎用。

【6～8】ACE　羧甲司坦和 *N*－乙酰半胱氨酸是黏液溶解剂，具有祛痰作用，可减少急性加重。芬太尼贴是外用阿片类镇痛药，具有抑制呼吸作用，可一定程度**缓解患者呼吸困难症状**。氟替卡松是糖皮质激素，可降低机体免疫力，局部给药在肺部浓度高，可引起肺炎。

【9～10】CA　**ACT** 是一种评估**哮喘**患者**控制水**平的问卷；**CAT** 是对**慢阻肺**患者症状进行自我评分的评估方法；**GOLD** 法是评估慢阻肺患者**气流受限程**度的测量法。**MMSE** 是对**阿尔茨海默病**患者智能状态的问卷评估、诊断方法。**IIEF** 是国际**勃起功能指数**问卷表。

三、综合分析选择题

1. B　慢阻肺急性加重时，优先选择单用 SABA（沙丁胺醇）或联合 **SABA**（沙丁胺醇）**＋ SAMA**（异丙托溴铵）治疗，选择**雾化吸入**给药，选项 B 中异丙托溴铵"**口服给药**"存在给药途径错误。

2. A　慢阻肺患者**急性加重**常用的药物有**支气管舒张剂、抗感染治疗药、糖皮质激素**。患者如果使用沙丁胺醇和异丙托溴铵仍呼吸困难，可**短期口服糖皮质激素**，如甲泼尼龙片。

3. A　口服糖皮质激素治疗慢阻肺急性加重时，使用**甲泼尼龙 40mg qd**，连续 **5** 日，实行**短程疗法**。

4. D　对铜绿假单胞菌抗菌活性强的药物主要有**头孢他啶、头孢吡肟、哌拉西林－他唑巴坦、头孢哌酮－舒巴坦、环丙沙星、左氧氟沙星**。第三代头孢菌素类药物头孢曲松、喹诺酮类药物中的莫西沙星对铜绿假单胞菌的作用弱，阿奇霉素、多西环素对铜绿假单胞菌无效。

四、多项选择题

1. ACE　沙丁胺醇、特布他林、福莫特罗、沙美特罗、班布特罗、茚达特罗、奥达特罗、维兰特罗都属于 **β₂ 受体激动药**，长期用药可引起受体下调，出现**耐受性**。这类药物应按需使用，不宜长期单一、大剂量使用。

2. CDE　沙丁胺醇、特布他林属于**短效 β₂ 受体激动药**，药效可维持 **4～6** 小时。福莫特罗、沙美特罗属于**长效 β₂ 受体激动药**，药效可维持 **12** 小时。班布特罗、茚达特罗、奥达特罗、维兰特罗属于**超长效 β₂ 受体激动药**，药效可维持 **24** 小时。

3. ABCDE　慢阻肺患者急性加重期主要使用**支气管舒张药、抗感染治疗药、糖皮质激素**。为快速舒张支气管，应选择**雾化吸入短效、速效的 SABA（沙丁胺醇）、SAMA（异丙托溴铵）**。伴有痰多症状时可加用祛痰药，如羧甲司坦。具有**脓性痰和呼吸困难加**重或痰量增多时，具备使用抗菌药物指征，如头孢哌酮。呼吸困难严重时可考虑全身给予糖皮质激素，如泼尼松。

4. ACE　茶碱可经 CYP3A4 代谢，**CYP3A4 抑制剂和诱导剂**可与茶碱存在相互作用，影响茶碱血药浓度的稳定。大环内酯类药物**克拉霉素、红霉素**是 CYP3A4 抑制剂，可增加茶碱血药浓度；但**阿奇霉素**例外。喹诺酮类药物环丙沙星也是 CYP3A4 抑制剂，但氧氟沙星、左氧氟沙星例外。H₂ 受体拮抗剂西咪替丁是 CYP3A4 抑制剂，但法莫替丁例外。此外，**氟伏沙明、别嘌醇、齐留通**也能增加茶碱血药浓度。

第八章 心血管系统常见疾病

第一节 高 血 压

一、最佳选择题

1. D 患者血尿酸 580μmol/L，为高尿酸血症，**氢氯噻嗪可升高血尿酸，加重痛风，患者应禁用**。患者有血管神经性水肿病史，属于过敏反应，可致喉头水肿，出现呼吸困难，该类患者**禁用肾素 – 血管紧张素 – 醛固酮系统（RAAS）抑制剂**，此类药物包括 **ACEI**（血管紧张素转换酶抑制剂，普利类）、**ARB**（血管紧张素 II 受体拮抗剂，沙坦类）、**ARNI**（血管紧张素受体脑啡肽酶抑制剂，沙库巴曲缬沙坦）。硝苯地平可引起**心悸**，虽然二氢吡啶类钙通道阻滞剂（地平类）没有绝对禁忌证，但**心动过速和心力衰竭**患者慎用；该患者有快速型心律失常（相对禁忌证），不宜使用硝苯地平控释片。**美托洛尔**可降低心率，且对血尿酸无影响，适宜该患者首选。哌唑嗪属于 α_1 受体拮抗剂，通常不作为首选降压药。

2. A 前列腺增生症患者可存在充盈性尿失禁症状，**氢氯噻嗪又容易引起老年患者出现尿失禁**，因此应停用氢氯噻嗪片。多沙唑嗪属于 α_1 受体拮抗剂，既可松弛前列腺平滑肌而**缓解排尿困难、尿潴留症状**，又可拮抗血管平滑肌 α_1 受体而产生**降压作用，适宜伴有前列腺增生的高血压**患者。该老年男性患者的前列腺增生并不是由氢氯噻嗪引起，所以停用氢氯噻嗪改用其他降压药不能治疗患者的前列腺增生症。

3. B 沙库巴曲是脑啡肽酶抑制剂（NEPI），缬沙坦是血管紧张素 II 受体拮抗剂（ARB），ARB 可避免 NEP 被抑制后对肾素 – 血管紧张素系统的代偿激活，**两者合用起到协调降压作用**。沙库巴曲可引起缓激肽增多，诱发血管神经性水肿，与 ACEI（赖诺普利）合用会增加这一危险的发生，因此，为了避免出现血管神经性水肿，必须在**停用赖诺普利≥36 小时后**才能使用沙库巴曲缬沙坦。阿利吉仑是肾素抑制剂，使用沙库巴曲缬沙坦时禁止合用抑制肾素 – 血管紧张素 – 醛固酮系统的药物，包括阿利吉仑、ACEI 和其他的 ARB。缬沙坦禁用于双侧肾动脉狭窄患者和血管神经性水肿病史患者，所以沙库巴曲缬沙坦也应禁用于这类患者。

4. D 二氢吡啶类钙通道阻滞剂（地平类）通过扩张动脉降低血压，对静脉影响较小，但可引起静脉回流不足导致血液淤积，血液中的水分渗透到组织间隙可形成水肿。由于重力的原因，当人体处于直立体位时，水分向足踝处集中，表现为足踝水肿。

5. C ACEI（普利类）和 ARB（沙坦类）药物除降压作用外，还具有心、肾保护作用。两类药物在扩张肾动脉时，可显著降低肾小球滤过压，使得微量蛋白滤过减少，延缓肾功能衰竭。两类药物可降低心脏后负荷、减少醛固酮分泌、抑制心肌及血管重构，具有保护心脏的作用，尤其**适用于伴左心室肥厚、慢性心力衰竭、慢性冠心病、心肌梗死后心功能不全、慢性肾脏病、糖尿病肾病、蛋白尿**患者。

6. E 普萘洛尔属于非选择性 **β** 受体拮抗剂，能**降低心率**，可以**掩盖低血糖症状**如心悸，使患者意识不到自己已经出现了低血糖反应，从而延误低血糖的及时**诊断和救治**。

7. A 老年高血压的特点有：以**单纯收缩期高血压常见**，血压波动大，**血压昼夜节律异常**的发生率高；常因合并多种慢性病导致降压**治疗难度增加**。老年高血压的治疗原则是：应**强调收缩压达标**，逐步降压，宜适当放宽血压控制目标值，开始药物治疗的老年患者应在 **4～12 周内逐步降压达标**。优先选择**每天 1 次服用的长效制剂**可提高用药依从性。

8. D ACEI 和 ARB 类药物的禁忌证包括**双侧肾动脉狭窄、高钾血症、妊娠期**；用药后出现**血管神经性水肿**的患者也禁用。由于两类药物对心、肾具有保护作用，尤其适用于伴有慢性**心力衰竭、心肌梗死后心功能不全、心房颤动、糖尿病肾病、慢性肾脏病、代谢综合征、蛋白尿**的高血压患者。

9. A 琥珀酸美托洛尔属于 **β** 受体拮抗剂，此类药物长期用药后可引起受体增敏，**不能突然停药**，否则可产生停药反跳。特拉唑嗪属于 α_1 受体拮抗剂，可引起体位性低血压，建议睡前、卧位服用，用药后不宜突然转换体位或直立行走；为避免出现体位性低血压，首剂量可减半。**控释片、缓释片不能掰开、嚼碎或压碎服用**，可造成大量药物突释，引起血药浓度过高。非选择性β受体拮抗剂（如普萘洛尔）可引起哮喘，地平类药物没有该不良反应。普利类药物可引起**高钾血症**。

10. C　ACEI和ARE禁用于妊娠期女性。妊娠期当诊室血压≥**140/90**mmHg时应启动**降压治疗**，但血压水平不能低于**110/70**mmHg。常用的口服降压药有拉贝洛尔、硝苯地平和甲基多巴；常用的静脉降压药有拉贝洛尔、乌拉地尔、尼卡地平、酚妥拉明、硝酸甘油等。具有**子痫前期高危因素**的孕妇应在**妊娠12~16**周开始服用小剂量阿司匹林（**75~150**mg/d）预防子痫前期，直至分娩前，防止出现血栓栓塞。重度子痫前期患者应首选**静脉注射硫酸镁**预防子痫的发生；**子痫患者静脉注射硫酸镁治疗子痫**（注意硫酸镁应静脉注射给药，口服仅能治疗便秘）。ACEI和ARB禁用于妊娠期。

11. A　药物降压的原则是**一般患者初始采用常规剂量**；有心、脑、肾疾病的很高危患者和高龄老年人初始治疗时通常应采用**较小的有效治疗剂量**，根据需要，可考虑**逐步增加至足剂量**。优先选择**长效降压药**，可有效、平稳地控制24小时血压；降压速度**不能过快**，通常在**4~12**周内将血压逐步降至目标水平；一般高血压患者的血压控制**目标值为<140/90**mmHg，而不是恢复到<120/80mmHg的正常血压值。如能耐受，合并**心血管疾病、糖尿病、肾病**的高血压患者目标值可调至<130/80mmHg。原发性高血压无法治愈，为降低并发症的发生，患者应**长期、规律用药**，不能随意停药、换药、改变给药剂量和频次。多数患者属于杓型高血压，血压表现为晨高夜低，**应晨起服药**；仅有少数患者为非杓型高血压，表现为夜晚血压高，此类患者应选择睡前给药。

12. B　地平类药物可引起足踝水肿，通常可耐受，患者目前血压仍然未有效控制是调整给药方案的重点。硝苯地平和氨氯地平是同一类作用机制的药物，**不应联合给药**。比索洛尔和维拉帕米都可引起心动过缓和**QT**间期延长，不宜合用。雷米普利和缬沙坦虽然作用机制不同，但均为**RAAS**抑制剂，副作用**叠加**，且治疗效果未见提高，临床**不推荐**两类药物合用。坎地沙坦酯和螺内酯都可引起**高钾血症**，不宜合用。硝苯地平和依那普利降压机制不同，合用可协同增效，且依那普利可缓解硝苯地平引起的足踝水肿，二者联合用药可降低副作用。

13. A　非二氢吡啶类钙通道阻滞剂（维拉帕米、地尔硫草）和β受体拮抗剂（洛尔类）都可加重**心动过缓和房室传导阻滞**，联合用药不合理。ACEI可减轻D-CCB（地平类）所致的踝部水肿，也可部分阻断D-CCB所致反射性交感神经张力增加和心率加快，联合用药合理。ARB可引起高血钾，噻嗪类利尿剂可引起低血钾，联合用药可**平衡血钾水平**。D-CCB可舒张血管、增加心率，β受体拮抗剂可收缩血管、减慢心率，两者合用可抵消彼此间的不良反应。D-CCB联合噻嗪类利尿剂可降低高血压患者脑卒中发生的危险，联合用药合理。

14. C　妊娠女性常用的口服降压药有拉贝洛尔、硝苯地平和甲基多巴；常用的静脉降压药有拉贝洛尔、乌拉地尔、尼卡地平、酚妥拉明、硝酸甘油等。ACEI（福辛普利）、ARB（坎地沙坦酯）、ARNI（沙库巴曲缬沙坦）禁用于妊娠期女性。**螺内酯**具有**抗雄性化作用，禁用于妊娠期**。

15. B　同型半胱氨酸在B族维生素的辅助下循环转化为蛋氨酸或半胱氨酸，若缺乏B族维生素，将导致无法转换，引起血液中同型半胱氨酸升高。参与同型半胱氨酸代谢的B族维生素包括叶酸、维生素B_6和维生素B_{12}。高同型半胱氨酸血症可增加脑卒中风险，患者应补充叶酸、维生素B_6和维生素B_{12}。

16. A　单用他汀类药物降低胆固醇治疗效果欠佳时，应**先联合**胆固醇吸收抑制剂**依折麦布**；如果**他汀类+依折麦布**的治疗效果仍**不理想**，可以**再联合PCSK9**抑制剂依洛尤单抗，即尝试**他汀类+依折麦布+依洛尤单抗**治疗。非诺贝特、吉非罗齐主要是降低三酰甘油药。使用了辛伐他汀后不应再联合阿托伐他汀。

17. C　缺血性脑卒中患者初始应**联合阿司匹林、氯吡格雷**抗血小板治疗，也可**联合阿司匹林、替格瑞洛**。阿司匹林通常使用肠溶片，**肠溶片宜空腹服用**，可减少在胃中的停留时间，提高药物稳定性，减轻胃肠道刺激。长期应用阿司匹林肠溶片**可引起消化道溃疡**，初始宜联合质子泵抑制剂（艾司奥美拉唑）抑酸治疗。活动性消化道溃疡患者禁用阿司匹林。如果患者服用阿司匹林后出现消化道出血，轻者可加用质子泵抑制剂；严重者应停用阿司匹林，并做止血治疗。阿司匹林在小剂量**75~100**mg/d时可产生有效的抗血小板聚集作用。

18. C　优先选择每日给药1次的长效降压药可提高患者用药依从性。ACEI、ARB、ARNI、螺内酯、阿米洛利、氨苯蝶啶都可引起高钾血症，禁用于高钾血症患者。β受体拮抗剂禁用于哮喘、二至三度房室传导阻滞患者，慎用于慢性阻塞性肺疾病、周围血管疾病、糖耐量减低、运动员。阿米洛利可治疗假性醛固酮增多症，即 **Liddle** 综合征。伴有**慢性肾脏病、心力衰竭**的患者使用 SGLT-2 抑制剂如达格列净具有**临床治疗意义**。

19. B 氯化钾（KCl）**摩尔质量是 74.5g/mol**，钾原子量为 39，即 **74.5g** 氯化钾中含有 **39g** 元素钾。假设患者每天补充 x 克氯化钾，计算公式为：**$74.5 : 39 = x : 2.0$**，得到 $x \approx 3.8g$，选项 B 最接近答案。4.0g 氯化钾分 2~4 次服用，餐后口服。

二、配伍选择题

【1~3】ADB 依那普利属于血管紧张素转换酶抑制剂（ACEI），此类药物的禁忌证包括**双侧肾动脉狭窄、血管神经性水肿、高钾血症、妊娠期**。氢氯噻嗪属于噻嗪类利尿剂，此类药物的禁忌证包括**低钾血症、高尿酸血症及痛风**。阿替洛尔属于 **β 受体拮抗剂**，此类药物的禁忌证包括**哮喘、二至三度房室传导阻滞、严重心动过缓、慢性阻塞性肺疾病、周围血管疾病、糖耐量减低、运动员**。

【4~6】EBC 普萘洛尔属于 **β 受体拮抗剂**，此类药物的不良反应包括**诱发或加重哮喘、心动过缓、QT 间期延长、掩盖低血糖症状、停药反跳**。氯沙坦属于**血管紧张素 II 受体拮抗剂**，此类药物的不良反应包括**血管神经性水肿、高钾血症**。氢氯噻嗪属于**噻嗪类利尿剂**，此类药物的不良反应包括引起**低血钾、升高尿酸**。

【7~9】BAC 临床常用的非二氢吡啶类钙通道阻滞剂有维拉帕米、地尔硫䓬，此类药物可引起**心动过缓**和 **QT 间期延长**，二至三度房室传导阻滞患者和**心力衰竭患者禁用**。D-CCB 俗称"地平"类，此类药物可引起**心动过速**，无绝对禁忌证，但**心动过速**和**心力衰竭**患者应慎用。ACEI 俗称"普利"类，ARB 俗称"沙坦"类，**ACEI** 可抑制缓激肽降解而引起干咳，但 **ARB** 对缓激肽不产生影响而**不会引起干咳**。当患者对 ACEI 引起的干咳无法耐受时，可改用 **ARB 或其他降压药**。除干咳不良反应外，ACEI 和 ARB 在其他不良反应、适应证和禁忌证方面，基本相同。

【10~12】DCA 多沙唑嗪属于 **α₁ 受体拮抗剂**，此类药物可引起**体位性低血压**，宜睡前给药，首剂量可减半。螺内酯是醛固酮受体拮抗剂，是保钾利尿剂，可引起**高血钾、男子乳房女性化和性功能障碍、妇女多毛症**。普萘洛尔属于**非选择性 β 受体拮抗剂**，可松弛支气管平滑肌，诱发、加重哮喘。

【13~15】EDB ACEI（普利类）、ARB（沙坦类）药物和保钾利尿剂螺内酯、阿米洛利都可引起**高**

血钾，联合用药时须注意高钾血症的危险。非二氢吡啶类钙通道阻滞剂维拉帕米、地尔硫䓬和 **β 受体拮抗剂（洛尔类）**药物都可引起**心动过缓、QT 间期延长**，应避免联合使用。D-CCB（地平类）可**舒张血管、轻度增加心率**，恰好抵消 **β 受体拮抗剂**的**收缩血管、减慢心率**的作用。ACEI、ARB 可引起**高血钾**，噻嗪类利尿剂（氢氯噻嗪）可引起**低血钾**，两者联合可平衡血钾水平。D-CCB（地平类）因几乎无扩张静脉作用，可引起**踝部水肿**；ACEI、ARB 可扩张静脉，与 D-CCB 合用可**缓解水肿**。

【16~17】AB **β 受体拮抗剂**可**减慢心率**，和 D-CCB 合用可缓解患者的心跳加快。服用硝苯地平控释片的患者，服药后**血压已达到目标值**，再增加美托洛尔后可能会出现低血压，故原用药硝苯地平应**减量**。ACEI 可引起**高血钾**，氢氯噻嗪可引起**低血钾**，两者合用可平衡血钾，患者服用依那普利后**血压依然没达标**，故原用药依那普利**不必减量**，加用氢氯噻嗪即可。

【18~20】BAE 妊娠期女性如果在妊娠前没有高血压病史，在妊娠 **20** 周后出现高血压和蛋白尿（或器官和系统受累）称为**子痫前期**。血压**高于 160/110mmHg** 的子痫前期称为**重度子痫前期**，容易发展为子痫。如果妊娠期女性**存在子痫高风险因素**（如糖尿病、心血管疾病、子痫前期家族史），可导致**血液高凝状态**，应在**妊娠 12~16** 周开始直至**分娩前**使用**小剂量阿司匹林（75~150mg/d）**预防子痫前期。子痫前期患者可口服拉贝洛尔、硝苯地平或甲基多巴降压治疗；也可静脉注射拉贝洛尔、乌拉地尔、尼卡地平、酚妥拉明、硝酸甘油等。如果是**重度子痫前期**（血压 > 160/110mmHg）患者，应**静脉注射硫酸镁预防子痫**的发生；如果是**子痫患者**，应**静脉注射硫酸镁治疗**。

【21~23】ABD 高血压患者合并其他慢性病时，应积极治疗合并症。合并 **2 型糖尿病**时，应首选二甲双胍；即使糖化血红蛋白已达标，但如果**合并动脉粥样硬化性心脏病或心血管事件高危**，都应加用**达格列净等 SGLT-2 抑制剂类药物或艾塞那肽等 GLP-1 受体激动剂**。合并慢性肾脏病或心力衰竭患者应联合使用**达格列净等 SGLT-2 抑制剂**。合并**高胆固醇血症的患者首选**他汀类药物，效果欠佳时可**联合依折麦布**；联合他汀类药物与依折麦布后仍不理想者，可**再联合依洛尤单抗**三药治疗。合并**高三酰甘油**血症患者，尤其是三酰甘油 ≥ 5.7mmol/L 时，有急性胰腺炎风险，应联合使用非诺贝特或 ω-3 多不饱和脂肪酸

治疗。

【24～25】BD　合并缺血性脑卒中患者，预防血栓应选择阿司匹林、氯吡格雷等抗血小板聚集药；合并**房颤**的患者应预防血栓，非瓣膜病性房颤患者首选**非维生素 K 类口服抗凝药**（如达比加群酯、利伐沙班），瓣膜病性房颤患者首选维生素 K 类口服抗凝药（华法林）。

三、综合分析选择题

1. A　患者有严重高血压，可服用多种降压药如阿替洛尔片、非洛地平缓释片。患者有**高胆固醇血症**，可服用瑞舒伐他汀片。患者尿液 pH 5.5，可服用碳酸氢钠碱化尿液。患者没有心绞痛，且**年龄 <40 岁或年龄 >70 岁人群不建议常规服用阿司匹林进行心肌梗死的一级预防**，同时高尿酸血症患者也不宜服用阿司匹林，故阿司匹林肠溶片不应出现在患者用药清单中。

2. D　ACEI 和 ARB 两类药物可降低心脏后负荷、减少醛固酮生成、抑制心肌重塑和血管重构，起到保护心脏作用。两类药物舒张肾小球出球小动脉能力大于入球小动脉，可显著降低肾小球滤过率而使微量蛋白滤过减少，**降低尿蛋白，延缓肾衰竭**。氯沙坦还具有一定的**降尿酸**作用。

3. B　他汀类药物可引起横纹肌溶解综合征，表现为肌痛、肌无力、尿液颜色变深，应定期**监测肌酸激酶（CK）**值。

4. C　高血压伴**蛋白尿**患者的降压目标建议在 **130/80mmHg** 以下。高血压伴高胆固醇血症患者的血脂控制水平为 LDL－C <2.6mmol/L，患者合并肾病，可进一步降至 **1.8mmol/L** 以下。标准体重为 BMI 在 **18.5～23.9**kg/m² 之间，建议高血压患者体重控制在标准范围内；24.0～27.9kg/m² 属于超重。饱和脂肪酸和胆固醇可加重高脂血症，高血压患者应减少其摄入。富钾食物有利于降压，富钠食物可升高血压，每日氯化钠摄入应控制在 **5g** 以下，患者可以补充富钾食物，但不建议服用含钾药物治疗高血压。

5. B　药师对患者既往**用药情况、过敏史**等情况的调查和记录属于**药物重整**工作。

6. D　对于伴有动脉粥样硬化性心血管疾病的高血压患者，**无论糖化血红蛋白是否 <7.0%**，都应加用 SGLT－2 抑制剂（如卡格列净、达格列净）或 GLP－1 受体激动剂（如**利拉鲁肽、司美格鲁肽、艾塞那肽**），可改善糖尿病患者的高血压症状。

7. A　缺血性脑卒中患者进行**二级预防**时，应先联合阿司匹林和氯吡格雷进行抗血小板聚集治疗，或者阿司匹林联合替格瑞洛；但不能氯吡格雷联合替格瑞洛，因为两者作用机制相同。之后可长期单一使用阿司匹林或氯吡格雷预防血栓。华法林、达比加群酯是抗凝药，主要用于**房颤患者预防血栓**。

四、多项选择题

1. ABCDE　高血压的主要并发症是对**心、肾、大血管、眼底、脑**的损害。高血压可引起**左心室肥厚**、心脏扩大、**心律失常**、反复**心力衰竭**等心脏病。高血压可引起血肌酐和血清尿素氮水平升高、微量蛋白尿和代谢性酸中毒等慢性肾衰竭表现。高血压可导致动脉粥样硬化，引起**冠心病、脑血栓**形成。高血压可引起视网膜病变，常见眼底出血、渗出和视神经乳头水肿等并发症。高血压可导致脑部小动脉痉挛，甚至高血压脑病，高血压脑病的主要并发症是脑卒中（脑梗死和脑出血）。

2. ACDE　动态血压监测使用自动血压测量仪，测量次数多，无测量者误差，可避免"白大衣"效应，可以测量睡眠期间血压，可用来鉴别白大衣高血压和检测隐匿性高血压，诊断单纯性夜间高血压。家庭血压监测推荐上臂式家用自动电子血压计，不推荐腕式血压计、手指血压计、水银柱血压计。初次进行家庭自测血压的患者，建议每天早、晚测量，每次测 **2～3** 次，取平均值；连续测量 **7** 天，取后 **6** 天血压平均值。之后每周自测 1～2 次即可。精神高度焦虑会影响血压，该类患者不建议自己测量血压。

3. ABCD　赖诺普利可引起**高钾血症**，氢氯噻嗪可引起低钾血症，两者合用可平衡血钾，可减少高钾血症或低钾血症风险，但因为用药存在**个体差异**，部分患者**可能会出现高钾血症或低钾血症**，故 A、B 选项都正确。美托洛尔可引起**心动过缓**，氢氯噻嗪可升高尿酸。

4. ACD　雷米普利是降压药。缺血性脑卒中患者可使用小剂量阿司匹林预防血栓形成，使用瑞舒伐他汀降血脂治疗，患者的用药至少应包括上述三个。二甲双胍和替尔泊肽是降糖药。

5. ABE　阿米洛利、氨苯蝶啶禁用于肾功能衰竭患者。培哚普利、沙库巴曲缬沙坦适用于伴有慢性肾功能障碍患者。达格列净是降糖药，但对**糖尿病肾病**、非糖尿病肾病都有肾功能**益处**。普利类药物不能与沙库巴曲缬沙坦合用，但题目问的是哪些药物适合患者，并未强调这些合适的药物都要一起使用，故正确答案是 ABE。

第二节 血脂异常

一、最佳选择题

1. C 在已诊断 ASCVD（包括急性冠状动脉综合征、稳定型冠心病、血管重建术后、缺血性脑卒中、短暂性脑缺血发作、周围动脉粥样硬化病）的患者，如果发病≥2 次，或 1 次严重 ASCVD 事件合并≥2 个高危险因素，列为超高危人群。本题患者发生过 1 次短暂性脑缺血发作，合并肥胖、高血压、吸烟 3 个危险因素，因此应列为超高危人群，LDL – C 目标值应 <1.4mmol/L。

2. D 高胆固醇血症患者应首选他汀类降脂药，高三酰甘油血症患者应首选贝特类降脂药，两类药物联合使用可增加肌毒性，非必要不联用。该患者 TC（正常参考范围 <5.2mmol/L）和 LDL – C（正常参考范围≤3.4mmol/L）升高明显，应首选他汀类药物。患者 TG（正常参考范围 0.56 ~ 1.70mmol/L）正常，无需使用贝特类药物非诺贝特、吉非罗齐，也无需使用烟酸治疗。

3. A 主要降低三酰甘油的药物有贝特类（如非诺贝特、吉非罗齐、苯扎贝特）、大剂量烟酸、高纯度 ω – 3 脂肪酸。他汀类药物主要治疗高胆固醇血症和混合型高血脂。英克司兰是 PCSK9 小干扰 RNA 药物，普罗布考是抗氧化剂，考来维仑是胆固醇吸收抑制剂，三者都主要用于高胆固醇血症。

4. E 普罗布考可引起室性心律失常、QT 间期延长。因此，室性心律失常、QT 间期延长、低血钾者禁用。

5. B 他汀类药物具有肝毒性和横纹肌溶解毒性，联合依折麦布、贝特类药物时，毒性可增加，须警惕肝毒性和肌毒性。

6. B 血脂康胶囊主要成分是洛伐他汀及其同类物，与阿托伐他汀属于同一类机制药物，不宜联合应用。依折麦布、海博麦布是胆固醇吸收抑制剂，普罗布考是抗氧化剂，考来烯胺、考来替泊、考来维仑是胆酸螯合剂，依洛尤单抗、阿利西尤单抗、托莱西单抗是 PCSK9 单抗类抑制剂，英克司兰是 PCSK9 小干扰 RNA 药物，上述药物都适用于高胆固醇血症，与他汀类药物联合可增强药效。

7. C ω – 3 脂肪酸通过减少 TG 合成与分泌及 TG 掺入 VLDL，同时增强 TG 从 VLDL 颗粒中清除来降低血清 TG 浓度。临床主要用于治疗高三酰甘油血症。ω – 3 脂肪酸可引起出血和新发心房颤动风险，并能提供热量，长期服用可能延长出血时间。

8. D 烟酸可扩张血管，引起面部潮红、干眼症、皮肤干燥。烟酸可抑制尿酸排泄，加重痛风，严重痛风患者禁用。缓释片不能掰开或嚼碎，否则可导致剂量过高、不良反应增加。烟酸可引起肝酶升高，具有肝毒性，慢性活动性肝病患者禁用。烟酸扩张血管，会加重活动性消化道溃疡患者出血，此类患者应禁用。

9. D 辛伐他汀、洛伐他汀经 CYP3A4 代谢，大环内酯类药物中红霉素、克拉霉素是 CYP3A4 抑制剂，与辛伐他汀、洛伐他汀合用后可减慢它们的代谢，导致血药浓度升高，肌毒性增强。阿奇霉素对 CYP3A4 没有影响，因此正确答案是克拉霉素。

10. D 对于他汀类药物疗效欠佳者，可优先考虑联合依折麦布，仍未达到降脂目标时，可考虑再加用 PCSK9 抑制剂如依洛尤单抗、阿利西尤单抗、托莱西单抗、英克司兰，其中英克司兰注射一次可维持药效 6 个月。

11. E 胆酸螯合剂考来烯胺、考来替泊、考来维仑在肠道吸收少，全身不良反应少，妊娠合并 ACS 患者降胆固醇治疗建议选择胆酸螯合剂。不建议使用他汀类药物。胆固醇吸收抑制剂（如依折麦布）、PCSK9 抑制剂（如依洛尤单抗）的临床证据不足，不推荐用于妊娠期女性。

二、配伍选择题

【1~2】BA 低密度脂蛋白（LDL）通过血管内皮进入血管壁内，大量滞留的 LDL 被修饰成氧化型 LDL，诱导巨噬细胞吞噬氧化型 LDL 后形成泡沫细胞，泡沫细胞的不断增多和融合是构成动脉粥样硬化斑块的脂质核心，所以 LDL – C 升高很可能是动脉粥样硬化发生与发展的主要危险因素。因此，防控动脉粥样硬化性心血管疾病危险的首要干预靶点是 LDL – C，降低 LDL – C 是首要目标。

【3~4】CA 烟酸可扩张血管，引起皮肤干燥和加重活动性消化道溃疡出血；可抑制尿酸排泄，加重痛风；具有肝毒性，可引起肝酶水平升高、黄疸和肝炎，因此慢性活动性肝病、活动性消化性溃疡和严重痛风患者禁用。普罗布考可引起心电图 QT 间期延长和严重室性心律失常，因此室性心律失常、QT 间期

延长者、血钾过低者禁用。

【5~6】EB　依洛尤单抗、阿利西尤单抗、托莱西单抗是 PCSK9（前蛋白转化酶枯草溶菌素 kexin9 型）的单克隆抗体，能够阻止 **LDL 受体降解**，促进 LDL－C 通过受体介导被清除。**普罗布考是抗氧化剂**，能抑制氧化型 LDL 生成及其引起的一系列病变过程，**促进 LDL 通过非受体途径被清除**。

【7~8】CA　依折麦布、海博麦布是**胆固醇吸收抑制剂**，和胆酸螯合剂（考来烯胺、考来替泊、考来维仑）一样，都抑制肠道内胆固醇的吸收，机制不同。**依折麦布抑制肠道胆固醇转运蛋白**，阻断肠道内饮食中胆固醇的吸收。**胆酸螯合剂吸附胆固醇**，阻断肠道内胆汁酸中胆固醇的重吸收。

【9~10】AD　血脂康胶囊是特制红曲加入稻米后发酵产生的 13 种他汀类混合物，主要是无晶型的**洛伐他汀**及其同类物，长期服用可引起**肝毒性和横纹肌溶解毒性**，血 **AST、ALT、CK 升高**。硝酸异山梨酯类药物脂溶性强，扩张脑血管后可引起**体位性低血压**。

三、综合分析选择题

1. B　他汀类药物抑制胆固醇生物合成，胆固醇主要在夜间合成，**他汀类药物一般建议睡前或晚间给药**。他汀类和贝特类**联合应用**时，**更易引起横纹肌溶解综合征和肝损伤**，开始合用时宜用**小剂量**，待他汀类药物血药浓度降低后给予贝特类可减少不良反应的发生，故贝特类选择白天给药。

2. A　根据表格信息，他汀类药物都经由**肝脏代谢和肝胆排泄**，具有**肝毒性**，肝功能不全患者通常需要**减量服用**。再根据表格信息，不同的他汀类药物代谢酶不同，服用 1 种他汀类出现肝酶增高，**可尝试换用另 1 种代谢途径的他汀类**，也可**减量给药、隔日给药、换用非他汀类药物、联合小剂量他汀类和非他汀类药物**。

3. B　氟伐他汀约 **75%** 经 CYP2C19 代谢失活，CYP2C19 慢代谢型患者服用后因代谢减慢可致药物的毒副作用增强。**瑞舒伐他汀有 10%** 的药物经 **CYP2C19、CYP2C9** 代谢，影响程度低于氟伐他汀。故最不适宜 CYP2C19 慢代谢型患者服用的是氟伐他汀。

4. E　他汀类药物可引起**横纹肌溶解**综合征而导致肌酸激酶 **CK** 水平升高；可引起**肝毒性**而导致丙氨酸氨基转移酶 **ALT** 和天门冬氨酸氨基转移酶 **AST** 水平升高。高脂血症患者应监测**降脂治疗效果，LDL－C 和 HDL－C** 水平可反映患者的治疗效果。血常规红细胞计数 RBC 和白细胞计数 WBC 与他汀类药物的不良反应无明确关系，不是重点监测指标。

四、多项选择题

1. ABCE　高密度脂蛋白（HDL）能将外周组织如血管壁内的胆固醇转运至肝脏进行分解代谢，可减少胆固醇在血管壁的沉积，从而**发挥抗动脉粥样硬化作用**，其数值大小与高脂血症**呈负相关**，所以**低 HDL－C 血症属于高脂血症的一种**。其他分类包括以胆固醇升高（尤其是 LDL－C 升高）为主的**高胆固醇血症**、以三酰甘油升高为主的**高三酰甘油血症**、胆固醇和三酰甘油都升高的**混合型高脂血症**。

2. ABCDE　LDL－C、TC 水平对 ASCVD 发病危险具有独立的预测作用，但个体发生 ASCVD 危险的高低还与一些**危险因素**相关，如**高血压、糖尿病、代谢综合征**都可促进 ASCVD 的发生；**肥胖、年龄**（男性≥45 岁，女性≥55 岁）、**吸烟**可增加 ASCVD 的发生。HDL－C ＜1.0mmol/L 以及非 HDL－C≥5.2mmol/L 也属于危险因素。

3. ABCDE　辛伐他汀经 **CYP3A4** 代谢，CYP3A4 诱导剂（如利福平、苯妥英钠、苯巴比妥、卡马西平、圣约翰草提取物等）可加快其代谢，导致**药效减弱**；CYP3A4 抑制剂（如利托那韦、葡萄柚汁、伊曲康唑、伏立康唑、氟康唑、克拉霉素、红霉素、环孢素、环丙沙星、西咪替丁、氟伏沙明等）可减慢其代谢，导致药效、毒副作用均增强。服用辛伐他汀期间应尽量避免合用肝药酶抑制剂和肝药酶诱导剂。

4. BD　瑞舒伐他汀和阿托伐他汀的半衰期较长，**每天任意固定时间服用都可维持有效血药浓度**，抑制胆固醇合成。其他的他汀类药物半衰期短，因胆固醇的生物合成主要在夜间，因此半衰期短的他汀类药物宜在**晚间或睡前服用**。

第三节　冠状动脉粥样硬化性心脏病

一、最佳选择题

1. B　稳定型心绞痛患者**急性发作**时，应首选起效快的血管扩张药，可改善心肌缺血，减轻症状，预防心肌梗死的发生。硝酸酯类药物可扩张冠状动脉。**硝酸甘油舌下给药起效快，含服后 1~2 分钟即可起效。**硝酸异山梨酯普通片**舌下含服通常 **2～5** 分钟起效。**单硝酸异山梨酯静脉注射**一般 **45** 分钟左右起效，其缓释片给药后约 **1** 小时达到血药浓度高峰，所以单硝酸异山梨酯**注射液**、**缓释片**都不能用于**急救**。他汀类药物和普利类药物不是改善心肌缺血和缓解症状的急救药，是改善预后和预防心肌梗死药。

2. D 比索洛尔属于 **β** 受体拮抗剂，伴严重**心动过缓**和高度**房室传导阻滞**、窦房结功能紊乱、明显支气管痉挛或支气管**哮喘急性发作**患者禁用 **β** 受体拮抗剂。非二氢吡啶类钙通道阻滞剂（如维拉帕米、地尔硫䓬）也禁用于严重**心动过缓**和高度**房室传导阻滞**患者。

3. A 偏心给药就是**给药的时间间隔有所侧重**，每天给药后需要留出足够的空白时间，能够充分使患者的身体再恢复对药物的敏感性。**硝酸酯类药物可产生耐药性**，长期使用此类药物应**采取偏心给药方式**，保证每天 8～12 小时的无硝酸酯或低硝酸酯浓度时间。例如应用硝酸甘油皮肤贴剂时可**白天敷贴，晚上除去**；口服单硝酸异山梨酯普通片每日 2 次，**两次用药时间应间隔 7 小时**，而不是 12 小时。

4. B **急性发作**时舌下含服硝酸甘油，每次 0.25～0.5mg，每 **5** 分钟含服 1 次，**15** 分钟内含服最大剂量不超过 **1.5mg**；剂量过大可使血压过度下降，冠状动脉灌注压过低，并可反射性兴奋交感神经，增加心率，加强心肌收缩力，使耗氧量增加而加重心绞痛发作。**单硝酸异山梨酯普通片**每日给药 **2** 次，每次 **20mg**，两次给药宜间隔 **7** 小时，符合"**偏心给药**"。**单硝酸异山梨酯缓释片**每日给药 **1** 次，每次 **40～60**mg。硝酸异山梨酯普通片每日给药 2～3 次，每次 **5～20**mg。硝酸异山梨酯缓释片每日给药 1～2 次，每次 **20～40**mg。

5. E **β** 受体拮抗剂是通过增加冠状动脉相对血流量、减少心肌耗氧等机制发挥抗心绞痛作用，但本药可收缩冠状动脉，起始剂量过大可加重心绞痛症状，故应**小剂量起始**，**逐渐增量**，当静息心率达到 **50～60** 次/分的时候，维持当前剂量治疗。一般患者服用 β 受体拮抗剂可使静息心率控制在 55～60 次/分，严重患者可放宽至 50 次/分。**长期应用 β 受体拮抗剂**可出现受体增敏，突然停药可引起**停药反跳**，须**逐渐减量停药**，通常需要 1～2 周时间。因 β 受体拮抗剂可引起房室传导阻滞、减慢心率，伴**严重心动过缓**和**房室传导阻滞**、窦房结功能紊乱者禁用；因收缩支气管平滑肌可诱发、加重哮喘，伴严重支气管**哮喘**或支气管哮喘急性发作患者禁用。因收缩外周血管和引起

失眠、抑郁症状，**周围血管闭塞病及严重抑郁**患者应**慎用**（相对禁忌证）。

6. C 曲美他嗪可引起或加重帕金森症状（表现为震颤、运动不能、肌张力亢进）、不宁腿综合征（表现为双下肢不适感，有强烈活动双腿的愿望）、**步态不稳**等。帕金森病、帕金森综合征、不宁腿综合征等患者**禁用**。

7. A 硝酸酯类药物、磷酸二酯酶－5 抑制剂（西地那非、伐地那非、他达拉非）、尼可地尔在体内都能释放出 NO，扩张脑血管，引起**体位性低血压**，三者之间禁止相互合用，必要时应至少间隔 **24** 小时使用。

8. B 阿司匹林、氯吡格雷、替格瑞洛都是**抗血小板聚集药**。患者既往有过敏性哮喘，阿司匹林可加重过敏性哮喘，不适宜患者使用。无法耐受阿司匹林的患者，可使用氯吡格雷替代，**目前尚无诊疗指南推荐替格瑞洛可用于替代阿司匹林**，即目前不推荐单独使用替格瑞洛预防血栓。阿哌沙班是抗凝药，用于**预防房颤性血栓**的发生。心绞痛引起的血栓属于非房颤性血栓，首选抗血小板聚集药物预防。

9. C 氯吡格雷属于**前药**，在体内经 **CYP2C19** 代谢后产生抗血小板聚集活性。奥美拉唑、艾司奥美拉唑可抑制 CYP2C19，使氯吡格雷代谢减慢，活性代谢物释放受到影响，可减低抗血小板聚集作用。**泮托拉唑、兰索拉唑、雷贝拉唑对 CYP2C19 不产生抑制**作用，与氯吡格雷合用时不会抑制其抗血小板聚集作用。西咪替丁也能抑制氯吡格雷代谢，两者不宜合用。但法莫替丁对肝药酶不产生抑制作用，雷尼替丁对肝药酶影响小，两者对氯吡格雷的药效影响小。

10. E 横纹肌细胞溶解后可释放肌酸激酶（CK）进入血液，引起血 CK 值升高，监测肌功能时应监测 **CK**。ALT 是丙氨酸氨基转移酶，是**肝功能检查指标**，监测他汀类药物肝毒性时应监测 ALT。**BUN** 是血清尿素氮，**Cr** 是血肌酐，两者是监测**肾功能指标**。**INR** 是国际标准化比值，是监测**华法林**引起出血倾向的生化指标。

11. B 人体胆固醇在夜间进行生物合成，晚间或睡前服用他汀类可在夜间维持较高的血药浓度，有利于抑制胆固醇合成。他汀类药物中，**瑞舒伐他汀、阿托伐他汀**半衰期长，药效可维持在 24 小时左右，因此服药时间可在**每日任何固定时间**即可。**辛伐他汀、洛伐他汀、普伐他汀、氟伐他汀**的半衰期短，应**晚间或临睡前给药**。

12. C 植入药物洗脱支架后，支架刺激血小板形

成血栓，存在支架内再狭窄的风险，所以应**先进行双联抗血小板治疗**，疗程通常**至少12个月**，双联可采用阿司匹林联合氯吡格雷或者阿司匹林联合替格瑞洛，但不能采用作用机制相同的**氯吡格雷联合替格瑞洛**。待支架完全被**内皮化**（支架被内皮细胞完全覆盖）后，改为**长期、单一抗血小板**治疗。单一用药一般推荐阿司匹林肠溶片，不耐受者、活动性消化道溃疡者、阿司匹林过敏者可用**氯吡格雷**替代；**目前没有诊疗指南推荐单用替格瑞洛**。为快速达到稳态血药浓度，**首剂采用负荷剂量**，阿司匹林肠溶片**首次服用应嚼服300mg**，可快速发挥作用，之后以**75～150mg qd（不能嚼服）**维持治疗；氯吡格雷首次给药300～600mg，之后以75mg qd维持治疗。

13. B　LDL-C已为1.8mmol/L，控制良好，无需增加降脂药依折麦布。空腹血糖低于6.1mmol/L，无需增加降糖药格列美脲。**血压偏高，应增加降压药**。患者已经服用贝那普利，**不宜再加服氯沙坦钾**（易引起高钾血症、血管神经性水肿）；患者已经服用美托洛尔，**不宜再加服地尔硫䓬**（易引起**心动过缓、房室传导阻滞**）。

二、配伍选择题

【1～2】EC　变异型心绞痛主要是无固定狭窄的冠状动脉短暂**痉挛**引起的综合征。对于变异型心绞痛或以冠状动脉痉挛为主的心绞痛患者，应**首选松弛血管平滑肌作用强的药物**，即首选二氢吡啶类**钙通道阻滞剂（地平类）**，也可选用**维拉帕米、地尔硫䓬**。**β受体拮抗剂**可收缩冠状动脉，加重冠状动脉痉挛，**变异型心绞痛患者不宜选用**。β受体拮抗剂可减慢心率，减少心肌耗氧；冠脉血管上的β受体拮抗后致血管收缩，尤其在非缺血区明显，因此，非缺血区与缺血区血管张力差增加，促使血液流向已代偿性扩张的缺血区，从而增加缺血区血流量。所以β受体拮抗剂在治疗心绞痛方面主要依靠降低心肌耗氧量、改善心肌缺血区供血两个机制，并非扩血管药。

【3～5】CAC　β受体拮抗剂可收缩支气管平滑肌，收缩外周血管，**不宜用于伴有支气管哮喘和周围血管闭塞性疾病**的心绞痛患者，但能改善心肌重构、抗心肌缺血，**适用于伴有慢性心力衰竭**的心绞痛患者。**钙通道阻滞剂**能松弛支气管平滑肌、舒张外周血管，**适宜伴有支气管哮喘、周围血管闭塞性疾病**的心绞痛患者。地平类钙通道阻滞剂没有绝对禁忌证，但对心动过速、心力衰竭患者应慎用。

【6～8】BEA　曲美他嗪可引起或加重帕金森症

状、不宁腿综合征、步态不稳。尼可地尔是钾通道开放剂，抑制钙通道，也是NO供体药物，可引起**体位性低血压**，可作为硝酸酯类药物不耐受患者的替代治疗，**禁止与磷酸二酯酶-5抑制剂**西地那非、伐地那非、他达拉非合用。伊伐布雷定可**减慢心率**，可作为不能耐受β受体拮抗剂或β受体拮抗剂效果不佳患者的替代治疗，因可引起心率减慢，故窦性心律且心率应>60次/分的患者方可使用伊伐布雷定。

【9～10】BA　对于缺血性心脑血管疾病患者，为预防血栓形成，服用**阿司匹林**时首剂一般为300mg（急性期），之后以**75～150mg qd**维持。对于植入冠状动脉支架的PCI治疗患者，**术前给予氯吡格雷的剂量是300～600mg**，日常维持剂量是**75mg qd**。

【11～12】BD　长期应用**β受体拮抗剂**后如突然停药，可引起原来病情加重，如血压上升、严重心律失常或心绞痛发作次数增加，此种现象称为**停药反跳**，其机制与受体上调有关，因此在病情控制后应**逐渐减量直至停药**。硝酸酯类药物连续应用**2周**左右可出现**耐受性**，用药剂量、频度、途径和剂型都影响耐受性的产生，用药剂量过大或反复用药易产生耐受性，耐受性机制可能与谷胱甘肽（巯基）耗竭有关。

【13～15】ECA　硝苯地平和硝酸甘油都可引起**心悸**，两者不宜合用。**氢氯噻嗪**和沙丁胺醇都可引起**低血钾**，两者不宜合用。**地尔硫䓬**和普萘洛尔都可引起**心动过缓和QT间期延长**，两者不宜合用。如果上述药物必须合用，应密切关注相关的不良反应。

【16～17】AB　伊伐布雷定能特异性抑制心脏窦房结起搏电流而**减慢心率**，适宜窦性心律且**心率>60次/分**、对β受体拮抗剂禁忌或不能耐受者替代治疗，但用药期间应保持静息心率在60次/分左右。**呋塞米**属于袢利尿剂，可引起**低血钾**。

三、综合分析选择题

1. E　急性冠状动脉综合征患者若无禁忌，应尽早使用的**缓解缺血药有硝酸酯类药物、β受体拮抗剂、钙通道阻滞剂**。24小时内尽早使用的改善预后药有他汀类药物、**ACEI或ARB、β受体拮抗剂、抗血小板聚集药**。患者发病初期宜联合阿司匹林和氯吡格雷进行双联抗血小板治疗，一般维持**12个月**，之后**长期、单一抗血小板**治疗。硝酸甘油可舌下含服；同时也可静脉滴注，但应逐渐增加滴定速度，起始为5～10μg/min，然后每5～10分钟增加10μg/min，避免起始剂量过大反而导致心绞痛症状加剧。胺碘酮主要用于抗心律失常，并非冠心病患者急救用药和改善预后药。

2. A 经皮冠状动脉介入治疗属于清洁手术（Ⅰ类切口），手术部位无污染，且手术切口小，**术前不需要预防用抗菌药物**。

3. E 植入药物洗脱支架后，可能会增加支架内再狭窄风险，需要双联抗血小板治疗**至少12个月**，待药物洗脱支架被完全内皮化后改为长期、单一抗血小板治疗。

4. A 阿司匹林可诱发、加重**消化道溃疡**，引起**出血**。相比阿司匹林，氯吡格雷的消化道出血发生率显著降低。

5. D 比索洛尔半衰期长，**每日用药1次**即可，每日给药剂量为2.5~10mg。

6. C 硝酸酯类药物可扩张眼内血管，引起毛细血管扩张、血管渗透性增加，造成睫状体水肿、前移而堵塞房角，还可导致房水生成增多，引起**急性闭角型青光眼**的发作。

7. E 一旦怀疑急性发作，应立即舌下含服硝酸甘油，每次1片，15分钟内最多不超过3片（1.5mg）。因为阿司匹林肠溶片起效慢，**急救时应嚼服**，使其快速起效。硝酸甘油是冠心病患者的急救用药，应随身携带，且含服后一旦没有口腔麻木感，意味着药物已挥发，应重新购买；硝酸酯类药物可引起**体位性低血压**，应卧位或坐位服用，**服用后不要随意起身走动**，避免摔倒。阿司匹林肠溶片应早餐前空腹或睡前服用，餐后服用可延长肠溶片在胃中停留时间，破坏肠溶片稳定性。阿司匹林肠溶片可减少血栓形成风险，亦建议**随身携带**。

四、多项选择题

1. BDE 治疗冠心病的药物主要分为两大类，一是**缓解心肌缺血**、**改善症状**药物，包括**硝酸酯类药物**、**钙通道阻滞剂**（包括二氢吡啶类和非二氢吡啶类）、**β受体拮抗剂**，上述药物可快速缓解症状，用

于**急救**。二是**预防心肌梗死并改善预后药**，包括**抗血小板聚集药**（如阿司匹林、氯吡格雷、替格瑞洛）、**调血脂药**（常用他汀类药物）、**β受体拮抗剂**、**ACEI或ARB**。其中，β受体拮抗剂既属于缓解心肌缺血、改善症状药，也属于预防心肌梗死并改善预后药。

2. BD 硝酸酯类药物、磷酸二酯酶-5抑制剂（西地那非、伐地那非、他达拉非）、尼可地尔在体内都能释放出NO，扩张脑血管，引起**体位性低血压**，三者之间**禁止相互合用**，必须使用时应至少**间隔24小时**。

3. ADE 人体胆固醇在夜间进行生物合成，睡前给药可在夜间维持较高的血药浓度，有利于抑制胆固醇合成。他汀类药物中，**瑞舒伐他汀、阿托伐他汀**半衰期长，药效可维持在24小时左右，因此服药时间可在**每日任何固定时间**即可。辛伐他汀、洛伐他汀、普伐他汀、氟伐他汀的半衰期短，应**晚间或睡前**给药。

4. ABCD 冠心病患者应长期用药进行二级预防，二级预防采用**ABCDE方案**，使用预防心肌梗死并改善预后药，包括**抗血小板聚集药**（如阿司匹林、氯吡格雷）、**调血脂药**（如阿托伐他汀）、**β受体拮抗剂**（如琥珀酸美托洛尔）、**ACEI**（如雷米普利）或**ARB**。题干未提及患者有糖尿病，无需服用阿卡波糖。

5. BCDE 冠心病包括稳定型心绞痛、急性冠状动脉综合征。稳定型心绞痛一般持续数分钟至10分钟，多数为**3~5分钟**；多为压迫、发闷或紧缩性的胸痛，也可有烧灼感，但不是针刺或刀扎样锐痛感。相比而言，**急性冠状动脉综合征**的疼痛更严重，持续**时间也更长**，但两者胸部不适的性质相似。疼痛主要在胸骨体之后，可波及心前区，常放射至左肩、左臂内侧并达环指和小指，或至颈、咽或下颌部。稳定型心绞痛发作常由**体力劳动**或情绪激动所诱发。

第四节 心房颤动

一、最佳选择题

1. C 房颤患者预防血栓可选用**华法林**、直接口服抗凝药（**DOAC**，如达比加群酯、利伐沙班、阿哌沙班、艾多沙班等），但中度及以上**二尖瓣狭窄**患者（如风湿性心脏病）、**机械瓣膜置换术后**的房颤患者只能选择应用**华法林**。其他的房颤患者预防血栓**首选**

DOAC，也可选择华法林。

2. A β受体拮抗剂、非二氢吡啶类钙通道阻滞剂（如维拉帕米、地尔硫䓬）、强心苷类（如地高辛）、胺碘酮都可以作为**控制心室率**的药物，首选**β受体拮抗剂**（洛尔类）。口服剂量和频次依次为：酒石酸美托洛尔12.5~100mg，bid；**琥珀酸美托洛尔23.75~190mg，qd**；卡维地洛3.125~25mg，bid；比

索洛尔 2.5 ~ 10mg，**qd**；维拉帕米 40 ~ 120mg，tid；地尔硫䓬 30 ~ 60mg，tid；地高辛 0.0625 ~ 0.25mg，qd；胺碘酮 100 ~ 200mg，qd。

3. B　直接口服抗凝药（DOAC）常用的有达比加群酯、阿哌沙班、利伐沙班、艾多沙班，此类药物应用过程中无需常规监测凝血功能，应定期监测**肾功能**，肌酐清除率在 **15 ~ 30**ml/min 者**不推荐使用达比加群酯**。慎用另外 **3** 种沙班类药物；肌酐清除率 < **15**ml/min（透析或不透析）者对上述 **4** 种药物均不推荐使用。

4. E　房颤患者预防血栓**不建议使用抗血小板聚集药**（阿司匹林、氯吡格雷、替格瑞洛），应**首选抗凝药**，包括口服的**华法林**、直接口服抗凝药 DOAC（达比加群酯、利伐沙班、阿哌沙班、艾多沙班）。华法林代谢途径广泛，与多种药物之间存在相互作用；**卡马西平**是肝药酶**诱导剂**，能**加快华法林代谢**，使之**抗凝作用减弱**，易引起血栓栓塞性事件，故患者不建议选用华法林。**DOAC 的药物、食物相互作用少**，结合本题选项，应选用利伐沙班。

5. D　恢复、维持窦性心律可用Ⅰc类（氟卡尼、普罗帕酮）和Ⅲ类（胺碘酮、伊布利特、多非利特、维纳卡兰、索他洛尔）抗心律失常药。由于胺碘酮不良反应多，一般在其他药物无效或出现不良反应时使用。对于**伴有明显左心室肥大、心力衰竭、冠心病**的患者，**胺碘酮可作为首选维持窦性心律药**。

6. C　抗血小板药、非甾体抗炎药、鱼油、丹参、当归、银杏等药物都有出血风险，与华法林合用时可增加出血风险。肝药酶抑制剂如大环内酯类抗生素（红霉素、克拉霉素）、唑类抗真菌药（如**氟康唑、伏立康唑、伊曲康唑**）、胺碘酮、葡萄柚汁等可抑制华法林代谢，使其药效和出血风险增大。维生素 K_1 是华法林拮抗剂，两者合用可降低华法林药效和出血风险。苯妥英钠、圣约翰草提取物是肝药酶诱导剂，可加快华法林代谢，使其药效和出血风险都降低。口服避孕药可引起凝血功能亢进，降低华法林的抗凝作用。此外，螺内酯、人参、西洋参也可降低华法林药效。

7. B　临床使用**华法林**应监测 **INR**，INR 最佳范围是 **2.0 ~ 3.0**，尽可能保证患者 INR 在 2.0 ~ 3.0 范围内的时间越长越好，低于 2.0 和高于 3.0 的时间长度尽可能别超过 30%，即在治疗目标范围内的总时间百分比 **TTR≥70%**，卒中与出血的总体风险均较低。

8. E　达比加群酯胶囊服用时不能打开胶囊服用，否则可明显增加口服生物利用度和出血风险。用药后

一旦**出血**，可使用特异性拮抗剂**依达赛珠单抗**解救。达比加群酯是直接凝血酶抑制剂，依达赛珠单抗与达比加群酯具有高度亲和力，可拮抗达比加群酯与凝血酶结合。

9. A　对于服用 DOAC 的患者进行手术时，应根据手术出血风险大小、患者**肾功能**决定停药时间、重启 DOAC 时间。本题患者**肾功能正常**，且皮肤活检手术出血风险低，术前无需停用利伐沙班，或仅在术前**停用 1 次**，术后重启利伐沙班的时间由出血风险高低决定，轻微出血风险可术后 **6** 小时重启，低出血风险可在术后 **12 ~ 24** 小时重启，高出血风险可在术后 **48 ~ 72** 小时重启。

10. D　伴有**房颤**的**急性冠状动脉综合征**患者植入药物洗脱**支架**后的抗血栓治疗应先评估患者的出血、缺血风险。**缺血风险**高者，植入支架后的 **1** 个月内宜**三联**抗血栓治疗，包含 **2** 个抗血小板聚集药、**1** 个 **OAC**，OAC **首选 DOAC**，即阿司匹林 + 氯吡格雷（或替格瑞洛）**+ DOAC**；如果患者出血风险高，则应尽早停用阿司匹林。**1** 个月后患者应**双联**抗血栓治疗至术后 **6 ~ 12** 个月，包含 **1** 个 **P2Y12** 受体拮抗剂、**1** 个 **OAC**，即氯吡格雷（或替格瑞洛）**+ DOAC**。

11. D　导管消融手术期间容易出现血栓栓塞性事件，应在术前、术中、术后不间断进行抗凝治疗。**术前已使用华法林或 DOAC 的患者无需停药**。术中应定期给予**肝素**抗凝，监测并维持 **ACT** 目标值 **>300s**。术后给予华法林或 DOAC 抗凝至少 **3** 个月，然后监测患者有无房颤复发，决定是否停用抗凝药。

12. D　胺碘酮含有碘，结构类似甲状腺素，可引起**甲状腺功能亢进或甲状腺功能减退**，长期用药者以**甲状腺功能减退常见**。可分布在肺部，造成肺纤维化，具有**肺毒性**。经肝脏代谢，可产生**肝毒性**。

二、配伍选择题

【1 ~ 3】CBE　房颤治疗包括**抗凝治疗、控制心室率、恢复和维持窦性心律**。房颤持续 48 小时以上可发生左心房附壁血栓，**预防房颤引起的血栓首选抗凝药**，包括华法林、直接口服抗凝药（DOAC，如达比加群酯、利伐沙班、阿哌沙班、艾多沙班），**不推荐抗血小板聚集药预防房颤患者血栓**。**β 受体拮抗剂、非二氢吡啶类钙通道阻滞剂（如维拉帕米、地尔硫䓬）、强心苷类（如地高辛）、胺碘酮都可以作为控制心室率**的药物，**首选 β 受体拮抗剂（洛尔类）**。大多数阵发性房颤在 1 ~ 2 天内可自行复律；经心室率控制后仍有症状的房颤患者应进行复律，对于房颤发

作持续时间在 7 天内的患者可实施药物复律，超过 7 天药物复律的有效性下降。**药物复律**主要使用 I c 类抗心律失常药（如氟卡尼、普罗帕酮）和 Ⅲ 类抗心律失常药（如胺碘酮、伊布利特、多非利特、维纳卡兰）。对于**伴有严重血流动力学障碍的房颤**，**电复律是首选方法**。维持窦性心律可使用 I c 类抗心律失常药（如氟卡尼、普罗帕酮）和胺碘酮、索他洛尔、决奈达隆。

【4~5】**BD**　房颤可诱发心源性血栓，预防**心源性血栓**建议首选抗凝药，如华法林、DOAC，而**不是抗血小板药**。中度及以上二尖瓣狭窄、机械瓣膜置换术后的**房颤患者只能应用华法林**。冠心病可诱发**非心源性血栓**，预防非心源性血栓首选抗血小板聚集药，如阿司匹林、氯吡格雷、替格瑞洛。

【6~7】**DB**　华法林个体差异大，有效治疗窗窄，起效慢，半衰期长，**出血风险大**，与药物、食物的相互作用复杂，应定期监测 **INR**。DOAC 可产生**肾毒性**，应定期监测**肾功能**，对肌酐清除率 <15ml/min 患者**不推荐使用**。

【8~10】**DBC**　肝素、低分子量肝素过量导致的出血可用**硫酸鱼精蛋白**解救，鱼精蛋白可通过静电结合的方式与肝素结合形成复合物，使肝素失活。维生素 K 参与凝血因子 Ⅱ、Ⅶ、Ⅸ、Ⅹ 的活化过程，具有凝血作用，**华法林**是维生素 K 的拮抗剂，华法林过量引起出血时，可使用**维生素 K_1** 对抗。达比加群酯是直接凝血酶抑制剂，引起出血时可使用**依达赛珠单抗**对抗，依达赛珠单抗与达比加群酯的亲和力远高于达比加群酯与凝血酶的亲和力，可阻止达比加群酯与凝血酶结合产生的抑制性药理作用。阿哌沙班、利伐沙班、艾多沙班是凝血因子 Ⅹa 抑制剂，引起出血时可用重组人 Ⅹa 因子 **Andexanet alfa** 对抗。

【11~12】**BA**　利伐沙班、艾多沙班经肾脏排泄，肾功能降低时，主动排泌减少，血药浓度升高，需定期**复查肾功能**，并根据肌酐清除率及时调整给药剂量。应用**华法林**期间应定期监测凝血功能，根据 **INR** 调整给药剂量。

【13~14】**DB**　房颤患者预防血栓应**首选抗凝药**，如华法林、达比加群酯、利伐沙班、阿哌沙班、艾多沙班。华法林的药效受到多种药物影响，肺结核患者服用多种化疗药物，其中的**利福平**是肝药酶诱导剂，与华法林合用可降低华法林药效，不建议患者使用，故该患者宜选择达比加群酯。达比加群酯经肾清除，应定期**监测肾功能**，**不推荐肌酐清除率 <30ml/min 的患者使用达比加群酯**，故该患者宜选用华法林。

【15~16】**AB**　$CHA_2DS_2-VASc-60$ 是房颤患者血栓栓塞风险评估方法，评分 ≥2 分的男性和 ≥3 分的女性患者血栓风险高，应给予抗凝药。**HAS-BLED** 评分是房颤患者**抗凝出血危险评估方法**，≤2 分出血风险低，≥3 分出血风险高。NRS 评分是疼痛标准评分，CTP 评分是肝功能分级系统评分，Naranjo 评分是药物不良反应因果关系定量评估方法。

三、综合分析选择题

1. C　华法林是抗凝药，可引起出血反应，**不影响血压**。胺碘酮是 Ⅲ 类抗心律失常药，具有轻度的阻断 α 和 β 受体作用，可降低血压。螺内酯和呋塞米是利尿剂，可降低血压。美托洛尔是 β 受体拮抗剂，可降低血压。

2. D　氨氯地平属于二氢吡啶类钙通道阻滞剂，可引起心率加快，虽无绝对禁忌证，但应**慎用于心动过速和心力衰竭**患者。患者目前血压 140/90mmHg，且有多个药物都有降压作用，可以考虑暂时不用，之后是否使用可依据患者血压控制情况决定。

3. D　华法林个体差异大，有效治疗窗窄，所以给药应个体化。华法林与多种食物、药物之间存在相互作用，部分食物如**大蒜、洋葱、葡萄柚、芒果**可增加其出血风险，而富含维生素 K 的食物可降低其药效。**抗血小板药、非甾体抗炎药、鱼油、肝药酶抑制剂**可增加其出血风险。**胺碘酮**是肝药酶 CYP2C9 抑制剂，可减慢华法林代谢，**增加其出血风险**。部分药物可降低其药效，如肝药酶诱导剂、维生素 K、雌激素、口服避孕药、螺内酯等。**螺内酯**具有弱肝药酶诱导作用，可加快华法林代谢，使其**药效降低**，故选项 D 说法错误。患者应用华法林前的 **INR 值已达 2.59**，超出正常人群 INR 参考范围 2.0~2.5，**本身出血风险就高**，所以起始华法林给药剂量略显偏高；也正因此，制定方案时起始使用华法林时没有必要联合低分子量肝素 3 天。

4. E　鼻衄属于轻微出血，可采用机械性压迫止血。目前患者 INR 值 4.40，超过 3.0 且引起出血症状，说明华法林已过量，**应停用华法林**，待 **INR 恢复至 2.0~3.0** 范围内后重新启用华法林，重启华法林时，应**减少剂量**，可尝试 1.5mg qd。患者肾功能正常，**可使用 DOAC**（达比加群酯、利伐沙班、阿哌沙班）替代华法林抗凝。**房颤患者不推荐抗血小板药阿司匹林、氯吡格雷预防血栓**。

四、多项选择题

1. ABCE 房颤持续 48 小时以上可发生**左心房附壁血栓**，不是左心室，左心耳是最常见的血栓附着部位。房颤最常见的临床表现是**心悸、乏力、胸闷**、运动耐量下降。心室率异常导致的心悸可能是主要表现，心室停搏可导致脑部供血不足而发生黑矇、晕厥。房颤可引起心功能下降，心排出量减少，可诱发、加重心力衰竭。

2. CD 可减弱华法林抗凝作用的药物和食物有：**维生素 K、苯巴比妥、雌激素、糖皮质激素、口服避孕药、螺内酯**、其他肝药酶诱导剂、**人参、西洋参、圣约翰草**，富含维生素 K 的蔬菜如西兰花、白菜、韭菜、莴苣、菠菜、花菜、甘蓝等。

3. ABCDE 可增强华法林抗凝作用和出血风险的药物和食物包括：**抗血小板药、非甾体抗炎药、肝药酶抑制剂、鱼油、丹参、当归、银杏、大蒜、洋葱、葡萄柚、芒果**。

第九章 神经精神系统常见疾病

第一节 焦虑抑郁

一、最佳选择题

1. B 苯二氮䓬类药物（如艾司唑仑、地西泮等）起效**快**，抗焦虑作用强，通常可在数分钟至数小时内缓解情绪症状和躯体症状，对**急性期**焦虑患者可考虑**短期**使用，一般治疗时间不超过 **2~3 周**。坦度螺酮、丁螺环酮起效慢，需 2~4 周起效，不适用于焦虑急性期快速缓解症状。

2. A 文拉法辛的主要不良反应包括**心悸**，耳鸣，口干，消化道反应、**头痛**、头晕、失眠等神经系统反应，**性功能障碍，血压轻度升高**。

3. D 氟西汀属于选择性 5-HT 再摄取抑制剂，**不建议与单胺氧化酶抑制剂（MAOIs）合用**，否则可引起 **5-HT 综合征**；利奈唑胺、吗氯贝胺、司来吉兰、圣约翰草提取物等对单胺氧化酶具有抑制作用。此外，选择性 5-HT 再摄取抑制剂（如氟西汀、帕罗西汀、艾司西酞普兰等）**不建议与替扎尼定、阿洛司琼、匹莫齐特合用**。

4. E 圣约翰草提取物不仅是众多 **CYP450 酶的诱导剂**，也是**单胺氧化酶的抑制剂**，与其他抗抑郁药合用有引起 **5-羟色胺综合征**的风险。

5. B 圣约翰草提取物是肝药酶诱导剂，可加快环孢素、他克莫司代谢，使其药效降低。

6. A 抑郁症的临床表现以**心境低落、思维迟缓、认知功能损害、意志活动减退、躯体症状**为主，其中，**心境低落是患者的核心症状**。躯体症状主要有睡眠障碍、乏力、食欲减退等；睡眠障碍以入睡困难最为多见，而以早醒最具特征性。

7. C 阿戈美拉汀主要经 **CYP1A2 代谢**，与这些酶有相互作用的药物可能会降低或升高阿戈美拉汀的生物利用度。**环丙沙星、氟伏沙明是 CYP1A2 强抑制剂**，两者均可明显抑制阿戈美拉汀的代谢，使阿戈美拉汀的暴露量增高（**血药浓度升高**），故该患者治疗社区获得性肺炎不宜选用环丙沙星。沙星类药物中的**莫西沙星、左氧氟沙星对 CYP1A2 不产生抑制作用**。

8. E **氟伏沙明是强 CYP1A2 抑制剂**，阿洛司琼、**替扎尼定是 CYP1A2 底物**，与氟伏沙明合用时，可导致阿洛司琼、替扎尼定**血药浓度升高**，不良反应增加。**匹莫齐特**治疗窗窄，且有 QT 间期延长风险，与氟伏沙明合用后代谢减慢，血药浓度升高；故两者禁止合用。**利奈唑胺是单胺氧化酶抑制剂**，与**多种抗抑郁药不建议合用**，包括氟伏沙明，否则可增加 **5-HT 综合征**风险。瑞格列奈是 CYP2C8 底物，氟伏沙明对该酶几乎没有影响。

9. A 阿戈美拉汀具有**肝毒性**，该药主要经 **CYP1A2 代谢**。氟伏沙明是 CYP1A2 强抑制剂，可使阿戈美拉汀血药浓度升高，最高可增加近 60 倍，所以两者合用后，阿戈美拉汀的肝毒性明显增加。

10. B 抑郁症患者诊断明确后应尽早治疗，提倡个体化治疗。给药方式采用**剂量滴定原则**，即**小剂量起始给药，逐渐增量**，以最小有效剂量长期维持治疗。长期应用抗抑郁药可出现受体下调，突然停药可出现戒断症状，所以**换药、停药**时也应**逐渐减量**，避免出现戒断症状。抗抑郁药基本都具有增加脑内 5-HT 功能作用，**联合用药易引起 5-HT 综合征**，所以应尽可能**单一用药，足量、足疗程**治疗。单一用药治疗不佳时，可考虑**换用另一种药**；换药仍无效时，可考虑**联合2种不同作用机制的抗抑郁药**。**急性期**治疗建议至少**3个月**，症状消失者进入**4～9个月**的**巩固期**治疗。对于复发病例，在巩固期治疗后一般需要进行**1～5年的维持期**治疗。抗抑郁药普遍**起效慢**，多数在开始用药**2周后见效**，通常需要**4～6周**才能产生充分效果。

11. E　氟哌噻吨美利曲辛是复方制剂，美利曲辛是三环类抗抑郁药，具有一定的**抗胆碱作用**，可引起微循环小血管松弛、口干、便秘、眼内压升高、QT间期延长，**禁用于循环衰竭、肾上腺嗜铬细胞瘤、未经治疗的闭角型青光眼，不推荐**用于心肌梗死的恢复早期、各种程度的**心脏传导阻滞**或心律失常及冠状动脉缺血患者。

12. B　度洛西汀可引起眼内压升高，禁用于未经治疗的**闭角型青光眼**。

二、配伍选择题

【1～2】DB　苯二氮䓬类药物起效快，抗焦虑作用强，通常可在数分钟至数小时内缓解情绪症状和躯体症状，对**急性期**焦虑患者可考虑**短期**使用，一般治疗时间不超过**2～3周**。5-HT$_{1A}$受体部分激动剂（如丁螺环酮、坦度螺酮）起效相对较慢，通常需要**2～4周**见效，个别患者甚至需要6～7周。

【3～5】CBE　选择性5-HT再摄取抑制剂有氟西汀、帕罗西汀、舍曲林、氟伏沙明、西酞普兰、艾司西酞普兰等。5-HT和NE再摄取抑制剂有文拉法辛、度洛西汀。NE和特异性5-HT能抗抑郁药有米氮平。上述三类药物均不能与单胺氧化酶抑制剂合用。

【6～8】CAB　米氮平常见不良反应有镇静、嗜睡、头晕、乏力、**食欲增加和体重增加**。文拉法辛主要不良反应有心悸，耳鸣，口干，消化道反应，头痛、头晕、失眠等神经系统反应，**性功能障碍**，血压轻度升高。圣约翰草提取物主要不良反应有胃肠道反应、疲劳、镇静、**光过敏**。

【9～10】EA　多塞平属于三环类抗抑郁药，该类药物具有一定的**抗胆碱作用**，可**升高眼内压**，青光眼患者禁用；可松弛膀胱平滑肌，**加重尿潴留**，前列腺增生患者以及排尿困难患者禁用。阿戈美拉汀的**肝毒性明显**，对乙肝病毒携带者/患者、**丙肝病毒携带者/患者、肝功能受损者**以及ALT、AST超过正常范围上限者禁用。

【11～13】EBB　氟西汀消除半衰期为**4～6天**，

活性代谢物N-去甲氟西汀的消除半衰期为4～16天；**半衰期过长**是造成停药后其在**体内存留5～6周**的原因，为**避免出现5-HT综合征**，在**停用氟西汀5周后**才能使用单胺氧化酶抑制剂吗氯贝胺。吗氯贝胺消除半衰期为2～3小时，**停药2周后**使用其他抗抑郁药比较安全。艾司西酞普兰消除半衰期为10～35小时，**停药2周后**使用其他抗抑郁药比较安全。

【14～16】DAD　抑郁症表现为"**晨重夜轻**"，一般建议清晨服药。氟西汀、帕罗西汀、舍曲林、西酞普兰、艾司西酞普兰半衰期较长，每日服药一次即可，食物可提高口服生物利用度，建议**早餐后**服用。阿戈美拉汀具有抗抑郁与焦虑、**镇静催眠**作用，所以应选择睡前给药。**氟伏沙明**镇静作用强，可在**睡前（qn）**或午、晚分次服用。

三、综合分析选择题

1. A　惊恐发作也就是**急性焦虑**，主要表现为躯体症状，如胸痛、呼吸困难，常呈急性阵发性。**苯二氮䓬类药物**可松弛呼吸肌，**缓解呼吸困难症状**；**缓解胸痛症状**；并可改善惊恐发作伴随的**睡眠障碍**。苯二氮䓬类药物**是焦虑障碍急性发作的短期治疗首选药**，疗程一般不超过**2～3周**。丁螺环酮起效慢，2～4周才开始见效。艾司西酞普兰、度洛西汀等抗焦虑抑郁药起效缓慢，通常都是2周后才开始起效。

2. D　帕罗西汀属于选择性5-HT再摄取抑制剂，半衰期长，**每日服用1次**即可。因广泛性焦虑常伴随抑郁症状，抑郁症多数表现为晨重夜轻，所以给予抗抑郁药帕罗西汀建议**早餐后服用**，可有效控制症状。**多种抗焦虑抑郁药都不建议与单胺氧化酶抑制剂合用**，容易引起5-HT综合征。抗抑郁药**小剂量起始**给药，逐渐增量，增加剂量的间隔时间一般不少于3～7日。

3. B　普萘洛尔属于β受体拮抗剂，作用于心脏β$_1$受体，可减慢心率，缓解心悸、心动过速症状；作用于骨骼肌β$_2$受体，可松弛骨骼肌，缓解震颤。

4. E　抑郁症的治疗包括**药物治疗和非药物治疗**。药物治疗起始应尽可能单一用药；在单一药物治疗不佳时，可考虑**换用另一种药物**；换药后仍然无效者，方可考虑**2种不同作用机制的抗抑郁药联合**治疗。非药物治疗包括**心理治疗、电休克疗法、体育疗法**，建立良好的**医患关系**并向患者详细解释病情。电休克疗法常用于有自杀倾向的患者或使用抗抑郁药物无效的患者，但电休克治疗后仍需药物维持治疗。本题患者有自杀行为，必要时可以考虑电休克治疗。心理治疗可消除患者的负面情绪；运动可以改善患者情绪、减轻焦虑和抑郁症状，有助于睡眠等。

5. A 缓释片含药量比普通片高，通过逐渐释放药物维持血药浓度稳定。缓释片不可掰开服用、不可嚼碎服用、不可溶于水后饮服，否则失去了缓释作用，同时药物突释剂量过高容易出现毒副作用。抑郁症多数表现为**晨重夜轻**，所以给予抗抑郁药多数建议**早餐后**服用。

6. B 抑郁症**急性期**治疗至少**3个月**，症状完全消失者进行 **4～9个月**的**巩固期**治疗；复发者还需要 **1～5年**的**维持期**治疗。抗抑郁药不良反应多，多数可耐受，出现一般症状时应继续服药，**突然停药**可导致**症状反跳和戒断症状**。抗抑郁药起效慢，一般 2 周才开始起效，多数在 4～6 周见效；用药 **4～6 周仍无效**时，**可考虑换药**。抗抑郁药多数有镇静、嗜睡作用，用药后**不宜从事驾驶**、操控精密仪器、高空作业等需要高度集中注意力的工作。抗抑郁药可经乳汁分泌，**哺乳期应慎用**，必须服用抗抑郁药的哺乳期女性建议停止母乳喂养。

四、多项选择题

1. ABDE 单胺氧化酶抑制剂（MAOIs）可抑制去甲肾上腺素（NE）、多巴胺（DA）、5-羟色胺（5-HT）等神经递质代谢，增加 5-HT 功能，与 5-HT 能药物合用时，易引起兴奋性药理作用，如神经系统兴奋可导致精神紊乱和行为改变（如**躁狂**、激越、意识混乱等）、运动功能亢进（如**肌痉挛**、肌强直、震颤、**共济失调**等）、自主神经功能紊乱（如发热、恶心、呕吐、**头痛**、**出汗**、**心动过速**、**血压改变**等），上述症状即为 **5-HT 综合征**表现。多种抗抑郁药都不能与 MAOIs 合用。如 5-HT$_{1A}$ 受体部分激动剂（**丁螺环酮、坦度螺酮**）、三环类抗抑郁药（**阿米替林、丙米嗪、多塞平、氯米帕明**）、选择性 5-HT 再摄取抑制剂（**氟西汀、帕罗西汀、舍曲林、西酞普兰、艾司西酞普兰**）、5-HT 和 NE 再摄取抑制剂（**文拉法辛、度洛西汀**）、NE 和特异性 5-HT 能抗抑郁药（**米氮平**）、5-羟色胺受体拮抗和再摄取抑制剂（**曲唑酮**）。

2. BCDE 抑郁症的临床表现以**心境低落**、**思维迟缓**、**认知功能损害**、**意志活动减退**、**躯体症状**为主。心境低落是患者的核心症状，有"**晨重夜轻**"的节律特征。思维迟缓表现为主动语言减少、语速减慢、声音低沉，严重者无法与人进行正常交流。认知功能损害表现为近事记忆力下降、注意力障碍（反应时间延长）、警觉性增高，引起社会功能障碍，可影响患者的远期预后。意志活动减退表现为行为缓慢、生活被动、疏懒、不想做事，不想与人接触，严重者发展为不语、不动、不食，可达木僵状态，甚至伴有自杀倾向。躯体症状主要有睡眠障碍、乏力、食欲减退等；睡眠障碍以入睡困难最为多见，而以早醒最具特征性。

3. ABCDE 多塞平属于**三环类抗抑郁药**，具有一定的**抗胆碱作用**，可减少腺体分泌，引起口干、眼干等；可扩张血管，引起**多汗**、潮红、**体位性低血压**等；可减慢胃肠道蠕动，引起**便秘**；可松弛眼部睫状肌和膀胱平滑肌，引起视物模糊、**排尿困难**。**文拉法辛**增加 5-HT 和 NE 功能，可引起**心悸**、**血压轻度升高**、**性功能障碍**、**失眠**或嗜睡等。曲唑酮可引起口干、镇静、头晕、阴茎异常勃起等。

第二节 睡眠障碍

一、最佳选择题

1. E 苯二氮䓬类镇静催眠药包括地西泮、艾司唑仑等，该类药物具有后遗效应，可产生**宿醉现象**，表现为第二天晨起后仍具有嗜睡特征，且可引起肌肉松弛、肢体无力，**老年**患者服用后容易出现**晨起跌倒**、骨折风险，**不建议首选**。

2. C 新型非苯二氮䓬类药物有唑吡坦、佐匹克隆、右佐匹克隆、扎来普隆，这些药物仅有单一的催眠作用，**无肌肉松弛和抗惊厥作用**；它们的半衰期短，几乎**无宿醉现象**，不会产生日间困倦问题；上述药物的**依赖性**和**戒断症状**也较苯二氮䓬类**轻**，仅在长期和大量应用时才有可能出现，故被推荐作为**原发性失眠的一线治疗药**。

3. A 阿戈美拉汀、多塞平、米氮平三个药物对抑郁症、失眠症均有治疗作用，单一用药适于伴有失眠的抑郁症患者。伴有失眠的抑郁症患者还可选择**抗抑郁药联合镇静催眠药**，如帕罗西汀联合扎来普隆。唑吡坦和氯硝西泮均为镇静催眠药，对抑郁症均无效。

4. D **老年原发性**失眠患者应**首选非药物**治疗。非药物治疗无效后，可考虑使用镇静催眠药，**首选几**乎无宿醉现象、成瘾性、戒断症状的非苯二氮䓬类药物，如唑吡坦、扎来普隆等，但并非禁止使用苯二氮䓬类药物。无论使用哪一种镇静催眠药，均应遵循"采用**最小有效剂量**，**按需给药**或**间歇疗法**，**短期给药**，长期用药停药时应**逐渐减量停用**"的原则，尽可能避免按时给药和长期给药。

5. A　镇静催眠药应**按需给药**或**间歇疗法**，不是按**时给药**。间歇疗法建议每周给药 2~4 次。镇静催眠药**不主张长期连续**给药，**建议短期**治疗，常规用药不超过 3~4 周。镇静催眠药建议从**最小有效剂量开始**给药，不主张大剂量给药。长期用药后应**逐渐减量停药**，**每天减少原剂量的 25%**。伴有**呼吸困难**的患者应**避免使用苯二氮䓬类**药物，可加重呼吸困难症状，如**严重慢阻肺**患者、**阻塞性睡眠呼吸暂停**（低通气）综合征患者。对高碳酸血症明显的慢阻肺患者急性加重期、限制性通气功能障碍失代偿期的患者禁用苯二氮䓬类药物。

二、配伍选择题

【1~2】**EA**　褪黑素参与调节睡眠 - 觉醒周期，可以改善时差症状，可**用于倒时差**。劳拉西泮属于苯二氮䓬类药物，具有**抗焦虑**、**镇静催眠**、肌松作用，**短期使用可用于治疗焦虑症急性发作**，**适宜伴有失眠的焦虑障碍患者**，但对抑郁无治疗作用。唑吡坦、右佐匹克隆、扎来普隆仅用于失眠，对焦虑、抑郁无效。

【3~5】**CAD**　地西泮别名是**安定**，艾司唑仑别名是**舒乐安定**，硝西泮别名是**硝基安定**，氯氮䓬别名是**利眠宁**。阿普唑仑别名是佳静安定。

【6~8】**ABC**　苯二氮䓬类药物（如地西泮、艾司唑仑）具有**肌肉松弛**作用，可麻痹呼吸肌导致呼吸抑制，不建议慢性阻塞性肺疾病患者使用，**严重慢阻肺患者应禁用**。阿戈美拉汀是抗抑郁药，也是镇静催眠药，可**用于伴有失眠的抑郁症**患者。原发性失眠经生活方式干预无效后，可首选非苯二氮䓬类药物如唑吡坦、佐匹克隆、右佐匹克隆、扎来普隆。

三、多项选择题

1. ACD　苯二氮䓬类药物的**依赖性**、**成瘾性**、**耐**

受性、**戒断症状更突出**，长期用药后可出现依赖性，突然停药可引起停药反跳。非苯二氮䓬类药物的上述问题很少，但长期、大量应用后也不能完全避免，故无论应用哪一类镇静催眠药，**停止药物治疗时均应减量停药**。对于长期应用镇静催眠药的慢性失眠患者，**不提倡药物连续**治疗，推荐采用**间歇治疗**或**按需治疗**的服药方式。**原发性失眠首选非药物**治疗，非药物治疗无效后首选非苯二氮䓬类药物**按需**、**短期**治疗。失眠继发于或伴发于其他疾病时，应同时治疗原发或伴发疾病。镇静催眠药脂溶性强，易透过胎盘屏障、血 - 脑屏障，可引起胎儿大脑发育异常，**妊娠期应避免使用**；药物的强脂溶性使其易分泌至乳汁中，**哺乳期女性应避免使用**或使用后停止哺乳。苯二氮䓬类药物具有**肌松**作用，可松弛呼吸肌导致呼吸困难加重，伴有**严重慢性阻塞性肺疾病**的失眠患者应**禁用苯二氮䓬类**药物。

2. BCDE　抗失眠药安全范围大，无需监测血药浓度，但长期治疗时应定期**评估治疗的必要性**。失眠患者**不宜饮用茶**、**咖啡等兴奋性饮料**；药物与乙醇可产生中枢抑制不良反应叠加，应避免合用。镇静催眠药可引起嗜睡，服药后短时间内不宜驾车、操作仪器。具有肝、肾毒性，长期用药者应定期**监测血常规和肝**、**肾功能**。

3. ABCDE　苯二氮䓬类药物具有后遗效应，可引起**宿醉现象**，表现为日间困倦、乏力；加之肌肉松弛作用，老年患者服用后易出现**晨起跌倒**。长期应用苯二氮䓬类药物可出现**耐受性**、**成瘾性**或**依赖性**，突然停药可产生**症状复发**或**戒断症状**，即停药反跳。苯二氮䓬类药物在肝脏代谢，长期用药可引起**肝毒性**，应定期**监测血常规和肝**、**肾功能**。

4. BCE　非苯二氮䓬类药物如唑吡坦、佐匹克隆、右佐匹克隆、扎来普隆在短期、间断给药几乎无**成瘾性**、**依赖性**、**戒断症状**，且半衰期短，是**原发性失眠的首选药**。

第三节　脑　卒　中

一、最佳选择题

1. C　心源性血栓患者首选抗凝药（如华法林、达比加群酯、利伐沙班、阿哌沙班、艾多沙班）预防血栓复发，例如**伴有房颤的缺血性脑卒中患者应首选**

抗凝药。非心源性血栓患者首选抗血小板聚集药（如阿司匹林、氯吡格雷、替格瑞洛）预防血栓复发，约逾80%的缺血性脑卒中患者是非心源性血栓，首选**抗血小板聚集药**，例如**伴有冠状动脉粥样硬化性心脏病的缺血性脑卒中患者应首选抗血小板聚集药**。

2. A 溶栓治疗前应排除溶栓禁忌证，患者血小板 $<100 \times 10^9/L$、血压 190/110mmHg，属于**溶栓禁忌证**，不能使用阿替普酶溶栓治疗。**不能溶栓**的患者应尽快给予双联抗血小板治疗。患者伴有高血压、高脂血症、**颅内压升高**，应分别给予拉贝洛尔、阿托伐他汀、**甘露醇**治疗。

3. D 同型半胱氨酸在 B 族维生素的辅助下循环转化为蛋氨酸或半胱氨酸，若缺乏 B 族维生素，则会无法转换，导致血液中同型半胱氨酸升高。**参与同型半胱氨酸代谢**的 B 族维生素包括**叶酸、维生素 B_6** 和**维生素 B_{12}**。高同型半胱氨酸血症可增加脑卒中风险。

4. E 缺血性脑卒中也称脑梗死，二级预防是指**发生卒中后预防复发**。脑梗死患者在急性发病初期先**双联抗血小板**治疗，通常不超过 1 年；**之后长期、单一抗血小板**治疗，可选用阿司匹林肠溶片或氯吡格雷，**不推荐长期双联抗血小板**治疗。高血压、糖尿病和糖代谢异常、高脂血症、阻塞性睡眠呼吸暂停低通气综合征、高同型半胱氨酸血症、吸烟都是脑梗死的危险因素，伴有上述问题的患者应同时积极治疗相关疾病或病症，建议**控制血压 $<140/90mmHg$、LDL – C $<1.8mmol/L$、HbA1c $<7\%$**。伴有睡眠呼吸暂停低通气综合征的患者可考虑睡眠监测和**持续气道正压通气**。所有患者均应戒烟。

5. C 脑梗死发病 **4.5 小时内**可选择静脉溶栓，**首选静脉滴注阿替普酶**。如果发病 4.5 ~ 6 小时，可选用**尿激酶**溶栓治疗。**不能溶栓**的患者应在发病 24 小时内**尽早启动双联抗血小板**治疗，轻症患者双联抗血小板疗程一般为 **21 日**，颅内动脉严重狭窄者（**狭窄率 70% ~ 99%**）疗程一般为 **90 日**。伴有房颤的患者预防血栓复发**首选口服抗凝药**，不推荐抗血小板聚集药。高纤维蛋白原血症者可选用**降纤酶、巴曲酶、蚓激酶或蕲蛇酶**进行降纤治疗。

6. A "心率 55 次/分、心律齐、各瓣膜区未闻及病理性杂音"提示患者无心房颤动，属于**非心源性血栓**引起的缺血性脑卒中，应选择**抗血小板**治疗。对于未接受静脉溶栓的缺血性脑卒中患者，应尽早双联抗血小板治疗，**轻者疗程通常为 21 日，重者疗程通常为 90 日**。

7. D 溶栓药、阿司匹林、华法林的出血风险都很高，通常情况下禁止合用，应**至少间隔 24 小时**，除非患者存在其他**特殊情况**（如合并疾病）。对大多数缺血性脑卒中患者不推荐扩容治疗，对于**低血压或脑血流低灌注**所致的缺血性脑卒中"分水岭"梗死亚型患者**可考虑扩容**治疗，而**不是降低颅内压**治疗。用

于减轻脑水肿、降低颅内压的药物有**甘露醇、高张盐水、呋塞米、甘油果糖**。甘露醇、高张盐水作用强，可明显减轻脑水肿、降低颅内压；**甘油果糖作用温和**。

8. B **口服避孕药**可增加凝血功能，易诱发血栓栓塞性疾病，缺血性脑卒中、冠心病患者应避免使用。

9. C 氯吡格雷属于前药，需经 **CYP2C19 代谢后产生活性**，CYP2C19 **功能缺失**等位基因携带者服用氯吡格雷无效。

10. C 患者血压控制良好，无需增加降压药尼莫地平。患者血糖控制良好，无需增加格列本脲。患者 3 年前诊断为缺血性脑卒中，长期抗血栓应单一用药，无需加用氯吡格雷。患者血脂水平依然较高，LDL – C 为 3.1mmol/L，**建议超过 2.6mmol/L 患者仍需加强降血脂治疗，目标值 LDL – C $<1.8mmol/L$**。患者目前肝功能指标 ALT、AST 小于正常范围上限 3 倍，肌功能指标 CK 小于正常范围上限 4 倍，可在服用普伐他汀基础上联合依折麦布。非诺贝特主要是降低三酰甘油，题干未提及三酰甘油 TG 水平，故暂不应首先考虑加用非诺贝特。

11. E **颈动脉粥样硬化斑块**患者一旦斑块脱落极易诱发血小板聚集，**引起血栓**，属于**非心源性血栓**，**应首选抗血小板聚集药**预防，**不推荐使用抗凝药华法林**。阿司匹林、氯吡格雷是常用的抗血小板聚集药。**阿司匹林/双嘧达莫复方制剂、西洛他唑**都可作为阿司匹林或氯吡格雷的**替代治疗药物**。

12. D 溶栓治疗的禁忌证主要是**活动性出血或出血风险高**、一旦出血后果严重的患者。既往（≥1 年）有消化道溃疡说明近 3 周内没有活动性消化道出血症状，可以进行溶栓治疗。**既往有颅内出血病史患者**一旦溶栓出血，预后较差，**应禁止溶栓**治疗。近 2 周内做过**大的外科手术**患者、近 1 周内有不可压迫部位的**动脉穿刺**患者、**收缩压 > 180mmHg** 或舒张压 **>100mmHg** 患者都存在血管容易出血风险，**应禁止溶栓**。

13. B 脑出血患者内科治疗包括降低颅内压、血压管理、控制血糖、止血药物治疗、病因治疗、一般治疗。对于颅内压升高者，可给予**甘露醇、呋塞米或甘油果糖**。对于血压控制，应将"**160/90mmHg**"作为**参考的降压目标值**，血压过高可加重脑出血，血压过低可导致脑部供血不足；当收缩压 >220mmHg 时，应积极静脉降压；当血压 >180mmHg 时，可静脉降压。对于**血糖 > 10**mmol/L 患者可给予**胰岛素**，对于血糖 <3.3mmol/L 患者可给予 10% ~20% 葡萄糖溶液

口服或注射治疗，将血糖值控制在 7.8 ～ 10.0mmol/L 范围内。患者在**急性期**应绝对**卧床休息，抬高床头15°～ 30°**以减少脑部血流量，减轻脑水肿。对于伴有**便秘**的患者，应积极给予**缓泻药，避免用力排便**加重脑出血。

14. A 脑出血急性期应绝对**卧床休息**，但要**定期翻身，防止压疮**；翻身时注意保护头部，动作要轻稳，防止加重脑出血。**大便干燥**者可因排便用力过大而**诱发、加重脑出血**，应给予脑出血患者补充水分和**膳食纤维**，防止大便干燥，一旦出现便秘应使用**缓泻药**治疗。**情绪波动**、剧烈运动都是脑出血的诱发因素，应避免诱因。急性期要**保持瘫痪侧肢体置于功能位**，防止发生挛缩畸形。病情稳定后应逐步恢复运动，初始先做被动运动，即由家属帮助患者按摩、活动瘫痪侧肢体，待瘫痪侧肢体恢复后再循序渐进进行主动运动。

15. D 脑出血的治疗包括内科治疗和手术治疗，**大多数患者均以内科治疗**为主；如果病情危重或发现有颅内器质性原因，且有手术适应证者，则应进行外科治疗。止血药物治疗脑出血的临床疗效尚不确定，且可能增加血栓栓塞风险，**不推荐常规使用止血药物治疗**。**华法林**引起的脑出血，可静脉应用**维生素 K**、新鲜冻干血浆、浓缩型凝血酶原复合物治疗，可根据条件选择其一。**肝素**引起的脑出血可给予硫酸鱼精蛋白对抗。**溶栓药物**引起的脑出血可输注**凝血因子和血小板治疗**。

二、配伍选择题

【1 ～ 3】**BDA** 具有脑卒中高复发风险（ABCD$_2$ ≥4 分）的急性非心源性 **TIA** 患者，须尽早给予**双联抗血小板治疗 21 日**。发病 30 日内伴有症状性**颅内动脉严重狭窄**（狭窄率 70% ～ 99%）的缺血性脑卒中患者应尽早给予**双联抗血小板治疗 90 日**。植入药物洗脱**支架**的 ACS 患者术后双联抗血小板治疗应持续到支架被完全内皮化，建议双联抗血小板治疗至少 **12个月**。

【4 ～ 6】**BDE** 丁基苯酞、胞二磷胆碱、依达拉奉属于神经保护和改善脑循环药物。呋塞米、甘露醇、甘油果糖、高张盐水属于减轻脑水肿、降低颅内压治疗药物。降低血浆纤维蛋白原的药物有降纤酶、巴曲酶、蚓激酶、蕲蛇酶，适于不能溶栓的高纤维蛋白原血症者。

【7 ～ 9】**AEC** 临床用**卒中量表**评估缺血性脑卒中病情严重程度，如美国国立卫生研究院卒中量表

NHISS。焦虑症筛查量表是 **GAD - 7** 量表。阿片类药物滥用状况量表是 **COMM** 量表。**GOLD** 是慢阻肺气流受限程度分级评价量表。**mMRC** 是呼吸困难量表。

【10 ～ 11】**EB** 颅内动脉狭窄导致的血栓属于非心源性血栓，应使用**抗血小板聚集药阿司匹林、氯吡格雷**。中度以上二尖瓣狭窄、机械瓣膜置换术患者（**瓣膜性房颤**）导致的血栓属于**心源性血栓**，目前建议使用**华法林**，不推荐使用直接口服抗凝药。非瓣膜性房颤患者预防血栓可选用**华法林**或**直接口服抗凝药**（达比加群酯、利伐沙班、阿哌沙班、艾多沙班）。

三、综合分析选择题

1. A "抢时间"对于脑卒中的治疗至关重要，**溶栓治疗应越早越好，发病后 3 小时内溶栓**可以很好地避免脑卒中后遗症。

2. E 准备溶栓及桥接血管内取栓者，血压应控制在**收缩压 <180**mmHg 且**舒张压 <100**mmHg。阿替普酶的主要不良反应是**出血**，治疗时应密切**关注出血危险和血压变化**，血压过高易导致脑出血、血压过低可导致脑部血流量不足。根据患者体重计算，患者应使用约 65mg 阿替普酶。阿替普酶可采用负荷给药法，先静脉推注 10% 剂量，即 6.5mg；之后将剩余的 90%剂量，即 58.5mg 持续滴注 1 小时。

3. E 溶栓药、抗凝药、抗血小板药均有出血风险，**不宜联合使用**。治疗缺血性脑卒中时，至少应在患者溶栓治疗结束 24 小时后才能开展抗血小板治疗或抗凝治疗。由于患者伴有房颤且脑内动脉未见狭窄，说明患者的脑栓塞应该是房颤所致，应首选抗凝治疗预防血栓。**华法林起效慢，通常初始桥接低分子量肝素 3 ～ 4 天，待华法林起效后停用低分子量肝素**。

四、多项选择题

1. ABCDE 未发生卒中前预防卒中的发生属于**一级预防**；发生卒中后预防复发属于**二级预防**。二级预防除**抗血小板治疗**（如阿司匹林、氯吡格雷）或抗凝治疗（如华法林、达比加群酯等 DOAC）外，对合并基础疾病也应积极进行药物治疗。患者伴有**高血压**，可服用降压药尼莫地平、赖诺普利；伴有 2 型糖尿病，可服用降糖药二甲双胍；伴有冠状动脉粥样硬化性心脏病，可服用 ACEI 赖诺普利、降脂药氟伐他汀。

2. AD 理论上神经保护药物可改善缺血性脑卒中患者预后，目前常用的有**丁基苯酞**、胞二磷胆碱、依达拉奉。

3. ABCDE　脑血管病的危险因素包括可预防和不可预防两类，应积极控制的可预防危险因素有**高血压**、**血脂异常**、**糖尿病**、**阻塞性睡眠呼吸暂停低通气综合征**、**高同型半胱氨酸血症**、**吸烟**等。

4. ABCDE　缺血性脑卒中患者溶栓治疗的禁忌证包括　①**颅内出血**高风险患者：如颅内出血及既往颅内出血史、颅内肿瘤、巨大颅内动脉瘤、近 3 个月内有严重头颅外伤史或卒中史、近 3 个月有颅内或椎管内手术。②其他部位**高出血风险**者：如近 2 周内进行过**大型外科手术**、近 3 周内有**胃肠或泌尿系统出血**、活动性内脏出血、近 1 周内有在不易压迫止血部位的**动脉穿刺**、**主动脉弓夹层**。③近期使用过**易出血风险药物**者：如 24 小时内使用过低分子量**肝素**、使用**华法林**且 INR > 1.7 或 PT > 15s、48 小时内使用过**凝血酶抑制剂**或 X a 因子抑制剂。④严重高血压、糖尿病患者：如收缩压 ≥ **180**mmHg 或舒张压 ≥ **100**mmHg、血糖 < 2.8mmol/L 或 > 22.22mmol/L。⑤血小板计数 < 100 × 10^9/L 者。⑥脑梗死面积 > 1/3 大脑中动脉供血区者。

5. ABCDE　脑出血患者在**急性期**应绝对**卧床休息**、**定期翻身**、**预防压疮**。保持气道通畅，有意识障碍或缺氧征象者应给予**吸氧**。昏迷或吞咽困难者可**鼻饲流食**。便秘者可给予**缓泻药**，过度烦躁不安者可给予**镇静药**。应加强口腔护理、**及时吸痰**，**预防感染**。脑出血患者在病情**稳定后可先做被动运动**，待瘫痪侧肢体功能恢复后**逐步进行主动运动**；有其他合并疾病应积极进行药物治疗并定期监测。无论急性期或稳定期，患者均应保持**饮食清淡**、**二便通畅**；应限制盐摄入量，以 **2 ~ 5g/d** 为宜。

第四节　帕金森病

一、最佳选择题

1. C　发生于 40 岁以下的帕金森病属于早发型，也有研究以 50 岁发病为界。本题患者 73 岁，属于晚发型。**晚发型**或伴有**智能减退**的患者，一般**首选复方左旋多巴**治疗。

2. A　在抗帕金森病药中，**苯海索**、复方**左旋多巴**可升高眼内压，加重青光眼症状，**禁用于闭角型青光眼患者**。

3. E　阿尔茨海默病属于老年痴呆的一种类型，患者脑内乙酰胆碱功能降低，服用抗胆碱药物可加重老年痴呆。**苯海索**是 M 受体拮抗剂，属于抗胆碱药，**禁用于闭角型青光眼**、**前列腺增生**患者；≥**60 岁**的患者最好不应用苯海索，尤其是老年痴呆患者，会加重认知功能障碍。

4. C　恩他卡朋属于儿茶酚氧位甲基转移酶（COMT）抑制剂，此类药物主要是抑制左旋多巴的甲基化代谢，延长左旋多巴疗效。单一使用恩他卡朋无效，**须与左旋多巴合用**。

5. C　食物可影响左旋多巴的吸收，建议**餐前 1 小时**或**餐后 1.5 小时**服用。**不宜突然停药**，否则可导致病情复发或恶化，称为恶性撤药综合征。左旋多巴有引致精神错乱的毒副作用，**精神病患者禁用**。左旋多巴在外周的代谢产物多巴胺可直接刺激胃肠道，伴有**活动性消化道溃疡**患者应**慎用**。蛋白质食物会影响左旋多巴的吸收，**不宜同服**。

6. D　金刚烷胺慎用于**肾功能不全**、**癫痫**、**严重胃溃疡**、**肝病**患者，禁用于**哺乳期女性**。**恩他卡朋单用无效**。苯海索禁用于**前列腺增生**患者。美金刚是治疗阿尔茨海默病药物。患者 72 岁，属于晚发型帕金森病，一般首选复方左旋多巴；患者伴有**活动性胃溃疡**，**可慎用**复方左旋多巴，用药期间积极治疗活动性胃溃疡并密切关注。

7. A　司来吉兰可引起**失眠**，勿在傍晚、晚间服用。一日 1 次给药时可选择**早晨服用**，一日 2 次给药时应选择**早晨 1 次**、**中午 1 次**。

8. C　复方左旋多巴的"剂末恶化"又称为疗效减退，是指每次用药的**有效时间缩短**，症状随血药浓度发生规律性波动，从而引起症状波动。所以，可通过**增加每日给药次数**或使用缓、控释制剂来维持血药浓度稳定，每日总剂量可不变或适当增量。此外，改善左旋多巴"剂末恶化"可采取**联合其他抗帕金森病药**的方法，如联合**多巴胺受体激动剂**（如普拉克索、罗匹尼罗等）、**MAO - B 抑制剂**（如雷沙吉兰、司来吉兰）或 COMT 抑制剂（如恩他卡朋、托卡朋）。

9. B　"剂末恶化"主要是因为每次用药的**有效时间缩短**，症状随血药浓度发生规律性波动，从而引起症状波动。如果**缩短给药间隔时间**，即增加每日给药次数，可减少血药浓度波动，维持血药浓度稳定，可延长药物的有效时间。可采用的给药方法有：每日**增加给药次数**，每次给药剂量减少，维持日总剂量不变；或者每日增加给药次数，每次给药剂量不变，日总剂量增加。改用缓、控释制剂可持续释放药物，血药浓度波动小，可维持血药浓度稳定，所以改善"剂末恶化"时**将常释制剂改为缓、控释制剂**，但要增加给药剂量 20% ~30% 。

10. D 异动症是长期服用左旋多巴产生的副作用。在左旋多巴血药浓度达到峰值的时间段内出现的异动症称为**剂峰异动症**，处理策略是适当减少左旋多巴的用药剂量，故 D 选项说法错误。出现剂峰异动症时，可采取 4 种措施：①**减少左旋多巴的每次给药剂量**；②**在减少左旋多巴剂量的同时联合 COMT 抑制剂**（如恩他卡朋、托卡朋）或多巴胺受体激动剂（如普拉克索、罗匹尼罗、罗替戈汀）；③**联合金刚烷胺或氯氮平**；④使用缓释制剂的患者可**改换成常释制剂**。

11. E 对于清晨出现肌张力障碍的患者，应保证在清晨阶段体内的左旋多巴仍处在有效血药浓度范围内，可减轻症状。建议患者在**睡前加服左旋多巴缓释剂或长效多巴胺受体激动剂**（普拉克索、罗匹尼罗、罗替戈汀），可在清晨仍产生药效；或者在**起床前服用快速起效的左旋多巴制剂，如常释剂、溶液剂**。起床前服用缓释剂起效慢，对清晨肌张力障碍的缓解作用差。

12. A 帕金森病的药物治疗应坚持**剂量滴定**原则，**小剂量起始**，逐渐增量，以最小有效剂量维持治疗。停止治疗时应**逐渐减量至停药**。初始治疗多为单药治疗，也可采用优化的小剂量多种不同机制的药物**联合治疗**。通常情况下尽量不使用抗胆碱药苯海索，尤其是**老年男性**患者（可松弛膀胱平滑肌，加重排尿困难）；但苯海索改善震颤作用明显，对震颤明显且其他药物疗效欠佳的患者，**可考虑使用苯海索**。

13. A 帕金森病可导致**便秘**，患者应多喝水、摄入**高纤维素食物**，减少便秘发生。帕金森病可导致**直立性低血压**，患者应避免突然改变体位，起床、站立、转头等动作应**缓慢**，睡眠时应抬高头部。直立性低血压易导致摔倒，造成骨折，患者应多补充钙质，**避免骨质疏松**。蛋白质饮食可减少左旋多巴吸收，蛋白质应避免与药物同服，因为药物主要是白天服用，所以可选择**白天低蛋白饮食、晚上增加蛋白质摄入**，**酸奶、牛奶**含有蛋白质，也应选择**睡前饮用**。

二、配伍选择题

【1 ~ 3】 EDA 恩他卡朋结构中含有邻二酚羟基，可与金属离子形成螯合物，应避免联用铁剂，或者与铁剂间隔 2~3 小时服用。司来吉兰是单胺氧化酶抑制剂，可减慢 5 - HT 代谢，同服选择性 5 - HT 再摄

取抑制剂帕罗西汀后可增强脑内 5 - HT 含量和作用，有诱发 5 - HT 综合征风险。苯海索是抗胆碱药，即 M 受体拮抗剂，可加重老年**痴呆**，松弛膀胱平滑肌而加重前列腺增生患者的排尿困难和尿潴留症状，可升高眼内压而加重青光眼症状，**闭角型青光眼、前列腺增生患者禁用**。

【4 ~ 6】 AEC 复方**左旋多巴**的运动并发症（**症状波动、异动症**）发生率较高，异动症主要表现为手足、躯干、舌的不自主运动，可致残。恩他卡朋可引起尿液变黄甚至呈红棕色，但这种现象无害。普拉克索引起**体位性低血压、足踝部水肿、精神异常（幻觉、食欲亢进、性欲亢进）**的发生率更高，但其症状波动、异动症的发生率较低。

【7 ~ 8】 DB 苯海索禁用于**前列腺增生、闭角型青光眼**患者；**≥60 岁老年患者最好不用**。左旋多巴禁用于**闭角型青光眼、精神病**患者；**活动性消化道溃疡**患者慎用。

【9 ~ 11】 AEC 金刚烷胺可引起幻觉、精神紊乱，不宜晚间用药，宜在下午 4 时前服用，肾功能不全、癫痫、严重胃溃疡、肝病患者慎用；哺乳期禁用。在抗帕金森病药中，**左旋多巴引起的运动并发症**相对最突出，包括**异动症和症状波动**；该药空腹服用可增加生物利用度，建议**餐前 1 小时或餐后 1.5 小时**服用。帕金森病患者常合并**不宁腿综合征**，可**优先选用多巴胺受体激动剂如普拉克索、罗匹尼罗、罗替戈汀**，于睡前 2 小时给药。曲美他嗪可引起不宁腿综合征症状。

【12 ~ 14】 BCD 帕金森病患者可能会因为药物，也可能会因为疾病本身出现白天过度嗜睡、神经病理性疼痛、急迫性尿失禁等症状。出现**白天过度嗜睡**可使用精神兴奋剂莫达非尼对抗治疗。出现**神经病理性疼痛**可使用抗惊厥药（普瑞巴林、加巴喷丁）或抗抑郁药（度洛西汀）缓解。出现尿频、尿急和**急迫性尿失禁**时可使用外周抗胆碱药（奥昔布宁、溴丙胺太林、**托特罗定、莨菪碱**）缓解。

【15 ~ 17】 BCA 帕金森病患者常常伴有**体位性低血压**，可优先使用 α 受体激动剂米多君升高血压治疗，该药也最有效；也可选用屈昔多巴或多潘立酮治疗。帕金森病患者常常伴有**便秘**，可使用**乳果糖或多潘立酮、莫沙必利治疗**。普拉克索的不良反应主要有**体位性低血压、食欲亢进、性欲亢进、足踝水肿、幻觉**。

三、综合分析选择题

1. A 缓释片通常不能掰开服用，但部分药物的

缓释片同时也是刻痕片，可从中间掰开，每一半都保持缓释结构，如复方左旋多巴缓释片、琥珀酸美托洛尔缓释片，但仍不能嚼碎、掰碎，也不能溶于水后服用。多巴胺极性大，很难透过血－脑屏障。**左旋多巴属于多巴胺前体药物**，在脑内转化为**多巴胺**后发挥药理作用。左旋多巴**在外周可被外周多巴胺脱羧酶代谢为多巴胺**，使其进入中枢剂量减少，药效降低。**卡比多巴可抑制外周脱羧酶**，可抑制外周的左旋多巴转化为多巴胺，**使左旋多巴进入中枢的量增多**。

2. C 苯海索属于抗胆碱药，可加重前列腺增生患者尿潴留、排尿困难症状。本题患者有**前列腺增生症**，禁止加用苯海索。

3. E 左旋多巴空腹服用生物利用度高，但也增加胃肠道刺激，因此建议**餐前 1 小时**或**餐后 1.5 小时**服用。蛋白质食物分解产生的氨基酸可阻碍左旋多巴吸收，因此服药前后**不宜进食高蛋白饮食**。普拉克索每次给药剂量为 0.125mg，正好是半片的剂量，每次应服用半片，每日 3 次（tid）。**普拉克索可引起食欲亢进、性欲亢进、幻觉、足踝水肿、体位性低血压**。具有体位性低血压不良反应的药物，宜取坐位或**卧位服药**，服药后短时间内**不宜来回走动**，**转换体位时应缓慢**，防止晕倒。

4. C 缓解患者便秘可使用**乳果糖**、纤维素类等渗透性泻药、容积性泻药，也可使用促动力药（如**多潘立酮、莫沙必利、普芦卡必利**）或其他泻药。多潘立酮是外周多巴胺受体拮抗剂，对中枢基本没有影响。**甲氧氯普胺**对**外周和中枢多巴胺受体均有抑制作用**，作用于中枢多巴胺受体可**降低左旋多巴的疗效**。故应建议患者使用多潘立酮，**避免使用甲氧氯普胺**。莫沙必利、普芦卡必利是 $5-HT_4$ 受体激动剂。

四、多项选择题

1. BCE 帕金森病患者的临床表现可分为运动症状和非运动症状。（1）运动症状包括：①**静止性震颤**：是首发症状，如"**搓丸样**"动作；②**运动迟缓**：如"**面具脸**"和"**小字征**"；③**肌强直**：如"**铅管样强直**"和"**齿轮样强直**"；④**姿势平衡障碍**：如"**冻结现象**"以及"**慌张步态**"或"**前冲步态**"。（2）非运动症状包括：①感觉障碍：如嗅觉减退、**疼痛或麻木**；②精神障碍：如焦虑、抑郁、幻觉、痴呆等；③自主神经功能障碍：如**直立性低血压**、便秘、排尿困难、性功能障碍；④睡眠障碍。"**开－关现象**"是指帕金森病患者长期应用左旋多巴后出现的**药效波动现象**，是该类药物产生的一种不良反应（运动并发

症）。"**剂末恶化**"是指每次用药的有效作用时间缩短，症状随血药浓度发生规律性波动，是**药物逐渐失效**的一种表现。"**开－关现象**"和"**剂末恶化**"不能作为诊断疾病的依据。

2. ABC 长期服用左旋多巴可出现疗效减退，表现为"**剂末恶化**"，此时可添加**多巴胺受体激动剂**（如普拉克索）、**MAO－B 抑制剂**（如司来吉兰）或**COMT 抑制剂**（如恩他卡朋）联合治疗，或增加左旋多巴的**给药次数**。

3. CDE 异动症是长期服用左旋多巴产生的副作用（运动并发症）。异动症出现在左旋多巴水平上升（剂初）和水平下降（剂末）时，称为双相异动症。对于双相异动症，缓释制剂使血药浓度持续稳定，会延长双相异动症的持续时间；因此建议患者**改成常释制剂，最好是水溶液剂**，使血药浓度波动快，减少双相异动症持续时间。也可以**联合多巴胺受体激动剂**（如普拉克索、罗匹尼罗、罗替戈汀）或 **COMT 抑制剂**（如恩他卡朋、托卡朋），延长左旋多巴的清除半衰期，从而有效缓解剂末异动症；这两类药物的异动症发生率低。单用恩他卡朋治疗无效，故 A 选项说法错误；老年患者不宜选用苯海索，B 选项存在用药不合理。

4. BCE "关"期肌张力障碍主要表现在左旋多巴血药浓度最低时，所以可通过**增加复方左旋多巴的剂量或次数来缓解**；也可**联合多巴胺受体激动剂**（如普拉克索）、**COMT 抑制剂**（如恩他卡朋）、**MAO－B 抑制剂**（如司来吉兰、雷沙吉兰）以增强左旋多巴的药效。"开"期肌张力障碍主要表现在左旋多巴**血药浓度高峰时**，所以缓解措施同"**剂峰异动症**"，即：①减少左旋多巴的每次给药剂量。②在减少左旋多巴剂量的同时联合 COMT 抑制剂（如恩他卡朋、托卡朋）或多巴胺受体激动剂（如普拉克索、罗匹尼罗、罗替戈汀）。③联合金刚烷胺或氯氮平。④使用缓释制剂的患者可**改换成常释制剂**。

5. ABCD 左旋多巴引起"开－关现象"是长期用药引起的副作用（运动并发症），改成缓、控释制剂无效，有时很难处理，可尝试改用半衰期长的多巴胺受体激动剂，如普拉克索、罗匹尼罗、罗替戈汀；也可考虑持续皮下注射阿扑吗啡（是多巴胺受体激动剂）、**左旋多巴肠凝胶灌注**。

6. ABD 抗帕金森病药从作用机制上主要包括两大类，一类是抗胆碱药（苯海索）；一类是增强脑内多巴胺功能药，包括拟多巴胺药（左旋多巴）、多巴胺受体激动剂（普拉克索、罗匹尼罗、罗替戈汀）、

促多巴胺释放药（金刚烷胺）、减慢多巴胺代谢药（MAO－B 抑制剂司来吉兰、COMT 抑制剂恩他卡朋）。**外周多巴胺增多可直接刺激胃黏膜，加重消化道溃疡**。选项中金刚烷胺、左旋多巴、司来吉兰都是增强多巴胺功能药，**慎用于活动性消化道溃疡患者。苯海索和山莨菪碱是抗胆碱药，抑制胃酸分泌和抑制**胃肠道蠕动，可**减轻消化道溃疡症状**。

7. ABCDE 长期服用左旋多巴制剂可导致**症状**

波动和**异动症**。症状波动**包括剂末恶化和"开－关现象"**；剂末恶化是可预测的症状波动，"开－关现象"是无法预测的症状波动。异动症**包括剂峰异动症、双相异动症、肌张力障碍**；剂峰异动症是患者在左旋多巴血药浓度高峰时出现的异动症；双相异动症是左旋多巴血药浓度上升期和下降期都可出现的异动症；肌张力障碍主要是指"关"期和"开"期肌张力障碍。

第五节 癫 痫

一、最佳选择题

1. E 癫痫的药物治疗应在神经专科医生指导下进行。初始药物治疗为**单药治疗**，至少 **2 种或 2 种以上单药治疗失败后再考虑联合治疗**。小剂量起始，滴定增量，长期规律用药。宜开展血药浓度监测。至少 **6 个月无临床发作视为无发作**；与基线发作比较，发作频率减少≥50％视为有效控制。停用抗癫痫药时机应视患者的具体病情决定，如果**持续 2 年以上没有癫痫发作**，存在**减停药的可能性**，但需要**与医生讨论**停药事宜，**切忌擅自停药和自行调整给药剂量、品种和频次。停药时宜缓慢逐渐减量**，单药治疗时此过程应当不少于 **6 个月**；多药治疗时每种抗癫痫药减停时间不少于 3 个月，注意一次只撤停一种药。

2. D 抗癫痫药普遍具有肝毒性，丙戊酸钠肝毒性更加**明显**，应定期监测 **ALT、AST** 等肝功能生化指标。纤维蛋白原由肝细胞合成，肝功能受损后可导致低纤维蛋白原血症。丙戊酸钠可引起**恶心、呕吐等胃肠道反应**，宜**餐后服用**。可引起**血小板减少，降低**凝血功能而导致出血风险。长期应用丙戊酸钠可引起**脱发、体重增加**。

3. D 癫痫的药物治疗原则是：①尽可能**单一药物治疗**，减少不良反应的发生。②**起始应小剂量给药**，逐渐增量（**滴定给药**），直至达到有效维持剂量。③一种治疗药物不良反应明显或治疗效果较差时，可**更换另一种药**；更换药物时，应**先将新的治疗药逐渐增量给药**，达到足够剂量后，**再开始逐渐减少原来的治疗药**。④当 **2 种或 2 种以上的单一药物治疗不理想时，再考虑联合给药治疗**，联合作用机制不同的抗癫痫药。⑤由于不同抗癫痫药的制剂在生物利用度和药代动力学方面存在差异，建议患者**固定使用同一厂家的药品**，尤其是苯妥英钠、苯巴比妥、卡马西平、扑米酮。⑥**育龄期女性应避免使用丙戊酸钠**，可酌情使

用拉莫三嗪、奥卡西平、左乙拉西坦。⑦停药没有明确时机，通常**持续 2 年无癫痫发作**，具有减停药的可能性，但需与医生沟通，**不能擅自停药**，也不能擅自更换品种、剂量和给药次数等。⑧停药时需要**逐渐减量**，单药治疗时逐渐减量至停药时间应当**不少于 6 个月**；多药治疗时每种药品减停时间不少于 3 个月，1 次只撤停一种药。

4. A 丙戊酸钠可引起**低纤维蛋白原血症和血小板减少**，增加了**出血风险。华法林**主要不良反应也是**出血**，两者合用可增加出血风险。同时，**丙戊酸钠是肝药酶抑制剂**，与华法林联用可**增加后者血药浓度**，增加出血风险。

5. B 抗癫痫药物中，**丙戊酸钠具有肝药酶抑制**作用，**苯妥英钠、苯巴比妥、卡马西平、奥卡西平具有肝药酶诱导**作用。此外，托吡酯对肝药酶具有弱诱导作用，拉莫三嗪和左乙拉西坦对肝药酶无明显作用。

6. E 癫痫药物治疗时，尽可能**单药治疗**。如果选用的第一种治疗药物因为不良反应或仍有发作而治疗失败，应试用**另一种药物，并加量至足够剂量后，再将第一种用药缓慢地减停**。本题患者应滴定增量给予拉莫三嗪，保持丙戊酸钠剂量不变，待拉莫三嗪达到足量时，开始逐渐减少丙戊酸钠用量，直至停用。

7. D 卡马西平具有**肝毒性、骨髓抑制**（血细胞减少）、**低钠血症、抗惊厥药物过敏综合征、共济失**调等不良反应，可导致**复视、视物模糊、眼球震颤**。卡马西平能促进抗利尿激素的分泌，可治疗神经源性尿崩症。

8. C 丙戊酸钠是**肝药酶抑制剂**，卡马西平、奥卡西平、苯妥英钠、苯巴比妥、托吡酯是**肝药酶诱导剂，可影响合并药物的代谢速度**。拉莫三嗪和左乙拉西坦对肝药酶没有明显作用，可建议多重用药的患者选用。

9. E 对于**癫痫持续状态**的急救，一经发现应立即**扶住患者防止跌倒**，然后让其缓慢躺下，先处于**仰卧位**，方便解开领带、紧身衣服等**约束**，同时**将其头偏向一侧防止误吸**。待约束解除后，将患者**改为侧卧位**，可使患者肌肉放松，口水易流出，舌根也不易后坠阻塞气道。呼吸不能者应做人工呼吸。注意给患者**保暖和保持环境安静**。癫痫持续状态多为全面强直-阵挛性发作持续，**不能用力按住患者四肢**，否则容易导致骨折。

10. A 癫痫持续状态多为全面强直-阵挛性发作持续，应**首选苯二氮䓬类药物如地西泮**，可产生快速的肌肉松弛作用，选择**静脉推注给药，不建议肌内注射**；静脉推注速度**过快可导致呼吸抑制**，应控制推注**速度**。也可选用**静脉输注苯妥英钠**，但输注速度**不能过快**。治疗癫痫持续状态**切忌少量多次重复给药**，应一次用足够剂量以达到完全控制发作的目的。

11. D 抗癫痫药普遍具有肝毒性，但**丙戊酸钠的肝毒性更明显**，肝功能受损者应慎用，不建议首选。

12. A 丙戊酸钠可引起胃肠道反应，如恶心、呕吐，不耐受时可餐后服用，能减轻胃肠道反应症状。**脱发、体重增加**是丙戊酸钠的常见不良反应，无需停药，且**抗癫痫药不能突然停药**，可引起癫痫复发甚至症状加重。用药前先做脑电图、血常规、肝肾功能、血电解质检查，可作为基础记录而与药物治疗后的监测值进行对比，判断不良反应程度和治疗效果。丙戊酸钠可引起**肝毒性、低纤维蛋白原血症、血小板减少**，应定期监测凝血功能，用药前半年每1~3个月监测一次肝功能，之后每6~12个月监测一次。

二、配伍选择题

【1~2】AC 苯妥英钠可引起齿龈增生。丙戊酸钠可引起食欲增加，长期用药后可出现**体重增加**。

【3~5】DBC 抗癫痫药物有效血药浓度范围分别是：卡马西平 4~12μg/ml；苯妥英钠 10~20μg/ml；苯巴比妥 15~40μg/ml；丙戊酸钠 50~100μg/ml。

【6~8】EDC 抗癫痫药由于抑制中枢兴奋症状，普遍具有中枢抑制性药理作用，如**镇静、疲劳、困倦或失眠、头晕、震颤、共济失调、视物模糊甚至复视**。抗癫痫药普遍具有肝毒性。此外，**苯巴比妥**可引起低钙血症和叶酸缺乏，**卡马西平**可引起骨髓抑制、低钠血症、过敏综合征。**丙戊酸钠**可引起胃肠道反应、脱发、体重增加、血小板计数降低、低纤维蛋白原血症。

【9~10】CA 治疗癫痫持续状态首选苯二氮䓬类药物，采用**静脉推注**；也可静脉输注苯妥英钠。**丙戊酸钠**可引起血小板减少和低纤维蛋白原血症，降低凝血功能，应定期**监测凝血功能**。

三、综合分析选择题

1. B 治疗癫痫**持续状态首选苯二氮䓬类药物**，采用**静脉推注**给药，一般不用肌内注射。地西泮应该**一次用足够剂量**以达到完全控制发作，但成人给药**每次最大剂量为10mg**，可在给药**5分钟**后根据患者症状重复给药1次。地西泮能松弛呼吸肌，推注速度**过快可引起呼吸抑制**。治疗期间应**监测血压和心电图**。

2. D 抗癫痫药物有效血药浓度范围分别是：卡马西平 4~12μg/ml；苯妥英钠 10~20μg/ml；苯巴比妥 15~40μg/ml；丙戊酸钠 50~100μg/ml。

3. A 抗癫痫药普遍具有妊娠毒性，但癫痫发作对胎儿的影响仍大于药物毒性，故癫痫患者备孕期间应继续服药治疗，可酌情使用奥卡西平、拉莫三嗪、左乙拉西坦。

4. C 正常女性备孕时，应在**孕前3个月和孕初3个月**每日加服叶酸**0.4mg**。由于抗癫痫药可引起人体叶酸水平下降，服用抗癫痫药的备孕妇女口服叶酸剂量应增加至**2.5~5mg/日**，以预防胎儿神经管畸形。

四、多项选择题

1. ABDE 一种治疗药物不良反应明显或治疗效果较差时，可**更换另一种药**；更换药物时，应**先将新的治疗药逐渐增量给药**，达到**足够剂量**后，再开始逐渐减少原来的治疗药。当**2种或2种以上的单一药物治疗不理想时**，再考虑联合给药治疗，联合作用机制不同的抗癫痫药。停药没有明确时机，通常**持续2年无癫痫发作**，具有减停药的可能性，但需与医生沟通，**不能擅自停药**，也不能擅自更换品种、剂量和给药次数等。停药时需要**逐渐减量**，单药治疗时逐渐减量至停药时间应当**不少于6个月**；多药治疗时每种药品减停时间不少于3个月，1次只撤停一种药。

2. ABCDE 苯巴比妥的不良反应有镇静、认知障碍、低钙血症、叶酸缺乏。卡马西平的不良反应有共济失调、复视、肝损伤、骨髓抑制、皮疹、低钠血症、白细胞计数降低、可发生抗惊厥药物**过敏综合征**。

3. ACE 抗癫痫药物中，**丙戊酸钠**具有肝药酶抑制作用，苯妥英钠、苯巴比妥、卡马西平、奥卡西平具有**肝药酶诱导作用**，托吡酯对肝药酶具有弱诱导作用，拉莫三嗪和左乙拉西坦对肝药酶无明显作用。

第六节 痴 呆

一、最佳选择题

1. B 阿尔茨海默病患者脑内乙酰胆碱功能降低，可服用中枢拟胆碱药（多奈哌齐、卡巴拉汀、加兰他敏）治疗，**避免服用抗胆碱药**，可加重痴呆症状，如**颠茄浸膏、阿托品、东莨菪碱、山莨菪碱、奥昔布宁、托特罗定、索利那新、苯海索**，以及兼有抗胆碱作用的 H_1 受体拮抗剂（如**氯苯那敏、苯海拉明**、羟嗪）等。

2. A 抗精神病药可产生大脑抑制性药理作用，对阿尔茨海默病患者不建议使用，**必须使用时**建议选择小剂量的**奥氮平**或利培酮等**第二代抗精神病药**，**避免使用奋乃静、氟哌啶醇、氯丙嗪等第一代抗精神病药**。对患者的**日常行为管理应具体量化**，通过加强**锻炼、平衡膳食、减少应激**以促进脑功能改善。告知患者应**定时如厕**，伴有尿失禁的患者应定时**提醒排尿**。对**日常活动尽可能不予以帮助**，只给予必要的**看护**，以提高患者的独立性。**晚期患者不建议管饲营养**，因为既没有提高生活质量，也没有减少误吸的风险。其他可参考的护理措施有：用餐和沐浴时放**音乐**，规律开展行走和小量的运动**锻炼**，用录像和录音**模拟家属的出现**，**宠物疗法**，用患者可以理解的言辞说话并配合使用肢体语言，维持环境**光线明亮，避免过多噪音**。

3. B 美金刚、金刚烷胺、氯胺酮、右美沙芬都可引起幻觉，这些药物应**避免合用**。

4. A 卡巴拉汀属于**胆碱酯酶抑制剂**，可促进胃酸分泌，**诱发消化道出血**。患者用药期间应密切**监测胃出血表现**，如**粪便潜血**。

5. D GAD - 7 筛查量表是评估焦虑症的方法。用于辅助检查**阿尔茨海默病**的方法有 **3 个名词**的回忆、简易认知量表、画钟测查、**MMSE**、蒙特利尔认知功能评估量表等方法。

二、配伍选择题

【1～2】EC 多奈哌齐属于拟胆碱药，可刺激胃酸分泌，**诱发消化道出血**。双氯芬酸属于**非甾体抗炎药**，也可引起**胃肠道出血**，两者应避免合用。奥美拉唑属于质子泵抑制剂，可抑制胃酸分泌，必要时患者可服用奥美拉唑预防消化道出血风险。山莨菪碱是抗胆碱药，虽可减少胃酸分泌，但会加重老年痴呆。

【3～5】AEB 美金刚属于**碱性**药物，50% 经肾以原型排泄，部分通过肾小管分泌。尿液碱化剂如**碳酸氢钠**、碳酸酐酶抑制剂（如乙酰唑胺）碱化尿液，可降低美金刚在尿液中的溶解度，促进其经肾小管重吸收回血液，**降低美金刚的肾清除率，提高其血药浓度**；尿液酸化剂如**氯化铵、维生素 C** 可酸化尿液，促进美金刚在尿液中的溶解度，**增加肾清除率，使其血药浓度降低**。加兰他敏经 CYP2D6、CYP3A4 代谢，**帕罗西汀**是 CYP2D6 强抑制剂，可减慢加兰他敏代谢，提高其血药浓度；**酮康唑、红霉素**是 CYP3A4 抑制剂，可减慢加兰他敏代谢，提高其血药浓度。

【6～7】AE 卡巴拉汀属于拟胆碱药，可引起**心动过缓、心率减慢**，大剂量可引起**血压下降**，用药前应检查心电图。美金刚可引起**幻觉**，50% 经肾以原型排泄，**肾功能障碍患者应慎用**，肌酐清除率 <30ml/min 者应减量。

三、综合分析选择题

1. E 仑卡奈单抗用于治疗早期阿尔茨海默病，可延缓疾病进展。**多奈单抗能够减缓**早期患者的**认知功能下降进程**。美金刚单药或与多奈哌齐合用对中至重度患者有一定疗效。胆碱酯酶抑制剂能促进胃酸分泌，减慢心跳，长期服用应**监测胃出血、心电图**。早期治疗不能改变痴呆进程，也未被证实可以延缓患者转化为痴呆，但能使认知功能更长时间地维持在较高的水平，同时可缓解非认知功能症状，延迟入住医疗护理机构的时间。

2. C 卡巴拉汀胃肠道刺激性较大，应**餐中与食物同服**。起始剂量每次 1.5mg，**每日 2 次**；1 个月后递增至最小有效剂量每次 3mg，每日 2 次；如能耐受可再递增至每次 6mg，每日 2 次。停药后再服药需重新滴定给药。若出现 1 次漏服，应**尽快补上**；但若接近下次服药时间，则无需补服。

3. A 卡巴拉汀等胆碱酯酶抑制剂可刺激胃酸分泌，长期用药存在胃出血风险，应**避免合用非甾体抗炎药**。治疗类风湿关节炎症状药物主要是非甾体抗炎药，缓解关节疼痛。在非甾体抗炎药中，**选择性 COX - 2 抑制剂塞来昔布**对胃肠道几乎无不良反应，**消化道出血风险低**，对伴有**活动性胃溃疡、高胃肠道出血风险患者可慎重使用**。非甾体抗炎药引起胃肠道出血主要与其抑制前列腺素合成、抗血小板聚集等作用机制相关，缓释制剂、肠溶制剂、栓剂等剂型变化不能改变长期用药后的消化道出血风险。

4. E 颠茄浸膏、山莨菪碱、苯海索、奥昔布宁、苯海拉明都有**抗胆碱作用**，可**加重老年痴呆**，阿尔茨海默病患者应**避免使用**。

四、多项选择题

1. BDE 阿尔茨海默病（AD）起病隐匿，临床症状出现前 10～20 年大脑**记忆形成脑区**已经发生病理改变，**两者不是平行出现的**。轻度认知功能障碍（MCI）阶段会出现**近期记忆力障碍**，到了 AD **晚期**可出现**远期记忆力障碍**。

2. ACDE 胆碱酯酶抑制剂通过抑制乙酰胆碱代谢，可增加脑内、外周乙酰胆碱神经递质浓度和活性。乙酰胆碱可兴奋大脑，出现**失眠、头痛、易激惹**等精神紊乱症状，**癫痫患者应慎用**。可收缩支气管平滑肌，诱发、加重哮喘，哮喘患者、**慢阻肺患者应慎用**。可收缩内脏平滑肌，引起腹泻、恶心、呕吐等消化道反应。可产生心脏抑制作用，引起**心动过缓**，病窦综合征患者应慎用。大剂量可引起低血压，有晕厥病史的患者应慎用。可促进胃酸分泌，消化道溃疡患者应慎用。

3. ACE 美金刚、金刚烷胺、氯胺酮、右美沙芬都可引起幻觉，这些药物应**避免合用**。

4. BCDE 丁螺环酮、氟西汀、帕罗西汀都是 **CYP2D6 强抑制剂**，环丙沙星、红霉素、克拉霉素、伏立康唑、伊曲康唑、酮康唑是 CYP3A4 抑制剂。法莫替丁很少有肝药酶抑制作用。

第十章　消化系统常见疾病

第一节　胃食管反流病

一、最佳选择题

1. C 诊断性治疗是指医生在不能完全精准确定是什么疾病时，按照经验进行一种试验性治疗。诊断性治疗不仅有助于诊断，同时还启动了治疗。对于**胃食管反流病的诊断性治疗**，首选质子泵抑制剂，采用**标准剂量，每日给药 2 次，疗程 1～2 周**，如"艾司奥美拉唑镁肠溶片 20mg、bid，疗程 1～2 周"。

2. C 艾司奥美拉唑是肠溶片，空腹服用可减少在胃中的停留时间，提高药物稳定性，**每日给药 1 次**时应选择早餐前 30～60 分钟，每日给药 2 次时应选择**早餐前 30～60 分钟、晚餐前 30～60 分钟**。莫沙必利是促动力药，应三餐前 15～30 分钟服用，进食后药物正好发挥药效。铝碳酸镁片是抗酸剂，服药时间是**症状出现或将要出现时，以餐后 1.5 小时及睡前给药最佳**，饭后服药因胃排空延迟，抗酸药的中和作用可延长 2～3 小时，故 C 选项说法错误。

3. C H$_2$ 受体拮抗剂（替丁类药物）作用于中枢可引起**精神错乱、谵妄、幻觉、言语模糊**等神经系统不良反应。其中的**西咪替丁**还可引起**男性乳房增大、**精子数量减少、**勃起功能障碍**以及女性溢乳，但雷尼替丁、**法莫替丁没有上述雌性化副作用**。西咪替丁还是**肝药酶抑制剂**，但雷尼替丁的肝药酶抑制作用仅为西咪替丁的 **10%**，**法莫替丁对肝药酶几乎不产生抑制作用**。

4. B 硝苯地平属于**二氢吡啶类钙通道阻滞剂**，此类药物可降低食管下括约肌的压力，**加重患者的反流性食管炎症状，应避免使用**。

5. D 脂肪餐、薄荷、巧克力、大蒜、洋葱、辣椒、酒精、咖啡、可乐、茶等可降低食管下括约肌压力。辛辣食品、**橙汁、番茄汁、咖啡、烟草**可直接刺激食管黏膜。胃食管反流病患者应**尽可能避免摄入**上述饮食。牛奶含有优质蛋白质，还能保护胃黏膜，胃食管反流病患者可适当增加牛奶的摄入。

6. B 胃食管反流病**首选治疗药物是 PPI（质子泵抑制剂）**，采用标准剂量。标准剂量无效时，可**改用双倍剂量**，但剂量调整间隔至少为 **2 周**。一种 PPI无效后**可改用另一种 PPI**，PPI **快代谢型患者可通过增加 PPI 剂量**或换用另一种 PPI 优化治疗对策。伴有高酸分泌状态或**食管裂孔疝**的患者，**可增加 PPI 剂量**；伴有**夜间酸突破**的患者，**睡前加服一次 H$_2$ 受体拮抗剂**。伴有**胃排空减慢**患者，可联合使用**促动力药**。

7. D 胃食管反流病的健康生活方式应贯穿始终，建议抬高床头 15～20cm；白天进餐后不宜立刻卧床；建议穿宽松衣服，降低腹压；积极减重；以上生活方式均可减少胃内容物反流。避免食用脂肪餐、咖啡、茶、酸性和辛辣食品等，可减少对胃黏膜刺激；**睡前2~3小时不宜再进食**，可减少夜间胃酸分泌。药物治疗首选质子泵抑制剂，服用**标准剂量**，每日**1次**，达到**控制症状剂量后继续服药至少8周**，可使糜烂病灶的愈合有效率达90%以上。停药半年后的食管炎与反流症状复发率可达80%和90%，所以初始治疗结束后**应进行维持治疗**。

8. E 抗酸剂主要有氢氧化铝、磷酸铝、铝碳酸镁等金属制剂，属于弱碱性药物，通过中和胃酸起到治疗作用。因酸碱反应速度快，所以该类药物起效迅速，可**快速缓解症状**，但对糜烂部位的**愈合几乎没有作用**。抗酸剂起效快，作用时间短，因此宜选择症状出现时或欲将出现时给药，以**餐后1.5小时及睡前给药最佳**，饭后给药可延长抗酸剂的中和作用2~3小时。抗酸剂以**液体制剂**（凝胶剂、混悬剂）**疗效最佳**。含铝制剂可引起**便秘和低磷血症**，长期应用可造成肠梗阻；含镁制剂可导致**腹泻、高镁血症**。铝碳酸镁含有铝和镁，可抵消各自的副作用，**减少腹泻或便秘**的发生。抗酸剂很少吸收，主要经肾以原型排泄；但长期大剂量服用可造成**肾功能降低**。抗酸剂属于金属药，可与**四环素类药物、喹诺酮类药物、双膦酸盐类药物、苯妥英钠、甲状腺素**等发生**络合反应**，生成难溶性螯合物；但与其他药物**间隔2小时以上服用**可避免大部分药物相互作用。

9. C 妊娠期出现胃食管反流病主要是孕激素水平增高导致食管下括约肌的压力降低，除**改变生活方式**外，药物治疗采用**逐步升级策略**，以**抗酸剂**（如氢氧化铝、铝碳酸镁）和硫糖铝作为**初始治疗药物**，如果金属药治疗效果差而需要逐步升级使用PPI，那么**也可应用PPI**，PPI对孕妇的安全性较高。伏诺拉生可透过胎盘并分泌至乳汁中，**妊娠期、哺乳期女性应避免使用**。

10. E 相比**H2受体拮抗剂**（替丁类药物），质子泵抑制剂（PPI，拉唑类药物）的抑酸作用强、持久，长期用药也**不易产生耐受**，适合**长期治疗和维持治疗**，对反流性食管炎的愈合率较高，因此治疗胃食管反流病首选**PPI**。但替丁类药物对夜间酸突破效果更佳。

11. C 西咪替丁等**H2受体拮抗剂**作用于中枢神经系统组胺受体，可引起**精神错乱、幻觉、谵妄、言语模糊**等**中枢神经系统**的不良反应，老年患者用药后更容易出现此不良反应。

12. A **CYP2C19**具有**基因多态性**（快代谢型和慢代谢型），不同人群服用主要经CYP2C19代谢的药

物时，可出现药效维持时间短（快代谢型）、蓄积中毒（慢代谢型）等问题，因此该类患者可**选用不受CYP2C19基因多态性影响或影响小的药物**。奥美拉唑、泮托拉唑、兰索拉唑受CYP2C19基因多态性影响大，雷贝拉唑和艾司奥美拉唑受其影响小，钾离子竞争性酸阻滞剂伏诺拉生不受其影响。综上所述，可建议患者服用雷贝拉唑、艾司奥美拉唑或伏诺拉生。

13. B 患者伴有胃排空减慢，宜联合**促动力药**。患者既往有**QT间期延长**史，不宜与**多潘立酮合用**（多潘立酮可延长QT间期）。伊托必利无**QT间期延长**的不良反应，适用于该患者。

二、配伍选择题

【1~2】BC 多潘立酮、莫沙必利、伊托必利是促动力药，可加快胃排空，对于**伴有胃排空延迟**的胃食管反流病患者，可在PPI基础上加服促动力药。**夜间酸突破**是指在每天早、晚餐前服用PPI治疗的情况下，夜间胃内pH<4持续时间大于1小时；法莫替丁、雷尼替丁、西咪替丁是**H2受体拮抗剂**，抑制夜间基础胃酸分泌作用强，**夜间酸突破**患者可在日间PPI治疗的基础上于**睡前加服H2受体拮抗剂**。

【3~5】CAD 治疗胃食管反流病时，**抗酸剂**（铝碳酸镁）可快速缓解症状，由于作用时间短，服药时间应为**症状出现或将要出现时**，以**餐后1.5小时及睡前给药最佳**。质子泵抑制剂（奥美拉唑）**每日给药1次**时，由于是肠溶制剂，应选择**早餐前30~60分钟给药**。促动力药（多潘立酮）应于**餐前30分钟给药，每日给药3次**。

【6~8】BDE 艾司奥美拉唑等**质子泵抑制剂**抑制胃酸分泌，可影响钙、镁、铁等金属离子和维生素B12的吸收，老年患者长期应用后可因**钙缺失导致骨质疏松和骨折风险**。铝碳酸镁可吸附胆汁，对于**胆汁反流**引起的**消化不良、萎缩性胃炎、胃痛、胃食管反流病**可作为治疗药物。**多潘立酮**可促进脑垂体催乳素的释放，长期服用可出现**乳房胀痛或溢乳现象**。

【9~11】CAD PPI（质子泵抑制剂）可影响**钙、镁、铁和维生素B12**的吸收，长期大剂量使用PPI或与地高辛、噻嗪类利尿剂合用时，应在用药前和用药期间**监测血清镁**。多潘立酮具有QT间期轻度延长副作用，该药经CYP3A4代谢，禁止与**CYP3A4抑制剂**如氟康唑、伏立康唑、伊曲康唑、红霉素、克拉霉素、胺碘酮等合用，否则代谢减慢，可引起**尖端扭转型室性心动过速**；禁止合用具有同样**QT间期延长**毒性的药物，如氟卡尼、胺碘酮，否则心脏毒性作用叠

加。四环素类、喹诺酮类、甲状腺素等药物能与金属离子络合，生成不溶性螯合物，影响药物吸收，应**避免与抗酸剂如铝碳酸镁、氢氧化铝等金属药合用**，必须用药时应**至少间隔 2 小时**服用。

【12～13】EC 抑酸药物（如艾司奥美拉唑）可能会导致细菌过度生长，诱发难辨梭菌感染和罹患肺炎风险。含铝制剂长期大量应用可引起**肠梗阻**。

【14～16】ABD 三硅酸镁长期大剂量服用可在肾脏析出硅酸盐结石，**慎用于肾功能不全的患者**。多潘立酮可引起 **QT 间期延长**甚至尖端扭转型室性心动过速，慎用于心脏病患者。甲氧氯普胺可阻断中枢多巴胺受体，引起锥体外系反应，帕金森病患者应避免服用。**多潘立酮**对中枢多巴胺受体没影响，**几乎无锥体外系反应**，除非是血－脑屏障发育不全的婴幼儿和老年痴呆患者。

【17～19】DBE 混悬剂应充分摇匀，使药物分布均匀后服用，确保服药剂量准确。咀嚼片应充分咀嚼后吞服。铝碳酸镁、硫糖铝是含铝、镁的抗酸剂，最好在症状发作时按需使用，避免长期大剂量服用。**肠溶制剂应整片吞服**，切勿压碎或咀嚼后服用，否则破坏制剂结构后可导致药物在胃中失效。

【20～21】BD 治疗胃食管反流病时，**抗酸剂**（铝碳酸镁）可快速缓解症状，由于作用时间短，服药时间应为**症状出现或将要出现时或餐后 1.5 小时及睡前**给药最佳。质子泵抑制剂如每日给药 2 次，由于是肠溶制剂，应选择**早餐前和晚餐前 30～60 分钟**给药。促动力药应于**餐前 15～30 分钟**给药，每日给药 3 次。钾离子竞争性酸阻滞剂（P－CAB）伏诺拉生、替戈拉生、凯普拉生的吸收**不受食物影响**，且作用时间长，可任意时间服用。法莫替丁应于餐后和睡前服药，以抑制食物刺激性与基础胃酸分泌。

【22～23】AB 含铝制剂易引起**便秘、低磷血症**，肠梗阻患者禁用。含镁制剂可引起**腹泻、高镁血症**。

三、综合分析选择题

1. C 胃食管反流病的首选治疗药是**质子泵抑制剂（PPI）**，如奥美拉唑、艾司奥美拉唑、泮托拉唑、雷贝拉唑、兰索拉唑。**氯吡格雷**是前药，经 **CYP2C19 代谢**后产生药效，**奥美拉唑、艾司奥美拉唑**经 CYP2C19 代谢，可与氯吡格雷竞争 CYP2C19；同时奥美拉唑、艾司奥美拉唑还能抑制 CYP2C19，可**导致氯吡格雷代谢减慢，容易失去抗血栓作用**。雷贝拉唑、泮托拉唑对 **CYP2C19 影响小**，与氯吡格雷合

用时对其无明显影响。

2. E 胃食管反流病患者使用 PPI 治疗，每 2 周调整 1 次给药剂量，当达到症状被控制的剂量后，再予药物治疗至少 8 周，确保食管黏膜较高的愈合率。

3. B 胃食管反流病在初始治疗后应进行维持治疗，维持治疗应根据患者的病情严重程度选择合适的治疗方法。对于重度食管炎、Barrett 食管患者通常选用 PPI 长疗程维持治疗，依据病情可用 1/2 标准剂量或标准剂量，可以每日给药 1 次或隔日给药 1 次。对于症状轻微的患者，如非糜烂性反流病及轻度食管炎，可按需给药，在出现症状时给药，首选 PPI，也可选用抗酸剂。但不推荐使用 H$_2$RA（替丁类）。

4. E 抗胆碱药（如阿托品、山莨菪碱、东莨菪碱等）、巴比妥类药物（如苯巴比妥）、苯二氮䓬类药物（如地西泮、艾司唑仑等）、二氢吡啶类钙通道阻滞剂（如硝苯地平、氨氯地平等）、硝酸酯类药物（如硝酸甘油、硝酸异山梨酯等）、雌激素、孕激素、四环素、多巴胺、茶碱、咖啡因等药物可降低食管下括约肌张力，诱发、加重胃食管反流病。阿司匹林及其他非甾体抗炎药、双膦酸盐（如阿仑膦酸钠、利塞膦酸盐等）、铁剂、氯化钾、奎尼丁等可直接刺激食管黏膜，诱发、加重胃食管反流病。氢氧化铝是抗酸剂，可辅助治疗胃食管反流病。

四、多项选择题

1. ABDE 胃食管反流病是多种因素造成的胃－食管动力障碍性疾病，主要与食管下括约肌的压力降低或功能缺陷有关，从而引起胃酸、胃蛋白酶、胆汁酸和胰酶反流至食管，刺激并损伤食管黏膜。约 70% 的食管反流患者具有典型症状，即烧心（胃灼热）、反流；不典型症状有咽喉炎、哮喘、咳嗽，原因是胃酸经食管进入呼吸道引起。此外，不典型症状还有胸痛等。症状的严重程度并不总是与病情的严重程度呈正相关。

2. ABCDE 多潘立酮具有 QT 间期轻度延长不良反应，该药经 **CYP3A4 代谢**，禁止与 CYP3A4 抑制剂如氟康唑、伏立康唑、伊曲康唑、红霉素、克拉霉素、胺碘酮等合用，否则将使多潘立酮代谢减慢，心脏毒性加大；禁止合用具有同样 QT 间期延长毒性的药物，如抗心律失常药氟卡尼、胺碘酮等。多潘立酮与上述药物合用会增加尖端扭转型室性心动过速的发生风险。利福平是肝药酶诱导剂，可加快多潘立酮代谢，使其药效减弱，也不宜合用。

3. ABCD 抗胆碱药、巴比妥类药物、苯二氮䓬

类药物、二氢吡啶类钙通道阻滞剂、硝酸酯类药物、**雌激素、孕激素**、四环素、多巴胺、茶碱、咖啡因等药物可降低食管下括约肌张力，诱发、**加重胃食管反流病**。阿司匹林、**非甾体抗炎药、双膦酸盐、铁剂、氯化钾、奎尼丁**等可直接刺激食管黏膜，诱发、**加重胃食管反流病**。甲氧氯普胺是促动力药，可辅助治疗伴有胃排空延迟的胃食管反流病，但因副作用较多，现已少用。

4. ABCDE　四环素类药物（如四环素、多西环素、米诺环素等）、**喹诺酮类药物**（如左氧氟沙星、环丙沙星等）、**甲状腺素、异烟肼、双膦酸盐类药物**（如阿仑膦酸钠、利塞膦酸钠等）、**苯妥英钠**等药物可与抗酸剂中的金属离子发生**络合反应**，生成不溶性螯合物，影响药物吸收。抗酸剂可覆盖在消化道表面，

影响华法林、地高辛、H$_2$受体拮抗剂（如西咪替丁、法莫替丁等）的吸收，服用抗酸剂期间应避免同服上述药物，必要时应至少间隔 2 小时再服用。

5. CDE　伊曲康唑、泊沙康唑、厄洛替尼等药物的吸收需要酸性环境，所有 **PPI** 都可以降低它们的吸收。**伏诺拉生不受人体内 CYP2C19 基因代谢型的影响**，主要经过 CYP3A4 代谢，部分通过 CYP2C19 和 CYP2D6 代谢，**克拉霉素可升高伏诺拉生的血药浓度**。**奥美拉唑可抑制华法林、苯妥英钠、地西泮的代谢**，与华法林合用时应加强监测。**P－CAB 类药物比 PPI 起效更快、持续时间更长、抑酸效果更强**。**PPI** 用于老年人、**肾功能不全和轻至中度肝功能不全患者通常无需调整剂量**。

第二节　消化性溃疡

一、最佳选择题

1. C　消化性溃疡的典型症状是中上腹痛、反酸；其中**胃溃疡**的腹痛多发生于**餐后 0.5 ~ 1 小时**，十二指肠溃疡的腹痛多发生于**空腹**时。但非甾体抗炎药引起的溃疡以**无症状者居多**，原因是非甾体抗炎药本身具有止痛作用。**尿素酶试验**是**侵入性**试验中诊断幽门**螺杆菌感染的首选方法**，但**不推荐作为根除后复查的方法**。^{13}C 或 ^{14}C－尿素呼气试验是非侵入性试验中诊断幽门螺杆菌感染的方法，可作为根除后**复查的首选方法**。

2. B　克拉霉素的每次给药剂量是 **500mg**，每日 2 次，所以 B 选项错误。四联疗法中，阿莫西林、克拉霉素、呋喃唑酮的给药次数都是每日 **2** 次；四环素、甲硝唑的给药次数都是每日 **3 ~ 4** 次。PPI 和枸橼酸铋钾的给药次数都是每日 **2** 次。抗菌药都是**餐后即刻服用**；**PPI 和枸橼酸铋钾都是餐前 30 分钟服用**。

3. C　根据题干提示，艾司奥美拉唑肠溶片服药频次是 **qd**，即每日 1 次，每日一次给药时应**选择早餐前 30 分钟**。替普瑞酮胶囊服药频次是 **tid**，即每日 3 次，食物可提高替普瑞酮的口服生物利用度，应选择**早餐后 30 分钟、午餐后 30 分钟、晚餐后 30 分钟**服用。

4. E　四联疗法中选用 2 种抗菌药根除幽门螺杆菌治疗，对青霉素**皮试阴性者首选阿莫西林**，可联合四环素、甲硝唑、克拉霉素或呋喃唑酮，四环素每次 **500mg**，每日 **3 ~ 4** 次；甲硝唑每次 **400mg**，每日 **3 ~ 4**

次。四联疗法应选择 1 种质子泵抑制剂（PPI，拉唑类药物），每日 **2** 次，分别在**早餐前 30 分钟、晚餐前 30 分钟给药**。枸橼酸铋钾是胃黏膜保护剂，应**餐前 30 分钟给药**，每日 2 次。

5. A　对于幽门螺杆菌阴性的消化性溃疡患者，**无需使用抗生素**，应进行抗溃疡治疗。抗溃疡治疗包括**抑酸治疗和黏膜保护治疗**，抑酸治疗**首选 PPI**（如奥美拉唑），吉法酯是胃黏膜保护剂。

6. E　消化性溃疡 Hp **阴性**患者，宜联合 PPI 和胃黏膜保护剂治疗，胃溃疡患者疗程通常为 **6 ~ 8** 周；十二指肠溃疡患者疗程通常为 **4 ~ 6** 周。Hp 阳性患者宜采取**四联疗法**，使用 2 种抗菌药、1 种 PPI、1 种铋剂，疗程通常为 **14** 日；也可选择高剂量双联疗法，**高剂量双联疗法是大剂量阿莫西林联合 1 种大剂量 PPI**，可用于 Hp 感染初次和再次（补救）根除 Hp 方案。

7. D　非甾体抗炎药（NSAIDs）引起消化性溃疡后，应尽可能停用 NSAIDs；不能停用时，应**改用胃肠道不良反应小的 NSAIDs**，如选择性 **COX－2 抑制剂塞来昔布**。NSAIDs 肠溶片、缓释制剂、栓剂等剂型改变以及联合硫糖铝对预防 NSAIDs 溃疡无效。

8. A　NSAIDs 溃疡应进行**抑酸治疗，首选 PPI**，同时可联合应用胃黏膜保护剂米索前列醇。

9. C　非甾体抗炎药（如双氯芬酸、布洛芬、阿司匹林）、**糖皮质激素**（如氢化泼尼松、地塞米松等）可抑制前列腺素合成，降低胃黏膜屏障保护作用，长期应用**可引起消化性溃疡**。多奈哌齐、卡巴拉汀、加

兰他敏等胆碱酯酶抑制剂可促进胃酸分泌，长期服用可引起消化性溃疡。

10. B 铋剂可引起口中有**氨味**、舌苔及大便呈**灰黑色**、**便秘**。长期服用可产生**神经毒性**，称为**铋性脑病**，表现为慢性头痛、失眠、精神错乱、幻觉等。

11. D 抗血小板药物引起溃疡后，是否停用抗血小板药应根据患者症状严重程度决定，完全停用抗血小板药可增加患者血栓栓塞风险。如果患者仅表现为**消化不良症状**，无需停用阿司匹林和氯吡格雷，可加用 PPI 进行抑酸治疗。如果出血程度轻微，可停用阿司匹林，继续使用氯吡格雷；如果**出血危及生命**，如题干所示的呕血、意识障碍，应**停用所有抗血小板药**，即停用阿司匹林和氯吡格雷，待出血情况稳定后，**再启用抗血小板聚集药**。

12. B 甲硝唑可抑制乙醛脱氢酶，导致乙醛无法代谢为乙酸，造成乙醛蓄积中毒，干扰乙醇代谢，称为"**双硫仑样反应**"，轻者表现为全身皮肤潮红、头晕、心慌，中度反应表现为头晕、心慌、恶心、呕吐；严重者可出现胸痛、呼吸困难，甚至意识障碍等。服用甲硝唑**治疗期间和停药后 3 日内应禁止饮酒**。

13. D 幽门螺杆菌可在人与人之间**传播感染**，建议使用公筷、提倡**分餐制**。抑郁、焦虑等也会诱发、加重消化性溃疡，患者应保持情绪稳定。过饱、过饥、刺激性食物会加重消化性溃疡。**硫糖铝可与四环素类**、喹诺酮类等药物发生**络合反应**，与其他药物至少间隔 **2 小时**服用。根除幽门螺杆菌失败后，建议**两次根除治疗间隔 3~6 个月**，不是 3~6 周。**米索前列醇可引起腹痛、腹泻**，食物可减轻这一不良反应，但也会降低其口服生物利用度；如可耐受，仍建议**空腹服用**。

14. C 高剂量双联是指**联合阿莫西林和 PPI**，阿莫西林日剂量≥3g，分 3~4 次给药；**PPI 日剂量为 4 倍标准剂量**，分 2 次或 4 次给药；疗程 14 日。高剂量双联可作为 Hp 感染**初次和再次**根除方案，疗效不亚于四联疗法。

15. B 胃泌素瘤也称卓-艾综合征，胃泌素增多可引起消化性溃疡，**PPI 可用于治疗胃泌素瘤**或胃窦 G 细胞增生等胃泌素分泌增多引起的消化性溃疡。对于胃泌素瘤的治疗，通常应用**双倍标准剂量**，分每日 2 次用药；对于胃泌素瘤根治性手术的患者，由于术前患者长期处于高胃泌素血症状态，**术后需继续使用 PPI 抑酸治疗一段时间**。

二、配伍选择题

【1~2】BE 食物可影响阿莫西林的吸收，治疗社区获得性肺炎、尿路感染等疾病时，应保持空腹用药，宜**餐前 1 小时或餐后 2 小时**服用，提高药物吸收程度。治疗幽门螺杆菌阳性消化性溃疡时，希望阿莫西林在胃内停留时间越久越好，可以发挥局部抗菌作用，宜**餐后即刻给药**。

【3~4】CA 胃黏膜保护剂中，食物可提高吉法酯、替普瑞酮的口服生物利用度，两个药物宜选择**餐后 30 分钟**服用。食物可减少瑞巴派特、米索前列醇的口服生物利用度，两个药物宜**餐前 30 分钟及睡前**给药。硫糖铝、铋剂因覆盖在胃黏膜上形成保护层，应空腹服用，宜**餐前 0.5~1 小时及睡前**给药。

【5~6】DC 治疗消化性溃疡时，对幽门螺杆菌**阳性**的患者采用**四联方案或高剂量双联**方案，疗程通常为 **14 日**。对幽门螺杆菌**阴性**的患者采用 **PPI 联合胃黏膜保护剂**，PPI 每日给药 1 次，胃黏膜保护剂通常为每日 3~4 次；其中**胃溃疡**患者的经验疗程为 6~8 周，**十二指肠溃疡**患者的经验疗程为 4~6 周，溃疡愈合率均>90%。

【7~8】AD 枸橼酸铋钾本身为白色粉末，在肠道与硫化氢反应后可形成灰黑色硫化铋，引起**粪便呈灰黑色**。呋喃唑酮本身是淡黄色结晶性粉末，部分药物经尿液排泄，**使尿液泛黄**。

【9~10】AE 米索前列醇可用于药物流产，具有**致畸性**，用药前应**排除妊娠**，妊娠期禁用。甲硝唑本身为白色至微黄色结晶性粉末，其体内**代谢物呈红褐色**，经尿液排出。

三、综合分析选择题

1. C 四联疗法中抗菌药物主要作用是杀灭幽门螺杆菌，**餐后立即口服**抗菌药物可提高药物在**胃内存留时间和浓度**，以充分发挥局部抗菌作用。

2. B 四联疗法的疗程通常为 **14 日**。

3. C 根除效果的评估首选非侵入法，如 ^{13}C-尿素呼气试验或 ^{14}C-尿素呼气试验。PPI、抗菌药、铋剂、具有抗菌作用的中药都会影响检测结果，评估检测前至少停用 **PPI 2 周**，停用抗菌药、铋剂、抗菌中药 4 周后才能开展评估检测，所以通常选择在根除**治疗结束后 4~8 周进行根除效果评估**。根除效果评估一般不采用胃镜、尿素酶试验（侵入性试验）方法。

4. D 铋剂可引起口中有**氨味**、舌苔及大便呈**灰黑色**、**便秘**，长期用药可引起**神经毒性**，导致**铋性脑病**。

四、多项选择题

1. ABE 胃黏膜保护剂中，食物可提高**吉法酯**、**替普瑞酮**的口服生物利用度，两个药物宜选择**餐后30分钟**服用。食物可减少**瑞巴派特**、**米索前列醇**的口服生物利用度，两个药物宜**餐前30分钟及睡前**给药。**硫糖铝**、**铋剂**因覆盖在胃黏膜上形成保护层，应空腹服用，宜**餐前0.5~1小时及睡前**给药。

2. ABDE Hp感染和NSAIDs广泛应用是诱发消化性溃疡的**主要原因**。Hp可分泌多种酶和细胞毒素损伤胃黏膜上皮细胞；**多数Hp感染者并无症状**，部分感染者发展为症状性胃炎，**10%~20%**的感染者发生消化性溃疡。**NSAIDs**对胃肠道黏膜损伤的机制包括局部和系统两方面作用：局部作用为NSAIDs进入胃肠道黏膜上皮细胞，**激活中性粒细胞介导的炎性反应**；系统作用主要是NSAIDs**抑制环氧化酶-1**（COX-1），**减少前列腺素的合成**，进而引起胃黏膜血供减少。此外，**胆汁反流**、**胃蛋白酶**、**胃酸**对胃黏膜的损伤也是溃疡形成原因之一。

3. CD 部分药物可抑制乙醇脱氢酶、乙醛脱氢酶，使乙醇代谢减慢，易造成乙醛蓄积中毒，称为"**双硫仑样反应**"。常见引起"双硫仑样反应"的药物有部分头孢菌素类药物（如头孢哌酮、头孢曲松等）、硝基咪唑类药物（如**甲硝唑**、**替硝唑**）、**呋喃唑酮**等。

4. ABD 根除幽门螺杆菌治疗失败后，可采用补救方案，补救方案建议与第一次根除治疗**至少间隔3~6个月**。补救方案原则上**不再重复原方案**；**克拉霉素**、**左氧氟沙星**的耐药率比较高，第一次治疗如果使用了克拉霉素、左氧氟沙星，则**补救方案不应再选用**。故本题患者不宜再选用阿莫西林+克拉霉素，也不宜选用四环素+克拉霉素。可选择**阿莫西林+甲硝唑/四环素/呋喃唑酮**方案；也可选择**四环素+甲硝唑/呋喃唑酮**方案。

5. ACDE 四联疗法中抗菌药物每日**2次**给药的有**阿莫西林**（1000mg/次）、**呋喃唑酮**（100mg/次）、**克拉霉素**（500mg/次）；每日**3~4次**给药的有**四环素**（500mg/次）、**甲硝唑**（400mg/次）。

第三节 溃疡性结肠炎

一、最佳选择题

1. A 溃疡性结肠炎多发生在直肠和乙状结肠，也可延伸至降结肠甚至整个结肠。溃疡性结肠炎主要应用美沙拉秦（5-氨基水杨酸）制剂治疗，可根据病变部位选择合适的剂型。对于病变发生在**直肠**部位的患者，首选美沙拉秦**栓剂**，**每晚**给药1次。对于病变发生在**直肠、乙状结肠**部位的患者，首选美沙拉秦**灌肠剂**，睡前给药。对于病变发生在**结肠**部位的患者，可服用美沙拉秦前药如柳氮磺吡啶、巴柳氮或奥沙拉秦，也可选择美沙拉秦缓释片或肠溶片。对于病变累及回肠末端和结肠的患者，可给予美沙拉秦肠溶片或美沙拉秦颗粒剂。对于病变累及**远段空肠**、回肠、结肠的患者，应选用美沙拉秦缓释片。广泛结肠型患者通常选择口服制剂联合局部给药。

2. C 柳氮磺吡啶在结肠部位释放出美沙拉秦和磺胺吡啶，可引起磺胺类过敏反应。患者既往有磺胺药过敏史，应禁止使用柳氮磺吡啶。

3. B 肠溶片应在胃中保持结构完整，不能崩解，故**不能掰开**、**嚼碎或压碎**后服用，否则药物提前分解释放出5-氨基水杨酸，使其无法在结肠发挥定位抗炎作用。柳氮磺吡啶有**头痛**、**恶心**和疲劳不良反应，

进餐时服用或逐渐增加给药剂量可减轻症状。释放出的磺胺吡啶可降低肠道对叶酸的吸收，用药期间常**需补充叶酸**。磺胺吡啶及其代谢物可在尿液中析出结晶，产生**结晶尿**，刺激泌尿系统，应**大量饮水**促进尿液生成，促进药物及其代谢物溶解在尿液中；必要时**碱化尿液**，尿液pH升高可提高磺胺类药物及其代谢物在尿液中的溶解度。磺胺类药物可产生**骨髓抑制作用**，用药期间应进行全血细胞计数检查。

4. B 腹泻伴黏液脓血便是UC**最常见**的症状，也是**活动期**的重要表现，但**并非最严重**表现。UC患者的严重表现可有**中毒性巨结肠**、直肠-结肠癌变、肠道大出血等并发症。UC患者的**活动期和缓解期常常交替进行**，即患者会经常反复发作。5-氨基水杨酸制剂主要通过**肠道内局部抗炎作用**起效，**并非全身抗炎作用**。当美沙拉秦制剂无效时，可考虑使用糖皮质激素；当糖皮质激素治疗无效时，可考虑使用免疫抑制剂（硫唑嘌呤或环孢素）、英夫利西单抗。缓解期的用药原则是：需经硫唑嘌呤或英夫利西单抗诱导缓解的患者，说明病情很严重，**缓解期继续使用原治疗药**、原剂量维持治疗；经糖皮质激素、美沙拉秦制剂诱导缓解的患者，缓解期可**使用美沙拉秦制剂维持治疗**。

5. B　奥沙拉秦引起的**腹泻**最常见，为减轻腹泻不良反应，应**进餐时服用**。

二、配伍选择题

【1～3】**DAC**　柳氮磺吡啶是**5－氨基水杨酸**与**磺胺吡啶**通过偶氮键相连形成的前药，偶氮键在结肠细菌偶氮键还原酶作用下水解，释放出原药 5－氨基水杨酸和具有抗菌活性的磺胺吡啶，发挥局部抗炎作用。巴柳氮是 **5－氨基水杨酸**与无活性载体**对氨基苯甲酰－β－丙氨酸**通过偶氮键相连形成的前药。**奥沙拉秦是两分子 5－氨基水杨酸**通过偶氮键相连形成的前药。

【4～5】**BA**　临床使用的美沙拉秦肠溶片、美沙拉秦**缓释颗粒剂**是采用甲基丙烯酸酯作为包衣材料，使药物对胃酸稳定，属于 pH 依赖型制剂，在**回肠末端和结肠**部位 pH 环境下释放出 5－氨基水杨酸，可用于治疗病变发生在**回肠末端和结肠部位的溃疡性结肠炎**。临床使用的美沙拉秦**缓释片**是采用乙基纤维素作为包衣材料，可实现控释目的，属于时间依赖型制剂，片剂崩解成颗粒后，各个微颗粒沿各种肠道 pH 条件释放出 5－氨基水杨酸，可分别在**远段空肠、回肠和结肠**释放药物，在这些部位发挥局部抗炎作用。

【6～7】**BE**　灌肠剂可作用于**直肠和乙状结肠**，当病变累及直肠和乙状结肠时**优先选用灌肠剂，可联合口服给药**。缓释片可作用于**远段空肠、回肠和结肠**，当病变累及远段空肠和回肠时**优先选用时间依赖型美沙拉秦**，即美沙拉秦**缓释片，可联合灌肠剂**局部给药。

【8～10】**ABE**　柳氮磺吡啶在体内释放出磺胺吡啶，可产生**结晶尿**，用药期间应**大量饮水**，必要时可加用**碳酸氢钠碱化尿液**。**泼尼松**属于糖皮质激素，存在撤药反应，停药过快可引起症状复发或病情加重，**应缓慢减量停药**。抗胆碱药（如阿托品、山莨菪碱、颠茄浸膏片）、**地芬诺酯、洛哌丁胺**可抑制胃肠道蠕动，缓解腹痛，但大剂量用于重症患者时有诱发**中毒性巨结肠炎**的危险。

三、综合分析选择题

1. E　美沙拉秦缓释片是由多个缓释微颗粒组成，掰开不会破坏各个微颗粒的缓释结构；也可用水或果汁短暂混合，形成混悬液后饮用，但混合时间不能过久，否则微颗粒溶解会破坏缓释结构；所以**可以掰开**

或与果汁混合后饮用。缓释片**不可嚼碎、压碎**后服用，否则可破坏微颗粒的缓释结构。美沙拉秦可引起**腹泻，随餐给药**可减轻腹泻，建议随餐服用。美沙拉秦缓释片每天 1 次顿服给药与分次给药的疗效相当。栓剂宜睡前给药，给药后 1～3 小时内不宜排便。

2. A　美沙拉秦（**5－氨基水杨酸**）类药物的**肾毒性**相对罕见，一旦发生却较严重，可表现为间质性肾炎，用药期间应**定期监测肾功能**，即监测血清尿素氮 **BUN**、血肌酐 **Cr** 水平。

3. E　对于溃疡性结肠炎（UC）活动期患者的药物治疗，根据病情轻→中→重严重程度分别选择**美沙拉秦制剂→糖皮质激素→免疫抑制剂、生物制剂；无效时升级治疗**。缓解期的维持药物可根据活动期**诱导缓解药物决定**，通过**免疫抑制剂、生物制剂**诱导缓解的患者在缓解期**依然使用此类药物维持**治疗；通过**糖皮质激素或美沙拉秦诱导缓解**的患者在缓解期**使用美沙拉秦维持**治疗。本题患者在活动期是使用美沙拉秦制剂诱导缓解治疗，所以缓解期继续使用美沙拉秦维持治疗。患者是广泛性结肠炎，应采取口服给药联合局部给药治疗。

4. C　乳果糖可分解为**乳酸和果糖**，乳酸可导致**结肠 pH 下降**，可改变结肠 pH 依赖型药物美沙拉秦制剂的**释放**，导致药效降低或失效，应**避免合用**。

四、多项选择题

1. ABCDE　柳氮磺吡啶在肠道可释放出美沙拉秦和磺胺吡啶，其不良反应包括了两个药物的不良反应。**磺胺**类药物不良反应较多，可引起磺胺**过敏**反应（如皮疹、发热、Stevens－Johnson 综合征等）、**骨髓抑制**（可引起各种血细胞减少）、**溶血性贫血、结晶尿**（肾毒性）、**降低精子数量和活力、叶酸缺乏**等。美沙拉秦可引起罕见但严重的间质性肾炎（**肾毒性**）。

2. ACE　为减轻肠道负担，溃疡性结肠炎患者应摄入**低渣、易消化、富营养、高能量**食物，活动期以**流食**为主，重症患者应静脉给予营养支持，不宜摄入生冷、辛辣食物。部分患者发病**可能与牛乳过敏或不耐受有关**，应注意询问患者有关病史并**限制乳制品摄入**。每次摄入的饭量要少，可多次进餐，即**少食多餐**有助于减轻肠道负担，并非少餐多食。为了确保患者症状得到长期缓解，**不可擅自停药**或自行减量，以免造成症状复发或加重。

第四节 慢性病毒性肝炎

一、最佳选择题

1. C HBV 感染 **3** 周后血液中可出现乙肝表面抗原 **HBsAg**，待 **HBsAg** 消失后血液中可**出现乙肝表面抗体 HBsAb**。慢性患者和无症状携带者血液中可**长期存在 HBsAg**。e 抗原的出现是 HBV **活动性复制和传染性强**的标志，e 抗体的出现是 HBV 复制减少和**传染性减低**的标志。核心抗体 **HBcAb IgG** 可持续阳性多年，是 HBV **既往感染**的标志。

2. E HCV 主要通过**血液传播**进入人体，然后与肝细胞表面的特异性受体结合，通过细胞内吞作用进入肝细胞。在肝细胞内，HCV **利用宿主细胞**的翻译系统和复制机制进行病毒蛋白的合成和 RNA 的复制。HCV 对肝细胞有**直接损伤**作用，同时有**免疫介导参与**。机体的**免疫系统**在清除 HCV 的过程中，会引发免疫反应，**对感染的肝细胞造成损伤**。细胞免疫在慢性丙型肝炎的发病机制中起主要作用，尤其是细胞毒性 T 淋巴细胞可特异性识别并杀伤 HCV 感染的肝细胞。

3. D 在抗乙型肝炎病毒药中，恩替卡韦、替诺福韦**耐药性低**，作用强，初始治疗**可首选**。

4. E 替诺福韦可引起**肾毒性**，减少磷的重吸收，可发生**低磷性骨病**。每日给药 **1** 次，每次 300mg，应规律长期用药，**避免漏用药物或自行停药**。乙型肝炎患者在抗病毒治疗同时，宜联合抗炎保肝药物，如 **B 族维生素**、多烯磷脂酰胆碱、甘草酸制剂、水飞蓟素制剂、谷胱甘肽、葡醛内酯。

5. A 抗乙型肝炎病毒药因为用药周期长，具有**肾毒性**，可减少磷的肾小管重吸收，可造成肾功能不全、**低磷性骨病**，尤其是**替诺福韦和阿德福韦**。

6. C 恩替卡韦可引起**横纹肌溶解**而诱发肌炎，还能引起**乳酸性酸中毒**。

7. E 抗乙型肝炎病毒药因为用药周期长，尤其是使用富马酸替诺福韦酯的患者具有**肾毒性**，可减少**钙重吸收**，对于高龄或绝经期患者有新发或加重**肾功能损伤及骨质疏松**的风险。

8. D 干扰素 α 的**绝对禁忌证**包括：**妊娠**或短期内有**妊娠计划**、精神障碍病史（具有精神分裂症或严重抑郁症等病史）、未控制的**癫痫**、失代偿性肝硬化、未控制的自身**免疫性疾病**以及**严重感染**、视网膜疾病、**心力衰竭**、慢性阻塞性肺疾病等基础疾病。相对禁忌证包括**甲状腺**疾病，**既往抑郁**症病史，未控制的**糖尿病、高血压**。

9. B 对于乙型肝炎治疗期间意外妊娠的患者，可根据下列情形给出合理建议：①使用**富马酸替诺福韦酯**治疗的患者，建议**继续妊娠**；②使用**恩替卡韦**治疗的患者，可**不终止妊娠**，建议**换用富马酸替诺福韦酯**治疗；③使用**干扰素 α** 治疗的患者，充分告知风险后，**是否继续妊娠由患者决定**，如果继续妊娠，应停用**干扰素 α**，改用**富马酸替诺福韦酯**。

10. A 恩替卡韦、富马酸替诺福韦酯对**失代偿性乙型肝炎后肝硬化**患者**有效**，建议使用上述药物。**失代偿性乙型肝炎后肝硬化禁止使用聚乙二醇干扰素 α**。

三、配伍选择题

【1~3】AED 治疗乙肝的抗病毒药包括干扰素和化学药，**首选化学药治疗**，化学药中恩替卡韦、替诺福韦耐药率低、作用强，**可作为首选**。阿舒瑞韦是抗基因 1 型慢性**丙型肝炎**的治疗药。奥司他韦是治疗**流感病毒**的抗病毒药。

【4~6】EDA 葡醛内酯、谷胱甘肽是抗炎保肝药。普通干扰素 α 是每周给药 3 次，或隔日给药 1 次（qod）；聚乙二醇干扰素 α 是长效制剂，每周给药 **1** 次。

【7~8】AB 阿舒瑞韦、达诺瑞韦、西美瑞韦主要适用于基因 1 型慢性丙型肝炎。索磷布韦/达拉他韦、索磷布韦/维帕他韦、格卡瑞韦/哌仑他韦适用于多种基因型（**1~6** 型）的丙型肝炎。艾尔巴韦/格拉瑞韦适用于治疗基因 **1** 型和 **4** 型慢性丙型肝炎。索磷布韦/雷迪帕韦适用于治疗成人及 12~18 岁青少年的慢性丙型肝炎，尤其是基因 1 型患者。索磷布韦/维帕他韦/伏西瑞韦适用于治疗既往接受过上述直接作用抗病毒药物治疗失败的患者，特别是伴有肝硬化的患者。

三、综合分析选择题

1. D 干扰素 α 因完全应答率低，**不首先推荐**用于乙肝的治疗。核苷酸类抗病毒药物中，恩替卡韦、替诺福韦的耐药性较低，且抗病毒作用强，**可作为首选**。

2. A 具有抗炎保肝作用的药物有 **B 族维生素**、多烯磷脂酰胆碱、甘草酸制剂、水飞蓟素制剂、谷胱甘肽、葡醛内酯。

3. B　复方甘草酸苷制剂含有甘草酸，其代谢产物甘草次酸具有醛固酮样作用，可引起醛固酮增多，醛固酮具有保水、保钠、排钾作用，长期使用可致水钠潴留、低钾血症、低肾素血症、高血压和醛固酮分泌增多。

四、多项选择题

1. ABD　治疗乙型肝炎的抗病毒药有拉米夫定、阿德福韦、恩替卡韦、替比夫定和替诺福韦。治疗丙型肝炎的抗病毒药物有阿舒瑞韦、达诺瑞韦、西美瑞韦、达拉他韦、艾尔巴韦、格卡瑞韦、索磷布韦、达塞布韦及复方制剂。

2. CD　恩替卡韦、替比夫定、拉米夫定之间存在交叉耐药性，故拉米夫定耐药患者不宜选用恩替卡韦、替比夫定。阿德福韦和它们之间不存在交叉耐药性，可尝试阿德福韦治疗。替诺福韦对拉米夫定耐药、恩替卡韦耐药、阿德福韦耐药患者都显示了较好的应答率，患者可尝试替诺福韦治疗。在化学药耐药时改用聚乙二醇干扰素 α 的应答率较低，不适宜患者尝试。

3. ACDE　干扰素 α 的不良反应主要包括流感样症候群、骨髓抑制、精神异常、甲状腺功能异常、自身免疫性疾病和少见的肾损害（间质性肾炎、肾病综合征和急性肾衰竭）、心血管并发症（心律失常、缺血性心脏病和心肌病等）、视网膜病变、听力下降等。

4. CD　干扰素 α 的绝对禁忌证包括：妊娠或短期内有妊娠计划、精神障碍病史（具有精神分裂症或严重抑郁症等病史）、未控制的癫痫、失代偿性肝硬化、未控制的自身免疫性疾病以及严重感染、视网膜疾病、心力衰竭、慢性阻塞性肺疾病等基础疾病。相对禁忌证包括甲状腺疾病，既往抑郁症病史，未控制的糖尿病、高血压。

5. BCE　替比夫定和干扰素 α 是抗病毒药，不是抗炎保肝药物。具有抗炎保肝作用的药物有 B 族维生素、多烯磷脂酰胆碱、甘草酸制剂、水飞蓟素制剂、谷胱甘肽、葡醛内酯。

6. ABCE　乙型、丙型肝炎的主要传播途径为经血液（包括皮肤和黏膜微小创伤）和血制品传播，如输血，共用未经消毒或消毒不彻底的注射器、针头、口腔治疗器械等，针灸，文身，共用剃须刀等；经性途径传播；母婴垂直传播。其家庭成员或性伴侣应尽早接种乙型肝炎疫苗。对于 HBsAg 阳性的孕妇，应尽量避免羊膜腔穿刺，以保证胎盘的完整性，减少新生儿暴露于母血的机会。

7. BD　干扰素 α 因完全应答率低，不首先推荐用于乙肝的治疗。核苷酸类抗病毒药物中，恩替卡韦、替诺福韦的耐药性较低，且抗病毒作用强，可作为首选。

8. AB　干扰素 α、利巴韦林可引起致畸胎或胚胎致死效应，故治疗期间和治疗后 6 个月内，所有育龄期妇女和男性均必须采取避孕措施。

第十一章　内分泌系统常见疾病

第一节　甲状腺功能亢进症和甲状腺功能减退症

一、最佳选择题

1. B　Graves 病又称毒性弥漫性甲状腺肿，常表现为甲亢、甲状腺肿大。引起甲亢的病因较多，但 Graves 病占所有甲亢的 80% 以上。妊娠期甲亢首选药物治疗，甲巯咪唑和丙硫氧嘧啶都可致胎儿畸形，但丙硫氧嘧啶程度更轻，妊娠早期优选丙硫氧嘧啶。疗效不佳者若病情需要，可考虑手术治疗，甲状腺切除术最佳时期是妊娠中期。妊娠期、哺乳期禁止放射性^{131}I 治疗。

2. A　血循环中甲状腺激素过多可引起神经、循环、消化系统兴奋性增高和代谢亢进。神经系统兴奋可导致手颤、易激动。循环系统兴奋可出现心动过速、心脏杂音，严重者可有心脏扩大、心房颤动、心力衰竭表现。高代谢症状可表现为多食、消瘦、畏热、多汗、腹泻等。亚洲青壮年男性患者多见伴发周期性瘫痪和近端肌肉进行性肌无力、萎缩。少数老年患者高代谢症状不典型，表现为乏力、心悸、厌食、抑郁、嗜睡、体重明显减轻，称为"淡漠型甲亢"。不同程度的甲状腺肿大和突眼是特征性体征。高胡萝卜素血症可导致手足皮肤呈姜黄色是甲状腺功能减退症患者的常见体征。

3. A 治疗甲亢时，甲巯咪唑**初始给药剂量**应根据 FT$_4$**水平决定**，不是刻板的"小剂量起始，逐渐增量给药"原则。建议 **FT$_4$ 在正常上限的 1~1.5 倍时**初始剂量为 **5~10mg**；**1.5~2 倍时**初始剂量为 **10~20mg**；**2~3 倍时**初始剂量为 **30~40mg**。甲巯咪唑和丙硫氧嘧啶对已合成的甲状腺激素无效，须用药 2~4 周后才有储存的 T$_4$ 水平下降，所以**疗效多在服药 4 周后出现**。待**甲状腺激素水平接近正常**后，进入**减量期**。甲巯咪唑可**减少 5~10mg/d**；减量期间一旦出现甲状腺激素水平升高，应及时增加给药剂量，直至甲状腺激素水平稳定，然后以 **5mg/d 剂量维持治疗**。总治疗疗程通常需要 **18~24 个月**。

4. C 丙硫氧嘧啶、甲巯咪唑可引起**中性粒细胞缺乏、白细胞减少**，用药期间应**定期监测**白细胞计数、中性粒细胞计数。

5. E 放射性^{131}I 治疗的禁忌证包括**妊娠期、哺乳期、确诊或疑似甲状腺癌、无法遵守辐射安全指南的**患者。除上述条件外，其他甲亢人群在首选抗甲状腺药无效后，均可选择放射性^{131}I 治疗，包括：抗甲状腺药疗效差或多次复发、过敏或不耐受不良反应者；有手术禁忌证或手术风险高者；有颈部手术或外照射史者；病程较长者；老年患者（特别是伴发心血管疾病者）；合并肝功能损伤、合并白细胞或血小板减少者；合并骨骼肌周期性瘫痪者；合并心房颤动者；计划半年后妊娠的患者。

6. E 疑似与**甲状腺癌**合并的甲亢患者，可以采用**手术治疗**，切除甲状腺既可以治疗甲亢，又可以治疗甲状腺癌。疑似合并甲状腺癌**禁止放射性^{131}I 治疗**。

7. B 丙硫氧嘧啶是**抗甲状腺药**，可透过胎盘屏障，**抑制胎儿甲状腺激素的生物合成**，从而引起胎儿出现**甲状腺肿大及功能减退**。

8. A 抗甲状腺药在甲状腺激素水平接近正常范围时通常开始减量治疗，即进入减量期治疗。患者治疗 3 个月时仍大剂量使用甲巯咪唑，使血液中的甲状腺激素很快降低，从而反馈性引起垂体释放大量促甲状腺激素（TSH），会出现突眼加重、甲状腺肿大加重，此时患者应停用或减量服用甲巯咪唑。同时患者 **FT$_3$ 值 1.5pmol/L、FT$_4$ 值 5.5pmol/L，低于正常参考范围下限**，说明已出现**药物性甲减**，可出现心动过缓、体重增加、嗜睡等症状，可考虑**加用左甲状腺素治疗**。

9. C 妊娠期女性甲亢患者无需终止妊娠，可慎用最低有效剂量的**丙硫氧嘧啶**治疗甲亢。

10. E 甲状腺功能减退症患者的临床表现主要为代谢减慢症状，一般症状为易**疲劳、怕冷、体重增加**、记忆力减退、**反应迟钝**、嗜睡、**情绪低落**、便秘、月经不调、肌肉痉挛等。患者的体征可有**表情淡漠**、面色苍白、皮肤干燥、眼睑和手部皮肤水肿、声音嘶哑、毛发稀疏、**眉毛外端 1/3 脱落**。由于高胡萝卜素血症，**手足皮肤呈姜黄色**。患者肌肉和关节功能**减退**，可出现进行性肌萎缩。患者心血管功能减退，可出现**心动过缓、心脏增大**。**黏液性水肿**昏迷患者可出现嗜睡、**低体温**（<35℃）、呼吸徐缓、心动过缓、血压下降、神经反射减弱或消失，甚至昏迷、休克。

11. B 甲减患者的 TT$_4$、FT$_4$ 水平降低，严重者可出现 TT$_3$、FT$_3$ 水平降低，应补充 **L−T$_4$ 治疗**，即左甲状腺素钠片。甲状腺素片是动物甲状腺的干制剂，甲状腺激素含量不稳定且 T$_3$ 含量过高，现已少用。L−T$_3$ 注射液作用强，仅用于严重患者急救，如黏液性水肿昏迷患者。右甲状腺素钠片是治疗高脂血症药物。

12. C 甲状腺结节切除后甲状腺功能受损，通常需要补充左甲状腺素。左甲状腺素的吸收受食物影响，应**空腹服用**；由于药物半衰期长，**每日服药一次即可，最佳服药时间为早餐前 1 小时，其次是睡前**，再次为早餐前 30 分钟，餐时或餐后给药不利于药物吸收，故 C 选项说法正确。左甲状腺素起始**小剂量给药**，滴定增量至完全替代剂量。年龄小于 50 岁、无心脏病史患者可尽快达到完全替代剂量，有心脏病史者调整剂量宜慢。金属药、考来烯胺可抑制左甲状腺素的吸收，两者用药应间隔 **4~5 小时**。

13. E 左甲状腺素属于补充治疗，有**心悸、心律失常**等心脏不良反应，除定期检查心脏状态外，还应**小剂量起始**，逐渐调整给药剂量，通常**起始剂量为 25~50μg/d，每 1~2 周增加 25μg**。原发性甲减患者因甲状腺腺体本身病变，无法合成、分泌足够的甲状腺激素，故应**终生补充治疗**。左甲状腺素**可减弱降糖药的效果**，患者伴有 2 型糖尿病，可适当增加降糖药防止血糖过高。左甲状腺素半衰期是 7 天，每日服药 **1 次即可**，服药最佳时间为：**早餐前 1 小时 > 睡前 > 早餐前 30 分钟**。

14. A 甲减的孕妇如在妊娠期对甲状腺功能减退症没有及时进行治疗和纠正，**可造成胎儿甲状腺功能减退**，影响新生儿的智力和生长发育，严重时发生呆小症。因此，甲减的孕妇应**继续服用左甲状腺素钠片**治疗，妊娠后的替代剂量需要增加 **30%~50%**，患者妊娠前服药剂量是 50μg qd，可调至每日 65~75μg，故 A 选项说法正确。左甲状腺素钠片**不易透过胎盘引**起胎儿甲亢。妊娠期治疗甲减应避免合用抗甲状腺药如丙硫氧嘧啶、甲巯咪唑，因抗甲状腺药可透过胎盘造成胎儿甲状腺功能减退。

15. B 患者有高脂血症合并亚临床甲减，目前认为 TSH≥10μIU/ml 时应给予**左甲状腺素**治疗。为防止促进动脉粥样硬化的发生和发展，同时应**服用他汀类药物降低胆固醇**。

二、配伍选择题

【1～2】AD 抗甲状腺药甲巯咪唑、丙硫氧嘧啶的主要不良反应是引起**粒细胞缺乏**，应定期**监测白细胞计数、中性粒细胞计数**。普萘洛尔是非选择性β受体拮抗剂，可收缩支气管平滑肌，引起**支气管哮喘**；此外，还可引起 **QT 间期延长、心动过缓、掩盖低血糖症状、停药反跳**等不良反应。

【3～4】AD 碳酸锂是抗躁狂症药，对中枢神经具有一定毒性，当血锂浓度 >1.5mmol/L 时，可出现不同程度的中毒症状，如**脑病综合征**（意识模糊、震颤、反射亢进、癫痫发作、昏迷）、休克、肾功能损害等。**左甲状腺素**是治疗甲状腺功能减退药，服用**过量可引起甲状腺功能亢进症状**，如心悸、心律不齐、多汗、腹泻、**体重减轻**、失眠等，**必要时需停药**，直至不良反应消失后，**再从更小的剂量开始给药**。

【5～7】DAB 甲巯咪唑可引起胆汁淤积性黄疸、粒细胞缺乏、关节痛，甲状腺功能接近**正常后应逐渐减量给药**，避免引起药物性甲状腺功能减退。普萘洛尔属于β受体拮抗剂，可引起**心动过缓、掩盖低血糖症状、加重哮喘**等不良反应，该类药物应**小剂量起始，逐渐增加给药剂量**。碳酸锂可引起口干、烦渴、多饮、多尿、便秘、**白细胞计数升高**，血锂浓度 >1.5mmol/L 时可引起脑病综合征，宜进行血药浓度监测。

【8～9】AE 考来烯胺是阴离子交换树脂，可降低同服药物的吸收，如左甲状腺素、右甲状腺素等，与之合用时应至少间隔 **4～5 小时**。垂体肿瘤手术后的患者可出现甲减，此类患者容易合并出现肾上腺皮质功能不全，应先给予糖皮质激素，再用左甲状腺素，防止发生急性肾上腺皮质功能不全。

三、综合分析选择题

1. B **甲状腺治疗的首选方法是抗甲状腺药物治疗**，药物治疗无效的患者可考虑**手术治疗或放射性[131]I 治疗**。治疗甲亢的抗甲状腺药物主要是**丙硫氧嘧啶、甲巯咪唑**。

2. A 甲亢患者降低心率**首选非选择性β受体拮**

抗剂，如**普萘洛尔**。选择性 $β_1$ 受体拮抗剂不作为首选，美托洛尔、比索洛尔、艾司洛尔是选择性 $β_1$ 受体拮抗剂。

3. E 根据第 1 题和第 2 题正确答案，患者治疗使用丙硫氧嘧啶和普萘洛尔。**丙硫氧嘧啶可引起胃肠道反应、肝毒性、关节痛、粒细胞缺乏；普萘洛尔可引起心动过缓、哮喘、QT 间期延长**。口干、多尿是碳酸锂的不良反应。

四、多项选择题

1. ABE 甲亢的诱因包括：**感染、外伤、创伤、精神刺激、过度疲劳、妊娠早期、碘摄入过多**。引起甲亢的病因包括 Graves 病、多结节性甲状腺肿伴甲亢、甲状腺自主性高功能肿瘤、碘甲亢、垂体性甲亢等，其中以 **Graves 病甲亢最为常见**。TSH 是促甲状腺激素，可促进甲状腺激素的合成和分泌；甲亢患者的实验室检查结果是 FT_3、FT_4 升高，而 FT_3、FT_4 升高可负反馈抑制 TSH 释放，导致患者 **TSH 水平降低**，C 选项说法错误。甲亢可导致神经、消化、循环系统兴奋，引起**高代谢症候群**。甲亢患者可伴发**周期性瘫痪**，在亚洲的青壮年男性中多见。

2. BCD 碘摄入过多可引起甲亢、甲状腺肿、甲状腺炎，甲亢患者应**避免服用含碘食物**（如**海带、紫菜、虾皮、昆布**等海产品，**碘盐**等）和含碘药物（如**西地碘、胺碘酮**等）。甲亢患者伴有神经系统兴奋症状，应避免食用**浓茶、咖啡**等兴奋性饮品，应**戒烟、禁酒**。由于高代谢症状，应**补充热量、水分、维生素 B 族、维生素 C、钙和铁**等。磺胺类、**磺酰脲类降糖药、对氨基水杨酸、保泰松、巴比妥类、酚妥拉明、妥拉唑林、维生素 B_{12}** 都有抑制甲状腺功能的作用，与之联用时可有**协同治疗甲亢作用**。

3. CDE 甲减患者症状表现多为**代谢减慢症状**，故患者血生化检查常见**总胆固醇和 LDL-C 增高**、血同型半胱氨酸增高。患者皮肤通常干燥、粗糙、脱屑，眼睑和手部**皮肤水肿、声音嘶哑**。女性患者可出现月经过多或闭经等月经不调，黏液性水肿昏迷患者可出现**嗜睡、低体温、呼吸徐缓、血压下降**。血清检查可见 **TT_4、FT_4 减低**，负反馈性引起 **TSH 升高**。

4. AD 甲减可根据病变发生部位、病因、严重程度进行分类。根据病变发生**部位**可分为：**原发性甲减、中枢性甲减、甲状腺激素抵抗综合征**。根据病因可分为：**特发性甲减、药物性甲减、放射性[131]I 治疗后甲减、垂体或下丘脑肿瘤手术后甲减**。根据严重程度分为**临床甲减和亚临床甲减**。

5. ABCDE 黏液性水肿昏迷主要见于甲减患者未规律用药治疗，多在冬季寒冷时发病。治疗时应**补充甲状腺激素**，如 **L－T₃** 或 **L－T₄**，昏迷时应**静脉给药或鼻饲给药**，清醒后改为口服。黏液性水肿昏迷**可能是感染引起的**，应积极**使用阿莫西林、左氧氟沙星控制感染**。应保持患者呼吸顺畅，给予**保温、供氧**，

必要时行气管切开、机械通气，避免因呼吸困难导致昏迷加重。黏液性水肿昏迷可能会导致低钾血症、低钠血症等电解质紊乱，应根据需要**补充电解质、葡萄糖**，但液体摄入量不宜过多，以防矫枉过正。患者同时应使用**糖皮质激素大剂量冲击疗法进行抗炎治疗**，减轻水肿。

第二节　糖　尿　病

一、最佳选择题

1. A 2 型糖尿病患者如果病情轻微，可**先考虑单纯生活方式干预**治疗，包括控制饮食、合理运动、减重，观察一段时间后如果血糖控制理想，患者无需药物治疗；如果控制不佳甚至有加重倾向，应首选二甲双胍单药治疗。根据题干，患者属于肥胖人群，肥胖可能是导致患者 2 型糖尿病的原因之一，且患者空腹血糖 8.0mmol/L，属于轻型患者；因此，应建议患者先单纯生活方式干预一段时间并减重后再决定是否启动药物治疗。

2. E 1 型糖尿病患者应使用胰岛素制剂替代治疗。推荐**优先使用每日多次胰岛素注射或持续皮下胰岛素输注方案**，**推荐选用胰岛素类似物**制剂，可降低用药后的**低血糖**风险。静脉注射（重组）人胰岛素是抢救酮症酸中毒的给药方法，日常采用皮下注射给药。德谷胰岛素是长效胰岛素类似物，每日注射一次，易引起低血糖。精蛋白锌重组赖脯胰岛素混合注射液（25R）属于预混胰岛素类似物制剂，预混胰岛素不宜用于 **1 型糖尿病患者的长期血糖控制**。故最佳答案是持续皮下输注门冬胰岛素。

3. E 2 型糖尿病的首选治疗药物是二甲双胍，**若无禁忌证，二甲双胍应一直保留在 2 型糖尿病的药物治疗方案中**。当患者单一用药治疗时，宜首选二甲双胍。

4. A 糖尿病酮症酸中毒可危及生命，应采用起效快的静脉给药方式。结合起效快慢、药效维持时间，临床一般采用**静脉滴注**短效的（重组）**人胰岛素**注射液抢救糖尿病酮症酸中毒。

5. C 噻唑烷二酮类胰岛素增敏剂包括罗格列酮、吡格列酮，此类药物可引起肝功能异常、**体重增加和水肿**，增加**心力衰竭**和**骨折**风险，伴有**心力衰竭、活动性肝病、严重骨质疏松**或有**骨折病史**的患者**禁用**。

6. D 胰岛素及其类似物、**促胰岛素分泌剂单独应用时易引起低血糖**反应。促胰岛素分泌剂包括**磺酰脲类**（如格列美脲、格列齐特、格列本脲等）、**非磺酰脲类**（瑞格列奈、那格列奈）。

7. C 依柯胰岛素是超长效胰岛素类似物，作用时间可长达 **196 小时**，每周给药 **1 次**即可，建议**每周固定同一天皮下注射**给药。德谷－门冬双胰岛素注射液、精蛋白锌重组赖脯胰岛素混合注射液（50R）、精蛋白（重组）人胰岛素混合注射液（50R）、甘精胰岛素注射液（U300）作用维持时间都是 24 小时左右，通常**每日给药 1 次**。

8. A 西格列他钠属于过氧化物酶体增殖物激活受体泛激动剂，和噻唑烷二酮类药物具有类似的不良反应，可引起水肿、体重增加，加重**充血性心力衰竭**和**骨折**风险，伴有**心力衰竭和严重骨质疏松及骨折病史患者应避免使用**。

9. B 新诊断的 2 型糖尿病患者如果糖化血红蛋白≥9.0% 或空腹血糖≥11.1mmol/L 伴有明显高血糖症状，可进行**短期胰岛素强化**治疗。强化治疗方法：①多次皮下注射**基础胰岛素＋餐时胰岛素**；②预混胰岛素每日注射 **2～3 次**；③胰岛素泵持续皮下胰岛素输注，只能使用**短效胰岛素**或**速效胰岛素**（如门冬胰岛素），**不能使用长效的地特胰岛素**。通常治疗周期为 2 周至 3 个月。

10. B 对于**妊娠期糖尿病妇女，均应使用胰岛素制剂治疗，停用化学治疗药**。

11. A 瑞格列奈属于促胰岛素分泌剂，可引起低血糖。吡格列酮属于噻唑烷二酮类胰岛素增敏剂，单独应用时**不易导致低血糖**，但与胰岛素或促胰岛素分泌剂合用时可增加低血糖风险，应提高警惕。

12. D 胰岛素在未开封前应冷藏贮存，不能冷冻，冷冻会改变胰岛素的结构和药效，一旦冷冻不可再应用。开封后的胰岛素不能冷藏保存，应室温下贮存，通常可使用 **4～6** 周，超过 4～6 周可能会存在结构改变和药效减弱、不良反应增多等问题。胰岛素可造成皮下脂肪萎缩，减少吸收，每次注射应**变换部位**，两次注射点至少间隔 **2cm**。

13. B 艾塞那肽普通制剂给药方法是**每天 2 次皮下注射**，每次给药剂量是 **0.01 ~ 0.02mg**。艾塞那肽**微球**属于**缓释**治疗，**每周给药 1 次**即可，每次给药剂量 **2mg**。

14. D 预混胰岛素含有可溶性、起效快的胰岛素，也含有难溶性、作用持久的胰岛素。门冬胰岛素 **30** 是含有 **30% 可溶性门冬胰岛素和 70% 精蛋白门冬胰岛素**，前者可快速起效，降低餐后血糖，属于**餐时胰岛素**；后者可维持长效，通常可维持 **14 ~ 24 小时**药效，属于基础胰岛素。但由于成分**中含有速效的门冬胰岛素，所以服药时间应紧邻餐前**，在**注射 10 ~ 20 分钟内应进食**。

15. E 预混胰岛素属于**双相胰岛素**，包含了**起效快的胰岛素（类似物）**和**作用持久的胰岛素（类似物）**。精蛋白锌重组赖脯胰岛素混合注射液（**25R**）含有 **25% 速效的赖脯胰岛素和 75% 长效的精蛋白锌赖脯胰岛素**。精蛋白（重组）人胰岛素混合注射液（**40R**）含有 **40% 起效较快的短效的（重组）人胰岛素和 60% 长效的精蛋白（重组）人胰岛素**。门冬胰岛素 **50** 注射液含有 **50% 速效的门冬胰岛素和 50% 长效的精蛋白门冬胰岛素**。德谷 - 门冬双胰岛素注射液含有**速效的门冬胰岛素和长效的德谷胰岛素**。上述药物均可产生双相作用，既可快速起效控糖，又可长时间维持降糖作用。**甘精胰岛素**注射液（U100）属于**长效胰岛素类似物**，U100 是指产品规格，即每只注射液含有 100 单位甘精胰岛素。

16. B 罗格列酮属于**噻唑烷二酮类胰岛素增敏剂**，此类药物可引起**肝功能异常**，活动性肝病患者不建议使用。此外，该类药物还可引起**水肿、体重增加、上呼吸道感染、心力衰竭、严重骨质疏松和有骨折病史患者禁用**。

17. E 二甲双胍、SGLT - 2i（如卡格列净）、GLP - 1 受体激动剂（如艾塞那肽）都有明确的**体重减低作用**；α - 葡萄糖苷酶抑制剂（如**阿卡波糖**）因可抑制淀粉类食物的吸收，也具有一定的降低体重作用。促胰岛素分泌剂（如**格列齐特**）、噻唑烷二酮类胰岛素增敏剂（如**罗格列酮、吡格列酮**）可引起**体重增加**。

18. D 每日多次胰岛素注射给药时，应**停用促胰岛素分泌剂**（包括磺酰脲类药如**格列美脲**、非磺酰脲类药如瑞格列奈等），防止出现低血糖反应。

19. A 多格列艾汀属于葡萄糖激酶激活剂，有肝毒性，可引起一过性**氨基转移酶升高**；可升高血脂，包括甘油三酯和胆固醇升高；具有**胃肠道反应**。伴有

严重肝功能障碍患者、高脂血症患者不建议使用。

二、配伍选择题

【1 ~ 3】EAC 恩格列净属于钠 - 葡萄糖协同转运蛋白 - 2 抑制剂（**SGLT - 2i**），此类药物促进葡萄糖经尿液排泄，可诱发**泌尿与生殖系统感染**，如细菌性阴道炎、真菌性阴道炎等；还可引起低血压、酮症酸中毒等不良反应。格列喹酮属于磺酰脲类促胰岛素分泌剂，具有**磺酰脲**结构，此类药物**可与磺胺类药物存在交叉过敏反应**。阿卡波糖属于 α - 葡萄糖苷酶抑制剂，此类药物可使淀粉、蔗糖等食物分解成葡萄糖的速度减慢，造成**消化不良反应**，如腹胀、肠鸣音亢进、腹泻等。

【4 ~ 6】BAD 赖脯胰岛素、门冬胰岛素、谷赖胰岛素作用时间短，主要控制一餐后血糖，为**餐时胰岛素**；属于**速效制剂**，起效快，所以应**紧邻餐时给药**，通常为**给药后 15 分钟内必须进食或餐后即刻给药**；三个药物起效快慢略有差异，其中谷赖胰岛素建议餐前 0 ~ 15 分钟或餐后即刻给药。（重组）人胰岛素注射液属于**短效制剂**，约 30 分钟起效，故建议**餐前 30 分钟给药**；作用时间短，主要控制一餐后高血糖，亦属于**餐时胰岛素**。精蛋白（重组）人胰岛素注射液属于**中效制剂**，属于**基础胰岛素**，可**每日给药 1 次**，固定时间给药。甘精胰岛素、地特胰岛素、德谷胰岛素属于**长效胰岛素类似物**，可控制 24 小时血糖水平，**每日给药 1 次**即可，固定时间给药。门冬胰岛素 **30** 注射液含有速效的门冬胰岛素 30% 和长效的精蛋白门冬胰岛素 70%，属于**预混胰岛素类似物制剂**，既可快速产生降糖作用，又可维持长久的降糖作用；给药时间选择在**餐前 10 ~ 20 分钟给药**的原因是基于其中的速效成分门冬胰岛素。

【7 ~ 8】AE 达格列净属于钠 - 葡萄糖协同转运蛋白 - 2 抑制剂（**SGLT - 2i**），此类药物除改善血糖、利尿、降低体重、降血压作用外，还具有改善心肌细胞钙处理功能、增强心肌能量等作用，这些结果可降低心力衰竭患者的住院率，对于**伴有心力衰竭的 2 型糖尿病患者**，在服用二甲双胍基础上宜联合使用 **SGLT - 2i**。罗格列酮属于噻唑烷二酮类胰岛素增敏剂，此类药物可引起**水钠潴留**、水肿，增加心力衰竭患者的心脏负担，伴有充血性**心力衰竭的患者禁用**。

【9 ~ 10】CB （重组）人胰岛素注射液属于**短效胰岛素**，可**皮下注射或静脉注射**。**静脉滴注**给药主要用于抢救糖尿病酮症酸中毒和高血糖高渗性昏迷。**德谷胰岛素是长效胰岛素类似物，属于基础胰岛素**；

门冬胰岛素是**速效胰岛素类似物**，属于**餐时胰岛素**；两者混合制备成的制剂属于**双相胰岛素**，通常**每日注射一次**即可维持 24 小时药效，由于门冬胰岛素起效快，所以该制剂应选择随主**餐前 5~10 分钟或餐后即刻给药**。

【11~13】DCA 那格列奈在中至重度肾功能不全［肾小球滤过率 15~50ml/（min·1.73m²）］的糖尿病患者和需透析的患者中，生物利用度和半衰期与健康人相比，其差别未达到具有临床意义的程度，**肾损害患者无需调整剂量**。格列本脲代谢物仍有活性，主要经肾排泄，在 CKD 患者体内易蓄积引起低血糖，**可用于 CKD 1~2 期的患者，不建议**用于肾小球滤过率 **<60**ml/（min·1.73m²）的患者。二甲双胍主要以原型经肾排泄，肾功能受损时，易发生二甲双胍和乳酸在体内蓄积，增加乳酸性酸中毒风险，肾小球滤过率 **<45**ml/（min·1.73m²）者应考虑停用。

【14~15】DE 长期应用可能会造成**叶酸缺乏**的药物有二氢叶酸合成酶抑制剂（如**磺胺类药物**）、二氢叶酸还原酶抑制剂（如**甲氨蝶呤**）、**抗癫痫药**（如**苯妥英钠、苯巴比妥**）。长期应用可能会造成**维生素 B₁₂ 缺乏**的药物有质子泵抑制剂（如奥美拉唑、兰索拉唑等）、**二甲双胍**。

【16~17】BD 格列齐特可促进胰岛素分泌，使用剂量过多时可引起胰岛素分泌增多，引起**低血糖反应**；同时促胰岛素分泌剂可引起**体重增加**。卡格列净可促进葡萄糖经尿液排泄，尿中葡萄糖升高后可引起渗透压增大，导致尿量增多，可**减轻体重和降低血压**。

【18~19】CD 2 型糖尿病患者均应首选二甲双胍制剂。伴有**慢性肾脏病、ASCVD**（动脉粥样硬化性心血管疾病）或其他心脑血管不良事件的患者，应在二甲双胍基础上，**联合使用 SGLT-2i 或 GLP-1 类似物**，贝那鲁肽属于 **GLP-1 类似物**。伴有心力衰竭的患者应在二甲双胍基础上**联合 SGLT-2i**。糖尿病患者糖化血红蛋白目标值为 **<7.0%**，如果**糖化血红蛋白距目标值较大**，可加用促胰岛素分泌剂或胰岛素。

【20~22】ACB 每周给药 1 次的降糖药俗称周效降糖药，包括**艾塞那肽微球、聚乙二醇洛塞那肽、度拉糖肽、替尔泊肽**。贝那鲁肽每日皮下注射 **3 次**，艾塞那肽普通制剂每日皮下注射 **2 次**，利拉鲁肽每日皮下注射 **1 次**。

【23~25】BAD 吡格列酮属于**噻唑烷二酮类胰岛素增敏剂**，此类药物可引起**肝功能异常、头痛、上**呼吸道感染、水肿；有**心力衰竭、活动性肝病、严重骨质疏松和骨折病史的患者禁用**。胰岛素和促胰岛素分泌剂易引起低血糖反应。利司那肽属于 **GLP-1 受体激动剂（类似物）**，此类药物易引起恶心、呕吐、腹泻等消化道反应。

三、综合分析选择题

1. D 患者三药联合仍不能有效控制血糖时，可加用胰岛素制剂，称为胰岛素起始治疗。**胰岛素起始治疗**可选择**基础胰岛素或预混胰岛素**。基础胰岛素包括**中效胰岛素**（如精蛋白人胰岛素注射液）、**长效胰岛素、长效胰岛素类似物**（如甘精胰岛素、地特胰岛素、德谷胰岛素），上述制剂可产生中、长效降糖作用，除控制餐后血糖外，还可控制基础血糖。胰岛素起始治疗采用基础胰岛素时，**每日给药 1 次，推荐睡前皮下注射**。每日使用 **1 次基础胰岛素**治疗时，保留各种口服降糖药，**不必停用促胰岛素分泌剂格列齐特缓释片**；胰岛素**多次注射**治疗时**应停用促胰岛素分泌剂**。

2. C 由于存在个体差异，按照体重给药后可能存在剂量过高、过低或合适等情形，所以**调整剂量有可能是增加剂量**，或减少剂量，抑或维持目前剂量。调整剂量的周期通常为 **3~5 天**，每次调整 **1~4U**。

3. D 胰岛素起始**治疗不佳**时，可进行**胰岛素的多次注射**。胰岛素多次注射时，应停用促胰岛素分泌剂格列齐特缓释片。多次注射时，可选择**餐时+基础胰岛素**，根据患者病情选择**每日 2~4 次**。不能联合两种基础胰岛素治疗，否则降糖作用时间更长，**易产生低血糖**。谷赖胰岛素是速效制剂，属于**餐时胰岛素**，甘精胰岛素属于**基础胰岛素**，两者联合给药是优选方案；或者使用**预混胰岛素**制剂每日 **2~3 次**，如注射精蛋白（重组）人胰岛素混合注射液 30R、德谷-门冬双胰岛素都可产生控制餐时血糖与长效降糖作用，**但不宜与甘精胰岛素合用**。

4. B 糖化血红蛋白为葡萄糖与红细胞中血红蛋白的结合物，结合后不再解离，并持续于红细胞的生命周期中。由于红细胞的平均寿命约为 120 天，因此，监测**糖化血红蛋白和血红蛋白的百分率能客观反映测定前 3 个月内的平均血糖水平**，建议**每 3 个月监测一次**。

5. E 心绞痛患者若无禁忌证，急性发作时应立即嚼服 300mg 阿司匹林肠溶片，可快速起效，预防血栓形成；同时舌下含服硝酸甘油，缓解心绞痛症状。稳定型心绞痛患者应长期服用他汀类降脂药、β 受体拮抗剂。**长期抗血小板宜单一用药**，如阿司匹林或氯吡格雷，**不建议长期双联抗血小板治疗**。

6. A 患者患有心血管疾病，且入院时随机血糖 > 11.1mmol/L、糖化血红蛋白 > 9.0%，**应进行短期胰岛素强化治疗**，尽快控制血糖达标，避免加重心血管疾病。

7. B 根据上一题提示，患者入院后应进行短期胰岛素强化治疗，治疗目标应为空腹血糖 4.4 ~ 7.0mmol/L、非空腹血糖 < 10.0mmol/L，可暂不以糖化血红蛋白达标作为治疗目标。结合本题题干，患者短期胰岛素强化治疗已达到治疗目标，可改为化学药进行降糖治疗。对于**伴有心脑血管疾病**的患者，化学治疗应**选择二甲双胍联合 SGLT - 2i 或 GLP - 1 受体激动剂类药物**，达格列净属于 SGLT - 2i。

8. E 根据上一题正确答案，患者服用二甲双胍和达格列净降糖治疗。二甲双胍可引起**消化道反应**，达格列净可引起**低血压、泌尿和生殖系统感染、酮症酸中毒**。二甲双胍和达格列净均可引起**体重减轻**。

四、多项选择题

1. ABCD 糖尿病的并发症有**急性**并发症、**慢性**并发症。**急性**并发症包括糖尿病酮症酸中毒（最常见）、**高血糖高渗性非酮症综合征、感染**。**慢性**并发症包括**微血管病变、大血管病变、神经系统病变、足部病变**，微血管病变以**糖尿病肾病和糖尿病视网膜病变**尤为重要；大血管病变主要是引起**动脉粥样硬化**，从而诱发冠心病、缺血性和出血性脑血管病、肾动脉硬化、肢体动脉硬化等；糖尿病神经系统并发症包括**中枢神经病变、周围神经病变、自主神经病变**；**糖尿病足是糖尿病最严重的慢性并发症之一**，表现为足部畸形、皮肤干燥和发凉、胼胝形成，严重者可出现足部溃疡、坏疽。

2. ACDE 糖尿病是由于患者胰岛素绝对或相对缺乏，引起碳水化合物、蛋白质、脂肪代谢紊乱，常出现代谢紊乱症候群，如**多饮、多食、多尿、体重减轻**。**1 型糖尿病患者是胰岛功能基本丧失**，胰岛素绝对缺乏所致；患者血清中胰岛素和 C 肽水平很低，甚至检测不到，需**终生应用胰岛素替代治疗**。1 型糖尿病可在任何年龄发病，多见于 30 岁之前；**成人晚发自身免疫性糖尿病**（缓慢进展型 1 型糖尿病）患者多在 20 ~ 48 岁阶段发病，患者消瘦，**易出现大血管病变**。**2 型糖尿病患者是胰岛素相对缺乏**，一般有**家族遗传史**，临床上与**肥胖、心血管病**常同时或先后发生。

3. ABE 对于 **1 型糖尿病**患者，胰岛功能基本丧失，进行胰腺（胰岛）移植手术治疗，可部分或完全恢复生理性胰岛素分泌。无论 1 型还是 2 型糖尿病患者均应进行生活方式干预，包括**控制饮食和合理运动**，应贯穿于糖尿病治疗的**始终**。**1 型糖尿病患者应选择胰岛素制剂替代治疗**，推荐低血糖风险小的**胰岛素类似物制剂**，采用**每日多次注射**或**持续皮下输注**方式。**2 型糖尿病患者在生活方式干预基础上如果血糖控制不理想，可先单药治疗，若无禁忌，二甲双胍应一直保留在治疗方案中**。2 型糖尿病常与肥胖、心脑血管病、肾病相关，患者应综合治疗。

4. ABE 可引起**体重增加**的降糖药有**促胰岛素分泌剂、噻唑烷二酮类胰岛素增敏剂**。促胰岛素分泌剂有**磺酰脲类降糖药如格列吡嗪、格列齐特、格列美脲**等，非磺酰脲类降糖药如瑞格列奈、那格列奈等。**噻唑烷二酮类胰岛素增敏剂有罗格列酮、吡格列酮**等，可导致体重增加和水肿。可引起**体重降低**的降糖药有**二甲双胍、SGLT - 2i**（如卡格列净、达格列净等）、**GLP - 1 受体激动剂**（如艾塞那肽、利拉鲁肽等）、**α - 葡萄糖苷酶抑制剂**（如阿卡波糖、伏格列波糖等）。

5. BCE 单独应用易引起**低血糖**的药物包括**胰岛素制剂和促胰岛素分泌剂**。**格列美脲和那格列奈**属于促胰岛素分泌剂。其他类型降糖药单独使用很少出现低血糖，但联合使用时应注意低血糖风险。

6. ABC 二甲双胍可引起**消化道反应**，如恶心、呕吐。西格列汀可引起肌痛、关节痛、腹痛、头痛。

7. BCD 艾塞那肽微球、聚乙二醇洛塞那肽、度拉糖肽、替尔泊肽属于长效 GLP - 1 受体激动剂，**每周给药 1 次**即可。艾塞那肽的普通制剂需要每日给药 **2 次**，利拉鲁肽和利司那肽每日给药 **1 次**，贝那鲁肽**每日给药 3 次**，均为皮下注射。

8. ACD eGFR 29ml/（min·1.73m²）属于 CKD 4 期，为肾功能重度下降。**那格列奈、吡格列酮、利格列汀用于肾功能不全的患者无需调整剂量**。胰岛素制剂用于 eGFR 值 < 60ml/（min·1.73m²）的患者应减量使用。阿卡波糖对肾功能降低者需减量，对于 eGFR < 25ml/（min·1.73m²）者禁用。

9. BCDE （重组）人胰岛素注射液属于**短效胰岛素**，作用持续时间通常为 5 ~ 8 小时，单独使用时一般需要每日注射 **2 ~ 3 次**。精蛋白（重组）人胰岛素注射液属于**中效胰岛素**，作用持续时间通常为 13 ~ 24 小时，**1 日/次固定时间给药**通常可维持基础血糖稳定。**甘精胰岛素注射液、地特胰岛素注射液**属于**长效胰岛素类似物**，作用持续时间可达 24 小时以上。

德谷–门冬双胰岛素注射液属于**双相胰岛素制剂**，其中的**德谷胰岛素**属于**长效胰岛素类似物**，作用时间通常超过 24 小时；其中的门冬胰岛素属于速效胰岛素类似物，可快速降低餐后血糖。

第三节　骨质疏松症

一、最佳选择题

1. B　雷洛昔芬是选择性雌激素受体调节剂，激动骨骼上雌激素受体，发挥抗骨质疏松作用，仅适用于**绝经后女性**骨质疏松症的患者，**不适于男性患者。**

2. E　所有骨质疏松症患者均应补充骨健康基本补充剂，即维生素 D 和钙剂。绝经后骨质疏松症患者可使用**双膦酸盐类**药物，也可使用选择性雌激素受体调节剂雷洛昔芬、绝经激素治疗（**MHT**）。有子宫的女性应选择雌激素加孕激素替代疗法，无子宫的女性可选用**雌激素替代疗法**。降钙素的突出特点是能明显缓解骨痛。

3. C　食物会影响双膦酸盐类药物的吸收，应**空腹服用**，且服用后 **30 分钟内不宜进食**。双膦酸盐类药物可与金属离子络合，服药后不宜饮用牛奶、矿泉水、含钙饮料。咖啡、茶、果汁可降低双膦酸盐类药物的吸收。双膦酸盐类药物可刺激食管，服药时建议用**足量水送服**，服药后也应**大量饮水**，促进药物经肾排泄，减轻肾负担；同时应保持**上身直立的坐位或站位服药**，减轻对食管的刺激，故服药后 **30 分钟内不应卧床**，更不能睡前服药。阿仑膦酸钠给药方法是**每日一次 10mg** 或**每周一次 70mg**，市售阿仑膦酸钠片规格有 10mg/片、70mg/片。因药物刺激食管，故**不能掰开服用**。根据题干的信息，患者服用 70mg/片制剂时应每周服药一次，时间应固定，例如都安排在每周一早上，避免时间混淆后导致服药间隔不一致。

4. D　双膦酸盐类药物可加重对**食管和胃的刺激**，**胃食管反流病**属于**相对禁忌**，在有其他抗骨质疏松治疗药物可供选用时，**应尽可能避免使用双膦酸盐类药物。**

5. C　降钙素可将血液中钙转运至骨骼，引起血**钙降低**，因此应补充钙剂和维生素 D 数日后才能开始降钙素治疗，避免出现低钙血症。采用**鼻喷剂**时可能存在**鼻炎风险**；但根据题干，患者采用的是皮下注射给药方式，不存在鼻炎风险。

6. A　**碳酸钙**易溶于胃酸，产生二氧化碳，可引起嗳气；中和胃酸可引起**上腹不适**；钙剂可引起**便秘，不是腹泻**。**每日给药 2 次**时，建议选择**清晨、睡前给药**，此时体内血钙浓度低，补充时机正合适；食物可影响钙剂吸收，但空腹服用可增加胃肠道刺激，所以**每日给药 3 次**时，宜选择**餐后 1 小时服用**。

7. B　咖啡、碳酸饮料能降低钙的吸收，诱发、加重骨质疏松，患者应避免摄入或少饮。此外，患者应戒烟、禁酒。

8. E　碳酸钙含钙量高，吸收率高，易溶于胃酸，与胃酸发生酸碱中和反应，故胃肠道反应较多，如嗳气、上腹不适、便秘。枸橼酸钙含钙量低，但水溶性好，胃肠道反应少，且有**可能减少肾结石的发生**，适用于**胃酸缺乏和有肾结石风险的患者**。50 岁以上人群及绝经后女性每日需要 1000 ~ 1200mg 元素钙，从食物中通常可获得 400mg，故每日应**外源性补充元素钙 500 ~ 600mg**。防治骨质疏松补充维生素 D 的剂量为 **800 ~ 1200IU/d**。

9. C　降钙素可降低血钙，抑制骨吸收，可用于治疗高钙血症、骨质疏松症，还具有**明显缓解骨痛**的作用，对**骨质疏松症及骨折引起的骨痛有效**。

10. E　双膦酸盐类药物可刺激食管和胃，引起上腹疼痛、反酸，加重**消化道溃疡**，诱发**胃食管反流病**。此类药物主要经肾排泄，具有**肾毒性**；可引起"**流感样**"症状。罕见不良反应有下颌骨坏死，通常发生于恶性肿瘤患者使用较大剂量后出现。在低暴力情况下可发生**非典型股骨骨折**。双膦酸盐类药物可促进血钙转移至骨骼，降低血钙，用药期间应**补充钙剂，防止低钙血症**。

11. D　粪隐血阳性、消化性溃疡、胃食管反流病患者不宜应用双膦酸盐类药物。儿童、**妊娠期及哺乳期女性慎用**。服药后因大量饮水而致尿量增多且会引起"流感样"症状，**驾驶员应慎用**。对双膦酸盐类药物过敏者、低钙血症者、肌酐清除率 <35ml/min 者、**食管裂孔疝患者禁用**。双膦酸盐类药物适用于绝经后骨质疏松症的治疗。

12. B　**地舒单抗**可促进血钙转移至骨细胞中，**降低血钙**，所以用药期间应补充维生素 D 和钙剂，但已发生低钙血症者禁用。地舒单抗与双膦酸盐都可引起颌骨坏死、低钙血症和其他电解质异常以及非典型骨折等并发症，二者**不应合并用药**。一旦停用地舒单抗，应序贯使用双膦酸盐或其他抗骨质疏松治疗药。地舒单抗**每 6 个月皮下注射给药 1 次**。

二、配伍选择题

【1~2】CB　特立帕肽是甲状旁腺素类似物，应小剂量间断给药，总疗程不应超过24个月。鲑鱼降钙素可经皮下注射、肌内注射或鼻喷给药，鼻喷给药会增加鼻炎风险。

【3~4】CD　阿仑膦酸钠口服给药方法是10mg qd；也可将一周的剂量集中一次性服用，即70mg qw。利塞膦酸钠口服给药方法是5mg qd。唑来膦酸钠需静脉输注，且输注速度不能过快，应>15分钟，每年给药1次，剂量为5mg。依替膦酸二钠是每日给药2次，选择在两餐间给药。

【5~6】EC　依降钙素可促进血钙转移至骨骼中，因此用药前应补充维生素D和钙剂数日，防止低钙血症；缓解骨质疏松性骨痛时，每周肌内注射给药2次，每次10IU；治疗骨质疏松症时，每周肌内注射给药1次，每次20IU。地舒单抗是RANKL抑制剂，用于治疗骨质疏松症时，每6个月皮下注射1次，用药期间应补充维生素D和钙剂，防止低钙血症。

【7~9】ABD　双膦酸盐类药物可刺激食管，诱发、加重胃食管反流病，胃食管反流病属于相对禁忌证，食管裂孔疝患者则应禁用。替勃龙兼有雌激素、孕激素、弱雄激素活性，有雌激素依赖性肿瘤者如乳腺癌、卵巢癌、子宫癌患者应禁用；此外，阴道出血原因不明、血栓栓塞性疾病、妊娠期、哺乳期人群应禁用。Paget骨病分为三期，在第二期成骨细胞迁移引起骨质快速增生，形成紊乱的新生骨；在第三期成骨细胞活性增强可形成增厚、增大的硬化骨。特立帕肽可刺激成骨细胞活性，应禁用于Paget病。骨骼放疗会损害成骨细胞，患者若使用了特立帕肽，会加重成骨细胞负担，增加骨肉瘤风险。

【10~12】EBA　地舒单抗是短效作用药物，因此不存在"药物假期"，一旦停用，需要序贯双膦酸盐类或其他药物，以防止骨密度下降或骨折风险增加。四烯甲萘醌是维生素K₂的同型物，与华法林合用可产生竞争性拮抗，抑制华法林药效，服用华法林的患者禁止使用。雷洛昔芬是选择性雌激素受体调节剂，禁用于有静脉栓塞病史或有血栓倾向者以及肝肾功能不全者。

【13~14】BA　雷洛昔芬属于选择性雌激素受体调节剂，仅适用于女性绝经后骨质疏松症的治疗。利塞膦酸钠属于双膦酸盐类药物，可抑制骨吸收，对各种人群骨质疏松症均有治疗作用。

【15~16】BD　骨化三醇属于活性维生素D，可促进钙的吸收，不宜同时大剂量长期补充钙剂，以防引起血钙升高。双膦酸盐可将血液中钙转移至骨细胞中，可降低血钙，治疗期间应补充钙剂和维生素D。

三、综合分析选择题

1. C　绝经后女性骨质疏松症可使用雷洛昔芬、绝经激素疗法（单雌激素、雌/孕激素联合以及替勃龙）和双膦酸盐类药物。但前两者所涉及药物都具有雌激素样作用，可导致高凝状态，易诱发血栓栓塞，最近6个月内有静脉或动脉血栓栓塞性疾病病史患者禁用；依据题干，患者近半年内有深静脉血栓病史，故不能选用雷洛昔芬、复方炔雌醇、替勃龙。他莫昔芬是治疗乳腺癌药物，不用于绝经后骨质疏松症。故适合该患者选用的骨质疏松治疗药是阿仑膦酸钠片。

2. B　$CaCO_3$的分子量100，其中Ca原子量40，所以在碳酸钙中钙元素所占的质量百分比是40%。每片规格是750mg（碳酸钙剂量），那么每片中元素钙的含量是750×40%=300mg，即每片含元素钙300mg。根据题干，患者每日应补充600mg元素钙，所以每日服用2片。

3. E　牛奶中含有钙，为防止骨质疏松，可适量饮用奶制品，增加钙的摄入。适度运动，建议缓慢开始，逐渐增加活动量，可预防跌倒和外伤，降低骨折风险。食物影响钙吸收，且人体血钙水平在后半夜和清晨最低，因此清晨和睡前服用钙剂既可减少食物的影响，又可顺应生物钟规律。防治骨质疏松服用维生素D的剂量推荐800~1200IU/d，宜睡前与钙剂同服。光照可促进人体合成维生素D，但隔着玻璃晒太阳或涂抹防晒霜会阻隔紫外线，导致维生素D无法合成。

四、多项选择题

1. ABCE　泼尼松属于糖皮质激素，此类药物可引起水钠潴留，促使钙离子流失，长期应用可引起骨质疏松症。艾司奥美拉唑属于质子泵抑制剂，此类药物可抑制钙的吸收，长期服用（≥1年）可诱发、加重骨质疏松症。苯妥英钠能减少钙的吸收。氟西汀属于选择性5-羟色胺再摄取抑制剂，此类药物可通过影响成骨细胞与破骨细胞的增殖和功能进行骨代谢的调节，干扰钙的吸收和代谢，抑制骨形成。此外，抗癫痫药可促进维生素D的代谢，从而减少钙的吸收；过量的甲状腺素可造成甲亢状态，导致骨量丢失。噻唑烷二酮类降糖药、促性腺激素释放激素、抗病毒药长期应用也能引起骨质疏松。

2. ABE 替勃龙兼有雌激素、孕激素和弱雄激素活性，主要用于绝经后女性患者。罗格列酮可诱发、加重骨质疏松。所有骨质疏松症患者均应服用钙剂和活性维生素D及其类似物，在补充钙剂、维生素D基础上，**老年性骨质疏松症患者应联合使用双膦酸盐类药物或降钙素**，绝经后骨质疏松症患者可联合使用**双膦酸盐类药物、降钙素或选择性雌激素受体调节剂、雌激素/雌孕激素复方制剂/替勃龙**。

3. CE 双膦酸盐类药物抑制骨吸收的**效力差别很大**，故临床上不同双膦酸盐类药物的使用剂量及用法也有差别。为减少不良反应，**不建议同时使用2种或2种以上的双膦酸盐类药物**。补充维生素D和钙剂可降低骨质疏松症患者的骨折风险，但**不能替代其他抗骨质疏松症药**；在使用维生素D和钙剂基础上，还应联合使用其他抗骨质疏松症药。降钙素具有缓解骨痛作用，骨质疏松症患者伴有骨痛或并发骨折疼痛时，可短期使用降钙素。

4. ABCDE 双膦酸盐类药物刺激食管和胃，可引起上腹疼痛、反酸、咽痛、胸痛等，造成吞咽困难。钙剂可引起上腹不适、便秘。双膦酸盐类药物可引起血钙降低，但碳酸钙和维生素D长期大剂量应用可引起血钙升高，从而可能会造成血钙水平紊乱，治疗期间应监测血钙、血磷。

5. BCDE 绝经后骨质疏松症（Ⅰ型）发生于**绝经5~10年内的女性**，脊柱压缩性骨折多见于**绝经后骨质疏松症患者，可单发或多发**。老年骨质疏松症患者发生髋部骨折时，多发生在股骨颈部（股骨颈骨折）。内分泌及代谢性疾病，如性腺功能减退症、甲亢、甲旁亢、库欣综合征、1型糖尿病等，可**引起继发性骨质疏松症**。骨质疏松症和骨折的危险因素很多，包括：高龄、跌倒、长期卧床、**绝经后女性、低体重、性激素低下、咖啡和碳酸饮料摄入过多**、吸烟、酗酒、光照少、少动或制动、膳食中维生素D和钙含量低、药物等。

6. CDE 维生素D_3需要在肝、肾发生两次羟化代谢后才能显示活性，对于肝、肾功能不全者不宜使用。维生素D_2及其衍生物不能快速纠正维生素D缺乏，不建议使用。阿法骨化醇、骨化三醇、艾地骨化醇是活性维生素D_3制剂，不需要肾脏代谢，**适用于肾功能不全者使用**。

7. BDE 中医治疗骨质疏松症所用药物中有效成分较明确的有骨碎补总黄酮、淫羊藿总黄酮和人工虎骨粉；中成药制剂主要有以补益为主的仙灵骨葆胶囊、左归丸，攻补兼施的芪骨胶囊、骨疏康胶囊。金匮肾气丸适合肾阳不足导致手脚冰凉、排尿不畅的人群。银杏叶胶囊是活血、化瘀、通络的中成药。

第四节　高尿酸血症与痛风

一、最佳选择题

1. C 痛风急性发作期应给予抗炎药物迅速缓解症状。秋水仙碱、非甾体抗炎药均为痛风性关节炎急性发作的一线治疗药物。急性发作期禁用抑制尿酸生成药（如别嘌醇、非布司他）和促进尿酸排泄药（如丙磺舒、苯溴马隆）。在痛风急性发作期使用抑制尿酸生成药或促尿酸排泄药，可使血尿酸值出现较大波动，使得已经形成尿酸盐结晶的尿酸被释放出来补充到血液中，从而延长急性发作期的时间，甚至将诱发新的发作。尚未服用降尿酸药的急性发作患者禁止服用，已经服用降尿酸药的患者急性发作时可将降尿酸药剂量减半。

2. A 别嘌醇可引起致死性剥脱性皮炎等超敏反应，$HLA-B*5801$基因阳性者发生率较高，用药前宜筛查该基因，阳性者禁用。

3. B 降尿酸治疗药包括抑制尿酸生成药（如别嘌醇、非布司他）、促进尿酸排泄药（如丙磺舒、苯溴马隆）、尿酸酶（拉布立海、普瑞凯希）、选择性尿酸重吸收抑制剂。促进尿酸排泄药可降低血尿酸，升高尿尿酸，当尿尿酸达到一定程度后，易析出结晶刺激泌尿系统。因此**24小时尿尿酸≥1000mg/24h和肾结石者禁用促进尿酸排泄药（丙磺舒、苯溴马隆），可使用抑制尿酸生成药如别嘌醇、非布司他**。

4. C 碳酸氢钠、枸橼酸盐（如枸橼酸钠、枸橼酸钾、枸橼酸氢钾钠）可碱化尿液，使尿液偏碱性，增加尿酸在尿中的溶解度，**促进尿酸排泄**。尤其是枸橼酸盐，还可抑制尿酸结石生成。维生素C和氯化铵可酸化尿液，降低尿酸在尿中的溶解度；阿司匹林、氢氯噻嗪可抑制尿酸排泄，痛风患者应避免使用。

5. E 患者服用别嘌醇的初始4~8周应联合小剂量秋水仙碱或非甾体抗炎药，防止血尿酸水平控制不佳出现急性发作。别嘌醇可引起眩晕，用药期间不宜驾驶车、船。蛋白质饮食可使嘌呤升高，加重痛风，患者应适当控制蛋白质饮食摄入；但低蛋白饮食可提高别嘌醇生物利用度，无法掌控用药剂量，增加不良反应，所以**不能过度限制蛋白质摄入**。降尿酸治疗时应**小剂量起始给药**，平稳控制尿酸水平，否则易引起痛风急性发作。**碳酸氢钠可碱化尿液**，**尿液 pH 最好维持在 6.2 ~ 6.9**，可提高尿酸在尿液中的溶解度；但因其碱性可能会与其他药物发生反应，建议与其他药物间隔 1 ~ 2 小时服用。

6. D 痛风患者**急性发作**时可**首选秋水仙碱抗炎治疗或非甾体抗炎药**进行抗炎、止痛，对秋水仙碱、非甾体抗炎药**存在禁忌**的患者可使用**糖皮质激素抗炎**。阿司匹林属于非甾体抗炎药，但其酸性较强，可与尿酸产生竞争性排泄，导致尿酸排泄减少，**加重痛风**，痛风患者应**避免使用**。

7. C 痛风性关节炎发作≥**2 次**，或痛风性关节炎发作 **1 次**且同时**合并低龄**（＜40 岁）、痛风结石、肾病、心血管疾病、糖尿病等**危险因素任意一项**的患者，均应**立即启动降尿酸治疗**，SUA 目标值＜360μmol/L；严重者可降至＜300μmol/L，但**不建议**＜180μmol/L，故 C 选项说法错误。

8. A **别嘌醇**可引起致死性剥脱性皮炎等**超敏反应**，**HLA－B＊5801 基因阳性者禁用**。HLA－B＊5801 基因在中国（汉族）、韩国、泰国人中的阳性率高于白种人。

9. D 痛风患者**急性发作**时首选秋水仙碱或非甾体抗炎药，对上述 2 种药物不耐受、存在禁忌或治疗效果不佳时，**可口服糖皮质激素**，宜选择短效的糖皮质激素如泼尼松，疗程 **5 ~ 10 天**。全身给予糖皮质激素疗效不佳时，或急性发作累及 **1 ~ 2 个大关节**时，可考虑**关节腔注射短效的糖皮质激素**（如**泼尼松**），但需避免短期内重复注射，否则可加剧关节软骨损害、并发感染甚至引起类固醇晶体性关节炎等。

10. D 所有痛风患者都应在**用药前和用药期间定期检查血尿酸及 24 小时尿尿酸水平**，以此作为调整药物剂量的依据；都要定期检查**血常规及肝、肾功能**。非布司他可引起肝功能损害和横纹肌溶解症，应从小剂量开始用药。对免疫系统具有不良反应，可引起超敏反应，故禁用于正在接受硫唑嘌呤、巯嘌呤治疗的患者。不建议用于既往有颅内静脉血栓形成病史和近期有颅内静脉血栓发作的患者。

二、配伍选择题

【1 ~ 2】DC 秋水仙碱的不良反应包括**紫癜**、**骨髓抑制**（血小板减少）、**消化道反应**（腹泻、腹痛）、末梢神经炎、肌肉抽搐、**血尿**、少尿、肾功能损害等。**苯溴马隆**的不良反应有皮肤潮红、斑疹、瘙痒、

肾结石、肾绞痛、结膜炎等。

【3 ~ 4】EB 痛风性关节炎**急性发作**时应**首选**具有抗炎、止痛的药物，迅速控制炎症，缓解疼痛。**一线药物有秋水仙碱、非甾体抗炎药**；对一线药物有禁忌或疗效不佳时，可考虑短效糖皮质激素抗炎治疗。

【5 ~ 7】CAE 秋水仙碱长期应用可引起骨髓抑制、血尿、少尿、肾衰竭、胃肠道反应，**胃肠道反应是其严重中毒的前驱症状，一旦出现应立即停药**。糖皮质激素用于治疗痛风性关节炎急性发作时，全身给药建议使用短效药物如泼尼松，口服剂量 0.5mg/（kg·d），连续用药 **5 ~ 10 日**后应停药；或者 0.5mg/（kg·d）用药 **2 ~ 5 日**后逐渐减量，总疗程 **7 ~ 10 日**。拉布立海主要用于预防和治疗血液系统恶性肿瘤患者的急性高尿酸血症，尤其适用于放疗或化疗所致的高尿酸血症，但使用后可诱发抗体生成而使疗效减弱。

【8 ~ 10】DBA 袢利尿剂（如呋塞米）、噻嗪类利尿剂（如氢氯噻嗪、吲达帕胺）等具有一定弱酸性，**可抑制尿酸排泄，加重痛风**。血管紧张素Ⅱ受体拮抗剂（如氯沙坦）兼具降压和降尿酸作用，推荐伴有痛风的高血压患者选用。碳酸氢钠含有钠离子，可引发水肿、升高血压。

【11 ~ 13】BAD 苯溴马隆、丙磺舒属于促进尿酸排泄药，可将血尿酸转移至尿液中，降低血尿酸、升高尿尿酸，尿尿酸≥600mg/24h 时易形成尿酸结石，造成泌尿道损害，故尿尿酸≥**600mg/24h**、肾结石患者禁用苯溴马隆和丙磺舒。这类患者可应用抑制尿酸生成药，如非布司他、别嘌醇。

【14 ~ 15】BA 吲哚美辛等非选择性环氧化酶抑制剂可引起消化道出血，活动性消化道溃疡患者禁用。塞来昔布是选择性 COX－2 抑制剂，对消化道几乎不产生影响，消化道溃疡患者可慎用；但因其可增加血小板聚集作用，心肌梗死、心功能不全患者应避免使用。

【16 ~ 18】BED 痛风急性期应使用抗炎药物，首选秋水仙碱或非甾体抗炎药。慢性期应使用降尿酸药，如别嘌醇、非布司他、苯溴马隆、丙磺舒。碳酸氢钠可碱化尿液，促进尿酸溶解，在急性期、慢性期都可应用。

三、综合分析选择题

1. D 痛风根据病程可分为四期：**无症状 HUA 期**、**痛风性关节炎急性发作期**、**痛风性关节炎发作间歇期**、**慢性痛风性关节炎期**，严重者可合并痛风性肾病。**慢性痛风性关节炎期**可见痛风结石，为黄白色赘

生物，多处关节可受累，可造成关节畸形，关节滑囊液检查可见尿酸结晶，X线检查可发现在关节软骨及其邻近骨质有圆形或不整齐的"穿凿样"透光缺损。根据题干患者检查结果，该患者已发展至慢性痛风性关节炎期，在这期间出现的急性发作。

2. E 痛风患者在**未服用降尿酸药**（别嘌醇、非布司他、丙磺舒、苯溴马隆）**时出现急性发作，不应给予降尿酸药**，应给予抗炎止痛药物，故苯溴马隆不可能出现在第1周治疗方案中。**首选秋水仙碱或非甾体抗炎药**，患者对这2种药物存在禁忌、不耐受或治疗效果不理想时，可考虑使用糖皮质激素。碳酸氢钠可碱化尿液，促进尿酸在尿中溶解度，痛风的每一阶段均可使用。

3. C 别嘌醇**起始应小剂量**，剂量过大可发生尿酸转移性痛风发作，应逐渐增加给药剂量，建议**起始剂量 50～100mg/d**，之后每次可递增 50～100mg，最大剂量为 600mg/d。为防止出现尿酸转移性痛风发作，服用别嘌醇的**前 4～8 周应联合小剂量秋水仙碱**，每日 0.5～1mg。

4. C 在服用降尿酸药物治疗期间一旦出现急性发作，**不必停用降尿酸药，可剂量减半，同时应给予秋水仙碱或非甾体抗炎药**治疗急性发作。

5. E 痛风患者应**避免摄入高嘌呤食物**，如**动物内脏、海鲜、肉汤、干豌豆**。应戒烟、禁酒。**食用醋**可酸化尿液，降低尿酸排泄，患者应避免摄入。患者应**多摄入碱性食物**，如**香蕉、西瓜**、南瓜、黄瓜、草莓、苹果、菠菜、萝卜、四季豆、莲藕、**海带**等，因此仅 E 选项食物组合均适宜痛风患者食用。

四、多项选择题

1. ABDE 痛风根据病程，可分为四期。初为无症状高尿酸血症期，患者仅表现为血尿酸增高，但**无关节炎、疼痛**等临床症状，此阶段若不调整生活方式或降尿酸治疗，可发展到痛风性关节炎急性发作期。**急性发作期**可因尿酸结晶刺激关节引起**关节炎**，以**单关节受累的非对称性关节炎为主，第一跖趾**是最常见的发病部位，症状表现为**红、肿、热、痛**和**功能障碍**，此期可通过**抗炎药物**缓解或自行缓解，之后患者转入痛风性关节炎发作**间歇期**。在间歇期，如果血尿酸控制平稳，可仅表现为高尿酸血症，**可无明显临床症状**；但控制不佳**可导致反复的急性发作**。随着病情的加重，患者关节处可出现痛风结石，为黄白色赘生物，即进入到**慢性痛风性关节炎期**，此期患者可出现**关节畸形**、软骨受损等症状。如果在肾脏析出尿酸结晶，患者可出现**痛风性肾病**，易造成肾功能受损，出现肾绞痛、尿路感染、血尿等。

2. ABCD 免疫抑制剂（**环孢素**、硫嘌呤、吗替麦考酚酯、**他克莫司**、西罗莫司、巴利昔单抗）可通过抑制尿酸排泄、促进尿酸合成等途径引起高尿酸血症。**β-内酰胺类抗菌药、喹诺酮类抗菌药**具有一定的酸性，可与尿酸竞争排泄，促进尿酸重吸收回血液。噻嗪类利尿剂（如**氢氯噻嗪、吲达帕胺**）、抗结核药（**吡嗪酰胺和乙胺丁醇**）、**阿司匹林**等也能引起尿酸水平升高。抗肿瘤药可杀死细胞，释放出嘌呤类物质，能升高血尿酸水平。

3. ABCD 秋水仙碱可**抑制骨髓**造血功能，引起**血小板**、粒细胞等减少。**胃肠道反应**是其中毒的前驱症状，表现为恶心、呕吐、腹痛、腹泻等，一旦出现胃肠道反应须立即停用。此外，秋水仙碱还可引起**紫癜、末梢神经炎、肌肉抽搐**、肝毒性以及血尿、少尿等肾毒性。

第十二章 免疫系统常见疾病

第一节 类风湿关节炎

一、最佳选择题

1. C 类风湿关节炎的治疗目标除了**控制症状**外，更为关键的是要**改善病情**，延缓病情发展，防止关节破坏，避免致残。**非甾体抗炎药**是常用的**控制症状药**，但**不能延缓病情**。改善病情的抗风湿药起效慢，明显改善症状需要 1～6 个月，不具备即刻止痛和抗炎作用，但有改善和延缓病情进展的疗效。故类风湿关节炎患者**应联合使用非甾体抗炎药和改善病情的抗风湿药**，正确答案为 C，甲氨蝶呤是改善病情的基本药物（首选药）。

2. E 类风湿关节炎的治疗强调**早期**治疗、**联合**

治疗、个体化给药原则。联合给药是指在使用非甾体抗炎药控制症状的同时，应联合改善病情的抗风湿药（DMARDs）。应避免2种非甾体抗炎药同时服用；但一种DMARDs治疗未达标时，可联合使用2种DMARDs，如甲氨蝶呤＋羟氯喹（或氯喹）、甲氨蝶呤＋柳氮磺吡啶、甲氨蝶呤＋来氟米特；一种DMARDs治疗未达标时也可改用生物制剂或DMARDs＋生物制剂、DMARDs＋雷公藤的方案。早期治疗是指一经确诊，就应尽早使用非甾体抗炎药和DMARDs。糖皮质激素能迅速缓解关节疼痛，但不良反应众多，多用于急性发作患者或伴有多器官受累的重症患者，应尽可能小剂量、短期使用，且建议使用短效的糖皮质激素（如泼尼松）。

3. A　可改善和延缓类风湿关节炎病情进展的药物称为改善病情的抗风湿药（DMARDs），包括甲氨蝶呤、柳氮磺吡啶、氯喹、羟氯喹、来氟米特、硫唑嘌呤、环孢素、环磷酰胺等。其中，甲氨蝶呤被推荐为此类药物中的首选药；联合使用2种DMARDs时，甲氨蝶呤应作为基本药物（即在甲氨蝶呤基础上再联合另一个DMARDs），除非患者存在甲氨蝶呤禁忌证。

4. B　经关节腔注射治疗类风湿关节炎的药物主要是糖皮质激素，如曲安奈德、泼尼松（强的松）等，此类药物多次注射可引起关节腔感染和类固醇晶体性关节炎。英夫利西单抗采用静脉输注，阿那白滞素采用皮下注射，硫唑嘌呤和托法替布可口服给药。

5. D　非甾体抗炎药（NSAIDs）具有止痛、抗炎作用，相比改善病情的抗风湿药（DMARDs），NSAIDs起效快，可短期内减轻症状，但不能改善和延缓病情进展，也不能预防关节破坏。DMARDs起效慢，明显改善病情需要1～6个月，不具有即刻止痛和抗炎作用，但能改善和延缓病情进展。临床治疗RA需要联合1种NSAIDs和1种DMARDs，但当1种DMARDs疗效未达标时，可联合使用2种DMARDs，或改用生物制剂，或DMARDs联合1种生物制剂，或DMARDs联合雷公藤。糖皮质激素可以口服，也可关节腔注射。口服糖皮质激素治疗RA应尽可能小剂量、短期治疗，主要用于NSAIDs无效者，或服用DMARDs前期起到"桥梁"作用，或者用于伴有心、肺等多器官受累的重症患者（该类患者可根据病情程度调整剂量）；关节腔注射每年不宜超过3～4次，否则可引起关节腔感染和类固醇晶体性关节炎。

6. B　治疗类风湿关节炎应联合1种NSAIDs和1种DMARDs。当治疗效果不理想时，可加用1种DMARDs或生物制剂或雷公藤，但应避免联合2种NSAIDs，故选项A、D错误。米索前列醇属于胃黏膜保护剂，可用于预防消化道溃疡，对患者的类风湿关节炎病情无治疗作用。依那西普、利妥昔单抗属于生物制剂，可与甲氨蝶呤联合使用，但生物制剂多为皮下注射或静脉输注，不通过关节腔注射，故正确答案为B。关节腔注射药主要是起到局部抗炎、止痛作用，涉及药物主要是糖皮质激素。

7. A　NSAIDs易引起消化道溃疡，老年患者更易出现，老年患者应选用半衰期短的NSAIDs。NSAIDs可升高血压、引起出血，伴有心血管疾病患者慎用，尤其是选择性COX－2抑制剂塞来昔布，有诱发血栓风险。但选择性COX－2抑制剂塞来昔布能明显减少严重胃肠道不良反应的发生，伴有消化性溃疡病史的老年人宜服用选择性COX－2抑制剂。NSAIDs给药剂量应个体化，避免同时选用≥2种NSAIDs。

8. D　NSAIDs抑制COX－1可抑制血栓生成，减少胃部前列腺素合成，具有消化道溃疡、出血的风险。塞来昔布是选择性COX－2抑制剂，对胃肠道COX－1不产生作用，但对血栓生成不产生抑制作用，反而易诱发血栓生成，可引起心源性猝死；同时因其不抑制COX－1，故消化道溃疡风险也降低。

9. A　肿瘤坏死因子（TNF－α）抑制剂如依那西普、英夫利西单抗、阿达木单抗可引起注射部位反应或输液反应，增加感染和肿瘤的风险，偶有药物诱导的狼疮样症状以及脱髓鞘病变等。用药前应进行结核病筛查，除外活动性感染和肿瘤。治疗类风湿关节炎的生物制剂可降低机体免疫力，多数具有增加感染和肿瘤的风险，用药前须筛查乙肝、结核病、活动性感染、肿瘤。

10. C　糖皮质激素不良反应众多，治疗类风湿关节炎的用药原则是尽可能小剂量、短期使用，不推荐单用或长期大剂量使用糖皮质激素。糖皮质激素能迅速减轻关节疼痛、肿胀，对于关节炎急性发作患者或伴有心、肺、眼和神经系统等多器官受累的重症患者可给予短效糖皮质激素治疗。由于DMARDs起效慢，在起效前可使用小剂量糖皮质激素起到"桥梁"作用，使用糖皮质激素应同服DMARDs。对于非甾体抗炎药疗效不满意患者，可短期使用糖皮质激素干预治疗。糖皮质激素可引起骨质疏松、血压和血糖升高，用药期间应补充钙剂和维生素D，并定期监测血压和血糖。糖皮质激素也可进行关节腔注射给药，但长期多次使用可引起关节腔并发感染、类固醇晶体性关节炎，故1年内关节腔注射次数不宜超过3～4次。

11. E 甲氨蝶呤是传统的改善病情药（DMARDs），一般为首选药。对于**合并肺病、皮下结节、非酒精性脂肪肝**等特殊人群**推荐甲氨蝶呤**，效果不理想时**可加用或转换其他 DMARDs**。伴有淋巴增殖性疾病的患者推荐**利妥昔单抗**，可抑制淋巴细胞增殖。**生物制剂可增加感染和肿瘤风险**，既往 12 个月内发生过**严重感染**的患者**推荐 DMARDs**，而不是生物制剂。对于**合并乙型肝炎**的患者使用利妥昔单抗时必须**联合抗乙型肝炎病毒药**，并密切监视乙肝活动情况。

二、配伍选择题

【1~3】DBC 环孢素主要不良反应有**高血压、肝肾毒性、神经系统损害、继发性感染、肿瘤、胃肠道反应、齿龈增生、多毛**等。氯喹、羟氯喹的主要不良反应有引起**视网膜变性而致失明、心律失常**（如心动过缓、传导阻滞）、**耳鸣、头痛、头晕**。柳氮磺吡啶含有磺胺结构，可引起**磺胺类过敏反应**，此外还有**结晶尿**等肾毒性、肝毒性、血细胞减少、胃肠道反应、可逆性精子减少、叶酸缺乏等不良反应。

【4~5】EC 甲氨蝶呤是二氢叶酸还原酶抑制剂，长期用药后可引起机体叶酸缺乏，用药期间应适当补充叶酸。**氯喹、羟氯喹**可作用于心脏，引起**心动过缓、传导阻滞、窦房结功能紊乱**等心脏毒性，用药前、后应检查心电图。能引起**叶酸缺乏**的药物有**甲氨蝶呤、柳氮磺吡啶、磺胺类药物、抗癫痫药**等。

【6~8】ADC 柳氮磺吡啶属于前药，在体内可生成磺胺类药物，磺胺类药物可抑制二氢叶酸合成酶，导致**叶酸缺乏**。雷公藤可引起**性腺抑制**，导致**男性不育和女性闭经**。环孢素的不良反应较多，包括**高血压、神经系统和肝肾损害**等。

【9~10】EB 常用于治疗类风湿关节炎的**生物制剂**有**依那西普、英夫利西单抗、阿达木单抗、阿那白滞素、利妥昔单抗、阿巴西普**。常用于治疗类风湿关节炎的**植物药制剂**有**雷公藤多苷、青藤碱、白芍总苷**。

【11~12】AC 改善病情的**抗风湿药**起效较慢，明显改善病情需要 **1~6 个月**，其中氯喹和羟氯喹一般需要在用药 3~4 个月才能达到药效高峰，应告知患者**至少连服 6 个月**才能宣布是否有效。**泼尼松**可降低机体免疫力，过多关节腔注射给药后除引起**局部感染**外，还可引起**类固醇晶体性关节炎**。

【13~14】CB 非甾体抗炎药（如双氯芬酸）在治疗类风湿关节炎时，能**较快**产生止痛、抗炎作用，

减轻患者症状，但不能延缓病情、无法**改善预后**。改善病情的抗风湿药（如柳氮磺吡啶）减轻症状作用较慢，需要 4~8 周开始起效，但能延缓疾病进展，**改善预后**。

三、综合分析选择题

1. B 非甾体抗炎药可分为非选择性环氧化酶抑制剂、选择性 $COX-2$ 抑制剂。非选择性环氧化酶抑制剂可抑制胃肠道 $COX-1$，抑制前列腺素合成，导致胃黏膜保护屏障缺损，从而刺激消化道而引起溃疡、出血。选择性 $COX-2$ 抑制剂因对胃肠道 $COX-1$ 不产生抑制作用，可明显减少严重胃肠道不良反应的发生。患者有**消化道溃疡病史**，宜使用选择性 $COX-2$ 抑制剂如塞来昔布。

2. C 甲氨蝶呤口服是首选，多采用每周 1 次给药，常用剂量为 **7.5~25mg/w**。

3. D 甲氨蝶呤也是抗肿瘤化疗药，可引起多种不良反应，**胃肠道不良反应**常见恶心、腹泻。神经系统毒性包括**听力损害**。可引起肝、肾毒性。可引起**骨髓抑制**，造成白细胞、血小板计数降低。可引起呼吸系统损害，如间质性肺病。可引起**致畸性**，影响生育力。但该药无成瘾性。

四、多项选择题

1. ABCDE 治疗类风湿关节炎的药物有五类：非甾体抗炎药、改善病情类药物（慢作用抗风湿药）、生物制剂、糖皮质激素、植物药制剂。其中，非甾体抗炎药可控制症状，但不延缓病情发展。改善病情类药物主要可延缓病情进展，但控制症状作用较慢。糖皮质激素可用于急性发作，快速起效，但不宜长期使用。改善病情类药物未达标时可考虑改用生物制剂或联合生物制剂。

2. BDE 类风湿关节炎是一种慢性、以关节症状为主的全身性炎症性疾病，可伴有心、肺、眼和神经系统等多器官受累，选项 C 说法错误。关节晨僵可见于多种关节炎，但以类风湿关节炎最为突出，持续时间往往超过 1 小时，选项 A 说法错误。类风湿性关节炎除晨僵表现外，还可出现**皮下结节、对称性关节肿痛、关节畸形、骨质疏松或骨质侵蚀**，患者应预防骨质疏松。由于治疗药物多有血液系统毒性、肝肾毒性，治疗期间应定期监测**血常规、肝肾功能**。

3. ABDE 非甾体抗炎药可出现的不良反应有**胃肠道反应**（消化道溃疡最为严重）、肾毒性、肝毒性、血液系统毒性（白细胞、血小板计数降低）、过敏反

应、耳鸣、听力下降、无菌性脑膜炎等。

4. CD 肿瘤坏死因子（TNF-α）抑制剂如依那西普、英夫利西单抗、阿达木单抗可加重心力衰竭，对于轻度心力衰竭（NYHA 分类 Ⅰ/Ⅱ 级）的患者，在使用本品时应当加以小心；中至重度心力衰竭（NYHA 分类 Ⅲ/Ⅳ 级）是本品的禁忌证。中至重度心力衰竭可选用非肿瘤坏死因子抑制剂的生物制剂，如利妥昔单抗、托珠单抗、沙利鲁单抗等。

第二节 系统性红斑狼疮

一、最佳选择题

1. A SLE 好发于**育龄期**女性，多为 15 ~ 40 岁。主要病理改变是**血管炎**，病程多为慢性，呈**缓解与复发交替**特征，之后累及**全身各器官和系统**，累及**肾脏**可引起狼疮性肾炎、终末期肾病；累及**心脏**可出现心包炎、心包积液等；累及**神经**可出现"狼疮脑病"和周围神经病变；累及呼吸系统可出现间质性肺病；累及**消化**系统可出现呕吐、腹痛、腹水，可为首发表现。可引起继发性抗磷脂抗体综合征，表现为反复动脉、静脉血栓形成。绝大多数患者可出现各种热型的**发热**。在病程的某一阶段会出现皮疹，以**鼻梁和双颧部蝶形红斑**最具特征性。

2. C 系统性红斑狼疮（SLE）的治疗药物包括**抗疟药**（如氯喹、羟氯喹）、糖皮质激素、免疫抑制剂、生物制剂。根据患者严重程度依次选用。轻度 SLE 选用**羟氯喹**（或 NSAIDs），必要时考虑小剂量糖皮质激素治疗。中度 SLE 选用**中等剂量糖皮质激素**，必要时增加剂量并联合免疫抑制剂。重度 SLE 选用标准**剂量糖皮质激素**，必要时给予糖皮质激素冲击疗法**联合免疫抑制剂**（出现狼疮危象时）。糖皮质激素冲击疗法时应联合免疫抑制剂，否则激素减量后，病情极易反复。**难治性/复发性**的重症 SLE 可考虑利妥昔单抗治疗。狼疮性肾炎患者诱导缓解期使用**生物制剂**治疗时可以**联合激素、免疫抑制剂**（首选霉酚酸酯或环磷酰胺）。

3. B 患者已出现急进性肾小球肾炎，属于**狼疮危象**，应采用糖皮质激素冲击疗法。甲泼尼龙冲击疗**法是每日静脉滴注 1 次**，每次 **500 ~ 1000mg**，连续给药 **3 ~ 5 天**，之后视病情可在 **1 ~ 2 周后重复 1 次冲击疗法**，同时联合免疫抑制剂。冲击治疗后**必须联合大剂量糖皮质激素和免疫抑制剂治疗**，防止糖皮质激素减量后导致病情复发加重。有狼疮危象的患者在**诱导缓解期**使用免疫抑制剂**首选环磷酰胺**或霉酚酸酯，疗程至少 **6 个月**；在**维持期**可根据病情选择 **1 ~ 2 种免疫抑制剂长期**治疗，免疫抑制剂起到保护重要脏器功能作用。

4. C 狼疮性肾炎患者**诱导缓解期**宜首选的免疫抑制剂是**环磷酰胺或霉酚酸酯**（吗替麦考酚酯是前药，在体内转化为霉酚酸酯发挥药效）。

5. B SLE 患者妊娠对母体和胎儿的危险发生率更高，危险因素包括狼疮性肾炎、抗磷脂抗体阳性等，但 **SLE 并非是妊娠的绝对禁忌证**。当患者病情稳定至少 6 个月，激素使用量为泼尼松 **15mg/d**（或等效剂量的其他激素）以下，**无重要脏器损害**，停用可能致畸的药物至足够安全的时间后**可考虑妊娠**。对于**习惯性流产**病史和**抗磷脂抗体阳性**的孕妇，主张口服低剂量阿司匹林抗栓和（或）**低分子量肝素抗凝**，防治流产或死胎的发生。小剂量激素通过胎盘时被灭活，但是地塞米松和倍他米松是例外，所以妊娠期间服用激素维持治疗应**避免使用地塞米松和倍他米松**。妊娠期和哺乳期**避免使用生物制剂维持治疗**。

6. A 系统性红斑狼疮（SLE）患者可出现**皮疹**症状，典型特征是鼻梁和双颧部蝶形红斑，所以应**防晒、防寒**。患者需要补充维生素 D 防止**骨质疏松**。在缓解期**可接种疫苗**，避免采用活疫苗，但灭活疫苗、**重组疫苗等其他类型的疫苗可根据患者需求接种**。因糖皮质激素、免疫抑制剂、生物制剂可降低机体免疫力，所以患者应防止慢性感染和机会性感染。确诊新**冠病毒感染**的患者应**停用生物制剂**，可在症状**缓解后 7 ~ 14 天重启治疗**。生物制剂可增加感染和肿瘤风险，应避免在确诊或可疑恶性肿瘤患者中使用。

7. E 生物制剂可抑制机体免疫力，诱发感染，**伴有肺结核患者应在抗结核治疗后启用生物制剂**。对 SLE 患者应根据病情程度调整治疗药物，对**轻度**患者，可使用羟氯喹，羟氯喹无法控制病情时**可考虑小剂量糖皮质激素**，或者二者联合。小剂量糖皮质激素无法控制时，应增大剂量，必要时**联合免疫抑制剂或生物制剂**。多数患者需要联合糖皮质激素和免疫抑制剂治疗，糖皮质激素具有抗炎作用，免疫抑制剂保护脏器功能。对于伴有**狼疮危象**（急进性肾小球肾炎、神经精神狼疮、重症血小板减少性紫癜、弥漫性出血性肺泡炎、严重的肠系膜血管炎等）的患者常常使用**生物制剂 + 糖皮质激素 + 免疫抑制剂**，急性发作时应采用糖皮质激素冲击疗法。贝利尤单抗适用于伴有狼疮性肾炎等器官受累的患者，对肝损伤和轻至中度肾损伤患者无需调整剂量。

二、配伍选择题

【1~3】ADC　系统性红斑狼疮（SLE）的治疗药物包括**抗疟药**（如氯喹、羟氯喹）、**糖皮质激素**、**免疫抑制剂**、**生物制剂**。根据患者轻、中、重程度依次选用。**轻度 SLE 选用羟氯喹**（或 NSAIDs），必要时考虑小剂量糖皮质激素治疗。对于**习惯性流产病史和抗磷脂抗体阳性**的孕妇，建议加用阿司匹林、低分子量肝素，预防血栓形成，防止流产或死胎的发生。大剂量人静脉用免疫球蛋白具有免疫治疗和非特异性抗感染作用，可用于**重症血小板减少性紫癜的急性期**。

【4~5】AB　狼疮性肾炎患者诱导缓解期宜首选的免疫抑制剂是**环磷酰胺或霉酚酸酯**。类风湿关节炎患者宜首选的免疫抑制剂（抗风湿药）是**甲氨蝶呤**。

三、多项选择题

1. ACDE　SLE 的治疗药物包括**糖皮质激素**（如泼尼松、甲泼尼龙等）、**抗疟药**（如氯喹、羟氯喹）、**免疫抑制剂**（如环磷酰胺、霉酚酸酯、环孢素、他克莫司、甲氨蝶呤、硫唑嘌呤）和**生物制剂**（如贝利尤单抗、利妥昔单抗、泰它西普）。患者已出现**重要器官和系统受累**（狼疮性肾炎和血液系统受累），属于难治性、重症患者，**可使用利妥昔单抗治疗**，使用生物制剂**可联合糖皮质激素**（如泼尼松）、**羟氯喹**、**免疫抑制剂**（如环磷酰胺、吗替麦考酚酯）。患者没有感染指征，无需使用抗菌药物。

2. ABCE　免疫抑制剂可降低机体免疫力，**多数具有骨髓抑制作用、诱发感染等不良反应**。环磷酰胺也是抗肿瘤药，可引起**骨髓抑制、诱发感染、胃肠道反应、脱发、肝损害、性腺抑制、出血性膀胱炎、致癌和致畸毒性**。霉酚酸酯可引起**骨髓抑制、胃肠道反应、诱发感染和致畸毒性**。羟氯喹可引起视网膜和角膜病变。

第十三章　泌尿系统常见疾病

第一节　良性前列腺增生症

一、最佳选择题

1. C　特拉唑嗪是 α_1 受体拮抗剂，可作用于血管和中枢神经系统的 α_1 受体，引起**直立性低血压、头晕、头痛**。直立性低血压易引起跌倒，故患者宜选择**睡前用药**，采取**卧位或坐位**姿势服药，**避免站位服药**后出现跌倒。当翻身、站起等**体位转换**时要缓慢，可减轻头痛、头晕。给药后**短时间内尽量不走动**，防止跌倒。由于该药的头痛、头晕不良反应不可避免，出现该不良反应后无需停药，通常用药一段时间后不会再发生。α_1 受体拮抗剂可降低 α 肾上腺素能神经反应，**不会引起血糖升高**。

2. A　坦索罗辛、特拉唑嗪均属于 α_1 受体拮抗剂；但坦索罗辛选择性更高，为高选择性 α_{1A} 受体拮抗剂。因此**特拉唑嗪易引起直立性低血压**，而坦索罗辛很少引起该不良反应，伴有**直立性低血压**的患者使用 α_1 受体拮抗剂时**优先考虑坦索罗辛**。

3. E　可引起男性出现**抗雄性化副作用**（雌性化副作用）的常见药物有**西咪替丁**（但雷尼替丁、法莫替丁等同类药物没有此不良反应）、**螺内酯**、**5α 还原酶抑制剂**（如非那雄胺、度他雄胺、爱普列特）以及**雌激素类药物**，男性患者长期服用这些药物可引起**乳房增大、性欲降低、性功能减退**。此外，**多潘立酮、甲氧氯普胺**因影响垂体功能，可引起乳房增大。

4. D　奥昔布宁、索利那新、托特罗定是**抗胆碱药**，可抑制膀胱逼尿肌的不自主收缩，适用于**治疗膀胱过度活动症导致的急迫性尿失禁**；但因其松弛了膀胱逼尿肌，可导致**尿潴留**，即残余尿量增多，故伴有**膀胱过度活动症的前列腺增生症患者在使用抗胆碱药治疗时应警惕发生尿潴留**。对于单纯的充盈性尿失禁、**不伴有膀胱过度收缩**症状的患者则是**禁用抗胆碱药**。

5. D　托特罗定、奥昔布宁、索利那辛是抗胆碱药，可松弛膀胱逼尿肌，**缓解膀胱过度活动症患者的急迫性尿失禁症状**；但因松弛膀胱平滑肌可**导致尿潴留**，因此残余尿量多的患者应慎用，**残余尿量 >**

150ml 者不建议使用。抗胆碱药可引起腺体分泌减少，出现**口干**、**皮肤干燥**等症状；可松弛胃肠道平滑肌，引起便秘，**严重胃肠道动力障碍**患者禁用、**重症肌无力**患者禁用；可升高眼内压，**闭角型青光眼**患者禁用。

6. B　良性前列腺增生症患者应选用 α_1 受体拮抗剂，如多沙唑嗪、阿夫唑嗪、特拉唑嗪或坦索罗辛，可**快速缓解排尿困难症状**；对于**前列腺体积较大者**（>30ml），应联合 **5α 还原酶抑制剂**（如非那雄胺、度他雄胺、爱普列特），可缩小前列腺体积，提高最大尿流率，减少急性尿潴留发生危险。联合阿夫唑嗪和爱普列特方案适用于本题患者。

7. A　患者诊断为前列腺增生，应使用 α_1 受体拮抗剂，如多沙唑嗪、阿夫唑嗪、特拉唑嗪或**坦索罗辛**。患者伴有**膀胱过度活动症**，可出现急迫性尿失禁，可服用**抗胆碱药**（托特罗定、奥昔布宁、索利那新）或 **β_3 受体激动剂**（米拉贝隆）。患者存在未治疗的**闭角型青光眼**，应禁用抗胆碱药，故应联合 α_1 受体拮抗剂和 β_3 受体激动剂治疗，如坦索罗辛联合米拉贝隆。

8. D　对于良性前列腺增生症患者，药物治疗原则是：①轻症患者建议**单用 α_1 受体拮抗剂**作为初始治疗，可在数小时或数天内**改善排尿困难症状**。②前列腺体积增大明显者（>30ml）应**联合 5α 还原酶抑制剂**，长期应用可缩小前列腺体积，从而**提高最大尿流率**。③伴有膀胱过度活动症的患者，会出现尿频、尿急、尿失禁症状，应加用抗胆碱药或 **β_3 受体激动剂**，可**改善尿频、尿急**症状。④无论是否伴有勃起功能障碍，都可将口服**他达拉非**作为治疗选择，可改善 **IPSS** 和勃起功能障碍，但不提高最大尿流率。

二、配伍选择题

【1~2】BE　α_1 受体拮抗剂多沙唑嗪、特拉唑嗪、阿夫唑嗪、**坦索罗辛**等通过抑制前列腺和膀胱颈部平滑肌表面的 α_1 受体**减轻前列腺张力和膀胱出口梗阻**，达到缓解排尿困难症状的目的，该类药物**起效快**，通常在数小时或数天内可产生药效；但**不影响前列腺体积和血清 PSA 水平**。**5α 还原酶抑制剂**如非那雄胺、度他雄胺、爱普列特主要通过抑制雄激素合成**缩小前列腺体积**，降低 PSA 水平，提高最大尿流率；但该类药物**起效慢**，通常需要 **3~6 个月**方可见患者排尿困难症状改善。

【3~4】DB　坦索罗辛、特拉唑嗪均属于 α_1 受体拮抗剂，但坦索罗辛选择性更高，为高选择性 α_{1A} 受

体拮抗剂；因此，**特拉唑嗪易引起直立性低血压**，而坦索罗辛很少引起该不良反应；同时，**特拉唑嗪松弛前列腺平滑肌后可导致逆向射精**。非那雄胺抑制雄激素合成，可产生**雌性化副作用**，如性欲降低、勃起功能减退、射精障碍、乳房增大。西地那非虽也引起直立性低血压，但不会引起逆向射精。

【5~6】CD　特拉唑嗪可引起**直立性低血压**，应采用**卧位或坐位服用**，服药后**不宜走动**，防止跌倒；转换体位时应**尽可能缓慢**，减轻头晕；服药后尽可能减少活动，故宜选择**睡前给药**。**度他雄胺**对口咽黏膜有刺激作用，**不能咀嚼或掰开服用**，应整片吞服。

【7~8】AB　度他雄胺、非那雄胺均是 **5α 还原酶抑制剂**，和选择性 α_1 受体拮抗剂相比，**起效缓慢**。但度他雄胺和非那雄胺相比，**度他雄胺起效相对较快**，约 **1 个月**见效；而非那雄胺起效相对较慢，需要 **3~6 个月**才见效。

【9~10】CA　前列腺癌患者 PSA 升高，前列腺癌的筛查方法之一就是测定 PSA 水平。非那雄胺可降低 **PSA 水平**，应用该类药物期间若**进行前列腺癌筛查**，可能会因为 PSA 降低让医生错误地以为不存在前列腺癌可能，即**出现假阴性结果**，耽误前列腺癌的筛查和诊治。奥昔布宁经 **CYP3A4 代谢**，与强 CYP3A4 抑制剂合用可增加其肝、肾毒性，正在使用强 CYP3A4 抑制剂的重度肾功能不全者和（或）肝功能不全者应禁用。

【11~13】BCE　米拉贝隆属于 β_3 受体激动剂，具有**尿路感染、心动过速、高血压、头痛和鼻咽炎**等不良反应，用药期间应**监测血压**。爱普列特属于 **5α 还原酶抑制剂**，可引起抗雄性化副作用，如**乳房增大、性欲降低、性功能减退、射精障碍**等。他达拉非属于 **PDE-5 抑制剂**，可**改善勃起功能**，并能减轻前列腺增生患者的**排尿困难症状**，但不能改善最大尿流率。

三、多项选择题

1. ACDE　非那雄胺可缩小前列腺体积和**降低 PSA**（血清前列腺特异性抗原），服用 6~12 个月可使 PSA 降低 50%，前列腺体积缩小 15%~25%；但其作用是可逆的，停药后前列腺体积仍可复旧，故建议**维持用药时间宜较长**。多沙唑嗪可减少排尿阻力，缓解排尿困难症状，可使 **IPSS**（国际前列腺症状评分）**降低 35%~40%**。建议前列腺增生症患者采取坐位排尿，可减少残余尿。"二次排尿"是指在第一次排尿后短时间内再排尿，有利于排空膀胱。因排尿困

难，前列腺增生症患者不宜大量饮水，建议适量饮水，尤其在**睡前应避免过多饮水**，从而减少夜尿次数。

2. ABCE 患者无尿频、尿急，说明没有膀胱过度活动症，**应禁用抗胆碱药**（如奥昔布宁）**和 β_3 受体激动剂**（米拉贝隆），避免加重尿潴留。良性前列腺增生症患者**都应使用 α_1 受体拮抗剂**（如阿夫唑嗪），快速缓解排尿困难症状；伴有前列腺明显肥大（**>30ml**）、**血清 PSA 水平 >1.5**ng/ml 时，**应联合 5α 还原酶抑制剂**（如度他雄胺）治疗。无论患者是否合并勃起功能障碍，**都可将他达拉非 5mg/d 口服作为治疗选择**，可降低 IPSS，改善勃起功能。**锯叶棕、普适泰**是植物制剂，可用于治疗良性前列腺增生症。

第二节 慢性肾脏病

一、最佳选择题

1. C KDIGO 推荐 CKD 的 GFR 分期如下：GFR **≥90**ml/（min · $1.73m^2$）属于 **G1** 期，肾功能正常或增高。GFR 为 **60 ~ 89**ml/（min · $1.73m^2$）属于 **G2** 期，肾功能**轻度下降**；GFR 为 **45 ~ 59**ml/（min · $1.73m^2$）属于 **G3a** 期，肾功能**轻至中度下降**。GFR 为 **30 ~ 44**ml/（min · $1.73m^2$）属于 **G3b** 期，肾功能**中至重度下降**。GFR 为 **15 ~ 29**ml/（min · $1.73m^2$）属于 **G4** 期，肾功能重度下降。GFR **<15**ml/（min · $1.73m^2$）属于 **G5** 期，**肾功能衰竭**。

2. D 慢性肾脏病患者由于肾小管分泌氢离子障碍，导致肾小管对 HCO_3 重吸收能力下降，可出现**肾小管性酸中毒**，或者由于肾脏排泄障碍导致酸性代谢产物蓄积，可出现**代谢性酸中毒**，患者可表现为食欲不振、呕吐、虚弱无力，患者会通过呼吸加深加快来促进二氧化碳排出体外。出现代谢性酸中毒**可使用碱性药物如碳酸氢钠**治疗，轻者口服给药，重者**静脉输注给药**。

3. E 碳酸钙用于**治疗高磷血症**时，主要利用钙能与食物中磷结合生成不溶性的磷酸钙，降低磷吸收入血，故应**餐中服药**，嚼服可提高碳酸钙与磷的结合程度。钙剂用于**治疗骨质疏松和低钙血症**时，空腹服用吸收更好，且夜间钙离子浓度较低，宜选择**睡前或晨起空腹服用**；如果每日给药 3 次，给药宜选择在**餐后 1 小时**。

4. E 维生素 D 需要在肝脏、肾脏发生两次羟化代谢后方显活性，**禁用于严重肾功能障碍患者**。伴有肾病的**甲状旁腺功能亢进症患者可使用活性维生素 D 及其类似物**，如阿法骨化醇、骨化三醇、帕立骨化醇。其中，阿法骨化醇无需肾代谢，但须经肝脏代谢后产生活性；骨化三醇、帕立骨化醇无需肝、肾代谢，直接产生活性。阿法骨化醇、骨化三醇、帕立骨化醇可促进钙吸收，**升高血钙**，存在**高钙血症风险**。

西那卡塞是拟钙剂，作用于甲状旁腺细胞表面的钙受体，抑制甲状旁腺激素分泌的同时，还可引起**低钙血症**，因此当校正血钙值低于 **1.87**mmol/L 时应**停用西那卡塞**。

5. C 慢性肾脏病患者常合并或并发多种慢性心血管疾病，应积极**控制蛋白尿、血糖、血压、血脂、血尿酸**等。非免疫介导的肾病患者首选 **ACEI/ARB 控制蛋白尿**；免疫反应介导的肾病（**膜性肾病、狼疮性肾炎**）应选用糖皮质激素、免疫抑制剂或生物制剂**控制蛋白尿**。**ACEI/ARB** 除降压作用外，对肾、心血管具有一定保护作用，适合**伴有蛋白尿、糖尿病的 CKD 1~4 期患者**降压治疗。合并 2 型糖尿病的肾病患者宜**联合二甲双胍和 SGLT-2i**（如达格列净）控制血糖，但肾小球滤过率 <30ml/（min · $1.73m^2$）患者应避免使用此 2 种药物。合并动脉粥样硬化性心血管疾病的肾病患者应将 **LDL-C** 目标值设定在 **<1.8**mmol/L。合并**高尿酸血症**的肾病患者应将血尿酸目标设定在 **<360**μmol/L，有**痛风**发作者可设定在 **<300**μmol/L。

6. D 治疗**高磷血症**应选用**磷结合剂**，如**碳酸钙、碳酸镧、司维拉姆**，应**餐中服用**，促进药物与食物中磷的结合。**氢氧化铝**也能与磷结合，但长期服用可引起中枢神经毒性，**不推荐使用**。

7. C 口服降钾药长期或大量使用可引起**低钾血症**，如聚苯乙烯磺酸钠、聚苯乙烯磺酸钙、帕替罗默、环硅酸锆钠。排钾利尿药（呋塞米、氢氯噻嗪）、β_2 受体激动药（如沙丁胺醇、福莫特罗）也可引起低钾血症。**ACEI/ARB**、保钾利尿药（螺内酯）可引起**血钾升高**。

8. D 人促红素可通过**皮下注射**（非透析患者）或静脉给药（透析患者），当 **Hb <100**g/L 时应进行红细胞生成刺激剂治疗。人促红素**初始剂量为每周 100~150**U/kg，分 2~3 次注射给药，Hb 以**每个月上升 10~20**g/L 为宜，目标 Hb 维持在 **110~120**g/L，

不宜超过 130g/L。由于红细胞生成增多使铁的需求增加，建议**转铁蛋白饱和度≤20%、铁蛋白≤100μg/L**时宜联合**1~3个月口服铁剂治疗**。可根据 Hb 达标情况决定调整人促红素剂量，每次**上调或下调25%**剂量直至 Hb 达到并维持在目标值。

9. B 对于**肾病患者**建议将低密度脂蛋白胆固醇 **LDL-C 降至 <2.6mmol/L**，合并高血压或糖尿病患者建议**降至 <1.8mmol/L，首选他汀类药物，不达标时**建议**联合使用胆固醇吸收抑制剂依折麦布**。贝特类药物主要降低三酰甘油，故低密度脂蛋白胆固醇不达标时**不建议联合贝特类药物**。**血脂康胶囊**含有他汀类药物，作用机制同氟伐他汀，故不能联合洛伐他汀或血脂康胶囊。

10. A 治疗**肾性贫血**可选用**人促红素、HIF-PHI**，并根据患者体内铁的情况，决定是否口服铁剂。

11. E 出现**急性血钾升高**时，应给予**胰岛素-葡萄糖**；一般高钾血症可口服降钾药物如**帕替罗默**。

二、配伍选择题

【1~3】BCE 赖诺普利属于 ACEI，**ACEI、ARB 类**药物既可降压，还可有效降低肾小球囊内压力，减少蛋白尿，延缓肾小球进程，**保护健存肾单位**，同时对**血糖**具有一定的**降低**作用，适于**合并糖尿病肾病的高血压患者首选**。普萘洛尔属于 β 受体拮抗剂，此类药物可减缓心率，掩盖低血糖症状，而合并慢性肾病、糖尿病患者易出现低血糖，**合并糖尿病的高血压患者不宜使用 β 受体拮抗剂**。氢氯噻嗪可引起低血钾、高尿酸血症，加重痛风，**合并痛风的高血压患者不宜使用**。

【4~6】DCB 出现高钾血症时，可酌情使用**排钾利尿药**（呋塞米、氢氯噻嗪等）；血钾急性升高时，可使用**胰岛素联合葡萄糖**；一般症状的患者可口服降钾药物，如聚苯乙烯磺酸钠、聚苯乙烯磺酸钙、环硅酸锆钠、帕替罗默。出现甲状旁腺功能亢进时，应使用活性维生素 D 制剂，如**阿法骨化醇、骨化三醇、帕立骨化醇**；也可应用**西那卡塞**。出现高磷血症时，可使用**碳酸钙、碳酸镧、司维拉姆**等磷结合剂。

【7~8】DA 碳酸钙、司维拉姆、碳酸镧、氢氧化铝均可与磷结合，用于治疗高磷血症。长期使用**碳酸钙**可存在**血管异位钙化**的风险，为避免此风险，**可服用不含钙的磷结合剂，如碳酸镧、司维拉姆**。氢氧化铝长期服用可引起铝中毒，造成**中枢神经损害**，不推荐使用。

【9~10】EA **碳酸镧**是口服磷结合剂，与食物

中磷结合后可降低血磷水平，用于治疗高磷血症；为增加其与食物中磷的结合程度，应**餐中给药**，宜**嚼服**。**骨化三醇**是活性维生素 D，可直接作用于甲状旁腺，抑制甲状旁腺激素分泌；也通过间接作用促进钙的吸收，升高血钙，反馈性抑制甲状旁腺激素分泌，用于**治疗甲状旁腺功能亢进症**。由于夜间血钙水平较低，维生素 D 及其类似物**宜睡前给药**，可有效升高夜间血钙；长期服用可引起**高钙血症**。

【11~12】CD KDIGO 推荐 CKD 的 GFR［ml/（min·1.73m²）］分期如下：GFR≥90 属于 G1 期，GFR 为 60~89 属于 G2 期，GFR 为 **45~59 属于 G3a**期，GFR 为 30~44 属于 **G3b 期**，GFR 为 15~29 属于 **G4 期**，GFR <15 属于 G5 期。

【13~14】BA **膜性肾病、狼疮性肾炎**发病机制主要由**免疫反应异常**所介导，需要使用**糖皮质激素、免疫抑制剂**及**生物制剂**治疗以达到蛋白尿持续缓解，常用的免疫抑制剂包括**环磷酰胺、环孢素 A、他克莫司、霉酚酸酯、硫唑嘌呤、来氟米特**等；生物制剂如**利妥昔单抗、贝利尤单抗**等。非免疫反应介导的肾病患者宜选用 **ACEI、ARB** 和盐皮质激素受体拮抗剂，如雷米普利，可降低肾小囊内压力，减少蛋白尿。

三、综合分析选择题

1. C 长期服用糖皮质激素可引起消化道溃疡、骨质疏松等药源性疾病，也能降低人体免疫力，应预防肺结核。其中，**碳酸钙和骨化三醇**是**预防骨质疏松药**，**泮托拉唑**是**预防消化道溃疡药**，**异烟肼**是**预防肺结核**的用药。药用炭是吸附肠道毒素药，不属于预防糖皮质激素不良反应的药物。

2. C 糖皮质激素宜晨起 **8 时服药**，可提高疗效，降低对肾上腺皮质的损害。用药期间不能随意停药，停药必须经医师确认，且**不能突然停药**，否则可引起**停药反跳，应逐渐减量停药**，一般每 2 周减一片（醋酸泼尼松 5mg）。糖皮质激素**可升高血糖、血压、眼内压**，用药期间应密切关注相关指标的变化。同时也要监测是否有消化道溃疡表现，如黑便、反酸。

3. A 慢性肾脏病患者应注意**低盐、优质蛋白**饮食，优质蛋白食物有**瘦肉、牛奶、鸡蛋**。此外，肾功能衰竭患者**不宜进食高脂**食物和**高嘌呤**食物（如海鲜、动物内脏），可加重高脂血症和痛风症状。

4. D **氢氯噻嗪**可升高尿酸，**禁用于痛风**患者。普萘洛尔可降低心率，掩盖低血糖症状，**糖尿病患者应避免使用**。依那普利可升高血钾，**高钾血症禁用**。美托洛尔可引起心动过缓，严重心动过缓、**房室传导**

阻滞者禁用。氯沙坦兼有降压、降尿酸作用，适宜伴有痛风的高血压患者使用。

5. B　达格列净可促进葡萄糖经尿液排泄，尿液中葡萄糖含量增加**易诱发细菌、真菌增殖**而引起**泌尿与生殖系统感染**；同时可增加尿液量，降低血压和体重。

四、多项选择题

1. ABE　氢氯噻嗪可引起低血钾、高尿酸血症，伴有**痛风**的高血压患者**应避免**使用氢氯噻嗪降低血压。普萘洛尔可掩盖低血糖症状，伴有**糖尿病**的高血压患者**应避免**使用普萘洛尔降低血压。氯沙坦兼有降压、降尿酸、减少蛋白尿的作用，**适宜伴有高血压的痛风、糖尿病患者使用**。别嘌醇抑制尿酸生成，适宜该患者**降尿酸治疗**。氟伐他汀降低胆固醇，适宜患者**降脂治疗**。

2. ABCD　慢性肾脏病患者由于肾脏排泄障碍可导致酸性代谢产物蓄积，出现**代谢性酸中毒**。可因为肾脏排泄障碍导致水钠潴留，引起**水肿、高血压**，引起低钠血症和高钾血症等电解质紊乱。可引起**甲状旁**

腺功能亢进，造成**高磷血症、低钙血症**，引起**骨质疏松**等**肾性骨病**。可引起糖、蛋白质、脂肪代谢紊乱，引起**高脂血症**，伴有糖尿病患者易出现低血糖。可引起胃肠道反应，严重者可出现**消化道出血**。可引起心血管疾病，如高血压、**冠心病、心力衰竭**等。由于肾脏分泌促红细胞生成素减少，可引起**肾性贫血**。此外，慢性肾脏病还可引起**皮肤瘙痒**、中枢神经病变、周围神经病变、肌肉和呼吸系统病变等。巨幼细胞贫血是由于缺乏叶酸和（或）维生素 B$_{12}$ 导致，肾病对其很少产生影响。

3. AB　治疗心力衰竭的基石是 **β 受体拮抗剂联合 ACEI/ARB**，合并慢性肾脏病时，建议将 ACEI/ARB 改换为 **ARNI**。沙库巴曲缬沙坦是 **ARNI** 类药，比索洛尔是 **β 受体拮抗剂**。

4. BCE　口服降钾药物中，聚苯乙烯磺酸钠可结合钙、镁、钾，在**结肠**发挥药效；聚苯乙烯磺酸钙可结合镁、钾，在**结肠**发挥药效；帕替罗默可结合镁、钾，在**结肠**发挥药效；只有环硅酸锆钠高选择性**结合钾**，在**全消化道**发挥药效。呋塞米、氢氯噻嗪是排钾利尿剂，可促进钾离子经尿排泄。

第十四章　肿瘤

一、最佳选择题

1. C　病毒感染可能诱发恶性肿瘤的发生，目前，病因关系被确立的包括：①肝癌，与乙型肝炎病毒、丙型肝炎病毒感染有关；②**鼻咽癌、Burkitt 淋巴瘤、霍奇金淋巴瘤**：与人类疱疹病毒 4 型（EBV）感染有关；③**宫颈癌**：与**人乳头瘤病毒**感染有关；④卡波西肉瘤：与卡波西肉瘤疱疹病毒有关；⑤T 细胞淋巴瘤、白血病：与人嗜 T 淋巴细胞病毒Ⅰ型感染有关；⑥卡波西肉瘤、B 细胞淋巴瘤：与人类免疫缺陷病毒（艾滋病病毒）感染有关。

2. A　目前全球**发病率居前三位**的恶性肿瘤是肺癌、乳腺癌、结直肠癌；**死亡率居前三位**的是肺癌、结直肠癌、肝癌。

3. B　抗肿瘤药物引起的肺毒性包括肺纤维化、肺水肿、间质性肺炎等。导致肺毒性的**典型药物如博来霉素**，应定期进行胸部 X 线或肺功能检查，一旦发生应停药，吸氧并尽早给予糖皮质激素治疗。此外，**EGFR 抑制剂**（如吉非替尼、厄洛替尼等）可引起间质性肺炎，免疫检查点抑制剂（如帕博利珠单抗、纳

武利尤单抗）可导致**免疫相关性肺炎**。

4. D　甲氧氯普胺阻断延髓极后区 D$_2$ 受体，产生止吐作用；但也能阻断垂体漏斗部 D$_2$ 受体，促进催乳素的分泌，引起乳房增大，**乳腺癌患者应禁用**。

5. A　贝伐珠单抗可引起胃肠道反应、高血压、蛋白尿，可加重出血、延缓伤口愈合。

6. E　利妥昔单抗对乙肝病毒具有再激活作用，乙肝病毒携带者在治疗期间和终止治疗后应密切监测活动性乙肝病毒感染的症状和体征，**活动性乙肝患者应禁用**。

7. B　奥沙利铂引起的**神经毒性**主要表现为肢端麻木、面部和咽喉部深感觉异常，遇冷刺激时会加重，可导致喉部痉挛甚至呼吸困难，因此，应告知患者**避免冷饮冷食**、避免暴露于低温环境和接触冰冷物体。穿戴宽松鞋袜、避免阳光直射、避免反复揉搓手脚是减缓卡培他滨的手足综合征不良反应的措施。局部涂抹糖皮质激素软膏是减缓 EGFR 抑制剂引起的痤疮样皮疹的措施。

8. D　西妥昔单抗的作用靶点是 **EGFR、RAS 基因**，可靶向治疗有治疗指征的**转移性结直肠癌**。

9. B 氟尿嘧啶可致患者**沿静脉**出现迂回线状**色素沉着和皮肤晒黑**，但无灼痛或红斑。吉非替尼、厄洛替尼等 **EGFR 抑制剂**引起的皮肤反应主要表现为**痤疮样皮疹**。卡培他滨可引起**手足综合征**。

10. B 抗肿瘤药毒性大，临床常采取**联合化疗方式**。联合化疗时每一个药物均应对肿瘤有效，且**作用机制、毒副作用不能叠加**。肿瘤细胞群包括增殖细胞群、静止细胞群、无增殖能力细胞群，制定联合方案时应兼顾不同药物的细胞周期作用与肿瘤细胞增殖动力学基础。因细胞周期**特异性**药物仅对肿瘤细胞增殖周期中某一阶段肿瘤有效，为延长作用时间以发挥更大药效，宜采用**静脉滴注、肌注或口服方式给药**。细胞周期非**特异性**药物对肿瘤生长阶段没有选择性，**短时间内大剂量给药**可以保证药物浓度足以杀灭肿瘤细胞。先用顺铂再用紫杉醇可导致紫杉醇清除率下降，造成严重的骨髓抑制等不良反应；故两者联合化疗时应**先用紫杉醇，再用顺铂**。

11. B 血液、淋巴、生殖系统的肿瘤部分经药物治疗后可治愈，此种化疗称为**根治性化疗**，通常需要在短时间使用大剂量化疗药达到最大杀伤力。辅助治疗是**先手术或者放疗**，然后进行药物化疗。新辅助治疗是指**先予药物化疗使肿瘤缩小**，然后**再进行手术或放疗**，与辅助化疗的临床治疗顺序正好相反。姑息性化疗是针对**晚期**患者或无法治愈的患者，为提高患者生活质量或延长生存时间进行的化疗。**研究性化疗**是指化疗方案或化疗新药尚未在临床推广，在征得患者同意下**尝试使用**的化疗方案，患者属于该方案的**试验对象**。

12. A EGFR 抑制剂类靶向药如吉非替尼、厄洛替尼等具有皮肤反应、胃肠道反应、**间质性肺炎**等不良反应。

13. C 阿霉素、表柔比星等药物属于**蒽环类抗肿瘤药**，此类药物可引起**心脏毒性**，可使用**维生素、辅酶 Q、谷胱甘肽、右雷佐生**预防或治疗。

14. D 奥沙利铂可引起神经毒性，表现为肢端麻木、面部和咽喉部感觉异常，遇到冷刺激时会加重，甚至导致喉部痉挛和呼吸困难。因此，用药期间应**避免受冷**，包括冷食、冷饮、冷水。

15. B 卡培他滨可引起皮肤毒性，表现为手掌、足底、指（趾）末端感觉异常、刺痛感、麻木、充血，严重时可出现疼痛、龟裂、水疱或溃疡，称为**手足综合征**；穿戴宽松鞋袜和手套、避免反复搓揉手脚、避免长时间阳光直射可预防手足综合征。

16. D 糖皮质激素具有抗炎作用，博来霉素、

EGFR 抑制剂（如吉非替尼、厄洛替尼等）引起**间质性肺炎**时应给予吸氧、糖皮质激素治疗。洛哌丁胺抑制胃肠道蠕动，可治疗腹泻；伊立替康、氟尿嘧啶等引起腹泻时可口服**洛哌丁胺**治疗。还原型谷胱甘肽、多烯磷脂酰胆碱、熊去氧胆酸属于保肝药，药物引起**肝毒性**时可使用它们治疗。碳酸氢钠碱化尿液可促进顺铂排泄。应用卡培他滨出现手足综合征时应**避免反复揉搓手脚、避免长时间阳光直射，应穿宽松衣服和鞋袜**。

17. D 多巴胺受体拮抗剂（如甲氧氯普胺、氟哌啶醇、氯丙嗪、多潘立酮等）、5－HT₃ 受体拮抗剂（如昂丹司琼、托烷司琼等）、NK－1 受体拮抗剂（如阿瑞匹坦），可促进胃肠道向下蠕动，减少呕吐。皮质类固醇（如地塞米松）类药物在防治化疗导致的呕吐效果较好，但机制不明。**抗胆碱药和抗组胺药**（如苯海拉明）也用于止吐。洛哌丁胺是治疗腹泻药，不是止吐药。

18. A **心脏毒性**明显的抗肿瘤药物有**曲妥珠单抗**、蒽环类抗生素（如阿霉素）。

二、配伍选择题

【1～2】DA 前列腺癌患者的前列腺特异性抗原（PSA）明显升高，检测 PSA 可用于筛查、辅助诊断前列腺癌，但 PSA 升高不意味着确诊前列腺癌。人乳头瘤病毒（HPV）与宫颈癌的发生有一定关联，检测 HPV－DNA 可用于筛查、辅助诊断宫颈癌。

【3～4】BC 肝癌患者血清甲胎蛋白（AFP）升高，检测 AFP 可用于筛查、辅助诊断肝癌。癌胚抗原（CEA）可用于**结直肠癌**的辅助诊断。

【5～7】BAC 环磷酰胺、异环磷酰胺的体内代谢产物丙烯醛可引起**出血性膀胱炎**，美司钠能与丙烯醛结合形成无毒的化合物排出体外。痤疮样皮疹是 EGFR 抑制剂如吉非替尼、厄洛替尼的典型不良反应，轻者可局部**涂抹糖皮质激素软膏**；严重者可加用**全身性抗菌药和糖皮质激素**，并根据情况决定是否停用。紫杉醇可引起神经毒性，表现为肢体麻木、感觉异常，维生素 B₁、维生素 B₆可营养神经，减缓上述症状。

【8～10】DAB 多柔比星属于蒽环类抗肿瘤药，此类药物常引起**心脏毒性**，可选择维生素、**辅酶 Q**、谷胱甘肽、右雷佐生预防或治疗。部分抗肿瘤药物可引起恶心、呕吐等胃肠道反应，大剂量顺铂具有较高的**致吐性**，可给予止吐药预防或治疗，常用的**止吐药**有多巴胺受体拮抗剂（如甲氧氯普胺）、5－HT₃受体拮抗剂（如昂丹司琼、托烷司琼）、皮质类固醇（如地塞米松）、抗胆碱药和抗组胺药（如苯海拉明）、

NK-1 受体拮抗剂（如阿瑞匹坦）等。**环磷酰胺和异环磷酰胺可引起泌尿系统毒性**，主要表现为**出血性膀胱炎**，可使用美司钠预防或治疗。

【11~13】DCA 伊马替尼适应证包括 **Kit**（CD117）阳性的**胃肠道间质瘤**、费城染色体阳性的慢性髓性白血病、急性淋巴细胞白血病。奥希替尼适应证包括 **EGFR 外显子 19 缺失阳性**或外显子 21 置换突变阳性的局部晚期或转移性**非小细胞肺癌**、经过其他 EGFR 抑制剂治疗无效后且 EGFR 基因 T790M 突变阳性的局部晚期或转移性非小细胞肺癌。埃克替尼适应证是 **EGFR 阳性**的局部晚期或转移性非小细胞肺癌。

【14~15】EA 靶向药物的抗肿瘤谱较窄，且需通过特异性靶点产生抑制肿瘤细胞增殖作用，因此，部分靶向抗肿瘤药物在用药前需进行基因检测。吉非替尼、厄洛替尼、埃克替尼适应证为 **EGFR 基因敏感突变（阳性）**的局部晚期或转移性非小细胞肺癌。帕博利珠单抗、纳武利尤单抗适应证为 EGFR 基因突变阴性的局部晚期或转移性非小细胞肺癌。

【16~18】BCE 靶向药物主要作用于特异性靶点产生抑制肿瘤细胞增殖作用，多数靶向药物在用药前应进行基因检测，以明确患者肿瘤细胞中是否存在药物作用的相应靶点。利妥昔单抗的作用靶点是 B 淋巴细胞的 **CD20**，适应证为 **CD20 阳性的弥漫大 B 淋巴细胞性非霍奇金淋巴瘤**和有治疗指征的滤泡性非霍奇金淋巴瘤。曲妥珠单抗的作用靶点是 **HER2**，适应证为 **HER2 阳性的乳腺癌**。克唑替尼作用靶点是**间变性淋巴瘤激酶（ALK）**和原癌基因（ROS1），适应证是 **ALK 阳性**的局部晚期或转移性非小细胞肺癌、**ROS1 阳性**的晚期非小细胞肺癌。

【19~20】DC 79 岁胰腺癌患者的化疗目的是减轻症状，提高生活质量，目的并不是治愈，属于姑息性化疗。63 岁食管癌患者是**先化疗再手术**，属于**新辅助化疗**。

【21~22】AE 部分血液、淋巴、生殖系统肿瘤具有较高的治愈率，对这些肿瘤短时间内给予大剂量联合化疗药可达到根治目的，此种化疗属于**根治性化疗**。采用尚未开展的新药或新方案进行的化疗属于开展临床试验，为**研究性化疗**。

【23~25】CBA 极低致吐性（＜10%）的药物有博来霉素、利妥昔单抗、曲妥珠单抗、贝伐珠单抗。低致吐性（10%~30%）的药物有紫杉醇、多西他赛、培美曲塞、吉西他滨。中致吐性（30%~90%）的药物有卡铂、奥沙利铂、伊立替康等。高致吐性（＞90%）的药物有顺铂、环磷酰胺、多柔比星、表柔比星等。

【26~27】BA 曲妥珠单抗引起的心脏毒性主要表现为左心室射血分数降低、心动过速、心悸、充血性心力衰竭，使用 β 受体拮抗剂（如美托洛尔）、ACEI（如依那普利）可起到一定预防效果。蒽环类药物（如多柔比星）引起的心脏毒性主要表现为窦性心动过速、心律失常、传导阻滞，可选择维生素、辅酶 Q、谷胱甘肽、右雷佐生预防。

三、综合分析选择题

1. A 用于治疗非霍奇金淋巴瘤的 **CHOP 方案**包括环磷酰胺、阿霉素、长春新碱、泼尼松，不包括甲氨蝶呤。

2. D 利妥昔单抗的作用靶点是 **CD20**，适应证为 **CD20 阳性的弥漫大 B 细胞性非霍奇金淋巴瘤**。

3. B 部分乳腺癌存在 HER2 基因扩增或过度表达（即 HER2 阳性），过多的 HER2 的存在导致了肿瘤细胞的增殖，曲妥珠单抗作用于 HER2，可抑制肿瘤细胞增殖。

4. B 曲妥珠单抗的典型不良反应是**心脏毒性**，治疗期间应每 3 个月检查一次心脏功能，治疗后每 6 个月复查一次，直至治疗后 24 个月。

四、多项选择题

1. AE 任何组织的良性肿瘤称为"瘤"，如结肠腺瘤、脂肪瘤。但是，被称为"瘤"的不一定是良性肿瘤，如淋巴瘤、神经母细胞瘤为恶性肿瘤。来源于**上皮组织**的恶性肿瘤称为"癌"，如结肠腺癌、鳞状细胞癌等。来源于**间叶组织**的恶性肿瘤称为"肉瘤"，如脂肪肉瘤、纤维肉瘤。来自淋巴造血系统的肿瘤均为恶性肿瘤，如淋巴瘤、白血病。

2. BCD 部分肿瘤难以良、恶性截然划分，以级别界定，如星形胶质细胞瘤 I、II 级为良性，III、IV 级为恶性。名称中带有"癌""肉瘤"字样的均为恶性肿瘤，如腺癌、血管肉瘤。仅带有"瘤"字样的需要注意，可能为良性，也可能为恶性，如血管瘤为良性肿瘤，黑色素瘤为恶性肿瘤。

3. ABCDE 肿瘤发病机制和诱发因素不明，多种因素都可能参与肿瘤的发生，如病毒感染、饮食、环境、药物、化学物质、放射线、吸烟、饮酒、免疫功能降低、遗传、年龄、性别、种族、炎症等多种因素。

4. CDE 肿瘤诊断方法众多，但作用不同。影像学检查主要利用 X 线、CT、MRI 检查是否存在肿块病灶，**无法判断良性和恶性**。大多数肿瘤标志物是辅助标记，在良性肿瘤和正常组织中均可能出现，仅在恶性肿瘤时明显升高；故单一依靠肿瘤标志物检测不能**明确诊断**。**病理学诊断**是目前肿瘤诊断的"**金标准**"，可区分良、恶性肿瘤类别，还可确定肿瘤的**组织学分型**；病理学诊断包括细胞病理学诊断和组织病理学诊断，经空孔针穿刺、钳取、切取或切除后制成**切片进行检查**属于组织病理学诊断的操作方法，**是目前最理想的诊断方法**。免疫组织化学检查可明确分型或提示治疗决策和预后。

5. BCD 可用于治疗 **EGFR** 基因具有敏感突变的局部晚期或转移性非小细胞肺癌（NSCLC）的靶向药物有吉非替尼、**厄洛替尼**、**埃克替尼**、**阿法替尼**。**帕博利珠单抗和纳武利尤单抗适用于 EGFR 基因阴性**的局部晚期或转移性非小细胞肺癌。克唑替尼也用于非小细胞肺癌，但适用于 **ALK 阳性或 ROS1 阳性**患者。

6. AB 帕博利珠单抗、纳武利尤单抗、**替雷利珠单抗**、**信迪利单抗**、**度伐利尤单抗**、**阿替利珠单抗**可靶向作用于肿瘤的免疫检查点 PD－1/PD－L1，激活机体的免疫功能，增强机体的抗肿瘤免疫应答、克服肿瘤的免疫逃逸、抑制肿瘤生长。

7. BDE 低致吐性（10% ~ 30%）的药物有**紫杉醇**、**多西他赛**、**培美曲塞**、**吉西他滨**。

8. CD 抗肿瘤药的血液学毒性**最先表现为白细胞、中性粒细胞减少**，血小板计数降低表现较晚，血红蛋白和红细胞计数通常下降不明显。当白细胞计数 $<2.0 \times 10^9/L$ 或中性粒细胞计数 $<1.0 \times 10^9/L$ 时应给予人粒细胞刺激因子或人粒细胞巨噬细胞刺激因子，**人粒细胞刺激因子和人粒细胞巨噬细胞刺激因子应在化疗结束 48 小时后才能启用**。血小板计数 $<50 \times 10^9/L$ 可皮下注射促血小板生成素。血红蛋白计数降低时可皮下注射促红细胞生成素，并补充铁剂。

9. CDE 肿瘤预防分为三级，**一级预防**是针对**正常人群**，预防措施包括烟草控制、合理**膳食**、适当**运动**、**控制感染**、**减少职业暴露**、**化学预防**。**二级预防**是针对**高危人群**，具体方法包括：**普查**、**筛检**、定期健康检查、高危人群重点项目监控及设立专科门诊等，确保早发现、早诊断、早治疗的"三早"原则。**三级预防**是针对已**患病人群**，措施包括心理、生理、营养、锻炼，晚期患者**开展姑息和止痛疗法**。